中国药用植物叶绿体基因组图谱

第一册

主编　刘　昶　黄林芳

科学出版社

北　京

内 容 简 介

本书作为"千种药用植物基因组研究计划"的研究成果之一，关注的是药用植物叶绿体基因组的结构解析、特征描述和功能阐释。全书分为总论、各论和附录3部分：总论（第一章至第三章）介绍药用植物叶绿体的功能结构特征、相关研究进展，以及叶绿体基因组在药用植物系统发育、物种驯化、物种鉴定与基因工程等领域的应用。各论对53种药用植物及其叶绿体基因组图谱进行了详细描述，内容包括药用植物基本信息、主要品种及分布；叶绿体基因组基本信息、编码基因、重复序列、微卫星重复序列、多态性、高可变区、进化树、分子标记。附录对书中相关术语进行了注释，列出了本书物种的索引。本书是药用植物基因组学领域首部系统性研究专著，为全面阐释药用植物的遗传密码奠定了基础。

本书可作为大专院校、科研单位的专业教材与参考用书，对于管理部门、药用植物种植基地与生产加工企业开展相应工作也具有重要参考价值。

图书在版编目（CIP）数据

中国药用植物叶绿体基因组图谱.第一册/刘昶，黄林芳主编.—北京：科学出版社，2020.9
ISBN 978-7-03-066275-0

Ⅰ.①中… Ⅱ.①刘…②黄… Ⅲ.①药用植物－叶绿体－基因组－中国－图谱 Ⅳ.① R282.71-64

中国版本图书馆 CIP 数据核字（2020）第 184624 号

责任编辑：刘 亚 / 责任校对：王晓茜
责任印制：肖 兴 / 封面设计：北京蓝正广告设计有限公司

科学出版社 出版
北京东黄城根北街16号
邮政编码：100717
http://www.sciencep.com

北京九天鸿程印刷有限责任公司 印刷
科学出版社发行 各地新华书店经销
*
2020年9月第 一 版 开本：787×1092 1/16
2020年9月第一次印刷 印张：27 1/2
字数：637 000
定价：288.00元
（如有印装质量问题，我社负责调换）

编 委 会

主　编　刘　昶　黄林芳
副主编　陈海梅　王立强　吴　茜
顾　问　郑永齐　陈士林
主　审　张贵君
编　委　（按姓氏笔画排序）

于　杰（西南科技大学）

于绮霞（湘南学院）

王　业（云南中医药大学）

王　彬（湘南学院）

王立强（中国医学科学院药用植物研究所）

王俊杰（湘南学院）

石林春（中国医学科学院药用植物研究所）

由金文（湖北省农业科学院中药材研究所）

刘　冰（中国科学院植物研究所）

刘　洋（湘南学院）

刘　昶（中国医学科学院药用植物研究所）

刘　蕤（华中师范大学）

刘辛悦（北京中医药大学）

齐倩茹（湘南学院）

许婉琦（中国医学科学院药用植物研究所）

孙　晓（中国医学科学院药用植物研究所）

李宇宁（湘南学院）

李京凌（西南科技大学）

杨俏俏（中国医学科学院药用植物研究所）

吴　茜（中国医学科学院药用植物研究所）

吴无畏（广西壮族自治区药用植物园）

宋经元（中国医学科学院药用植物研究所）

张　利（四川农业大学）

张　翔（中国医学科学院药用植物研究所）

陈海梅（中国医学科学院药用植物研究所）

邵鹏柱（香港中文大学）

周　强（中国医学科学院药用植物研究所）

郑彧玥（湘南学院）

郑静静（湘南学院）

荣建辉（香港大学）

柳靖婷（中国医学科学院药用植物研究所）

姜　梅（中国医学科学院药用植物研究所）

姜媛媛（四川农业大学）

徐溢岑（西南科技大学）

黄林芳（中国医学科学院药用植物研究所）

曾　锐（西南民族大学）

裴　瑾（成都中医药大学）

裴艺菲（云南中医药大学）

Liu Shwu-Huey（耶鲁大学）

Steven Newmaster（圭尔夫大学）

序　一

目前，世界上大约 1/3 的人口仍然以植物药作为疾病治疗的主要药品，植物药因其在复杂疾病治疗方面的特殊功效，在全球范围内越来越受到关注。中药具有 4000 多年的历史，具备完整的疾病诊断治疗理论。目前报道的中药复方总计 75 000 多种，单方有 5000 多种。虽然中药有着长期的使用历史和用药经验，但其有效性与安全性仍需要现代科学研究及临床试验的支持。药用植物是中药的来源，阐明药用植物的亲缘关系、准确鉴定近缘物种是保障中药有效性及安全性的必要前提。

2001 年，由美国、英国、德国、日本、法国和中国共同参与的人类基因组计划（Human Genome Project，HGP）的完成，推动生命科学研究进入"基因组时代"。针对多个物种的大规模基因组测序计划也已启动，如地球生物基因组计划（Earth BioGenome Project）、万种植物基因组计划（10 000 Plant Genome Project）等，基因组测序技术已经成为发现生命内在规律、探索地球物种多样性的有效手段。

在药用植物研究领域，千种药用植物基因组研究计划（1000 Medicinal Plant Genome Project）于 2017 年开展，为建立世界首个药用植物参考基因库拉开了序幕。《中国药用植物叶绿体基因组图谱》是千种药用植物基因组研究计划成果之一，是一部兼具科学性与实用性的学术著作，为药用植物分类、鉴定、进化历程阐释、生物合成途径解析、基因发现、代谢工程、质量控制、安全性评价奠定了基础。

希望该书能为生药学教学、科研与传统医药产业的发展做出贡献。

中药全球化联盟主席
（Chairman，Consortium for Globalization of Chinese Medicine）
耶鲁大学药学院教授　　　　　　　　　　　　　　　郑永齐
（Henry Bronson Professor of Pharmacology，Yale University School of Medicine）
2020 年 8 月

序　二

中药是中华民族传统文化的瑰宝，其应用历史悠久，品种繁多。然而，中药基原植物往往来源于多个近缘的植物物种，目前仍缺乏有效的方法阐明近缘物种间的亲缘关系，并开发分子标记对其进行精准鉴定。

自 20 世纪 90 年代人类基因组计划实施以来，整个生命科学研究进入"基因组时代"。认识植物的遗传多样性、阐明其生理生化机制不再是仅仅依据实验、观察和描述，也可以基于基因组数据，通过大数据挖掘及功能验证来实现。2009 年，中国学者首次提出本草基因组学（Herbgenomics），推动了传统药用植物的基因组学研究。在本草基因组学研究领域，叶绿体基因组因其结构保守、拷贝数高，是常用的药用植物分类、鉴定分子标记的来源。

《中国药用植物叶绿体基因组图谱》编者群已在叶绿体基因组研究领域开展了大量、深入、卓有成效的工作，相关研究成果发表在国际著名刊物 *Nucleic Acids Research*、*Molecular Ecology Resources* 等，开发的叶绿体基因组注释工具 CPGAVAS 是世界上使用最为广泛的叶绿体基因组研究工具之一。

《中国药用植物叶绿体基因组图谱·第一册》详细介绍了 53 种药用植物的叶绿体基因组的结构与特征。该书语言简洁、数据翔实，能为有志于从事药学研究的学生以及科研人员提供中药基原植物分类与鉴定研究的参考指导，值得向广大读者推荐。本书及正在编纂的《中国药用植物叶绿体基因组图谱》其他分册，全面分析和阐述 300 余种常用药用植物的叶绿体基因组，意义深远。

希望此专著及系列丛书的出版，能够丰富本草基因组学内容体系，促进叶绿体基因组图谱在中药材优良品种选育、中药鉴定标准化、中药临床安全用药等方面发挥更加重要的作用。

陈士林
2020 年 8 月

前　　言

　　中药是世界传统医药的重要组成部分。目前发现并有文献记载的中药材品种已超过 12 000 种，常用于饮片和中成药的中药材品种超过 1000 种。然而，其中多基原的中药材品种较多，中药材与一些混品、伪品较难区分，直接影响中药的用药安全和临床疗效。随着分子生物学技术的发展，DNA 条形码技术广泛应用于中药材的品种鉴定，通过对标准样品测序，建立 DNA 条形码数据库，从而实现物种鉴定的标准化。但由于 DNA 条形码片段较短，对多基原植物往往不能精准区分。开发药用植物特异性分子标记，阐明近缘物种的亲缘关系，实现种间及种内水平的精准鉴定，仍是当前亟待解决的科学问题。

　　随着测序技术和生物信息学研究方法的不断进步，全基因组序列为解决上述问题提供了可能的途径。植物的全基因组包括核基因组、线粒体基因组和叶绿体基因组，三者之中叶绿体基因组最小，结构最保守，目前也最适用于药用植物特异性分子标记的发现。叶绿体基因组在药用植物学研究中发挥着越来越重要的作用，叶绿体基因组学及其涉及的方法和技术手段，如叶绿体基因组样本的规范化收集、测序、数据产生、组装、注释、结构分析和应用等，已成为当前生药学研究关注的焦点，基于这一流程构建的叶绿体基因组图谱能够为保护物种多样性、建立植物系统发育关系、阐明近缘物种进化历程、解决种间及种内植物分类与鉴定问题、发现新基因、解析有效成分生物合成途径、阐明其调控机制奠定坚实基础。

　　中国医学科学院药用植物研究所研究团队与国内外科研团队紧密合作，启动了千种药用植物基因组研究计划，前期已对 500 余种药用植物进行勘探测序（survey sequencing），构建药用植物叶绿体基因组图谱；开发一系列叶绿体基因组注释工具，得到国内外同行的高度认可和广泛使用。

　　《中国药用植物叶绿体基因组图谱》的编纂以前期工作为基础，对《中国药典》收录的药用植物品种，构建药用植物叶绿体基因组图谱、阐明近缘物种亲缘关系、发现区分近缘物种的特异性分子标记。本书是《中国药用植物叶绿体基因组图谱》的第一册，分为总论、各论和附录 3 部分，总论主要介绍药用植物叶绿体及叶绿体基因组的结构与功能，叶绿体基因组数据分析流程，以及叶绿体基因组在药用植物系统发育、分子标记开发、生物工程等领域的应用。各论对川贝母、丹参等 53 种重要药用植物的叶绿体基因组图谱及应用进行了详细阐述，主要包括叶绿体基因组的基本信息、编码基因、重复序列、微卫星重复序列、多态性、高可变区、进化树、分子标记等。附录列出了与药用植物叶绿体基因组研究相关的分析软件及工具，涉及叶绿体基因组数据前处理、基因组组装、预测、注释等数据分析方法及手段。

全书由刘昶、黄林芳讨论并提出编写大纲，负责总体规划、统稿和校对工作。

总论各章节的编写分工如下：第一章，陈海梅、刘昶、刘蕤；第二章，许婉琦、孙晓、姜梅、刘昶；第三章，王立强、李宇宁、郑彧玥、于绮霞、柳靖婷、吴茜、姜梅。各论由吴茜、陈海梅、王立强统稿，由宋经元、邵鹏柱校对，编写人员还包括王彬、齐倩茹、刘洋、周强、刘辛悦、裴艺菲、许婉琦、王业、孙晓、于杰、石林春、李京凌、杨俏俏、张翔、吴无畏、由金文、张利、Liu Shwu-Huey、刘冰、郑静静、荣建辉、姜媛媛、徐溢岑、黄林芳、曾锐、裴瑾、裴艺菲、Steven Newmaster。审阅人员包括邵鹏柱、吴无畏。

本书得到了国家科技基础资源调查专项"'一带一路'国家传统草药品种本底整理及数据库建设"（项目编号：2018FY100705、2018FY100701）、国家重点研发计划"基于互联网＋中药组分资源共享及应用服务平台建设"（项目编号：2019ZX09735-002）等项目的支持，在此表示感谢！

本书在编写过程中得到了中国中医科学院中药研究所、香港中文大学、香港大学、耶鲁大学、湖北省农业科学院中药材研究所、广西壮族自治区药用植物园、成都中医药大学、西南民族大学、湘南学院、北京中医药大学、西南科技大学、四川农业大学、中国科学院植物研究所、华中师范大学等国内外有关单位的积极支持与协作，谨此致以衷心的感谢。本书如有疏漏之处，敬请读者予以批评指正。

主　编

2020 年 6 月

目　　录

上篇

总　论

第一章 绪 论

第一节 叶绿体及其基因组

一、叶绿体的结构与功能

叶绿体是植物细胞中进行光合作用的细胞器,是含有叶绿素和其他色素的质体。在高等植物中,叶绿体像双凸或平凸透镜,长径 5 ~ 10μm,短径 2 ~ 4μm,厚 2 ~ 3μm。高等植物的叶肉细胞一般含 50 ~ 200 个叶绿体,可占细胞质体积的 40%。叶绿体的数目因物种、细胞类型、生态环境、生理状态的不同而有所不同。在藻类中,叶绿体形状多样,有网状、带状、裂片状和星形等,而且体积巨大,长径可达 100μm。叶绿体由叶绿体外被(chloroplast envelope)、类囊体(thylakoid)和基质(stroma)3 部分组成,含有 3 种不同的膜——外膜、内膜、类囊体膜和 3 种彼此分开的腔——膜间隙、基质和类囊体腔。

叶绿体的主要功能是进行光合作用。光合作用是指绿色植物利用阳光,通过叶绿体将二氧化碳和水合成碳水化合物的过程。其可分为光反应和暗反应两大阶段。光反应包括两大过程:①叶绿素等色素分子吸收、传递光能;②将光能转换为化学能,形成 ATP 和 NADPH。在此阶段水分子被光解,释放氧气。暗反应同样包括两大过程:①利用光反应形成的 ATP 和 NADPH 还原并固定 CO_2,形成中间产物;②利用中间产物制造葡萄糖等碳水化合物。暗反应将 ATP 和 NADPH 中活跃的化学能转换成贮存在碳水化合物中的稳定的化学能。暗反应也称为二氧化碳同化或碳同化反应。

二、叶绿体基因组及其结构

叶绿体是绿色植物细胞质基因存在的主要场所之一,存在于叶绿体内的 DNA,称为叶绿体 DNA(chloroplast DNA,cpDNA)或叶绿体基因组。叶绿体 DNA 通常是一个裸露的环状双链分子。其大小一般集中在 120 ~ 200kb。一个叶绿体中可含有一至多个 cpDNA 分子。

大多数高等植物的叶绿体基因组都是高度保守的,呈现出典型的双链闭合环状结构。极少数高等植物的叶绿体基因组分子呈线状或多环状,如玉米和藜藜苜蓿的叶绿体基因组。叶绿体基因组通常以单体形式存在,有时也会形成多聚体。与核基因组不同的是,叶绿体基因组通常不与组蛋白形成复合物。叶绿体在细胞中是多拷贝的,叶绿体基因组在叶绿体中也是多拷贝的，细胞中一般存在 400～1600 个叶绿体基因组拷贝。在植物进化过程中，叶绿体 DNA 在结构和序列上相对保守，编码基因的数量、结构、组成和排列顺序基本一致，极少发生重组等变异。下面将分别从叶绿体基因组的保守结构、长度差异、基因组成等方面对植物叶绿体基因组进行综述。

（一）叶绿体基因组的保守结构

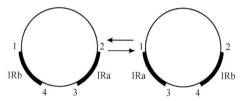

图 1-1-1 含 IR 的叶绿体基因组的两种构象
数字 1-4、2-3、1-3、2-4 表示的是 IR 的单拷贝序列

研究表明，高等植物叶绿体基因组的结构非常保守，它包括一个大单拷贝（large single copy，LSC）区和一个小单拷贝（small single copy，SSC）区，且被两个序列基本相同的反向重复序列（inverted repeat）（IRa 和 IRb）分为经典的四段式结构（图 1-1-1），反向重复序列导致叶绿体基因组存在两种不同的构象，其区别在于 SSC 的方向不同。

此外，还有证据表明存在线性结构的叶绿体基因组。每种构象的叶绿体基因组在细胞中所占的百分比在不同的报道中有所不同。脉冲场凝胶电泳（PFGE）和溴化乙锭染色 DNA 分子运动图像显示，环状仅仅是次要的叶绿体基因组构象，大多数叶绿体基因组的构象呈简单的线性和分支构象（图 1-1-2），可能是正在进行复制的叶绿体基因组 DNA 分子。

（二）叶绿体基因组的长度差异

不同科属之间，植物叶绿体基因组的大小具有显著差异，但其大小通常为 100～200kb。目前已公布的最小的叶绿体基因组来自 *Pilostyles aethiopica*（11 348bp），最大的叶绿体基因组来自 *Haematococcus lacustris*（1.352 31Mb）。不同物种的叶绿体基因组大小的差异主要是由 IR 的缺失、收缩或扩张引起的。例如，小檗科（Berberidaceae）、*Mimosoid legume*、牻牛儿苗科（Geraniaceae）、Hydatellaceae、天竺葵属（*Pelargonium*）、松叶蕨属（*Psilotum*）和昆栏树科（Trochodendraceae）的叶绿体基因组的 IR 极端扩张，而樟科（Lauraceae）、芹亚科（Apioideae）、豆科（Leguminosae）和牻牛儿苗属（*Erodium*）植物的叶绿体基因组的 IR 极端收缩。豆科蝶形花亚科的叶绿体基因组中普遍存在 IR 缺失的现象，因此它们的叶绿体基因组通常较小，仅有 120kb 左右，这也说明 IR 不是叶绿体基因组不可缺少的区域。另外，本亚科的部分叶绿体基因组还存在大

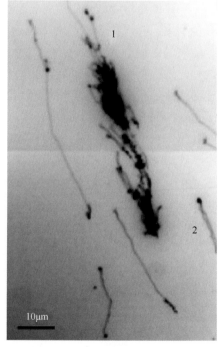

图 1-1-2 叶绿体基因组 DNA 分子的荧光显微图像
玉米叶绿体基因组 DNA 分子用脉冲场凝胶电泳进行分离，然后用溴化乙锭染色之后在显微镜下进行观察。1. 具有 Y 分支的线性多基因组复合物结构；2. 基因组大小的环状分子

区段的倒位和重排现象（图 1-1-3）。非光合被子植物（寄生或半寄生植物）通常丧失大部分的祖先质体基因，导致基因组显著变小。

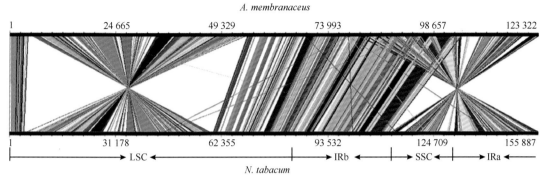

图 1-1-3 黄耆（*Astragalus membranaceus*）与烟草（*Nicotiana tabacum*）叶绿体基因组共线性分析

（三）叶绿体基因组的基因组成

叶绿体基因组通常编码 100～200 个基因。其组成和排列顺序具有高度的保守性。在多数植物中，叶绿体基因组含有 80～100 个蛋白质编码基因。其产物分别参与了转录、翻译、光合作用、能量代谢、脂肪酸代谢等生理生化过程。相比于蛋白质编码基因，rRNA 基因和 tRNA 基因无论在数量上还是在排列顺序上均表现出更高的保守性。植物叶绿体基因组通常含有 6～8 个 rRNA 基因、36～40 个 tRNA 基因。在基因分布上，rRNA 基因通常位于 IR，每个基因均有两个拷贝。蛋白质编码基因和 tRNA 基因则散布在整个叶绿体基因组中。

根据功能的不同，叶绿体基因组编码的基因大致可分为遗传系统基因、光合系统基因和生物合成基因三大类（表 1-1-1）。遗传系统基因是指与转录和翻译有关的基因，包括编码 rRNA、tRNA、核糖体蛋白亚基、RNA 聚合酶、RNA 成熟酶及叶绿体蛋白酶亚基等的基因。光合系统基因是指与光合作用有关的基因，负责编码光系统 Ⅰ 和 Ⅱ 成员蛋白、细胞色素 b/f 复合体、ATP 合酶、NAD（P）H 脱氢酶、Rubisco 大亚基及 cemA 的基因。生物合成基因是指与氨基酸、脂肪酸、色素等生物合成相关的基因。除以上提到的 3 类基因外，近年来一些可读框陆续被发现（*ycf1*、*ycf2*、*ycf15* 等），但是它们的功能尚不明确。

表 1-1-1 叶绿体基因组的基因组成

基因功能	基因名称
核糖体 RNA（rRNA）	*4.5S rRNA*、*5S rRNA*（*rrn5*）、*16S rRNA*（*rns*）、*23S rRNA*（*rnl*）
转运 RNA（tRNA）	*trnA-UGC*、*trnC-GCA*、*trnD-GUC*、*trnE-UUC*、*trnF-GAA*、*trnG-GCC*、*trnG-UCC*、*trnH-GUG*、*trnI-CAU*、*trnI-GAU*、*trnK-UUU*、*trnL-CAA*、*trnL-UAA*、*trnM-CAU*、*trnN-GUU*、*trnP-UGG*、*trnQ-UUG*、*trnR-ACG*、*trnR-CCG*、*trnR-UCU*、*trnS-GCU*、*trnS-UGA*、*trnT-UGU*、*trnV-UAC*、*trnW-CCA*、*trnY-GUA*
转录（transcription）	*rpoA*、*rpoB*、*rpoC1*、*rpoC2*、*matK*、*cbbX*、*rbcR*
翻译（translation）	*tufA*

续表

基因功能	基因名称
核糖体小亚基（small subunit of ribosome）	*rps2*、*rps3*、*rps4*、*rps5*、*rps6*、*rps7*、*rps8*、*rps9*、*rps10*、*rps11*、*rps12*、*rps13*、*rps14*、*rps15*、*rps16*、*rps18*、*rps19*
核糖体大亚基（large subunit of ribosome）	*rpl1*、*rpl2*、*rpl3*、*rpl4*、*rpl5*、*rpl6*、*rpl11*、*rpl13*、*rpl14*、*rpl16*、*rpl18*、*rpl19*、*rpl20*、*rpl21*、*rpl22*、*rpl23*、*rpl24*、*rpl27*、*rpl29*、*rpl31*、*rpl32*、*rpl33*、*rpl34*、*rpl35*、*rpl36*
ATP 合酶亚基（subunits of ATP synthase）	*atpA*、*atpB*、*atpD*、*atpE*、*atpF*、*atpG*、*atpH*、*atpI*
光合系统 I 亚基（subunits of photosystem I ）	*psaA*、*psaB*、*psaC*、*psaD*、*psaE*、*psaF*、*psaI*、*psaJ*、*psaL*、*psaM*
光合系统 II 亚基（subunits of photosystem II）	*psbA*、*psbB*、*psbC*、*psbD*、*psbE*、*psbF*、*psbI*、*psbJ*、*psbK*、*psbL*、*psbM*、*psbN*、*psbT*、*psbV*、*psbX*、*psbY*、*psbZ*、*ycf3*、*psb28*
细胞色素 b/f 复合物亚基（subunits of cytochrome b/f complex）	*petA*、*petB*、*petD*、*petF*、*petG*、*petL*（*ycf7*）、*petM*（*ycf31*）、*petN*（*ycf6*）
NADH 脱氢酶亚基（subunits of NADH-dehydrogenase）	*ndhA*、*ndhB*、*ndhC*、*ndhD*、*ndhE*、*ndhF*、*ndhG*、*ndhH*、*ndhI*、*ndhJ*、*ndhK*
代谢（metabolism）	*accD*、*accP*、*chlB*、*chlL*、*chlN*、*rbcL*、*rbcS*、*thiG*、*thiS*、*cysA*
蛋白质质量控制（protein quality control）	*clpC*、*clpP*、*dbaB*、*dnaK*、*ftsH*（*ycf25*）、*groEL*
组装，插入膜（assembly，membrane insertion）	*ccsA*、*ccs1*、*secA*、*secG*、*secY*、*sufB*、*sufC*、*tatC*
其他（others）	*rnpB*、*ffsRNA*、*ssra*

　　叶绿体基因组的 IR 通常比较保守，Chen 等比较唇形目（除狸藻科和列当科外）中植物叶绿体基因组的 IR 边界发现，几乎所有检测的叶绿体基因组中，*ndhF*（未在图上显示）和 *ycf1* 基因都位于 IR 边界附近的 SSC 区中，说明唇形目植物叶绿体基因组的 SSC/IR 边界区域的基因相当保守（图 1-1-4）。相反，IR/LSC 边界的基因组成表现出显著差异。

　　叶绿体基因组的结构变异往往会导致叶绿体基因组中基因组成和排列顺序的改变。叶绿体基因组的结构变异包括插入、缺失和局部基因组序列的翻转等。通常情况下，基因的插入和缺失会引起叶绿体基因组中基因组成的变化。基因缺失在叶绿体基因组中比较常见，如 *infA*、*accD*、*rps16*、*rpl22*、*rpl23*、*rpl32* 和 *ndhD* 等基因在部分植物类群中缺失。单子叶植物和真双子叶植物叶绿体基因组中，位于 IR 区域的基因排列顺序有所不同。例如，在单子叶植物中，*trnH* 基因位于 IR 区，而在大多数真双子叶植物中，*trnH* 基因位于 LSC区。内含子作为基因的组成部分，在陆生植物叶绿体基因组中通常是保守的，但在部分物种如大麦（*Hordeum vulgare*）、竹子（*Bambusa* sp.）、木薯（*Manihot esculenta*）和鹰嘴豆（*Cicer arietinum*）等中发现了蛋白质编码基因内含子的缺失现象。总之，叶绿体基因组序列对于理解植物系统发育关系和进化历程具有非常重要的价值。

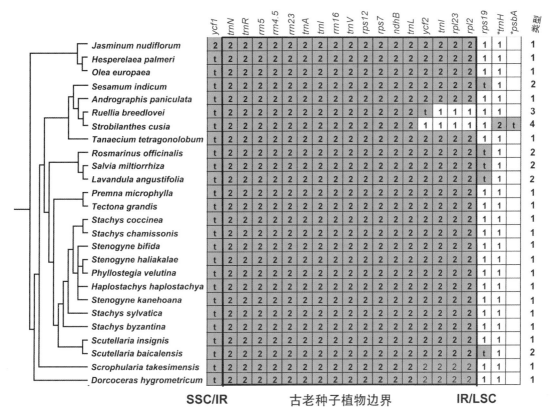

图 1-1-4 唇形目叶绿体基因组 IR 及边界区基因组成比较

第二节 叶绿体基因组图谱及应用

一、叶绿体基因组图谱的定义

叶绿体基因组图谱是指植物叶绿体基因组序列、编码基因及重复序列等信息。

二、叶绿体基因组的研究进展

随着高通量测序技术的快速发展，越来越多植物的叶绿体基因组信息得以解析。自1986 年首次报道烟草（*Nicotiana tabacum*）和地钱（*Marchantia polymorpha*）的叶绿体基因组序列以来，截至 2019 年 6 月，GenBank 数据库已经收录了包括陆生植物和海洋植物在内的 3000 余种植物的叶绿体基因组信息。本书统计了 1986 年至 2019 年 6 月 GenBank数据库收录的所有陆生植物叶绿体基因组的数量信息，描绘了 30 多年来植物叶绿体基因组测序完成情况，如图 1-1-5 所示。

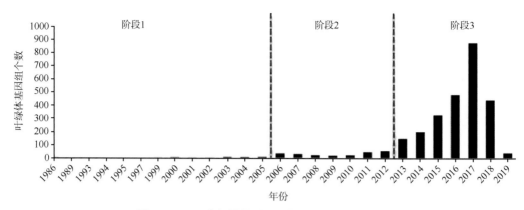

图 1-1-5　30 多年植物叶绿体基因组测序完成情况

1986 年为叶绿体基因组测序的开局之年，日本学者首次完成了烟草和地钱两种陆生植物的叶绿体基因组测序工作。在此之后的 20 年间，叶绿体基因组测序研究一直不温不火。直到 2006 年，叶绿体基因组测序工作才开始有了起色。2006 ～ 2012 年，每年发布的叶绿体基因组数据维持在 50 个左右。从 2013 年开始，叶绿体基因组测序数据成倍增加。纵观叶绿体基因组测序研究的发展史，可将这 30 多年的叶绿体基因组测序工作划分为 3 个阶段。1986 ～ 2005 年为第一阶段，这个阶段采用的测序技术为以双脱氧链终止法［也称桑格 - 库森法（Sanger-Coulson method），简称桑格测序、桑格法］为核心的第一代测序技术。烟草、玉米等早期叶绿体基因组序列的获得，是通过将纯化的叶绿体基因组随机打断或切割后克隆到载体中，再以桑格法对含有叶绿体基因组 DNA 片段的克隆载体进行测序。第一代测序技术避免了分离提取叶绿体基因组测序 read 的步骤，可以获得完整的叶绿体基因组序列。但是其测序效率低、成本高，且难以完成微量 DNA 样品的测序工作。第一代测序技术的局限性在很大程度上限制了叶绿体基因组测序工作的开展，因此出现了 20 年的叶绿体基因组测序工作不温不火的局面。2006 年，测序技术领域发生了革命性的变革。第二代高通量测序技术进军测序市场，开创了叶绿体基因组测序研究的新局面。以 Roche 公司的 454 测序平台、ABI 公司的 SOLiD 测序平台和 Illumina 公司的 Solexa 测序平台为代表的第二代高通量测序技术的诞生，大大降低了测序的成本，且以速度快、准确性高等优势得到广大研究者的青睐。目前，绝大多数的叶绿体基因组测序工作都是通过第二代高通量测序技术进行的，如药用植物丹参、垂盆草、阔叶十大功劳等。第二代高通量测序技术现已成为基因组测序的主流方法，由此开创了为期 7 年的叶绿体基因组研究的第二阶段，大大推进了植物叶绿体基因组测序工作的开展。但是第二代高通量测序技术的读长普遍较短，这在一定程度上阻碍了叶绿体基因组的拼接。因此，在第二阶段，虽然叶绿体基因组测序工作取得了一定的进展，但是这一阶段的发展仍然比较缓慢，直到 2013 年 Illumina 测序公司增加了第二代高通量测序技术产生的 read 的读长，叶绿体基因组的拼接质量才得以改善。自此，叶绿体基因组测序工作进入了飞速发展的第三阶段。2009 年，Eid 等在 *Science* 上发表了基于观测并记录单分子 DNA 合成过程的新测序理念的文章，标志着 DNA 测序进入了单分子测序时代。目前代表性的公司及平台有 Pacific Biosciences 公司的单分子实时测序（single molecule real-time sequencing，SMRT）技术和

Oxford Nanopore Technologies 公司的纳米孔单分子技术。Li 等用 SMRT 技术对 3 种贝母属植物的叶绿体基因组进行了测序及 SNP 检测，无须参考序列即可简单、快速地拼接得到叶绿体基因组序列。随着测序技术的进一步发展，测序成本的进一步降低，叶绿体基因组测序工作将会获得空前的发展，目前多数植物叶绿体基因组信息的空白将会逐步得到填补。

三、叶绿体基因组的应用

自从第一个烟草叶绿体基因组在 1986 年被报道以来，3000 多种植物的叶绿体基因组已被报道，GenBank 的 RefSeq 数据库中已经包括了 3000 多种藻类及高等植物的完整叶绿体基因组序列（最近查询时间为 2019 年 6 月）。叶绿体基因组序列是植物类群系统发育和进化历程研究的重要数据来源。叶绿体基因组序列揭示了植物物种内和物种间的变异，有助于了解重要经济作物的气候适应过程，促进近亲物种繁殖过程的推演及保存物种的优良性状。对叶绿体基因组间变异的深入了解，使人们能识别由叶绿体基因组转移到核基因组或线粒体基因组的基因，为了解植物中叶绿体、线粒体和细胞核三个基因组之间的基因交流提供了新视角。

（一）叶绿体基因组在物种系统发育研究中的应用

植物系统进化与发育关系的研究有利于探讨植物的起源及不同植物物种之间的亲缘关系。基于核基因组的植物系统进化与发育关系的研究，能够客观地从分子生物学层面揭示植物在系统发育学中的定位。但是受目前基因测序和生物信息学方法及技术手段的限制，获得植物的核基因组序列具有挑战性。相比于核基因组，叶绿体基因组具有结构简单、分子质量小和多拷贝的特点。同时，叶绿体基因组具有高度保守性。然而在不同物种之间，乃至同一物种不同个体间又存在着一定的局部区域的变异。叶绿体基因组的整体高度保守性和局部区域的变异性为其应用于植物系统发育学研究提供了基础与条件。

通常情况下，叶绿体基因组编码区的进化速度较慢，适用于科、目等较高进化阶元的系统进化研究。非编码区的进化较快，存在更多的变异信息，适用于科、属等较低分类阶元的系统进化研究。应用叶绿体基因组序列成功进行植物系统发育研究的案例很多。例如，Parks 等通过比较 37 个松属植物及其近缘种的叶绿体基因组，研究松属植物内部的亲缘关系，大大提高了松属属内物种分支的分辨率和支持率，展现了叶绿体基因组序列用于低分类阶元系统发育研究的可行性及优势。Jansen 等利用来自 4 个被子植物叶绿体基因组的 81 个基因构建系统发育树，表明无油樟是有花植物最早的分类类群，解决了在以无油樟、睡莲和八角茴香为核心的"ANTA 阶"中究竟哪一支才是被子植物最基部类群的争议。Zhang 等对 6 种木本竹类的叶绿体基因组进行了测序，并结合已发表的 18 个禾本科叶绿体基因组进行系统分析，在分子水平上证实了 BEP 分支［由竹亚科（Bambusoideae）、稻亚科（Ehrhartoideae）和早熟禾亚科（Pooideae）组成］中早熟禾亚科和竹亚科的姐妹关系。郭豪杰等对五味子叶绿体基因组进行测序，构建了五味子叶绿体基因组图谱，利用 20 个物种的 53 个共有蛋白质编码序列对五味子在被子植物中的系统发育位置进行了分析，表明五味子属与八角属为姐妹分支。Jansen 等对包括蔷薇分支在内的 28 个物种的叶绿体基因组序列进行比对分析，在一定程度上解决了长久以来被子植物蔷薇分支的系统进化位置模糊的问题。Zhang 等利用叶绿体基因组重建了蔷薇科 79 属 132 种的系统发育树，解析蔷薇科各亚科、族和属间系统发育关系。基于高支持率、高分辨率的系统发育树，能估算蔷薇科及其主要分支的起源和分化时间，推断古气候对蔷薇科主要分支多样化的影响。我国药用植物资源丰富，种类繁多。但迄今为止仅有少部分药用植物开展了相关的系统发育研究，仍有很多药用植物的遗传背景不清晰。基于叶绿体基因组序列的系统发育基因组学研究可以解决药用植物的亲缘关系不清楚的问题。

（二）叶绿体基因组在物种鉴定中的应用

自然界中植物种类繁多，不同物种之间尤其是近源物种的鉴定一直是困扰植物分类学家的难题。近年来，基于 DNA 条形码序列的物种鉴定技术已经得到越来越多研究者的认可。*ITS2*、*psbA-trnH*、*matK*、*rbcL* 等多个片段已被普遍用于植物的分类与鉴定。基于 DNA 条形码序列的物种鉴定技术具有操作简便、重复性好等特点。但是由于这些片段的长度普遍相对较短，存在的变异位点有限，在部分近源物种的鉴别中显得捉襟见肘。而叶绿体基因组序列因其高保守性、序列长、富含变异位点多等特点，与现有 DNA 条形码序列相比，表现出更高的分辨率。目前，国内外研究者已提出利用叶绿体基因组代替 DNA 条形码进行植物的分类与精准鉴定的方法，该方法被认为是植物鉴定与发育关系研究的一种有效手段。Yang 等分别对贝母属的 6 个物种和山茶属的 6 个物种进行了叶绿体基因组序列的比较分析。结果发现，作为细胞器基因组条形码，叶绿体基因组序列可以为植物的精准鉴定与系统分类发育研究提供充足的信息。

以叶绿体基因组序列为基础，McLenachan 提供了一种基于最小遗传距离区分杂交和不完整谱系分选的方法（称为 'JML' 法），确定新西兰南阿尔卑斯山上存在杂合和地理上分离的 Pachycladon 谱系。上述研究通过连接叶绿体基因座，大大提高了 JML 法的功效和分辨率。叶绿体基因组已被用作系统发育研究的数据来源，可以在植物系统发育、系统地理学和群体遗传分析中以较低的分类学水平大大提高分辨率，因此又被提议为物种超级 DNA 条形码。基于全长叶绿体基因组的超级 DNA 条形码技术在物种鉴定，特别是对于亲缘关系较近的分类群的识别方面显示出巨大的潜力。测序技术的不断进步可能使基于全长叶绿体基因组的超级条形码技术成为植物物种鉴定的首选方法。

（三）叶绿体基因组在物种驯化中的应用

叶绿体基因组也被广泛地应用于具有重要经济价值的物种的驯化研究。以水稻为例，水稻是世界上最重要的作物之一，也是人类主要的碳水化合物来源作物（http://www.ers.usda.gov/topics/crops/rice.aspx）。水稻具有 10 种基因组类型，包括 6 种二倍体（AA、BB、CC、EE、FF 和 GG）和 4 种异源四倍体（BBCC、CCDD、HHJJ 和 HHKK）。迄今为止，栽培水稻与其野生近缘种之间的进化关系仍然存在争议。例如，前人研究水稻栽培种（*Oryza sativa*）是在 10 000 年前从亚洲野生稻（*O. rufipogon*）驯化而来。澳大利亚有两种具有 AA 基因组的水稻野生种，分别为 *O. meridionalis*（一年生）和 *O. rufipogon*（多年生）。对澳大利亚野生稻和亚洲野生稻叶绿体基因组的分析表明，澳大利亚 *O. ru-*

fipogon 的叶绿体基因组相较于亚洲 *O. rufipogon*，更类似于澳大利亚的 *O. meridionalis*。研究人员使用 AA 基因组物种 *O. rufipogon* 的 19 个叶绿体基因组构建系统发育树，该系统发育树将有助于改善稻米作物及保育策略。

除了基因序列的变化，基因组结构的变化也可以用来指导物种的驯化。例如，豆科植物的叶绿体基因组中往往包含多个重排现象及大反向片段和反向重复序列缺失的现象。人们在大豆（*Glycine max*）叶绿体基因组序列中首次发现了一个 51kb 区域的倒位现象。后来在蝶形花亚科（Papilionoideae）的大多数物种中也发现了同样的现象。最近，在该 51kb 倒位内部又发现了一个 36kb 和一个 5.6kb 区域的倒位现象。在菜豆属（*Phaseolus*）和豇豆属（*Vigna*）的叶绿体基因组中则发现了一个 78kb 区域的倒位现象。这些倒位区域内有许多重要的基因，但植物的存活率和生理表现好像并没有受到影响。这些特征不仅在系统发育研究中非常有用，还为豆科植物的叶绿体基因组转化提供了重要信息。叶绿体基因组结构的变异对物种的驯化和系统发育分析提供了分子标记和数据来源。

我国药用植物资源丰富，种类繁多。但迄今为止，开展了系统深入引种驯化研究的物种仍然不多，很多药用植物遗传背景不清晰。叶绿体基因组测序研究的发展，为药用植物驯化与育种研究提供了新的思路。

（四）叶绿体基因组在基因工程中的应用

叶绿体基因组转化技术是叶绿体基因组学的一个重要应用，也是植物基因工程的研究热点之一，为药用植物的资源保护提供了新的方式。相比于核基因组转化，叶绿体基因组转化具有多个优点：①表达效率高且外源基因可以定点整合；②可以直接表达来自原核的功能基因；③多基因可以同时转化，提高了转化效率；④无核转化中经常出现的基因沉默现象；⑤属于母性遗传，后代材料稳定、安全性高。1988 年，Boynton 等以衣藻为材料用基因枪法首次成功地实现了叶绿体的遗传转化。1990 年，Svab 等利用基因枪轰击法获得了烟草叶绿体转基因植株，之后在高等植物烟草、拟南芥和番茄中也相继实现了叶绿体的转化。目前人们通过构建叶绿体转化系统，可提高植物的抗逆性、合成酶类和生物材料、增强营养、进行生物制药等。

例如，为提高植物抗逆性，在叶绿体中表达 Retrocyclin-101 和 Protegrin-1 可以防御欧文菌软腐病和烟草花叶病毒（TMV）的侵染。通过在叶绿体中表达 β- 葡糖苷酶，使植株获得了对粉虱和蚜虫的抗性。通过在叶绿体基因组中表达 *Pinellia ternata agglutinin*（*PTA*）基因，使植株获得了对蚜虫、粉虱、鳞翅目昆虫及细菌和病毒病原体的多重抗性。在提高酶类合成效率方面，通过叶绿体工程，可以表达获得用于木质纤维素降解的酶类混合物。将 *γ-tmt* 基因转化到叶绿体基因组中导致 γ-TMT 过表达，致使种子中 γ- 生育酚向 α- 生育酚的转化率提高了约 10 倍。

近年，在生物制药方面，利用叶绿体基因工程表达治疗性蛋白的工作也取得了成功。大多数治疗性蛋白首先在烟草叶绿体中表达，并对其活性进行评估，成功之后在莴苣叶绿体中表达，最后进行临床试验。通过此方式表达的肠促胰岛素类似物（exendin-4），可刺激胰岛素的产生，并能降低糖尿病模型动物的体内葡萄糖水平。通过叶绿体基因工程表达的血管紧张素转换酶 2（ACE2）和血管紧张素（Ang）（Ang1 ～ Ang7），可显著改善心肺结构和功能，降低右心室收缩压，减少诱导型肺动脉高压动物的肺血流量。

另一个成功的案例是首次在 GMP（good manufacture practice）设施中生产人体凝血因子。在 1000ft^{2}①的水培 GMP 设施中，生产多达 30 000U 的凝血因子用于儿科患者。把重组的植物细胞冻干之后在室温下储存，制成的凝血因子可保存 2 年，完全消除了对冷链运输的依赖。该案例不仅证明了叶绿体基因工程的口服药物商业开发的可能性，还降低了当前蛋白质药物生产过程中高昂的纯化成本，解决了对冷藏运输的依赖及药物保质期较短等问题。

叶绿体在维持地球生命方面发挥着至关重要的作用。已经公布的陆生植物的 3000 多个叶绿体基因组序列加强了人们对叶绿体生物学、细胞内基因转移、基因保守性和多样性及植物遗传基础的理解。通过改造叶绿体基因组，可以增强植物农艺性状，或产生高价值农业或生物医药产品。

参 考 文 献

郭豪杰，刘久石，罗丽，等. 2017. 五味子叶绿体基因组结构解析与比较分析. 中国科学：生命科学，（7）：42-53.

Becker M, Gruenheit N, Steel M, et al. 2013. Hybridization may facilitate *in situ* survival of endemic species through periods of climate change. Nature Climate Change, 3（12）：1039.

Bogdanova VS, Zaytseva OO, Mglinets AV, et al. 2015. Nuclear-cytoplasmic conflict in pea（*Pisum sativum* L.）is associated with nuclear and plastidic candidate genes encoding acetyl-CoA carboxylase subunits. PLoS One, 10（3）：e0119835.

Boynton JE, Gillham NW, Harris EH, et al. 1988. Chloroplast transformation in *Chlamydomonas* with high velocity microprojectiles. Science, 240（4858）：1534-1538.

Braukmann T, Kuzmina M, Stefanovic S. 2013. Plastid genome evolution across the genus *Cuscuta*（Convolvulaceae）：two clades within subgenus *Grammica* exhibit extensive gene loss. J Exp Bot, 64（4）：977-989.

Brozynska M, Furtado A, Henry RJ. 2016. Genomics of crop wild relatives：expanding the gene pool for crop improvement. Plant Biotechnol J, 14（4）：1070-1085.

Brozynska M, Omar ES, Furtado A, et al. 2014. Chloroplast genome of novel rice germplasm identified in Northern Australia. Trop Plant Biol, 7（3-4）：111-120.

Cai Z, Guisinger M, Kim HG, et al. 2008. Extensive reorganization of the plastid genome of *Trifolium subterraneum*（Fabaceae）is associated with numerous repeated sequences and novel DNA insertions. J Mol Evol, 67（6）：696-704.

Chacon SM, Pickersgill B, Debouck DG. 2005. Domestication patterns in common bean（*Phaseolus vulgaris* L.）and the origin of the Mesoamerican and Andean cultivated races. Theor Appl Genet, 110（3）：432-444.

Chen H, Shao J, Zhang H, et al. 2018. Sequencing and analysis of *Strobilanthes cusia*（Nees）Kuntze chloroplast genome revealed the rare simultaneous contraction and expansion of the inverted repeat region in angiosperm. Front Plant Sci, 9：324.

Daniell H, Wurdack KJ, Kanagaraj A, et al. 2008. The complete nucleotide sequence of the cassava（*Manihot esculenta*）chloroplast genome and the evolution of atpF in Malpighiales：RNA editing and multiple losses of a group II intron. Theor Appl Genet, 116（5）：723-737.

Dugas DV, Hernandez D, Koenen EJ, et al. 2015. Mimosoid legume plastome evolution：IR expansion, tandem repeat expansions, and accelerated rate of evolution in clpP. Sci Rep, 5：16958.

Eid J, Fehr A, Gray J, et al. 2009. Real-time DNA sequencing from single polymerase molecules. Science, 323（5910）：133-138.

Goremykin VV, Nikiforova SV, Biggs PJ, et al. 2013. The evolutionary root of flowering plants. Syst Biol, 62（1）：50-61.

Grewe F, Guo W, Gubbels EA, et al. 2013. Complete plastid genomes from *Ophioglossum californicum*, *Psilotum nudum*, and *Equisetum hyemale* reveal an ancestral land plant genome structure and resolve the position of Equisetales among monilophytes. BMC Evol Biol, 13：8.

Guisinger MM, Kuehl JV, Boore JL, et al. 2011. Extreme reconfiguration of plastid genomes in the angiosperm family

① 1ft^2=9.290 304×10^{-2}m^2

Geraniaceae: rearrangements, repeats, and codon usage. Mol Biol Evol, 28（1）: 583-600.

Guo X, Castillo-Ramirez S, Gonzalez V, et al. 2007. Rapid evolutionary change of common bean（*Phaseolus vulgaris* L） plastome, and the genomic diversification of legume chloroplasts. BMC Genomics, 8: 228.

Hong CP, Park J, Lee Y, et al. 2017. accD nuclear transfer of *Platycodon grandiflorum* and the plastid of early Campanulaceae. BMC Genomics, 18（1）: 607.

Huotari T, Korpelainen H. 2012. Complete chloroplast genome sequence of *Elodea canadensis* and comparative analyses with other monocot plastid genomes. Gene, 508（1）: 96-105.

Jansen RK, Cai Z, Raubeson LA, et al. 2007. Analysis of 81 genes from 64 plastid genomes resolves relationships in angiosperms and identifies genome-scale evolutionary patterns. Proc Natl Acad Sci USA, 104（49）: 19369-19374.

Jansen RK, Kaittanis C, Saski C, et al. 2006. Phylogenetic analyses of *Vitis*（Vitaceae）based on complete chloroplast genome sequences: effects of taxon sampling and phylogenetic methods on resolving relationships among rosids. BMC Evol Biol, 6: 32.

Jansen RK, Wojciechowski MF, Sanniyasi E, et al. 2008. Complete plastid genome sequence of the chickpea（*Cicer arietinum*） and the phylogenetic distribution of rps12 and clpP intron losses among legumes（Leguminosae）. Mol Phylogenet Evol, 48（3）: 1204-1217.

Jin S, Daniell H. 2014. Expression of gamma-tocopherol methyltransferase in chloroplasts results in massive proliferation of the inner envelope membrane and decreases susceptibility to salt and metal-induced oxidative stresses by reducing reactive oxygen species. Plant Biotechnol J, 12（9）: 1274-1285.

Jin S, Kanagaraj A, Verma D, et al. 2011. Release of hormones from conjugates: chloroplast expression of beta-glucosidase results in elevated phytohormone levels associated with significant increase in biomass and protection from aphids or whiteflies conferred by sucrose esters. Plant Physiol, 155（1）: 222-235.

Jin S, Zhang X, Daniell H. 2012. *Pinellia ternata* agglutinin expression in chloroplasts confers broad spectrum resistance against aphid, whitefly, Lepidopteran insects, bacterial and viral pathogens. Plant Biotechnol J, 10（3）: 313-327.

Joly S, McLenachan PA, Lockhart PJ. 2009. A statistical approach for distinguishing hybridization and incomplete lineage sorting. Am Nat, 174（2）: E54-E70.

Kazakoff SH, Imelfort M, Edwards D, et al. 2012. Capturing the biofuel wellhead and powerhouse: the chloroplast and mitochondrial genomes of the leguminous feedstock tree *Pongamia pinnata*. PLoS One, 7（12）: e51687.

Keller J, Rousseau-Gueutin M, Martin GE, et al. 2017. The evolutionary fate of the chloroplast and nuclear rps16 genes as revealed through the sequencing and comparative analyses of four novel legume chloroplast genomes from *Lupinus*. DNA Res, 24（4）: 343-358.

Kwon KC, Nityanandam R, New JS, et al. 2013. Oral delivery of bioencapsulated exendin-4 expressed in chloroplasts lowers blood glucose level in mice and stimulates insulin secretion in beta-TC6 cells. Plant Biotechnol J, 11（1）: 77-86.

Lee SB, Li B, Jin S, et al. 2011. Expression and characterization of antimicrobial peptides Retrocyclin-101 and Protegrin-1 in chloroplasts to control viral and bacterial infections. Plant Biotechnol J, 9（1）: 100-115.

Lei W, Ni D, Wang Y, et al. 2016 Intraspecific and heteroplasmic variations, gene losses and inversions in the chloroplast genome of *Astragalus membranaceus*. Sci Rep, 6: 21669.

Li Q, Li Y, Song J, et al. 2014. High-accuracy *de novo* assembly and SNP detection of chloroplast genomes using a SMRT circular consensus sequencing strategy. New Phytologist, 204（4）: 1041-1049.

Li X, Yang Y, Henry RJ, et al. 2015. Plant DNA barcoding: from gene to genome. Biol Rev Camb Philos Soc, 90（1）: 157-166.

Ma J, Yang B, Zhu W, et al. 2013. The complete chloroplast genome sequence of *Mahonia bealei*（Berberidaceae）reveals a significant expansion of the inverted repeat and phylogenetic relationship with other angiosperms. Gene, 528（2）: 120-131.

Magee AM, Aspinall S, Rice DW, et al. 2010. Localized hypermutation and associated gene losses in legume chloroplast genomes. Genome Res, 20（12）: 1700-1710.

Martin GE, Rousseau-Gueutin M, Cordonnier S, et al. 2014. The first complete chloroplast genome of the genistoid legume *Lupinus luteus*: evidence for a novel major lineage-specific rearrangement and new insights regarding plastome evolution in the legume family. Ann Bot, 113（7）: 1197-1210.

Millen RS, Olmstead RG, Adams KL, et al. 2001. Many parallel losses of infA from chloroplast DNA during angiosperm evolution with multiple independent transfers to the nucleus. Plant Cell, 13（3）: 645-658.

Ni Z，Ye Y，Bai T，et al. 2017. Complete chloroplast genome of *Pinus massoniana*（Pinaceae）：gene rearrangements，loss of *ndh* genes，and short inverted repeats contraction，expansion. Molecules，22（9）：1528.

Ohyama K，Fukuzawa H，Kohchi T，et al. 1986. Chloroplast gene organization deduced from complete sequence of liverwort *Marchantia polymorpha* chloroplast DNA. Nature，322（6079）：572.

Oldenburg DJ，Bendich AJ. 2004. Most chloroplast DNA of maize seedlings in linear molecules with defined ends and branched forms. J Mol Biol，335（4）：953-970.

Oldenburg DJ，Bendich AJ. 2015. DNA maintenance in plastids and mitochondria of plants. Front Plant Sci，6：883.

Oldenburg DJ，Bendich AJ. 2016. The linear plastid chromosomes of maize：terminal sequences，structures，and implications for DNA replication. Curr Genet，62（2）：431-442.

Olejniczak SA，Lojewska E，Kowalczyk T，et al. 2016. Chloroplasts：state of research and practical applications of plastome sequencing. Planta，244（3）：517-527.

Palmer JD，Osorio B，Thompson WF. 1988. Evolutionary significance of inversions in legume chloroplast DNAs. Current Genetics，14（1）：65-74.

Parks M，Cronn R，Liston A. 2009. Increasing phylogenetic resolution at low taxonomic levels using massively parallel sequencing of chloroplast genomes. BMC Biology，7（1）：84.

Plunkett GM，Downie SR. 2000. Expansion and contraction of the chloroplast inverted repeat in Apiaceae subfamily Apioideae. Systematic Botany，25（4）：648-668.

Pyke KA. 1999. Plastid division and development. Plant Cell，11（4）：549-556.

Ruhlman TA，Jansen RK. 2014. The plastid genomes of flowering plants. Methods Mol Biol，1132：3-38.

Sabir J，Schwarz E，Ellison N，et al. 2014. Evolutionary and biotechnology implications of plastid genome variation in the inverted-repeat-lacking clade of legumes. Plant Biotechnol J，12（6）：743-754.

Saski C，Lee SB，Fjellheim S，et al. 2007. Complete chloroplast genome sequences of *Hordeum vulgare*，*Sorghum bicolor* and *Agrostis stolonifera*，and comparative analyses with other grass genomes. Theor Appl Genet，115（4）：591.

Schelkunov MI，Shtratnikova VY，Nuraliev MS，et al. 2015. Exploring the limits for reduction of plastid genomes：a case study of the mycoheterotrophic orchids *Epipogium aphyllum* and *Epipogium roseum*. Genome Biol Evol，7（4）：1179-1191.

Schwarz EN，Ruhlman TA，Sabir JSM，et al. 2015. Plastid genome sequences of legumes reveal parallel inversions and multiple losses of rps16 in papilionoids. Journal of Systematics & Evolution，53（5）：458-468.

Shenoy V，Kwon KC，Rathinasabapathy A，et al. 2014. Oral delivery of angiotensin-converting enzyme 2 and Angiotensin-（1-7） bioencapsulated in plant cells attenuates pulmonary hypertension. Hypertension，64（6）：1248-1259.

Sherman-Broyles S，Bombarely A，Grimwood J，et al. 2014. Complete plastome sequences from glycine syndetika and six additional perennial wild relatives of soybean. G3（Bethesda），4（10）：2023-2033.

Shinozaki K，Ohme M，Tanaka M，et al. 1986. The complete nucleotide sequence of the tobacco chloroplast genome：its gene organization and expression. EMBO J，5（9）：2043-2049.

Song Y，Dong W，Liu B，et al. 2015. Comparative analysis of complete chloroplast genome sequences of two tropical trees *Machilus yunnanensis* and *Machilus balansae* in the family Lauraceae. Front Plant Sci，6：662.

Song Y，Yu WB，Tan Y，et al. 2017. Evolutionary comparisons of the chloroplast genome in Lauraceae and insights into loss events in the magnoliids. Genome Biol Evol，9（9）：2354-2364.

Sotowa M，Ootsuka K，Kobayashi Y，et al. 2013. Molecular relationships between Australian annual wild rice，*Oryza meridionalis*，and two related perennial forms. Rice（NY），6（1）：26.

Strauss SH，Palmer JD，Howe GT，et al. 1988. Chloroplast genomes of two conifers lack a large inverted repeat and are extensively rearranged. Proc Natl Acad Sci USA，85（11）：3898-3902.

Su J，Zhu L，Sherman A，et al. 2015. Low cost industrial production of coagulation factor IX bioencapsulated in lettuce cells for oral tolerance induction in hemophilia B. Biomaterials，70：84-93.

Sun YX，Moore MJ，Meng AP，et al. 2013. Complete plastid genome sequencing of Trochodendraceae reveals a significant expansion of the inverted repeat and suggests a Paleogene divergence between the two extant species. PLoS One，8（4）：e60429.

Svab Z，Hajdukiewicz P，Maliga P. 1990. Stable transformation of plastids in higher plants. Proc Natl Acad Sci USA，87（21）：8526-8530.

Tangphatsornruang S，Sangsrakru D，Chanprasert J，et al. 2010. The chloroplast genome sequence of mungbean（*Vigna radiata*）determined by high-throughput pyrosequencing：structural organization and phylogenetic relationships. DNA Res，17（1）：11-22.

Ueda M，Fujimoto M，Arimura S，et al. 2007. Loss of the rpl32 gene from the chloroplast genome and subsequent acquisition of a preexisting transit peptide within the nuclear gene in *Populus*. Gene，402（1-2）：51-56.

Verma D，Kanagaraj A，Jin S，et al. 2010. Chloroplast-derived enzyme cocktails hydrolyse lignocellulosic biomass and release fermentable sugars. Plant Biotechnol J，8（3）：332-350.

Villarreal JC，Forrest LL，Wickett N，et al. 2013. The plastid genome of the hornwort *Nothoceros aenigmaticus*（Dendrocerotaceae）：phylogenetic signal in inverted repeat expansion，pseudogenization，and intron gain. Am J Bot，100（3）：467-477.

Wambugu PW，Brozynska M，Furtado A，et al. 2015. Relationships of wild and domesticated rices（*Oryza* AA genome species）based upon whole chloroplast genome sequences. Sci Rep，5：13957.

Waters DL，Nock CJ，Ishikawa R，et al. 2012. Chloroplast genome sequence confirms distinctness of Australian and Asian wild rice. Ecol Evol，2（1）：211-217.

Weng ML，Blazier JC，Govindu M，et al. 2014. Reconstruction of the ancestral plastid genome in Geraniaceae reveals a correlation between genome rearrangements，repeats，and nucleotide substitution rates. Mol Biol Evol，31（3）：645-659.

Wu FH，Kan DP，Lee SB，et al. 2009. Complete nucleotide sequence of *Dendrocalamus latiflorus* and *Bambusa oldhamii* chloroplast genomes. Tree Physiol，29（6）：847-856.

Yang JB，Yang SH，Li HT，et al. 2013. Comparative chloroplast genomes of *Camellia* species. PLoS One，8（8）：e73053.

Zhang SD，Jin JJ，Chen SY，et al. 2017. Diversification of Rosaceae since the Late Cretaceous based on plastid phylogenomics. New Phytol，214（3）：1355-1367.

Zhang YJ，Ma PF，Li DZ，2011. High-throughput sequencing of six bamboo chloroplast genomes：phylogenetic implications for temperate woody bamboos（Poaceae：Bambusoideae）. PLoS One，6（5）：e20596.

第二章　叶绿体基因组图谱的构建原理与方法

叶绿体基因组图谱包括叶绿体基因组序列及其编码的基因、重复序列等特征信息。随着第二、三代测序技术及生物信息学技术的普及，获得植物叶绿体基因组序列已经形成标准的实验室流程。本章将系统地介绍叶绿体基因组图谱的构建原理与方法。本章共包括 6 节，其中第一节至第五节系统介绍了植物标准品的采集、植物标本的制作、测序文库的构建及测序、叶绿体基因组组装、基因组注释、重复序列的发现，即叶绿体基因组图谱构建的全过程。第六节介绍了基于叶绿体基因组图谱的宏 DNA 条形码的发现及其引物设计。该节内容在图谱的应用中具有现实价值，与叶绿体基因组图谱的构建相辅相成，互为支撑。

第一节　标本采集及 DNA 提取

一、样本收集

采集幼嫩真叶，去掉泥土，用 70% 乙醇清洗材料表面，吸干液体后将叶片剪碎，包在标记好的锡箔纸中，经液氮速冻，放入液氮预冷的 50ml 离心管或自封袋中，用大体积干冰运输，于 −80℃ 冰箱保存。

二、标本制作

药用植物标本的制作参照陈志娟等（2009）的文献。

1. 样本采集

样本采集主要有以下事项。

1）选择能代表该种植物主要形态特征的植株部分，草本植物一般全株采集。

2）木本植物常取花、果、叶完整的枝条。此外，还可采一块树皮。对有刺的植物必须采到有刺的部分。采集叶片时，当一年生的新叶形状与老枝的叶形不同时、新的叶上有茸毛或叶下面生有白粉时都需要采集。

3）水生植物标本应采集到沉水叶和浮水叶。

4）显花是鉴定药用植物的主要依据，应尽可能采到，雌雄异株植物应分别采集，雌雄同株植物应采集两种花。

5）采集时应注意保护珍稀濒危种类，尽量少采或不采。

6）采下的标本及时编号挂牌，详尽填写野外采集记录，同时拍摄植物生态照片。

2. 压制标本

标本的大小一般以台纸大小为标准，将标本折叠或修剪成与台纸大小相当（30cm×25cm）。将枝叶展开，反折平铺部分小枝或叶片，使鉴定时能观察到植物体两面的构造。调整植物体上过于密集的枝叶及花果。茎或小枝要斜剪，以便观察中空或含髓的内部结构。大叶片从主脉一侧剪去，并折叠起来，或剪成几部分。草本植物折成 V 形、N 形或 W 形，不要直折，注意扭转后折而不致使茎被弄断。软弱花朵、花序可散放在吸水纸中干燥。若为筒状花，花冠应纵向剖开。若有额外采集的果实，有些应纵向或横向切开，果实过大可切成片状后干燥。

将整理后的植物标本置于放有吸水纸的一扇标本夹板上，其上再放几层吸水纸，使标本与吸水纸相互间隔，最后再将另一片标本夹板压上，用绳子捆紧。初压的标本要尽量捆紧，以使标本压平，快速干燥。每天换纸 2～3 次，一周后每隔几天换 1 次。此外，还可以使用暖风机、烘干箱使标本加速干燥，注意温度不要太高。

3. 装订标本

先将标本摆放在台纸的适当位置，留出台纸上的左上角和右下角。然后选好几个固定点，用白乳胶固定，最后用棉线进行装订。标本装订好后，在左上角贴采集记录签，在右下角贴鉴定签，鉴定签要标明采集号、植物名称、科属、拉丁学名、药用部位、采集地点、日期、采集者、生境、功效等信息。最后将标本放入塑料袋中保存。

4. 标本保存

将标本置于–80℃冰箱低温冷冻 7 天杀虫。取出后按照植物最新分类系统 APG Ⅳ 对每份标本进行编号、登记。然后将其存放于标本柜里，保持通风干燥。

三、DNA 提取

提取植物 DNA 时，由于植物初级及次级代谢途径的差异，不同的植物往往产生不同的代谢物，不同植物中基因组的物理状态也存在着较大的差异，致使 DNA 提取过程变得复杂。根据样本成分的不同，采取相应的去多糖、多酚的前处理方法。一方面，有多种 DNA 提取试剂盒可供选择；另一方面，传统的十六烷基三乙基溴化铵（CTAB）方法仍然是使用最为广泛的提取 DNA 的实验方法。以下针对 CTAB 方法进行简要描述。

1）在 DNA 提取裂解液［100mmol/L Tris-HCl（pH8.0），1.4mol/L NaCl，20mmol/L EDTA（pH8.0），2% CTAB］中加入 2% 的 β- 巯基乙醇，于 65℃ 预热。

2）每个样品取 0.4g，用液氮研磨至粉末接近白色。分装在 4 个 2ml 的离心管中。此步骤取样品时要迅速，防止叶片反复冻融与褐化，并尽量减少冰箱开关次数。

3）每管研磨好的样品应立即加入 800μl 预热好的 DNA 提取裂解液。上下颠倒混匀后于 65℃ 水浴 30min。水浴过程中每隔 5min 颠倒离心管以充分裂解样品。

4）加入等体积的酚：氯仿：异戊醇（25 ：24 ：1），旋转 5 ～ 10min，充分混匀，12 000r/min（约 13 400×g）离心 10min。

5）小心地将上一步所得水层上相转入一个新的 2ml 离心管中，加入等体积的氯仿：异戊醇（24 ：1），重复操作步骤 4）。

6）小心地将上一步所得水层上相转入一个新的 2ml 离心管中，加入等体积的异丙醇，充分混匀。

7）将混匀的液体转入 DNA 吸附柱中，12 000r/min 离心 30s，弃掉废液（分次加入 DNA 吸附柱中离心）。每个样品合并到 2 个吸附柱中。

8）向 DNA 吸附柱中加入 500μl 70% 乙醇，12 000r/min 离心 30s，倒掉废液，将 DNA 吸附柱放入收集管中。

9）向 DNA 吸附柱中按厂家要求加入 600μl 缓冲液，12 000r/min 离心 30s，倒掉废液，将 DNA 吸附柱放入收集管中。

10）重复操作步骤 9）。

11）将 DNA 吸附柱放回收集管中，12 000r/min 离心 2min，倒掉废液。将 DNA 吸附柱置于室温放置数分钟（可以选择放在超净工作台上吹风 3min），以彻底晾干吸附材料中残余的漂洗液。

12）将 DNA 吸附柱转入一个干净的离心管中，向吸附膜的中间部分悬空滴加 50 ～ 60μl 洗脱缓冲液或 ddH$_2$O，室温放置 2 ～ 5min，12 000r/min 离心 2min，将溶液收集到 1.5ml 离心管中。

注意：未标注离心温度时，可默认为常温（25℃）。

第二节　第二代测序文库的构建与测序

叶绿体基因组是植物系统发育及进化历程研究中的重要材料。叶绿体基因组的序列高度保守，突变率及重组率低，因此更容易针对不同物种中的同源基因组设计通用引物。此外，每个细胞中叶绿体基因组的拷贝数远远高于核基因组及线粒体基因组的拷贝数，意味着叶绿体基因组 DNA 与核基因组相比是高度富集的，因此获得完整的叶绿体基因组序列比获得完整的核基因组序列更容易，特别是对于少量样本或降解样本。

一、DNA 文库的构建

构建叶绿体基因组 DNA 文库进行测序有多种方法，主要围绕是否富集叶绿体 DNA，以及如何富集叶绿体 DNA，以下对这些方法逐一进行介绍。

（一）细胞总 DNA 文库的构建

细胞总 DNA 包括来自细胞核、叶绿体和线粒体的 DNA。由于叶绿体基因组的拷贝数远远高于核基因组和线粒体基因组的拷贝数，总 DNA 中叶绿体 DNA 的相对丰度远远高于核 DNA 和线粒体 DNA 的相对丰度，因此可直接提取总 DNA 进行文库构建，而无须分离叶绿体进行叶绿体 DNA 的富集。该方法也被称为基因组浅层测序（genome skimming），逐渐成为叶绿体基因组测序中最为常用的方法。应用该方法，在核基因组处于低覆盖深度（0.1× ～ 10×）的情况下进行测序就可以为拼接完整的叶绿体基因组提供足够的数据。对总 DNA 建库采用标准的高通量测序文库构建方法即可。依据不同的实验平台，文库构建方法有所不同，包括常用的基于 PCR 产物构建的文库（如 Illumina TruSeq、Illumina Nextera）。需要注意的是，如果采用不需要 PCR 扩增的方法建库，需要更大量的起始 DNA（> 1μg）。

（二）分离叶绿体富集 DNA 及其文库的构建

由于总 DNA 中包括细胞核及其他细胞器的 DNA，拼接时可能干扰叶绿体基因组的组装。为了避免该情况的发生，就需要分离叶绿体之后提取其 DNA 进行建库、测序。叶绿体的分离方法较多，可以依据标准的实验流程或是使用专用试剂盒（如 Sigma Chloroplast Isolation Kit）。一是通过蔗糖密度梯度从新鲜叶中分离出完整的叶绿体。二是通过高盐沉淀分离出细胞器 DNA。三是利用 DNA 酶Ⅰ处理总 DNA 提取物，以降解核 DNA。使用富集后的 DNA 大大简化了后续的基因组组装过程，在同样的条件下，从更少量的序列中也能组装获得完整的叶绿体基因组。具体来讲，用分离的 5 ～ 10μg 叶绿体 DNA 进行短读长序列测定，仅 50Mb 数据就可以给出 100× 的覆盖深度进行组装。然而分离叶绿体在实际操作上有诸多的缺点：首先，该方法需要大量的植物组织，往往超过 5g 新鲜叶子。其次，分离方法可能需要针对不同的物种进行优化，妨碍大规模的比较基因组研究的开展。最后，富集效率不好控制，富集后的样品中仍可能有来自细胞核或其他细胞器 DNA 的污染，测得的数据仍然需要用生物信息学方法进行过滤。

（三）甲基化水平差异富集叶绿体 DNA 及其文库的构建

植物细胞器 DNA 具有许多与核 DNA 不同的特征。真核生物核 DNA 在 CpG 岛往往发生甲基化，而叶绿体 DNA 总甲基化水平显著较低。可以根据这种甲基化水平的差异对叶绿体 DNA 进行富集。前期实验显示，根据物种的不同，通过去除甲基化水平高的 DNA，叶绿体中甲基化水平较低的 DNA 浓度可以提高 3.2 ～ 11.2 倍。富集后的 DNA 可以依据标准流程建库。这种方法也被称为甲基化 - 敏感捕获方法。因为它不需要对目标序列的任何先验知识，而且价格低廉（约 30 美元 / 样品），具有广阔的应用前景。这种方法的缺点是对降解的 DNA 样品捕获效率可能会显著降低。降解的总 DNA 片段可能缺少甲基化位点（CpG 岛），因此其甲基化水平也很低，不易被有效捕获。

（四）探针杂交捕获富集叶绿体 DNA 及其文库的构建

富集叶绿体 DNA 的另外一种方法是使用能捕获完整叶绿体 DNA 的寡核苷酸探针。这些探针是根据叶绿体基因组的保守序列设计的，通过杂交的方法可以从总 DNA 提取物中分离序列互补的叶绿体 DNA 分子，然后对捕获的 DNA 进行下一代测序（next generation sequencing，NGS）文库的构建和测序。该方法适用于包括降解的标本样品在内多种类型的植物材料。该方法的主要缺点是探针的捕获有不确定性：一方面，不容易保证所有的叶绿体基因组序列都能被探针捕获到；另一方面，探针与其拟捕获序列直接结合的亲和力不容易确定，两者加起来可能导致部分叶绿体 DNA 分子无法被有效捕获。

（五）PCR 扩增富集叶绿体 DNA 及其文库的构建

特异性 PCR 扩增是一种从总 DNA 中富集叶绿体 DNA 的有效方法。由于叶绿体基因组较小（约 150kb），结构及序列保守，可以使用短程 PCR + 桑格（Sanger）测序或长程 PCR+NGS 的方法来获得完整的叶绿体基因组序列。具体实验流程如下。

1. 短程 PCR+ 桑格测序

短程 PCR 是获取完整叶绿体基因组最简单的方法之一。其方法是利用一套 PCR 通用引物扩增整个被子植物的叶绿体基因组，每个扩增子的长度为 0.8 ～ 1.5kb。这些扩增子的序列之间重叠大约 100bp，可以用于组装。该方法已成功用于组装来自代表性被子植物分类类群的叶绿体基因组。除了通用引物，特异性的引物主要用来扩增处于特殊进化分支上的物种的叶绿体 DNA。短程 PCR+ 桑格测序方法主要的局限性在于，其仅适用于"典型"叶绿体基因组的扩增与组装。叶绿体基因组上的许多区间，如反向重复序列的边界区、重复序列丰富的区域或快速进化的基因序列区（如 *matK* 和 *ycf1*），其通用引物的扩增效率较差。因此，短程 PCR+ 桑格测序方法更适合应用于叶绿体基因组的重测序工作，如群体遗传学研究。

2. 长程 PCR+NGS

Yang 等（2015）和 Uribe-Convers 等（2014）开发了通用引物套件，用于扩增长度为 4 ～ 23kb 的扩增子。然后用 NGS 平台对这些长扩增子进行测序。相对于短程 PCR 方法，引物数量的减少使得该方法在实验室中耗时较少，并且较长的扩增子允许所有引物锚定在基因组的低变异区域中。其缺点主要是，作为基于 PCR 的方法，扩增的成功与否决定了整个实验的成功与否，单个 PCR 扩增实验的失败将导致组装序列中出现大的间隙。另外，获得长的扩增子也需要高分子质量的 DNA 模板，这在处理基因组 DNA 降解的植物标本等时可能是一个难点。

二、高通量测序

高通量测序（high-throughput sequencing，HTS），又称为下一代测序。与传统的桑格测序技术相比，其显著地提高了测序的通量，因而能够对一个物种的基因组、转录组及表观遗传组等进行深入细致、全面的分析。Illumina 测序平台是目前使用最为广泛的 NGS 平台。关于 Illumina 测序平台的相关资料较多，这里不再赘述，以下只简要介绍其测序原理及主要过程。

（一）Illumina 测序的原理

Illumina 测序的核心部分包括桥式 PCR 扩增（bridge PCR amplification）和边合成边测序（sequencing by synthesis）。在进行桥式 PCR 扩增之前，需要构建相应的文库，即将DNA 样品随机打断，对每个打断的分子加接头。然后将 DNA 文库片段加载到流动吸收池（flow cell）表面，通过桥式 PCR 扩增形成 DNA 簇（cluster），然后对 DNA 簇进行边合成边测序。具体而言是往 DNA 簇中循环加入 4 种荧光标记的碱基，利用 DNA 聚合酶的合成过程将具有不同荧光标记的核苷酸加到合成的 DNA 链中，在每个循环中用成像系统拍照，通过荧光标记识别每个循环中每一簇 DNA 分子上添加的碱基。循环完成之后，最终获得模板分子的序列。Illumina 的接头序列中包括不同的具有特殊目的的序列"标签"，包括"index 1"、"index 2"、与测序引物序列反向互补的序列，以及和芯片上的探针序列反向互补的序列。对于标准的双端测序（paired-end sequencing）模式，测序的顺序为read 1、index 1、index 2，最后为 read 2；其中 read 1 和 read 2 分别来自模板分子的 5′ 端及 3′ 端。而 index 1 和 index 2 则是两端短序列用来匹配来自同一 DNA 模板分子的 read 1 及 read 2。下面对测序的主要过程进行详细说明。

（二）Illumina 测序的主要过程

该测序过程主要包括文库制备、桥式 PCR 扩增以及双端测序。

1. 文库制备

将基因组 DNA 打断成长度为几百个碱基的小片段，将其末端用酶补平，加 A 碱基，最后末端加接头（adapter）。接头不仅含有与测序芯片上互补的 anchor 序列，还有 index 序列。通过 anchor 序列，模板分子可以和固定在测序芯片上的探针序列结合。index 序列用来标记双端测序过程中来自同一模板两端的序列。

2. 桥式 PCR 扩增

加热使双链 DNA 变性，用缓冲液洗掉模板链。测序过程中，新合成链以共价键的形式连接在流动吸收池表面，并在流动吸收池上形成共价结合的单链 DNA 片段。单链 DNA 片段弯曲并和相邻的引物形成单链桥式结构，PCR 扩增形成双链桥式结构后，加热变性打开双链的桥式结构，形成两条以共价键结合在流动吸收池上的单链模板。单链弯曲并与相邻的引物形成一个桥式结构，杂交引物在聚合酶的作用下延伸。桥式 PCR 扩增一直循环重复，直至形成 5000 ～ 10 000 拷贝。最后，双链 DNA 桥变性分开，反链（reverse strand）被剪切后洗掉，仅留下由正链（forward strand）组成的簇。封闭游离的 3′ 端，以防止不必要的 DNA 延伸。

3. 双端测序

形成 DNA 簇后，应用边合成边测序的原理，测序引物被杂交到接头序列上，加入带不同荧光标记的 dNTP（含有叠氮基团）和聚合酶，使带荧光标记的 dNTP 结合到测序链上，这些核苷酸是"可逆终止子"，其 3′ 端带有阻遏基团和荧光基团，它只容许每个循环掺入一个碱基。根据发射的荧光信号，成像系统读取聚合上去的核苷酸种类。化学切割荧光基团，恢复 3′ 端黏性，继续聚合第二个核苷酸，如此下去，直到每条模板序列都完全被聚合为双链。最后统计每轮收集到的荧光信号结果，即可获得模板 DNA 片段的序列信息。测序获得的序列以 FASTQ 格式存储，可以用于后续叶绿体基因组的组装。

第三节　叶绿体基因组的组装

叶绿体基因组的组装是指将测序获得的 DNA 片段用生物信息学软件拼接，获得完整的叶绿体基因组序列的过程。叶绿体基因组的组装只是基因组组装的一个特例，因此可以采用通用的基因组组装软件。基因组组装软件按照其拼接原理分为两类：overlap-layout-consensus（OLC）assembler 和 de Bruijn graph based（DB）assembler。前者适合于小基因组，而后者更适合大的数据集。用户可以根据运行时间、消耗的内存、组装结果的准确性和完整性等几个指标来评估不同软件的拼接效果。对于基因组未知的物种，尤其是大型的动物或植物基因组，无法判断哪一款软件更适合于其基因组的组装，因此需要多组软件进行组装。另外，同一组软件参数的选择对于拼接的结果也有较大的影响。例如，对于组装而言，并不是使用测序深度越大的原始序列越好，在许多情况下，减少原始序列数量可以提高组装结果的质量和缩短组装所需要的时间。此外，在组装过程中使用长的 k-mer，通常会得到更好的组装结果，即更大的重叠群（contig）长度、更少的重叠群数量。

叶绿体基因组的组装主要有三种策略：从头组装（de novo assembly）、富集组装（read-enrichment assembly）和基于种子序列的从头组装（seed-based de novo assembly）。在实际操作中，可根据不同的情况，选择相应的组装策略。下面对叶绿体基因组组装策略进行详细介绍。

一、从头组装

从头组装是指在没有参考基因组的条件下，对测序数据直接进行组装的策略。从头组装常用的软件有 ABySS（assembly by short sequence）、CLC Genomic Workbench、Edena、Euler-sr、Geneious de novo、MIRA、Newbler、SOAPdenovo、SPAdes 和 SSAKE。ABySS 是一款从头组装、支持并行计算和双端数据的软件。CLC Genomic Workbench 和 Geneious de novo 两款软件为商用软件，适合于不同类型数据的整合分析，如基因组、转录组、表观基因组等不同类型数据的整合分析。MIRA 和 Newbler 可以同时接受桑格、454 及 Illumina 等测序平台产生的数据。SPAdes 主要是针对单细胞和多细胞细菌基因组的组装，不适合于大型基因组的组装，SPAdes 可以接受 Ion Torrent、PacBio、Oxford Nanopore 和 Illumina 等多个平台产生的数据，是当前引用率最高的拼接软件。SOAPdenovo 主要是针对大型基因组的 Illumina 数据的组装。SSAKE 是最早发表的针对短 read 的组装软件，是对整个 read 进行组装，而不是基于 k-mer，所以更适合结构变异的发现。

　　多数情况下，应用从头组装方法不能一次拼接出完整的叶绿体基因组，而是产生多个重叠群。尤其是反向重复序列（IR）与大单拷贝（LSC）区或是小单拷贝（SSC）区之间通常有空隙，这时就需要进行补洞（gap filling）。要根据已经完成的参考序列将重叠群进行排序，根据相邻的重叠群的末端序列设计引物，用 PCR 扩增基因组 DNA，对获得的产物用桑格方法测序，然后把测得的序列与重叠群进行重新组装，以填补重叠群间的洞，最终获得完整的叶绿体基因组序列。如果对已经富集过的叶绿体 DNA 进行测序，则以上流程可以直接用来拼接叶绿体基因组。

二、富集组装

　　富集组装是利用已有叶绿体基因组序列，根据序列或特征相似性筛选来自叶绿体基因组的 read，从而进行组装的策略。如果用来测序的 DNA 没有经过富集，或是富集的效率不高，最好以已经测序的近缘物种的叶绿体基因组为参考，对组装的结果或是测序的 read 利用生物信息学的方法进行筛选或富集。富集方法有两种：第一种方法是依据序列相似性进行过滤。由于叶绿体基因组大多为母系遗传，序列的保守性高，可以根据序列的相似性进行富集。常用的比对软件有 BLASTN 或 bowtie2 等，将测序数据与叶绿体基因组数据库进行比对，筛选出与数据库中序列相似性高的序列，进行后续的组装。第二种方法则是依据来自叶绿体基因组的序列的特征对其进行富集。与来自细胞核和线粒体的 DNA 序列相比，来自叶绿体的 DNA 的测序深度高。例如，草本植物菊芋中，就测序深度而言，叶绿体基因组序列是核基因组序列的 1400 倍，是线粒体序列的 20 倍。此外，这三种基因组的G/C 含量不同。因此，可以根据测序深度和 G/C 含量的差异进行序列筛选。其筛选过程是：将序列分解为长度为 k 的片段（所谓的 k-mer），使用 BFcounter 软件计算每个 k-mer 出现的频率。根据 k-mer 频率进一步筛选出叶绿体基因组序列，然后进行后续的组装。该"虚拟"筛选也存在缺点，如待测基因组中存在着和参考基因组序列相似性差别很大的序列，如结构重排或基因丢失，该方法可能遗漏叶绿体基因组的 read。

三、基于种子序列的从头组装

　　基于种子序列的从头组装是指由用户提供一段叶绿体基因组序列作为种子，找到与种子序列重叠的 read 不断对种子序列进行延伸，最终获得完整的叶绿体基因组序列的策略。当前应用高通量测序技术获得叶绿体基因组序列的方法主要是直接用总 DNA 进行建库、测序。测序的结果包括来自细胞核及其他细胞器（如线粒体）的 DNA。虽然叶绿体在细胞中存在多个拷贝，但其基因组大小仅约为 150kb，其总 DNA 含量通常低于细胞总DNA 含量的 10%。大量的非叶绿体基因组序列会导致组装的错误率增加，因此在组装之前需要对原始 read 进行过滤，富集来自叶绿体 DNA 的 read。当已有近缘物种的参考基因组时可以选择有参组装。近年来，研究人员针对叶绿体基因组有参组装开发了专门的软件，这些软件将过滤和组装的过程合二为一，常用的软件包括 MITObim、ORGANELLE ASEMBLER（https://github.com/quxiaojian/OGA）、FAST - PLAST 和 NOVOPlasty。这些软件利用已知的叶绿体基因组序列为种子序列，来识别叶绿体基因组的 read 从而计算测序深度。种子序列可以是一段或完整的叶绿体基因组序列。组装是从总 DNA 测序数据中挑选出与种子序列起点、终点重叠的 read，进行延伸，不断重复此过程，直到序列再无法延伸为止。整个流程可以完全自动化，减少或不需要人工参与，特别适合于多物种的大型研究项目。该方法的主要缺点是组装的结果多为线性分子，由于公认的叶绿体基因组为环形，应用这些专门的软件不能准确确定组装序列边界，组装结果仍然需要通过实验方法填补空隙或是去除多余的组装序列。

第四节　叶绿体基因组注释

基因组注释是指对基因组中关键特征的发现，主要包括基因及其产物结构的准确描述，包括基因及其产物的起点、终点，外显子和内含子的边界等。基因组注释是开展功能基因组和比较基因组研究的先决条件。典型的叶绿体基因组为环状结构，长度约 150kb，编码 110～130 个基因，分别编码蛋白质、rRNA 和 tRNA。叶绿体基因组注释的目的就是准确地给出这些基因的起点、终点，以及外显子和内含子边界的位置。当前，对结构简单（如只有一个外显子的基因）的蛋白质编码基因、rRNA 基因和 tRNA 基因的注释已经比较成熟，用常用的序列比对方法（如 BLAST）就可以成功地对结构简单的蛋白质编码基因和 rRNA 基因进行注释。例如，用 tRNAscan-SE 和 ARAGORN 对 tRNA 基因进行注释。叶绿体基因组注释的难点主要包括以下几个方面：①高质量参考基因数据库的构建；②含小外显子基因的注释（*petB*、*petD*、*rpl16*）；③ trans-splicing 基因的注释（如 *rps12*）。以 CPGAVAS2 为代表的叶绿体注释软件针对这几个注释难点设计了不同的解决方案，以下为具体描述。

一、高质量参考基因数据库的构建

公共数据库中已经包含 3000 多个叶绿体基因组，其注释结果的质量参差不齐，包含不少错误。通常是当时的实验条件较差，组装和注释软件不完善等因素导致的。高质量的参考基因数据库是保证高质量注释结果最重要的因素。构建高质量的参考基因数据库需要对当前的注释结果进行校正。在没有实验数据的情况下，利用序列相似性对序列的边界进行校正是一个有效的方法。具体步骤如下：从叶绿体基因组 GenBank 文件或 NCBI 的 RefSeq 数据库（ftp://ftp.ncbi.nlm.nih.gov/refseq/release/plastid/）获取每个基因的蛋白质序列，然后用 MUSCLE 等多重序列比对软件进行比对，最后使用 GeneDoc 等软件对比对的结果进行人工检查。根据比对结果，对注释结果进行编辑调整，如图 1-2-1 所示，GeSeq 软件就是使用该方法对参考基因组进行了注释，5 个基因的错误注释得到了修正。

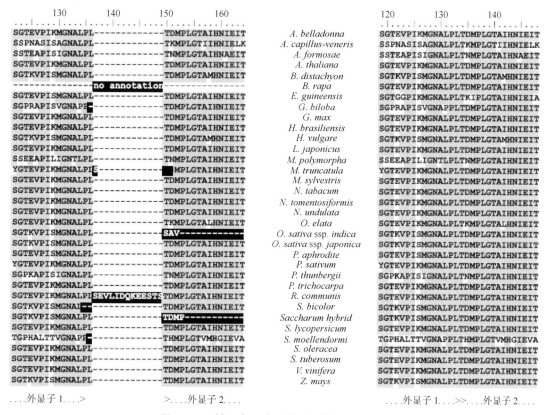

图 1-2-1 基于多重序列比对的基因校正编辑

左侧显示的是注释校正之前多重序列比对的情况，背景为黑色的基因是注释有错误的基因。中间部分显示的是序列的物种来源，右侧显示的是校正之后多重序列比对的结果

　　基于多重序列比对校正只能依赖于序列相似性，有些错误无法发现（如图 1-2-2 中板块 d～f 所示）。随着高通量测序技术的广泛应用，公共数据库中已经有大量的 RNA-Seq 数据，CPGAVA2 首次以 RNA-Seq 数据对注释的基因序列进行校正，具体方法为：先从 NCBI 下载 RNA-Seq 数据，然后用 TopHat 等软件将 RNA-Seq 的测序 read 序列比对到叶绿体基因组上，最后使用 Tablet 软件查看比对结果，根据 RNA-Seq 序列比对到基因组上的情况对基因的注释结果进行校正。如图 1-2-2 板块 d～f 所示，应用该方法准确地校正了注释错误的基因。

二、小外显子基因注释

　　叶绿体基因组中的部分基因含有长度小于 10bp 的外显子，这些基因称为小外显子基因（small exon gene）。以拟南芥为例，其 *petB*、*petD*、*rpl16* 基因都含有短的外显子，长度分别为 6bp、8bp 和 9bp，常用的序列比对软件 BLAST 无法发现这些外显子。CPGAVAS2 开发了一个新的算法 ISECUS（identifying small exons based on conserved 5′UTR sequence），可对小外显子基因进行准确的注释。其原理为：单独构建小外显子基因及其

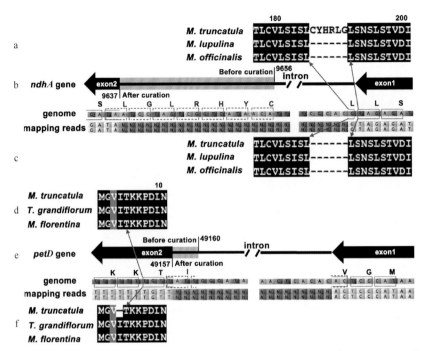

图 1-2-2　基于 RNA-Seq 数据校正来自 *Medicago truncatula* 叶绿体基因组（NC 003119.8）的 *ndhA* 和 *petD* 基因的外显子、内含子边界

a. 在修正之前，来自三个不同物种 *Medicago truncatula*、*Medicago lupulina* 和 *Melilotus officinalis* 的 NADH 的多重序列比对结果。b. RNA-Seq read 比对到参考基因组上的示意图。基因在负链上编码。灰色区域表示校正之前预测的蛋白质编码区。由于没有对应的 RNA-Seq read 映射，校正之前的预测是错误的。c. 校正后的蛋白质多重序列比对结果。d. 来自 *Medicago truncatula*、*Trifolium grandiflorum* 和 *Malus florentina* 的 PETD 蛋白质的多重序列比对结果。e. RNA-Seq read 比对到参考基因组上的结果。f. 经过校正后的蛋白质多重序列比对结果

50bp 5′UTR（untranslated region，未翻译区）序列的数据库，然后将该数据库与需要注释的叶绿体基因组用 BLAST 进行序列比对，根据数据库中最佳匹配的小外显子基因的长度，从拟注释序列的 3′ 端或 5′ 端选取相应长度的一段序列，将这段序列注释为相应的小外显子。应用 ISECUS 可以准确地注释小外显子基因。

三、反式剪切基因的注释

反式剪切基因（*trans*-splicing gene）是指一类特殊的基因，其外显子来自 DNA 双链，经过剪切形成成熟的 mRNA。叶绿体基因 *rps12* 是一个典型的反式剪切基因。以拟南芥 *rps12* 为例（图 1-2-3），该基因由 3 个外显子组成。外显子 1 位于 LSC 区，而外显子 2 和外显子 3 位于 IRa 和 IRb 区域，外显子 1 分别与 IRa 和 IRb 区域的外显子 2 和外显子 3 连接形成两个拷贝的 *rps12* 基因。同样，应用传统的序列相似性比对方法无法准确预测出全长的 *rps12* 基因是出于两个原因，一是外显子 3 是个小外显子，二是常规方法无法将外显子 1、外显子 2 和外显子 3 连接起来。CPGAVAS2 开发了一个新的算法 ITGIE（identify *trans*-splicing gene by individual exon）对 *rps12* 基因进行注释，原理为：针对外显子 1 和外显子 2 分别构建参考序列库，应用标准的序列比对方法进行注释；对外显子 3 及其 3′

端的 50bp 长的序列构建参考序列库，应用 ISECUS 算法注释外显子 3；最后，将注释到的外显子 1、外显子 2 和外显子 3 连接起来，获得全长的 *rps12* 基因。

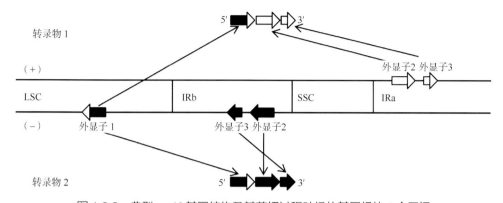

图 1-2-3　典型 *rps12* 基因结构及其剪切过程叶绿体基因组的 4 个区间

LSC、SSC 和 IR 用竖线分开，外显子 1、外显子 2 和外显子 3 用箭头表示，图的上部和下部分别画出了两个全长 *rps12* 转录本

总之，以 CPGAVAS2 为代表的新一代叶绿体基因组注释工具通过构建高质量的参考数据库，开发了针对含有小外显子的基因和反式剪切基因的新的注释方法，能够准确地对叶绿体基因组进行注释。

第五节　重复序列的类型及其发现

重复序列（repeated sequence，repetitive element，repeating unit，repeat）是在基因组中出现的具有多个拷贝的某一核酸特征序列重复单元的核苷酸序列。叶绿体基因组中存在着多种类型的重复序列。一方面，重复序列可能在叶绿体基因组的结构进化中发挥了重要的作用；另一方面，重复序列又可以作为分子标记用于品种鉴定及分子育种。因此，系统发现叶绿体组中的重复序列具有重要的理论及应用意义。根据这些序列的重复单元的长度及相互关系，叶绿体基因组的重复序列分为简单重复序列（simple sequence repeat，SSR）、长串联重复序列（long tandem repeat）和长散在重复序列（long interspersed repeated sequence）。以下对这几种类型的重复序列分别说明。

一、简单重复序列

简单重复序列又称为微卫星重复序列（microsatellite sequence）或短串联重复（short tandem repeat），是由 1 ～ 6 个核苷酸组成的基本重复单元串联重复多次构成的一段 DNA，广泛分布于基因组内，长度一般在 200bp 以下。在叶绿体基因组中，A/T 为基本重复单元的 SSR 频率最高，其次是 AT/AT 双核苷酸为重复单元的 SSR。以下是 SSR 的例子，相邻的重复单元分别用黑体和下划线标记出来。

单核苷酸（A）重复单元 SSR：**A**<u>A</u>**A**<u>A</u>**A**<u>A</u>**A**<u>A</u>**A**<u>A</u>

二核苷酸（AT）重复单元 SSR：**AT**ATATATATAT

三核苷酸（AAG）重复单元 SSR：**AAG**AAGAAGAAG

四核苷酸（AAAC）重复单元 SSR：**AAAC**AAACAAAC

五核苷酸（AATAT）重复单元 SSR：**AATAT**AATAT**AATAT**

六核苷酸（AAATAT）重复单元 SSR：**AAATAT**AAATAT**AAATAT**

二、长串联重复序列

长串联重复序列是由长度 ≥ 7bp 的重复单元首尾相连形成的重复序列。长串联重复序列采用 Tandem Repeats Finder（http://tandem.bu.edu/trf/trf.html）软件进行预测。参数设置为：匹配参数为 2，不匹配参数及插入缺失（indel）参数为 7，最小比对得分为 50，最大重复周期为 500。重复序列最小长度为 20bp，重复单元相似性不低于 90%。以下是长串联重复序列的例子，相邻的重复单元分别用黑体和下划线标记出来。

例子 1：

重复单元为：TATTCTTAATGGTTT

重复序列为：**TATTCTTAATGGTTT**TATTCTTAATGGTTT

例子 2：

重复单元为：CAAATTAATAATAC

重复序列为：**CAAATTAATAATAC**CAAATTAATAATAC**CAAATTAATAATAC**

三、长散在重复序列

在本书中，长散在重复序列是指重复单元不相邻的长重复序列。长重复序列利用 REPuter（https://bibiserv.cebitec.uni-bielefeld.de/reputer）软件进行预测。长重复序列的预测参数设置为：最小重复长度为 30bp，汉明距离（Hamming distance）为 3。根据重复单元之间的相互方向，长散在重复序列可以细分为正向重复、反向重复、互补重复和回文重复等 4 种类型。以下为相关示例。

示例 1　正向重复：

　　　（重复单元 1）　　　（重复单元 2）

正链：AAGTACGA　　　------AAGTACGA

负链：TTCATGCT　　　------TTCATGCT

示例 2　反向重复：

　　　（重复单元 1）　　　（重复单元 2）

正链：AAGTACGA　　　------TCGTACTT

负链：TTCATGCT　　　------AGCATGAA

对于重复序列的研究非常成熟，第三章中将详细介绍相关的工具及软件。

第六节　宏DNA条形码

叶绿体基因组图谱有多种应用，DNA条形码及宏DNA条形码的发现与筛选是其中一种。DNA条形码（DNA barcode）是指生物体内能够代表该物种的、标准的、有足够变异的、易扩增且相对较短的DNA片段。DNA条形码已经成为生态学研究的重要工具，不仅用于物种鉴定，同时也可以帮助生物学家进一步了解生态系统内发生的相互作用。寻找通用的DNA条形码标记并验证其有效性是过去10余年的研究热点。生物条形码联盟（Consortium for the Barcode of Life，CBOL）推荐动物 *COI* 基因、植物 *rbcL* 和 *matK* 基因分别作为其条形码序列。然而，人们逐渐认识到对于特定的类群，需要开发类群特异的DNA条形码。伴随着大量的叶绿体基因组序列的到来，根据基因组设计发现新的DNA条形码标记并设计相应的引物成为可能。另外，早期的DNA条形码研究往往是针对单一组分样品，对于许多含有多种成分的样品，meta-barcoding或宏DNA条形码成为必然。

宏条形码是指同时在多个生物体内能够代表不同物种的、标准的、有足够变异的、易扩增且相对较短的DNA条形码。Taberlet等发明出了宏条形码技术，即首先提取混合样品的DNA，扩增DNA条形码序列，然后使用第二代或第三代测序平台进行高通量测序，最后基于DNA条形码的研究策略进行混合样品的鉴定。当前，宏条形码技术已经被广泛运用于微生物群落、动植物多样性和中成药处方成分鉴定等的研究中。

一、宏DNA条形码及其引物的特性

理想的DNA条形码应当符合下列标准：①具有足够的变异性以区分不同的物种，同时具有相对的保守性；②必须是一段标准的DNA区来尽可能鉴别不同的分类群；③目标DNA区应当包含足够的系统进化信息以定位物种在分类系统（科、属等）中的位置；④应该具有高度保守的引物设计区；⑤DNA条形码区应该足够短，以便于降解DNA样品的扩增。

理想的宏DNA条形码标记除了以上标准外，还有以下因素需要考虑：①因为样品DNA经常被降解，如有可能，尽量用长度较短的扩增子；②为了尽量减少混合模板反应中的扩增偏倚，所用引物需要高度保守；③在仅需要高层次分类学鉴定时（如目、科），分辨率较低的短标记也可满足需要。对于引物，宏DNA条形码的应用需要稳健的PCR条件，允许从几种经常降解的DNA模板（如从现代和古代土壤、水或动物粪便中提取的DNA）的混合样中进行无偏倚的扩增。这就要求使用高度保守的引物来简化PCR扩增条件，减少不同DNA模板之间扩增的不平衡性。此外，选择引物只扩增一个分类群子集，来解决特定的生物学问题（排除其他分类群的扩增）也是有利的。另外，随着大量叶绿体基因组的产生，能够从大量的叶绿体基因组序列中快速地筛选出最佳的DNA条形码并设计相应的引物也成为一个必要条件。

二、宏 DNA 条形码发现软件

对于引物设计软件，有多种工具可以帮助生物学家。例如，Primer3 和 QPrimer 是两个常用的引物设计软件，但只针对单一模板设计引物，不适合用来设计通用引物。软件 TmPrime 和 UniPrimer 可以用来设计通用引物，但是只适合短序列模板，不适用于全长叶绿体基因组序列，不具备扩增产物的分类识别能力。此外，PrimerHunter 软件可以针对长的模板序列设计引物，但是效率不高。

ecoPrimers 是一组有效地搜索新的宏条形码标记的软件。该软件具有以下优点：①具有自动扫描整个基因组的大型数据库并选择标记的能力；②具有选择高度保守引物的能力；③对训练序列，可以指定反例序列；④能够评估扩增区域的类群区分能力。ecoPrimers 建立了两个指数来评估宏 DNA 条形码引物的相对质量。第一个指数是条形码覆盖度（barcode coverage，bc），用于估计引物对的覆盖率或物种分类范围；第二个指数是条形码特异性（barcode specificity，bs），用于评价扩增标记的分类鉴别能力。ecoPrimers 软件通过优化以上两个指数来选择引物对。实验验证结果表明：ecoPrimers 能够设计出较高质量的引物来扩增目的 DNA 条形码序列。ecoPrimers 是一个开源软件，网址为 https://git.metabarcoding.org/obitools/ecoprimers/wikis/home。ecoPrimers 的详细使用方法将在第三章介绍。

参 考 文 献

陈志娟，高静，赵杨，等 . 2009. 药用植物标本制作、保存技术的研究 . 甘肃中医，22（7）：55-56.

Andreas U，Ioana C，Triinu K，et al. 2012. Primer3-new capabilities and interfaces. Nucleic Acids Research，40（15）：e115.

Anton B，Sergey N，Dmitry A，et al. 2012. SPAdes：a new genome assembly algorithm and its applications to single-cell sequencing. Journal of Computational Biology，19（5）：455-477.

Batnyam N，Lee J，Lee J. 2012. UniPrimer：a web-based primer design tool for comparative analyses of primate genomes. International Journal of Genomics，（3）：520732.

Bendich AJ. 1987. Why do chloroplasts and mitochondria contain so many copies of their genome？ Bioessays，6（6）：279-282.

Bock DG，Kane NC，Ebert DP，et al. 2014. Genome skimming reveals the origin of the Jerusalem Artichoke tuber crop species：neither from Jerusalem nor an artichoke. New Phytologist，201（3）：1021-1030.

Bookjans G，Stummann BM，Henningsen KW. 1984. Preparation of chloroplast DNA from pea plastids isolated in a medium of high ionic strength. Analytical Biochemistry，141（1）：244-247.

Cédric M，Nora S，Juliette P，et al. 2015. Cost-effective enrichment hybridization capture of chloroplast genomes at deep multiplexing levels for population genetics and phylogeography studies. Molecular Ecology Resources，14（6）：1103-1113.

Chaisson MJ，Pevzner PA. 2008. Short read fragment assembly of bacterial genomes. Genome Research，18（2）：324-330.

Chevreux B，Pfisterer T，Drescher B，et al. 2004. Using the miraEST assembler for reliable and automated mRNA transcript assembly and SNP detection in sequenced ESTs. Genome Research，14（6）：1147-1159.

Dean L，Bjorn C. 2004. ARAGORN，a program to detect tRNA genes and tmRNA genes in nucleotide sequences. Nucleic Acids Research，32（1）：11-16.

Deiner K，Bik HM，Mächler E，et al. 2017. Environmental DNA metabarcoding：transforming how we survey animal and plant communities. Molecular Ecology，26（21）：5872.

Dierckxsens N，Mardulyn P，Smits G. 2017. NOVOPlasty：*de novo* assembly of organelle genomes from whole genome data. Nucleic Acids Research，（4）：gkw955.

Dong W，Xu C，Cheng T，et al. 2013. Sequencing angiosperm plastid genomes made easy：a complete set of universal primers and a case study on the phylogeny of Saxifragales. Genome Biology & Evolution，5（5）：989-997.

Duitama J，Kumar DM，Hemphill E，et al. 2009. PrimerHunter：a primer design tool for PCR-based virus subtype identification. Nucleic Acids Research，37（8）：2483-2492.

Edgar RC. 2004. MUSCLE：multiple sequence alignment with high accuracy and high throughput. Nucleic Acids Research，32（5）：1792-1797.

Feng SH，Cokus SJ，Zhang XY，et al. 2010. Conservation and divergence of methylation patterning in plants and animals. Proc Natl Acad Sci USA，107（19）：8689-8694.

Forman L，Bridson DM. 1998. The Herbarium Handbook. London：The Royal Botanic Garden.

Garrick RC，Bonatelli IAS，Chaz H，et al. 2015. The evolution of phylogeographic data sets. Molecular Ecolog，24（6）：1164-1171.

Hahn C，Bachmann L，Chevreux B. 2013. Reconstructing mitochondrial genomes directly from genomic next-generation sequencing reads—a baiting and iterative mapping approach. Nucleic Acids Research，41（13）：e129.

Halliwell B. 1983. Methods in chloroplast molecular biology. Febs Letters，158（1）：190-191.

Hernandez D，Francois PL，Osteras M，et al. 2008. *De novo* bacterial genome sequencing：millions of very short reads assembled on a desktop computer. Genome Research，18（5）：802-809.

Hirai A，Ishibashi T，Morikami A，et al. 1985. Rice chloroplast DNA：a physical map and the location of the genes for the large subunit of ribulose 1,5-bisphosphate carboxylase and the 32 kD photosystem Ⅱ reaction center protein. Theoretical & Applied Geneticstheoretische Und Angewandte Genetics，70（2）：117-122.

Iain M，Micha B，Linda C，et al. 2010. Tablet--next generation sequence assembly visualization. Bioinformatics，26（3）：401-402.

Jackman SD，Vandervalk BP，Mohamadi H，et al. 2017. ABySS 2.0：resource-efficient assembly of large genomes using a Bloom filter. Genome Research，27（5）：768-777.

Jia J，Xu Z，Xin T，et al. 2017. Quality control of the traditional patent medicine yimu wan based on SMRT sequencing and DNA barcoding. Frontiers in Plant Science，8：926.

Kim N，Lee C. 2007. QPRIMER：a quick web-based application for designing conserved PCR primers from multigenome alignments. Bioinformatics，23（17）：2331-2333.

Langmead B，Salzberg SL. 2012. Fast gapped-read alignment with Bowtie 2. Nature Methods，9（4）：357-359.

Leister D. 2005. Origin，evolution and genetic effects of nuclear insertions of organelle DNA. Trends in Genetics Tig，21（12）：655-663.

Li XQ，Du DL. 2014. Variation，evolution，and correlation analysis of C+G content and genome or chromosome size in different kingdoms and phyla. PLoS One，9（2）：e88339.

Lowe TM，Eddy SR. 1997. tRNAscan-SE：a program for improved detection of transfer RNA genes in genomic sequence. Nucleic Acids Research，25（5）：955-964.

Marcus B，Samuel K，Hongye Y，et al. 2009. TmPrime：fast，flexible oligonucleotide design software for gene synthesis. Nucleic Acids Research，37：W214-W221.

Melsted P. 2011. Efficient counting of *k*-mers in DNA sequences using a bloom filter. BMC Bioinformatics，12（1）：333.

Miflin BJ，Beevers H. 1974. Isolation of intact plastids from a range of plant tissues. Plant Physiology，53（6）：870-874.

Nicholas KB，Nicholas HB，Deerfield DWI. 1997. GeneDoc：analysis and visualization of genetic variation，EMBNEW. Embnew News，4（4）：28-30.

Nock CJ，Waters DL，Edwards MA，et al. 2011. Chloroplast genome sequences from total DNA for plant identification. Plant Biotechnology Journal，9（3）：328-333.

Palmer JD，Osorio B，Aldrich J，et al. 1987. Chloroplast DNA evolution among legumes：loss of a large inverted repeat occurred prior to other sequence rearrangements. Current Genetics，11（4）：275-286.

Rogers SO，Bendich AJ. 1985. Extraction of DNA from milligram amounts of fresh，herbarium and mummified plant tissues. Plant molecular biology，5（2）：69-76.

Schmidt PA，Bálint M，Greshake B，et al. 2013. Illumina metabarcoding of a soil fungal community. Soil Biology & Biochemistry，65（5）：128-132.

Shi C，Hu N，Huang H，et al. 2012. An improved chloroplast DNA extraction procedure for whole plastid genome sequencing. PLoS One，7（2）：e31468.

Shi L，Chen H，Jiang M，et al. 2019. CPGAVAS2，an integrated plastome sequence annotator and analyzer. Nucleic Acids Research，47（W1）：W65-W73.

Staats M，Erkens RHJ，Vossenberg BVD，et al. 2013. Genomic treasure troves：complete genome sequencing of herbarium and insect museum specimens. PLoS One，8（7）：e69189.

Straub SCK，Liston A. 2012. Navigating the tip of the genomic iceberg：next-generation sequencing for plant systematics. American Journal of Botany，99（2）：349-364.

Tiayyba R，Wasim S，Alain V，et al. 2011. ecoPrimers：inference of new DNA barcode markers from whole genome sequence analysis. Nucleic Acids Research，39（21）：e145.

Tillich M，Lehwark P，Pellizzer T，et al. 2017. GeSeq-versatile and accurate annotation of organelle genomes. Nucleic Acids Research，45（W1）：W6-W11.

Trapnell C，Pachter L，Salzberg SL. 2009. TopHat：discovering splice junctions with RNA-Seq. Bioinformatics，25（9）：1105-1111.

Twyford AD，Ness RW. 2016. Strategies for complete plastid genome sequencing. Molecular Ecology Resources，17（5）：858-868.

Uribe-Convers S，Duke JR，Moore MJ，et al. 2014. A long PCR-based approach for DNA enrichment prior to next-generation sequencing for systematic studies. Applications in Plant Sciences，2（1）：1300063.

Valentini A，Taberlet P，Miaud C，et al. 2016. Next-generation monitoring of aquatic biodiversity using environmental DNA metabarcoding. Molecular Ecology，25（4）：929-942.

Warren RL，Sutton GG，Jones SJM，et al. 2007. Assembling millions of short DNA sequences using SSAKE. Bioinformatics，23（4）：500-501.

Xie YL，Wu GX，Tang JB，et al. 2014. SOAPdenovo-Trans：*de novo* transcriptome assembly with short RNA-Seq reads. Bioinformatics，30（12）：1660.

Yang CX，Ji YQ，Wang XY，et al. 2013. Testing three pipelines for 18S rDNA-based metabarcoding of soil faunal diversity. Science China，56（1）：73-81.

Yang JB，Li DZ，Li HT. 2015. Highly effective sequencing whole chloroplast genomes of angiosperms by nine novel universal primer pairs. Molecular Ecology Resources，14（5）：1024-1031.

Zhang WY，Chen JJ，Yang Y，et al. 2011. A practical comparison of *de novo* genome assembly software tools for next-generation sequencing technologies. PLoS One，6（3）：e17915.

第三章　叶绿体基因组常用生物信息分析软件

采用基因组浅层测序（genome skimming）的方法，进行叶绿体基因组的测序与组装，无须烦琐的叶绿体分离实验，就能有效地获得叶绿体基因组相关序列。本章共分 3 节，第一节介绍叶绿体基因组组装常用的三款软件 SPAdes、MITObim 和 NOVOPlasty；第二节介绍两款叶绿体基因组注释软件 CPGAVAS2 和 GeSeq，以及叶绿体基因组注释文件向 GenBank 提交的流程；第三节介绍叶绿体基因组分析软件，分别是系统发育进化树构建软件 RAxML 和基于序列比对开发基因组 DNA 条形码的 ecoPrimers 软件。通过讲解相关软件的简介、安装及运行，使读者能够独立地完成叶绿体基因组的组装及分析工作。本章软件示例数据主要来自 Illumina 测序平台双端测序产生的数据。

第一节　叶绿体基因组组装软件

本节介绍了叶绿体基因组组装中的常用软件 SPAdes、MITObim 和 NOVOPlasty。详细介绍了该三款软件的输入文件、输出文件及参数设置等。在叶绿体基因组的组装中，SPAdes 软件无须参考序列或者种子序列，MITObim 和 NOVOPlasty 依赖于参考序列或者种子序列。

一、SPAdes

（一）简介

SPAdes 是一个基因组组装工具包。SPAdes 最初是为拼接小型基因组设计的。它在细菌、真菌和其他小基因组的组装中进行了广泛的测试。到目前为止，对于较大的基因组（＞100Mb），SPAdes 的使用效果尚未得到验证。本部分内容基于 SPAdes v3.13.1 版本，于 2019 年 4 月 11 日发布，下载网址为 http://cab.spbu.ru/software/spades/。本部分内容来源于 SPAdes v3.13.1 的官方教程（http://cab.spbu.ru/files/release3.13.1/manual.html）。

（二）安装

SPAdes 运行需要 64 位 Linux 系统或 Mac OS 系统，以及 Python 2.4 ～ 2.7 版本或 3.2 以上版本。本部分以 Linux 操作系统为例，简介其安装过程。

1. 下载 SPAdes 安装文件并解压

首先进入目标安装目录，然后运行以下命令。
（1）下载软件包
$ wget -c http://cab.spbu.ru/files/release3.13.1/SPAdes-3.13.1-Linux.tar.gz
（2）解压软件包
$ tar -xzvf SPAdes-3.13.1-Linux.tar.gz
解压后，运行以下命令，查看 bin 目录中的文件。
$ ls SPAdes-3.13.1-Linux/bin/
文件有：

- spades.py（主执行脚本）
- metaspades.py（宏基因组分析的主执行脚本）
- plasmidspades.py（质粒组装的主执行脚本）
- rnaspades.py（RNA-Seq 从头组装的主执行脚本）
- truspades.py（TrueSeq 主执行脚本）
- spades-core（装配模块）
- spades-gbuilder（独立图形生成器应用程序）
- spades-gmapper（独立长读图对齐器）
- spades-kmercount（独立的 k-mer 计数应用程序）
- spades-hammer（针对 Illumina 数据的错误纠正模块）
- spades-ionhammer（针对 IonTorrent 数据的错误纠正模块）
- spades-bwa（BWA 比对模块）
- spades-corrector-core（校正模块）
- spades-truseq-scfcorrection（truSPAdes 管道中使用的可执行文件）

2. 验证安装是否成功

SPAdes 解压后可直接调用相关程序。它提供了一套测试数据集用于测试软件安装是否成功。测试命令如下。
$ SPAdes-3.13.1-Linux/bin/spades.py --test
相应的日志文件在 spades_test/spades.log 文件中，如果安装成功，则在日志文件的末尾看到以下信息：
===== Assembling finished. Used k-mer sizes：21，33，55

* Corrected reads are in spades_test/corrected/
* Assembled contigs are in spades_test/contigs.fasta
* Assembled scaffolds are in spades_test/scaffolds.fasta
* Assembly graph is in spades_test/assembly_graph.fastg
* Assembly graph in GFA format is in spades_test/assembly_graph.gfa

* Paths in the assembly graph corresponding to the contigs are in spades_test/contigs.paths

* Paths in the assembly graph corresponding to the scaffolds are in spades_test/scaffolds.paths

======= SPAdes pipeline finished.

=======TEST PASSED CORRECTLY.

SPAdes log can be found here：spades_test/spades.log

Thank you for using SPAdes!

（三）运行

1. 输入文件

SPAdes 可接受 FASTA 和 FASTQ 格式的测序数据，同时还能接受以上两种格式的 gzip 压缩格式文件。对于 Illumina 或 IonTorrent 平台，可以输入 paired-end reads、mate-pairs reads 和 single（unpaired）reads。用户可以指定多达 9 个不同的 paired-end 库、最多 9 个 mate-pair 库及最多 9 个高质量的 mate-pair 库。

如果希望将由其他程序生成的 contig 输入给 SPAdes，可以使用 --trusted-contigs 或 --untrusted-contigs 参数指定含有 contig 的文件。第一个选项是当 contig 质量较高时使用。这些 contig 将用于图谱的重构、缺口的弥补和重复序列的拼接。第二个选项用于质量不高或是质量未知的 contig。这些 contig 必须来自同一基因组。

2. 参数设置及其功能

SPAdes 的参数及其功能可以通过运行 SPAdes 查看，命令如下。

$ SPAdes-3.13.1-Linux/bin/spades.py

（1）基本选项（表 1-3-1）

表 1-3-1　SPAdes 基本命令参数及其功能

参数	功能
-o ＜ output_dir ＞	指定输出目录，为必填选项
--sc	此选项为流动吸收池数据的必选项
--iontorrent	组装 IonTorrent 数据时需要此选项，允许 BAM 文件作为输入
--test	在测试数据集上运行 SPAdes
-h（or --help）	打印帮助文档
-v（or --version）	打印版本信息

（2）Pipeline 选项（表 1-3-2）

表 1-3-2　SPAdes 运行所需参数及其功能

参数	功能
--only-error-correction	仅执行 read 错误纠正功能
--only-assembler	仅运行组装功能
--careful	减少错配和插入缺失突变的数量。此选项仅用于小基因组的组装
--continue	从指定的输出文件对应最后一个可用断点的文件夹继续运行 SPAdes。 例如，如果指定的 k-mer 值为 21、33 和 55，且 SPAdes 在组装阶段停止，此时 k-mer=55，则可以使用 --continue 选项指定相同的输出目录来运行 SPAdes。SPAdes 将从装配阶段开始继续运行，此时 k= 55，并且 k 值为 21 和 33 的迭代运算将不再进行。运行 --continue 选项时，唯一允许的选项是 -o ＜ output_dir ＞
--restart-from ＜ check_point ＞	从指定的断点和输出文件夹重新启动 SPAdes。断点如下。 ① ec：从错误纠正开始 ② as：从第一次迭代中重新启动汇编模块 ③ k ＜ int ＞：从具有指定 k 值的迭代重新开始，如 k = 55（不适用于 RNA-Seq 模式） ④ mc：重新进行不匹配修正 ⑤ last：从最后一个可用的断点开始（类似于 -- continue） 与 --continue 选项不同，可以在使用 --restart-from 时，更改某些用于指定输入数据的选项（包括 --dataset 选项、--only-error-correction 选项和 --only-assembler 选项）等。例如，如果运行的 k 值为 21、33、55，而不运行纠错功能，则可以通过运行带有以下选项的 SPAdes 再添加一次 k=77 的迭代，并运行校正步骤 --restart-from k55 -k 21，33，55，77--mismatch-correction-o ＜ previous_output_dir ＞ 由于所有文件都将被覆盖，要及时备份上一次运行的结果
--disable-gzip-output	强制运行校正模块。不压缩纠正后的 read 数据。如果未设置此选项，则校正后的 read 将采用 *.fastq.gz 格式

（3）输入数据选项

1）指定 single library（paired-end or single-read）（表 1-3-3）。

表 1-3-3　SPAdes 输入数据为 single library 时所需的参数

参数	功能
--12 ＜ file_name ＞	指定包含交错排列正向和反向 paired-end read 的文件
-1 ＜ file_name ＞	指定正向 read 的文件
-2 ＜ file_name ＞	指定反向 read 的文件
--merged ＜ file_name ＞	指定合并的 paired read 的文件
-s ＜ file_name ＞	指定不成对 read 的文件

2）指定多个库。

A. single-read 库。

--s ＜ # ＞＜ file_name ＞

single-read 库编号＜ # ＞的文件（＜ # ＞= 1，2，…，9）。例如，paired-end 库的第

一个文件，选项为 --s1 ＜ file_name ＞。不要对 single-read 使用 --s 选项，此选项指定的是 paired-end 库的左端序列。

B. paired-end 库（表 1-3-4）。

表 1-3-4　SPAdes 输入数据为 paired-end 库时所需的参数

参数	功能
--pe ＜ # ＞ -12 ＜ file_name ＞	指定 paired-end 库，用交错方式排列正向和反向 read 的文件，编号为＜#＞（＜#＞=1，2，…，9）。例如，第一个文件的选项是 --pe1-12 ＜ file_name ＞号
--pe ＜ # ＞ -1 ＜ file_name ＞	指定 paired-end 库左端 read 文件，编号为＜#＞（＜#＞=1，2，…，9）
--pe ＜ # ＞ -2 ＜ file_name ＞	指定 paired-end 库右端 read 文件，编号为＜#＞（＜#＞=1，2，…，9）
--pe ＜ # ＞ -m ＜ file_name ＞	指定 paired-end 库的合并文件，编号为＜#＞（＜#＞=1，2，…，9）
--pe ＜ # ＞ -s ＜ file_name ＞	指定 paired-end 库未配对 read 的文件，编号为＜#＞（＜#＞=1，2，…，9）
--pe ＜ # ＞ - ＜ or ＞	指定 paired-end 库中 read-pairs 的相对方向编号（＜#＞=1，2，…，9；＜或＞="fr"，"rf"，"ff"）

（4）高级选项（表 1-3-5）

表 1-3-5　SPAdes 高级选项参数

参数	功能
-t ＜ int ＞（or --threads ＜ int ＞）	指定线程数，默认值为 16
-m ＜ int ＞（or --memory ＜ int ＞）	以 Gb 为单位设置内存限制，SPAdes 如果达到此限制则终止运行。默认值为 250Gb。实际消耗的内存量将低于此限制。确保计算机的配置能够满足该值。SPAdes 将使用该值自动确定各种缓冲区的大小
--tmp-dir ＜ dir_name ＞	纠错产生的临时文件，设置文件目录。默认值为＜ output_dir ＞/corrected/tmp
-k ＜ int，int，… ＞	以逗号分隔的形式提供 k-mer 值列表（所有值必须为奇数，小于 128 并按升序列出）。如果设置了 --sc，则默认值为 21、33、55。对于多细胞数据集，k-mer 值自动选择最长 read 的长度
--cov-cutoff ＜ float ＞	read 覆盖率阈值。必须是正浮点值，或者是 "auto" 和 "off"。默认值为 "off"。设置为 "auto" 时，SPAdes 会使用保守策略自动计算覆盖率阈值。请注意，metaSPAdes 不支持此选项
--phred-offset ＜ 33 or 64 ＞	输入 read 的 PHRED 质量值设置，可以是 33 或 64。如果未指定，将自动检测

3. 使用实例

实例 1：如果用户只有一个测序文库的双端测序数据，可以直接运行以下命令（注："\"为换行符）：

```
$ SPAdes-3.13.1-Linux/bin/spades.py \
--pe1-1 ../share/spades/test_dataset/ecoli_1K_1.fq.gz \
--pe1-2 ../share/spades/test_dataset/ecoli_1K_2.fq.gz -o spades_test
```

实例 2：对交错方式保存双向 read 的 paired-end 数据或者 unpaired read 数据可以按任

何顺序指定，每个参数选项后只接一个值，例如：

$ SPAdes-3.13.1-Linux/bin spades.py --pe1-12 lib1_1.fastq --pe2-12 lib1_2.fastq \

--pe1-s lib1_unpaired_1.fastq --pe2-s lib1_unpaired_2.fastq -o spades_output

实例 3：如果用户有多个 paired-end 和 mate-pair read。例如，paired-end 文库 1 包括 lib_pe1_left.fastq 和 lib_pe1_right.fastq 两个文件；mate-pair 配对文库 1 包括 lib_mp1_left.fastq 和 lib_mp1_right.fastq 两个文件；paired-end 文库 2 包括 lib_mp2_left.fastq 和 lib_mp2_right.fastq 两个文件，就可以使用以下命令进行组装：

$ spades.py --pe1-1 lib_pe1_left.fastq --pe1-2 lib_pe1_right.fastq \

--mp1-1 lib_mp1_left.fastq --mp1-2 lib_mp1_right.fastq \

--mp2-1 lib_mp2_left.fastq --mp2-2 lib_mp2_right.fastq -o spades_output

实例 4：如果将 single library 拆分为多个文件：unpaired1_1.fastq、unpaired1_2.fastq、unpaired1_3.fasta，可以将它们指定为一个库运行以下命令：

$ spades.py --s1 unpaired1_1.fastq   --s1 unpaired1_2.fastq --s1 unpaired1_3.fastq -o spades_output

可以混合使用指定输入数据的所有选项，但需要按照数据类型进行文件的分组，并且具有左右 paired read 的文件按相同顺序列出。

4. 结果解读

运行结束后，SPAdes 将所有输出文件存储在＜ output_dir ＞中，该文件夹的名称由用户设置，其目录下主要包括的文件如表 1-3-6 所示。

表 1-3-6　SPAdes 的输出结果及其说明

输出文件	结果解释
＜ output_dir ＞/scaffolds.fasta	包含产生的 scaffold
＜ output_dir ＞/contigs.fasta	包含产生的 contig
＜ output_dir ＞/assembly_graph.gfa	包含 GFA 1.0 格式的 SPAdes 装配图和 scaffold 路径
＜ output_dir ＞/assembly_graph.fastg	包含 FASTG 格式的 SPAdes 组装图谱
＜ output_dir ＞/contigs.paths	包含与 contigs.fasta 对应的组装图中的路径
＜ output_dir ＞/scaffolds.paths	包含与 scaffolds.fasta 对应的组装图中的路径

除以上文件外，还有一个目录＜ output_dir ＞/corrected/，该目录包含由 BayesHammer 算法纠错后的 read；如果禁用压缩，则 read 将存储在未压缩的 *.fastq 文件中。

SPAdes 输出的 FASTA 文件中 contig 或 scaffold 名称的格式如下：＞ NODE_3_length_237403_cov_243.207。这里的 3 是 contig 或 scaffold 的编号，237403 是序列长度，cov 表示覆盖度，243.207 是最大 k-mer 的覆盖度。请注意，k-mer 的覆盖度始终低于 read（每个碱基）的覆盖度。

二、细胞器基因组拼接软件 MITObim

（一）简介

MITObim（mitochondrial baiting and iterative mapping）是直接利用构建总 DNA 文库时测序获得的 NGS read 组装线粒体基因组的软件。MITObim 运行需要来自亲缘关系相对较远的物种的线粒体基因组序列，或来自目标线粒体基因组的短条形码序列作为种子序列，如细胞色素氧化酶亚基 1（*COI*）基因。该流程同样适用于叶绿体基因组的组装。在本部分中，我们以线粒体基因组为例介绍了 MITObim 的安装与运行过程。叶绿体基因组的拼接过程与线粒体基因组的拼接过程相似。

（二）安装

本部分基于 Linux 操作系统，以 MITObim 1.7 为例进行讲解，该版本 MITObim 依赖于 MIRA 4。MITObim 的下载地址为 https://github.com/chrishah/MITObim。MITObim 映像包含 Ubuntu 16.04 的精简版本，以及运行最新版 MITObim 所需的所有可执行文件和依赖文件。

（三）运行

本部分以红点鲑（*Salvelinus alpinus*）的线粒体基因组作为参考基因组来组装完整的茴鱼（*Thymallus thymallus*）线粒体基因组。方法 III 通过使用长度约 700bp 的条形码序列作为初始种子，完成线粒体基因组的拼接。

1. 输入文件

输入文件以测试数据集为例，运行以下命令，进行测试数据集的解压。

$ unzip MITObim-master.zip

$ cd MITObim-master

$ tar -xvf testdata1.tgz

目录 testdata1 中包含 3 个文件，

$ ls testdata1

如表 1-3-7 所示。

表 1-3-7　MITObim 测试数据集

测试数据集	数据内容解释
Thamallus-150bp-300sd50-interleaved.fastq	*T. thymallus* 的线粒体基因组的 6000 条 Illumina read［读长 150bp，插入大小（300±50）bp］
Salpinus-mt-genome-NC_000861.fasta	从 GenBank（登录号 NC000861）下载的 *S. alpinus* 的线粒体基因组
Tthymallus-COI-partial-HQ961018.fasta	*T. thymallus* 的部分 CO Ⅰ序列（登录号 HQ961018）

2. 参数设置及其功能

MITObim 运行所需的基本参数及其功能如表 1-3-8 所示。

表 1-3-8　MITObim 运行所需的基本参数及其功能

参数	功能
-start < int >	迭代开始（默认 = 0，当使用 "-quick" 时不能使用此选项）
-end < int >	迭代结束（默认 = 开始，即如果未指定，则在 1 次迭代后停止）
-sample < string >	样本 ID（请不要在 sampleID 中使用 "."）。如果想基于前一次的拼接结果继续进行拼接，则 sampleID 必须与上一次拼接的样本 ID 相同
-ref < string >	参考序列 ID。如果想基于前一次的拼接结果继续进行拼接，则参考序列 ID 必须与上一次拼接的参考序列 ID 相同
-readpool < FILE >	FASTQ 格式的 readpool（也允许 *.gz 格式）
--quick < FILE >	FASTA 格式的参考序列，用于 bait
-maf < FILE >	从上一个 MITObim 迭代 /MIRA 程序创建的 maf 文件中提取相应的结果

3. 使用实例

（1）方法 I：使用两步法重建线粒体基因组　第一步中使用 MIRA，将 read 映射到参考基因组上，找出保守区域并进行拼接。在第二步中，MITObim 基于这个参考序列，重建整个线粒体基因组。具体流程如下。

1）使用 MIRA 构建初步的组装结果。在 MITObim-master 目录下创建一个子目录并切换到此子目录。

$ mkdir tutorial1

$ cd tutorial1

2）设置 MIRA 4 参数。将参考 FASTA 文件的扩展名更改为 *.fa。因为 MIRA 默认需要扩展名为 *.fasta 的文件的质量数据。文件扩展名 *.fa 指示 MIRA 即使没有质量数据也能继续运行。

$ ln -s ../testdata1/Tthymallus-150bp-300sd50-interleaved.fastq reads.fastq

$ ln -s ../testdata1/Salpinus-mt-genome-NC_000861.fasta reference.fa

创建一个配置文件（名为 manifest.conf），在任一文本编辑器中为 MIRA 程序设定参数，或者键入（或复制并粘贴）以下命令（注：为一行）。

$ echo -e "\n#manifest file for basic mapping assembly with illumina data using MIRA \n\nproject = initial-mapping-testpool-to-Salpinus-mt\n\njob=genome，mapping，accurate\n\nparameters = -NW：mrnl=0 -AS：nop=1 SOLEXA_SETTINGS -CO：msr=no\n\nreadgroup\nis_reference\ndata = reference.fa\nstrain = Salpinus-mt-genome\n\nreadgroup = reads\ndata = reads.fastq\ntechnology = solexa\nstrain = testpool\n" ＞ manifest.conf

修改好的文件应该包含表 1-3-9 所示内容。

more manifest.conf

表 1-3-9 　 **MIRA 4 配置文件内容**

```
$ head -n 20 manifest.conf

#manifest file for basic mapping assembly with illumina data using MIRA 4

project = initial-mapping-testpool-to-Salpinus-mt

job=genome，mapping，accurate

parameters = -NW：mrnl=0：AS：nop=1 SOLEXA_SETTINGS -CO：msr=no

readgroup
is_reference
data = reference.fa
strain = Salpinus-mt-genome

readgroup = reads
data = reads.fastq
technology = solexa
strain = testpool
```

3）运行 MIRA 4。

$ ../docker/external_software/mira_4.0.2/mira manifest.conf

查看运行结果。

$ ls -hlrt

total 2.8M

-rw-r--r-- 1 chrishah users 17K Oct 21 22：50 initial-mapping-testpool-to-Salpinus-mt_backbone_in.fasta

-rw-r--r-- 1 chrishah users 2.7M Oct 21 22：51 initial-mapping-testpool-to-Salpinus-mt_in.solexa.fastq

drwxr-xr-x 6 chrishah users 　4 Oct 21 22：51 initial-mapping-testpool-to-Salpinus-mt_assembly

MIRA 运 行 成 功 之 后 会 创 建 一 个 目 录：initial-mapping-testpool-to-Salpinus-mt_assembly，其中包含 4 个子目录。

$ ls -hlrt initial-mapping-testpool-to-Salpinus-mt_assembly/

total 2.0K

drwxr-xr-x 2 chrishah users 2 Oct 21 22：51 initial-mapping-testpool-to-Salpinus-mt_d_chkpt

drwxr-xr-x 2 chrishah users 15 Oct 21 22：51 initial-mapping-testpool-to-Salpinus-mt_d_tmp drwxr-xr-x 2 chrishah users 9 Oct 21 22：51 initial-mapping-testpool-to-Salpinus-mt_d_results

drwxr-xr-x 2 chrishah users 8 Oct 21 22：51 initial-mapping-testpool-to-Salpinus-mt_d_info

组装好的参考序列在 initial-mapping-testpool-to-Salpinus-mt_d_results 目录中的文件 initial-mapping-testpool-to-Salpinus-mt_out.maf 中。

4）用 MITObim.pl 读取该参考序列并通过延伸获得组装结果。

A. 运行脚本如下。

$ ../MITObim.pl -start 1 -end 10 -sample testpool -ref \
Salpinus_mt_genome -readpool reads.fastq -maf \
initial-mapping-testpool-to-Salpinus-mt_assembly/initial-mapping-testpool-to-Salpinus-mt_d_results/initial-mapping-testpool-to-Salpinus-mt_out.maf & > log

注意：菌株/样品名称需要与初始 MIRA 装配中使用的名字相同。

B. 在该过程完成之后可以运行以下命令查看日志文件。

$ tail log

日志文件的内容如表 1-3-10 所示。

表 1-3-10　MITObim 日志文件内容

End of assembly process，thank you for using MIRA.
readpool contains 6000 reads contig length：16667
MITObim has reached a stationary read number after 8 iterations!!

尽管指定软件进行 10 次迭代运算，但 MITObim 在运行更少的迭代次数后会停止组装过程，因为它已经获得最好的拼接结果。MITObim 软件将创建许多迭代目录。每个目录都像上面的工作目录（初始映射程序集）一样，包含一个 MIRA 程序集目录，以及迭代运行中的中间结果和 readpool。

$ ls -hlrt iteration1/

total 2.3M

-rw-r--r-- 1 chrishah users 17K Oct 21 23：45 testpool-Salpinus_mt_genome_backbone_in.fasta

-rw-r--r-- 1 chrishah users 383K Oct 21 23：45 hashstat.bin

-rw-r--r-- 1 chrishah users 1.9M Oct 21 23：45 testpool-Salpinus_mt_genome_in.solexa.fastq

drwxr-xr-x 6 chrishah users　4 Oct 21 23：45 testpool-Salpinus_mt_genome_assembly

包含 *T. thymallus* 的完整线粒体基因组序列的文件是 testpool-Salpinus_mt_genome_out.unpadded.fasta。通过以下命令查看其内容：

```
$ less iteration8/testpool-Salpinus_mt_genome_assembly/testpool-Salpinus_mt_genome_d_
results/testpool-Salpinus_mt_genome_out.unpadded.fasta
```

（2）方法Ⅱ：使用 --quick 选项　该流程跳过了方法Ⅰ中所需的构建参考序列，只需要一个 FASTA 格式的参考基因组序列和 read 数据。为了拼接线粒体基因组，它通常需要比方法Ⅰ更多的迭代次数。使用 --quick 选项运行 MITObim.pl 脚本，以 FASTA 格式提供参考基因组序列。

1）首先建立一个工作目录，并切换到该目录中。

```
$ mkdir tutorial2
$ cd tutorial2
```

2）运行以下命令。

```
$ ../MITObim.pl -start 1 -end 30 -sample testpool -ref \ Salpinus_mt_genome \
-readpool ../testdata1/Tthymallus-150bp-300sd50-interleaved.fastq --quick \
../testdata1/Salpinus-mt-genome-NC_000861.fasta & > log
```

应用方法Ⅱ，MITObim 将直接重建线粒体基因组，大概在 15 次（或更少）迭代后，组装的线粒体基因组达到稳定状态，最终的拼接结果与方法Ⅰ中获得的结果相同。

（3）方法Ⅲ：基于 mt 条形码种子重建 mt 基因组　方法Ⅱ中使用的是全长的线粒体基因组作为参考序列，本方法中仅使用部分线粒体 CO Ⅰ序列作为种子序列就可以重建 *T. thymallus* 的线粒体基因组。另外，这个方法使用了 --clean 选项，它告诉 MITObim 始终只保留最新的两个迭代目录以节省空间。

1）首先建立一个工作目录，并切换到该目录中。

```
$ mkdir tutorial3
$ cd tutorial3
```

2）运行以下命令。

```
$ ../MITObim.pl -sample testpool -ref Tthymallus-COI -readpool \
../testdata1/Tthymallus-150bp-300sd50-interleaved.fastq --quick \
../testdata1/Tthymallus-COI-partial-HQ961018.fasta -end 100 --clean & > log
```

MITObim 在第 82 次（或更少）迭代后，重建了线粒体基因组。

三、细胞器基因组组装和异质性检测软件 NOVOPlasty

（一）简介

NOVOPlasty 适用于短的环形基因组的拼接和基因组异质性检测（v 3.5）。它根据用户提供的一段种子序列，拼接得到完整的环形细胞器基因组。

（二）安装

NOVOPlasty 软件可以从网址 https://github.com/ndierckx/NOVOPlasty 下载安装包，解压后即可使用。

```
$ unzip NOVOPlasty-master.zip
```

（三）运 行

NOVOPlasty 的使用较为简单，只需要提供相应的配置文件，然后运行 NOVOPlasty 命令即可。

```
$ perl NOVOPlasty3.7.pl -c config.txt
```

其中，config.txt 为软件参数的配置文件，具体设置如下。

```
$ vi config.txt
```

运行此条命令，打开并修改配置文件 config.txt。

1. 输入文件

1）输入文件必须是未压缩的 Illumina Read（FASTQ/FASTA 文件）或 GZ/bz2 压缩文件。

2）输入文件建议使用未筛选过的原始的全基因组测序 read。

3）寻找合适的种子序列。种子序列的选择对组装完整的基因组有显著的影响，种子序列可以是同种或近缘种叶绿体基因组的一段序列，或是亲缘关系较远种完整的叶绿体基因组序列。文件格式为标准的 FASTA 格式。前期研究表明，以 *rbcL* 序列作为叶绿体基因组组装的种子序列的效果较好。

2. 参数设置及其功能

以一个用于叶绿体基因组组装的例子介绍配置文件的编写。配置文件必须严格遵守文件的格式要求（确保在 "=" 符号之后始终有一个空格，并且每个参数都在一行中完成）。

（1）配置文件示例（表 1-3-11）。

表 1-3-11　NOVOPlasty 配置文件示例

```
Project：
-----------------------
Project name       = Test
Type         = mito
Genome range      = 12000-22000
k-mer         = 39
Max memory      =
Extended log     = 0
Save assembled reads = no
Seed Input       = Seed.fasta
Reference sequence   = /path/to/reference_file/reference.fasta（optional）
Variance detection   = no
Heteroplasmy     =
HP exclude list    =
Chloroplast sequence = /path/to/chloroplast_file/chloroplast.fasta（only for "mito_plant" option）
```

```
Dataset 1：
-----------------------
Read Length      = 151
Insert size      = 300
Platform         = illumina
Single/Paired    = PE
Combined reads   =
Forward reads    = /path/to/reads/reads_1.fastq
Reverse reads    = /path/to/reads/reads_2.fastq

Optional：
-----------------------
Insert size auto  = yes
Insert Range      = 1.8
Insert Range strict = 1.3
Use Quality Scores  = no
```

（2）参数解释

配置文件中的项目参数及其功能如表 1-3-12 所示。

表 1-3-12　NOVOPlasty 配置文件参数及其功能

参数	功能
Project name	项目名称，用于输出结果的命名
Type	（chloro/mito/mito_plant）"chloro"为叶绿体基因组拼接，"mito"为线粒体基因组拼接，"mito_plant"为植物线粒体基因组拼接
Genome range	基因组的大小范围。设定的值应大于基因组的大小。mito 的默认范围为 12 000 ~ 20 000，chloro 的默认范围为 120 000 ~ 200 000。如果基因组的大小是明确的，可以设置较小的范围，这有助于处理含有重复区域的基因组的拼接
k-mer	为整数，默认值为 39。它为匹配 read 交叠区域的长度。如果 read 长度小于 90bp，或者覆盖度较低，*k*-mer 应小于 23。如果 read 的长度大于 101bp，*k*-mer 应取较大的值，但这不是必需的
Max memory	设置最大内存使用空间，单位是 Gb。如果不清楚所需要的内存的大小，则此处保留空白
Extended log	日志文件，记录软件运行情况，包括报错信息
Save assembled read	所有用于组装的 read，存储在单个的文件中；如果使用 option 2（yes/no/2），初始 read 将被保留
Seed input	种子序列
Reference（optional）	参考基因组序列。此软件采用从头拼接策略。参考基因组有助于解决线粒体基因组的重复区域和叶绿体基因组的反向重复序列的拼接问题。不同属来源的参考基因组的拼接效果未做测试
Variance detection	如果选择 yes（yes/no），用户需要提供参考基因组序列。软件将会产生一个 vcf 文件，文件包含拼接结果的各种变化
Heteroplasmy	如果用户需要检测异质性，首先忽略该选项进行基因组拼接。然后将拼接获得的序列作为参考基因组和种子，并给出该选项的最小等位基因频率 0.01（0.01 即检测异质性＞1%）
Chloroplast sequence	包含叶绿体基因组序列的文件（仅适用于 mito_plant 模式）

配置文件中的数据集参数及其功能如表 1-3-13 所示。

表 1-3-13 NOVOPlasty 配置文件中的数据集参数及其功能

参数	功能
Read length	read 的长度
Insert size	双末端测序中，插入片段的长度。此长度值需要尽量精确
Platform	测序平台类型
Single/Paired	SE/PE，单端 / 双端测序
Combined read	正向反向测序的 read 被合并到一个文件的存放位置
Forward read	正向测序 read 的存放位置（当有合并文件时，此选项不是必需的）
Reverse read	反向测序 read 的存放位置（当有合并文件时，此选项不是必需的）

配置文件中的可选参数及其功能如表 1-3-14 所示。

表 1-3-14 NOVOPlasty 配置文件的可选参数及其功能

参数	功能
Insert size auto	自动调整插入片段的大小（默认值：yes）
Insert range	插入片段长度可以在覆盖度较高时调小，也可以在覆盖度较低时调大（默认值：1.6）
Insert range strict	用于拼接重复区域（默认值：1.2）
Use quality scores	考虑测序序列质量，仅当 read 的测序质量较低时使用此选项（yes/no）

3. 结果解读

在理想的情况下，NOVOPlasty 的运行将有一个或两个拼接结果。当有两个相同长度的拼接结果时，唯一的区别是 SSC 区方向不同。可以利用 NCBI 的 BLAST 功能判断方向的正确性。

第二节　叶绿体基因组注释软件

本节详细介绍了目前叶绿体基因组注释中功能最为强大的两款软件 CPGAVAS2 和 GeSeq，同时阐述了叶绿体基因组注释结果提交 GenBank 公共数据库的过程。通过本节的学习，读者能够独立完成叶绿体基因组的注释和在数据库中公开注释结果。

一、CPGAVAS2

（一）简介

CPGAVAS2（http://www.herbalgenomics.org/cpgavas2）是一个功能强大的叶绿体基因注释工具，在目前众多的同类工具中被使用率较高。其前身是中国医学科学院药用植物研究所刘昶团队于 2012 年开发的 CPGAVAS，2019 年升级为 CPGAVAS2。CPGAVAS2 有两个镜像站点，分别位于中国杭州和美国弗吉尼亚，用户可以根据自己的网速选择连接任意一个镜像站点。

CPGAVAS2 主要包括五大模块或功能，分别为基因组注释（AnnoGenome）、结果查看（ViewResults）、注释更新（UpdateAnno）、序列提取（Extract Seq）、多样性分析（AnaDiversity）（图 1-3-1）。

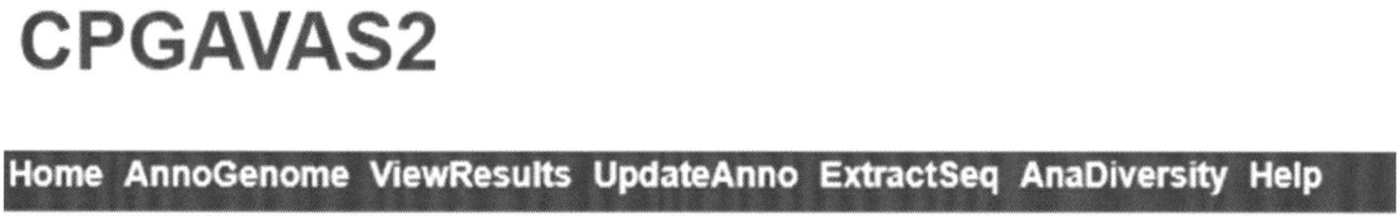

CPGAVAS2

Home　AnnoGenome　ViewResults　UpdateAnno　ExtractSeq　AnaDiversity　Help

图 1-3-1　CPGAVAS2 主页面

AnnoGenome 是进行叶绿体注释的主要模块，用户只需要提供质体基因组的一个 FASTA 序列，再选择一个参考数据库，就可以得到质体基因组的所有注释结果，包括叶绿体基因组分区、结构可视化图谱、基因信息、tRNA、rRNA、重复序列等。CPGAVAS2 有两个参考数据库，即 43 数据库和 2544 数据库。前者经过了 RNA-Seq 数据校正基因内含子边界，如果用户提交的物种与 43 数据库里的物种是同科同属或亲缘关系较近，选择 43 数据库会得到较好的结果；如果用户提交的物种与 43 数据库里的物种的亲缘关系较远，可以选用 2544 数据库，该数据库未经过校正。此外，CPGAVAS2 允许用户提交 GB 形式的序列文件作为参考数据。此时，注释结果的准确度完全依赖于参考序列的准确度，CPGAVAS2 不对注释结果进行修改。

ViewResults 是用户检索或查看所有分析结果的模块，前提是要记住每个模块生成的 ID 号。UpdateAnno 是对经人工校正之后的基因注释信息（gff3 格式）重新分析，生成新的结构可视化图谱和分析结果。AnaDiversity 是利用 NGS 数据初步鉴定单核苷酸多态性（SNP）和预测 RNA 编辑位点。

（二）运行

CPGAVAS2 的每个分析模块都提供了相应的样本（sample）序列，在使用之前，用户可先用 sample 进行练习，随后再提交自己的数据。此外，CPGAVAS2 网站的"Help"栏有详细介绍各模块操作流程的帮助文档。

1. AnnoGenome 模块

在"General Information"下，用户可上传自己的 FASTA 序列；在"Reference Dataset"下，选择一个数据库（图 1-3-2）；点击页面下的"Submit"，即可完成提交。记录随后页面给出的 ID 号，这是查看结果的唯一方式。

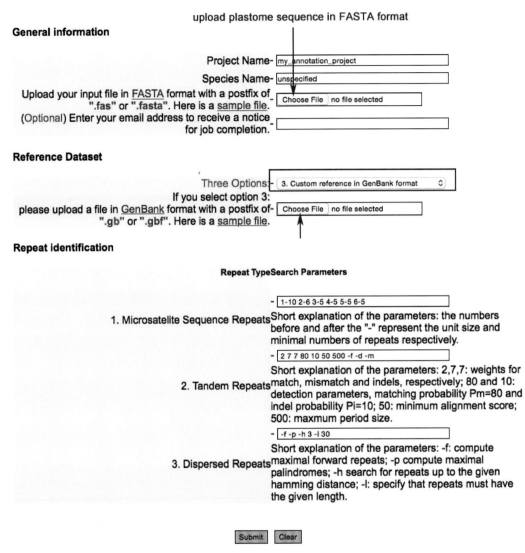

图 1-3-2　AnnoGenome 页面

　　在提交之前，还有"Repeat Identification"的选项，如果用户对 MISA、TRF 和 Vmatch 的参数设置十分熟悉，可以调整这些参数。但一般情况下，不需要改动。

2. ViewResults 模块

　　点击主页面的"ViewResults"，输入得到的 ID 号，即可查看输出结果。用户可以点击蓝色字体查看或保存部分注释结果，也可通过页面底部的"Results"下载所有注释结果。CPGAVAS2 提供 4 种格式的输出文件（对输出结果进行介绍）。

3. UpdateAnno 模块

　　点击"UpdateAnno"，上传校正过的 gff3 文件，点击"Submit"即可（图 1-3-3）。gff3 文件的来源必须是 cpgavas2 的结果文件。

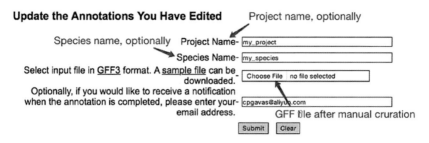

图 1-3-3　UpdateAnno 页面

4. AnaDiversity 模块

点击"AnaDiversity"，在分析框中选择单核苷酸多态性（SNP）或 RNA 编辑位点。使用 sample 时要注意二者的文件是不一样的。目前，CPGAVAS2 只接受 FASTQ 格式的文件，且文件类型要压缩成"tar.gz"，上传文件时，文件名字要与文件格式相对应（图 1-3-4）。随后点击"Submit"即可。

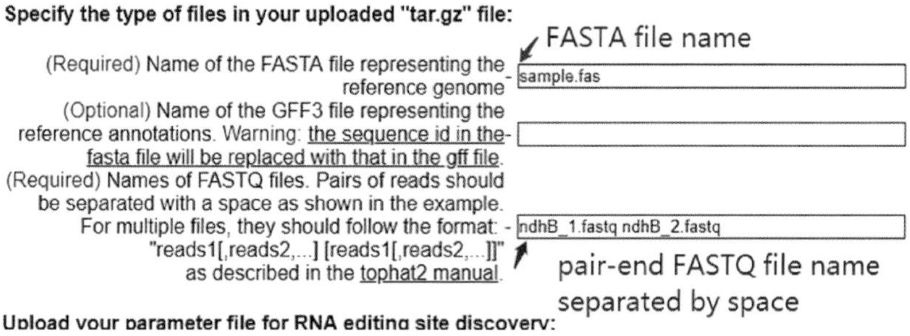

图 1-3-4　AnaDiversity 页面

二、GeSeq

（一）简介

除 CPGAVAS2 外，目前国际上主流的叶绿体基因组注释软件还包括 DOGMA、mfannot（未发表文章）、Plann、AGORA、GeSeq 和 Verdant。其中，Plann 和 AGORA 支持用户自定义数据库作为参考。DOGMA 和 Verdant 依赖于软件内置的数据库。GeSeq 既具有内部数据库，也支持用户自定义的外部数据库。

GeSeq 主要用于快速、准确地注释植物细胞器基因组序列，特别是质体基因组。GeSeq 通过使用 BLAT 将输入序列与自定义的参考数据库进行比较来分析输入序列。选择 BLAT 是因为它能很好地处理外显子 - 内含子边界问题。为了提供叶绿体蛋白编码基因的高质量注释结果，该软件还提供了一个人工校准的参考数据库。GeSeq 的注释结果输出格式是 gff3、GenBank 文件。叶绿体基因组中高度分化的基因（如 *ycf1* 或 *ycf2*）、具有微小外显子的基因（如 *petB* 或 *petD*）或是反式剪接的基因（如 *rps12*）通常难以注释。

除上述基本注释功能外，GeSeq 还具有其他几个功能：① 利用第三方预测软件 tRNAscan-SE、ARAGORN 和 ARWEN 来预测 tRNA；② 产生 GenBank 格式的基因、

CDS、rRNA 和 tRNA 的 FASTA 文件；③ 产生 TranslatorX 和 MUSCLE 的 CDS 多重比对结果；④通过 HMMER 算法对 CDS 和 rRNA 进行注释（目前仅适用于叶绿体基因组的注释）。

（二）运行

以注释叶绿体基因组序列为例，演示 GeSeq 的使用过程。GeSeq 的网址为 https://chlorobox.mpimp-golm.mpg.de/geseq.html。

1. 文件输入（必选项）

点击 Upload File（s）上传 FASTA 格式的叶绿体基因组序列，并选择 "Circular" 和 "Plastid" 两个选项。

2. 选择注释参数（可选项）

（1）Generate multi-GenBank　产生多个 gb 格式的文件。

（2）Generate multi-GFF3　产生多个 GFF3 格式的文件。

（3）Generate multi-FASTAs　产生多个 "CDS" "rRNA" 和 "tRNA" 的 FASTA 文件。

（4）Generate codon-based alignments　产生以密码子为基本单元的 CDS 比对结果。如果有必要，可以选择 "Include references" 选项。

（5）Display raw BLAT output　展示原始的 BLAT 比对结果。

3. 选择性注释选项（可选项）

（1）Annotate plastid IR　选择性注释质体基因组的 IR。

（2）Ignore genes annotated as locus tag　忽略标记为基因座标签的基因。

（3）Ignore genes annotated as ORFs　忽略注释为 ORF（可读框）的基因。

（4）HMMER profile search　以 BLAT 为基础的最优比对方法，用于注释叶绿体基因组的 CDS 和 rRNA。

（5）3rd Party tRNA annotators　第三方 tRNA 注释软件，有 ARAGORN、tRNAscan-SE。对于叶绿体基因组，选择 ARAGORN 软件。

4. "BLAT Reference Sequences" 选项（至少选择一个数据库）

此选项需要指定注释时的参考序列数据库，可选择一至多个 GenBank 文件。参考序列数据库如表 1-3-15 所示。

表 1-3-15　GeSeq 参考序列数据库

参考序列数据库	CDS	tRNA	rRNA
Server References（NCBI RefSeq）	yes	yes	yes
MPI-MP chloroplast reference set	yes	—	yes
Custom References（NCBI RefSeq）	yes	yes	yes
FASTA Nucleotide（CDS）	yes	—	—
FASTA Nucleotide（tRNA、rRNA、primer、other DNA or RNA）	—	yes	yes

5. 提交

点击"Submit"按钮提交。

6. 查看结果

点击"Results"的保存按钮，下载注释结果。

三、叶绿体基因组注释文件向 GenBank 提交的流程

（一）SQN 文件下载

在 CPGAVAS2 注释完叶绿体基因组后，点击主页面的"ViewResults"，输入 ID 号，即可查看输出结果。在输出结果中，右键点击"SQN"，下载链接文件（图 1-3-5）。

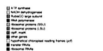

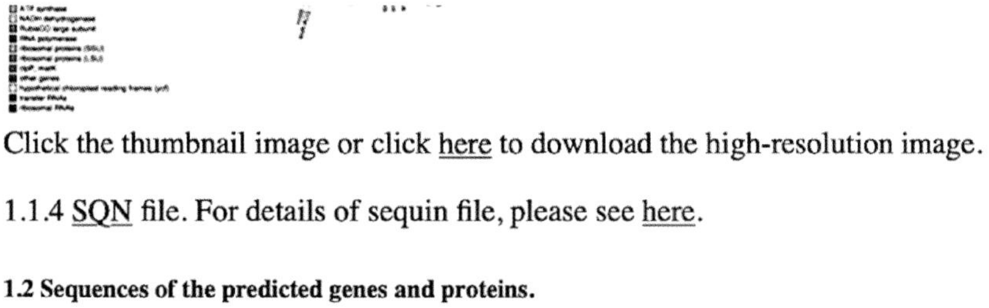

Click the thumbnail image or click here to download the high-resolution image.

1.1.4 SQN file. For details of sequin file, please see here.

1.2 Sequences of the predicted genes and proteins.

图 1-3-5　SQN 文件下载

（二）修改基因信息

下载的 SQN 文件中除了基因组序列信息外，其余信息均为模版基因信息，因此需要手动修改。需修改的内容有提交人姓名及地址、物种名称及来源信息、发表或预发表文章题目（图 1-3-6）。

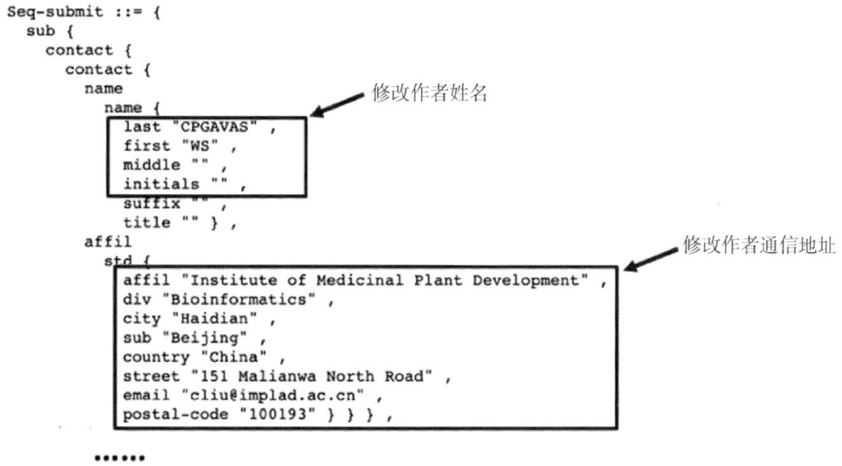

```
Seq-submit ::= {
  sub {
    contact {
      contact {
        name
          name {                        ←── 修改作者姓名
            last "CPGAVAS" ,
            first "WS" ,
            middle "" ,
            initials "" ,
            suffix "" ,
            title "" } ,
      affil
        std {                           ←── 修改作者通信地址
          affil "Institute of Medicinal Plant Development" ,
          div "Bioinformatics" ,
          city "Haidian" ,
          sub "Beijing" ,
          country "China" ,
          street "151 Malianwa North Road" ,
          email "cliu@implad.ac.cn" ,
          postal-code "100193" } } } ,
      ......
```

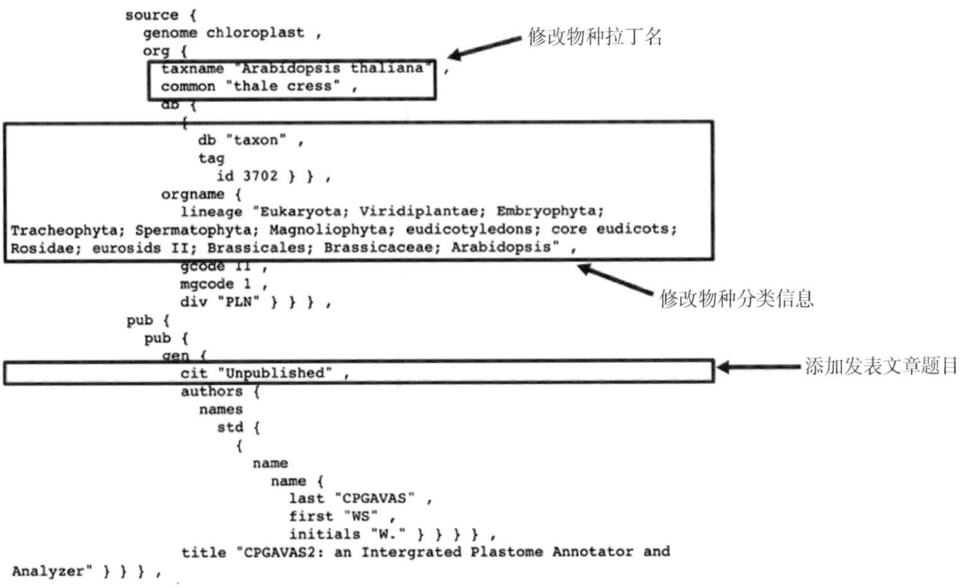

```
source {
    genome chloroplast ,
    org {
        taxname "Arabidopsis thaliana" ,
        common "thale cress" ,
        db {
                    db "taxon" ,
                    tag
                        id 3702 } } ,
        orgname {
            lineage "Eukaryota; Viridiplantae; Embryophyta;
Tracheophyta; Spermatophyta; Magnoliophyta; eudicotyledons; core eudicots;
Rosidae; eurosids II; Brassicales; Brassicaceae; Arabidopsis" ,
            gcode 11 ,
            mgcode 1 ,
            div "PLN" } } ,
    pub {
        pub {
            gen
                cit "Unpublished" ,
                authors {
                    names
                        std {
                            {
                                name
                                    name {
                                        last "CPGAVAS" ,
                                        first "WS" ,
                                        initials "W." } } } } ,
                    title "CPGAVAS2: an Intergrated Plastome Annotator and
Analyzer" } } } ,
```

修改物种拉丁名

修改物种分类信息

添加发表文章题目

图 1-3-6　SQN 文件中物种名称、作者、地址、物种分类信息及相关文章题目修改

（三）将注释文件提交到 GenBank

将修改后的信息文件保存，发送邮件到 gb-sub@ncbi.nlm.nih.gov，随后点击发送即提交成功，等待回复。如有任何疑问，可发送邮件到 gb-admin@ncbi.nlm.nih.gov 进行咨询。

第三节　叶绿体基因组分析软件

在分析叶绿体基因组数据时，常用的数据分析方法包括：重构物种的系统进化树及开发 DNA 条形码。本节介绍了 DNA 条形码引物设计软件 ecoPrimers 和系统进化树构建软件 RAxML。通过本节的学习，读者能够独立完成 DNA 条形码引物设计和物种系统进化树的构建。

一、ecoPrimers

（一）简介

DNA 条形码是指生物体内能够代表该物种的、标准的、有足够变异的、易扩增且相对较短的 DNA 片段。目前常用的 DNA 条形码分子标记有 *COI*、*ITS*、*rbcL*、18SrDNA、16SrDNA 和 23SrDNA。一方面，其对应引物序列区间可能不够保守，因此常用的通用引物可能无法扩增来自某些特定类群的序列；另一方面，这些 DNA 条形码序列往往过于保守，因而无法具备高分辨率的区分能力。ecoPrimers 是一种从一系列序列中找到 DNA 条形码引物的软件。该软件能够从基因组序列中找到保守区域，并设计保守区域 PCR 引物。

软件官方网址为 https://git.metabarcoding.org/obitools/ecoprimers/wikis/home。

（二）安装

$ wget -c \
https://git.metabarcoding.org/obitools/ecoprimers/uploads/40f0fe1896a15ca9ad29835f9389
3464/ecoPrimers.tar.gz
$ tar -zxvf ecoPrimers.tar.gz
$ cd ecoPrimers/src/
$ make

（三）运行

1. 输入文件

ecoPrimers 运行需要两个输入文件：第一个输入文件是物种的基因组序列文件（gb 格
式，如叶绿体基因组序列、线粒体全基因组序列等），若有多个物种，需将多个 gb 文件
合并到一个文件中。合并命令：
$ cat file1.gb file2.gb ……> input.gb
第二个输入文件是物种的分类信息文件，从网址 https://pythonhosted.org/OBITools/
obitaxonomy.html 下载。在指定路径 PATH 下创建文件夹 taxonomy，并进入该文件夹：
$ mkdir PATH/taxonomy
$ cd PATH/taxonomy
下载命令：
$ wget -c -t 100 ftp://ftp.ncbi.nih.gov/pub/taxonomy/taxdump.tar.gz
解压分类信息文件：
$ tar -zxvf taxdump.tar.gz

2. 参数设置及其功能

1）将合并后的文件 input.gb 转化成 ecoPrimers 可读的格式文件 output，运行命令如下。
$ ecoPCRFormat.py -g -n output -t PATH/taxonomy input.gb
命令行中各参数的意义如表 1-3-16 所示。

表 1-3-16　ecoPCRFormat 各参数的意义

参数	功能
-g	输入文件 1：物种的基因组序列文件，为 gb 格式
-n	自定义输出文件名前缀
-t	输入文件 2：物种的分类信息文件

2）运行 ecoPrimers 设计 DNA 条形码引物。
$ ecoPrimer -d output -l 100 -L 1000 -e 0 -3 2 -t species ＞ ecoprimer.out

命令行中各参数的意义如表 1-3-17 所示。

表 1-3-17　ecoPrimers 各参数的意义

参数	功能
-d	含有参考序列的文件，即第一步的输出文件
-l	条形码长度的最小值（不包括引物）
-L	条形码长度的最大值（不包括引物）
-e	允许引物错配的最大碱基数量
-3	引物 3′ 端与模板序列完全一致的碱基数量
-t	条形码设计的分类水平，默认为在物种的水平设计条形码，也可以设为目、科、属等

3. 结果解读

输出文件共有 21 列，用来描述条形码和引物的特征，如表 1-3-18 所示。

第 1 列：序列号。

第 2 列：正向引物序列。

第 3 列：反向引物序列。

第 4 列：在没有错配的情况下，正向引物的退火温度（T_m，℃）。

第 5 列：针对所有物种序列，引物有错配时，正向引物的最低退火温度（T_m，℃）。

第 6 列：在没有错配的情况下，反向引物的退火温度（T_m，℃）。

第 7 列：针对所有物种序列，引物有错配时，反向引物的最低退火温度（T_m，℃）。

第 8 列：正向引物的 GC 含量。

第 9 列：反向引物的 GC 含量。

第 10 列：GG（good-good）表示两个引物都是特定的，GB 或 BG（good-bad 或 bad-good）表示两个引物中只有一条是特异的。

第 11 列：根据指定参数能够正确扩增的序列数量。

第 12 列：根据指定参数能够正确扩增的序列比例。

第 13 列：yule-like 输出。

第 14 列：根据指定参数能够正确扩增的分类群数量。

第 15 列：根据指定参数能够正确扩增的反向分类群数量。

第 16 列：根据指定参数正确放大的分类群比例。

第 17 列：正确鉴定的分类群的数量。

第 18 列：正确鉴定的分类群的比例。

第 19 列：扩增序列（不包括引物）的最小长度。

第 20 列：扩增序列（不包括引物）的最大长度。

第 21 列：扩增序列（不包括引物）的平均长度。

表 1-3-18 ecoPrimers 输出结果解析

0	ATCTATATCTATCCAAT	TTTATCGACATGCTGTT	43.2	43.2	49.6	5	6	GG	13	0	1	13	0	1	13	1	869	981	929.31
1	CATCTATATCTATCCAA	TTTATCGACATGCTGTT	44.6	44.6	49.6	6	6	GG	13	0	1	13	0	1	13	1	870	982	930.31
2	TCATCTATATCTATCCCA	TTTATCGACATGCTGTT	45.3	45.3	49.6	6	6	GG	13	0	1	13	0	1	13	1	871	983	931.31
3	TTCATCTATATCTATCCC	TTTATCGACATGCTGTT	44.2	44.2	49.6	6	6	GG	13	0	1	13	0	1	13	1	872	984	932.31
4	GTTCATCTATATCTATCC	TTTATCGACATGCTGTT	43.3	43.3	49.6	6	6	GG	13	0	1	13	0	1	13	1	873	985	933.31
5	TGTTCATCTATATCTATC	TTTATCGACATGCTGTT	42.4	42.4	49.6	5	6	GG	13	0	1	13	0	1	13	1	874	986	934.31
6	TTGTTCATCTATATCTAT	TTTATCGACATGCTGTT	41.6	41.6	49.6	4	6	GG	13	0	1	13	0	1	13	1	875	987	935.31
7	ATTGTTCATCTATATCTA	TTTATCGACATGCTGTT	41.6	41.6	49.6	4	6	GG	13	0	1	13	0	1	13	1	876	988	936.31
8	AATTGTTCATCTATATCT	TTTATCGACATGCTGTT	42.6	42.6	49.6	4	6	GG	13	0	1	13	0	1	13	1	877	989	937.31
9	GAATTGTTCATCTATATC	TTTATCGACATGCTGTT	42.6	42.6	49.6	5	6	GG	13	0	1	13	0	1	13	1	878	990	938.31
10	GGAATTGTTCATCTATAT	TTTATCGACATGCTGTT	43.9	43.9	49.6	5	6	GG	13	0	1	13	0	1	13	1	879	991	939.31
11	AGGAATTGTTCATCTATA	TTTATCGACATGCTGTT	44.9	44.9	49.6	5	6	GG	13	0	1	13	0	1	13	1	880	992	940.31
12	GAGGAATTGTTCATCTAT	TTTATCGACATGCTGTT	46.6	46.6	49.6	6	6	GG	13	0	1	13	0	1	13	1	881	993	941.31
13	GGAGGAATTGTTCATCTA	TTTATCGACATGCTGTT	48.9	48.9	49.6	7	6	GG	13	0	1	13	0	1	13	1	882	994	942.31
14	GGGAGGAATTGTTCATCT	TTTATCGACATGCTGTT	51.9	51.9	49.6	8	6	GG	13	0	1	13	0	1	13	1	883	995	943.31
15	AGGGAGGAATTCTTCATC	TTTATCGACATGCTGTT	51.9	51.9	49.6	8	6	GG	13	0	1	13	0	1	13	1	884	996	944.31

二、RAxML

（一）简介

RAxML（random axelerated maximum likelikhood）是用极大似然法建立进化树的软件，可实现多线程或并行化处理超大规模的序列数据。RAxML 版本较多，Equential 版本适合于中小型的数据，以及调整参数时使用；PThreads 版本适合于长序列或多条序列；MPI 版本适合于具有较大 bootstrap 的序列（100～1000）。

（二）安装

RAxML 可以在 Linux、MacOS、DOS 下运行，下载网址为 https://github.com/stamatak/standard-RAxML。本文主要介绍 RAxML 在 Linux 上的安装和使用，下载安装命令如下。

```
$ wget -c \
https://codeload.github.com/stamatak/standard-RAxML/zip/master
$ unzip master
$ cd standard-RAxML-master
$ make -f Makefile.SSE3.PTHREADS.gcc
$ echo ‘PATH=$PATH：/PATH_TO/standard-RAxML-master/’ ＞＞~/.bashrc
$ source ~/.bashrc
注：PATH_TO 代表 standard-RAxML-master 的路径
```

（三）运行

1. 输入文件

RAxML 的输入文件为 PHYLIP 格式，可以用 ClustalW2 产生（https://www.ebi.ac.uk/Tools/msa/clustalw2/）。其名字可以增加至 256 个字符。RAxML 对 PHYLIP 文件中的 tabs、insert 不敏感。输出的树的格式为 Newick。RAxML 具有一定的查错功能：①不允许不同序列的名称相同；②不允许重复出现相同的序列；③不允许序列的局部或全部序列完全由兼并符号组成，如氨基酸序列完全由"X，？，*，–"组成，DNA 序列完全由"N，O，X，？，–"组成；④序列名称中不允许出现空格、制表符、换行符、、：、（ ）、［］等。

2. 参数设置及其功能

RAxML 所需参数及其释义如表 1-3-19 所示。

表 1-3-19　RAxML 的参数及其意义

参数	指标	指标释义
-f	a	表示执行快速 bootstrap 分析并搜索最佳得分的最大似然（maximum likelihood，ML）树

续表

参数	指标	指标释义
-x	12345	指定一个整数作为 bootstrap 算法随机种子
-p	12345	指定一个随机数作为 parsimony inferences 的种子
-N	1000	指定 bootstrap 的迭代次数
-m	PROTGAMMACPREV	指定核苷酸或氨基酸替代模型
	PROTGAMMALGX	"PROT" 表示氨基酸替代模型;"GAMMA" 表示使用 GAMMA 模型
-s	tree.phylip	指定输入文件。为 phylip 格式的多序列比对结果。软件包中包含一个将 FASTA 格式转换为 phy 格式的程序
-n	raxml	输出文件的后缀为 .raxml
-T	30	指定多线程运行的线程数量

3. 使用实例

(1)用 ClustalW2 进行序列比对,获得 RAxML 的输入文件

$ clustalw2 -infile=input_seq.fas -output=phylip \

-outfile=output_tree.phylip -align -outputtree=philip –quicktree

注:input_seq.fas 为 FASTA 格式的输入文件,output_tree.phylip 为 phylip 格式的结果文件。

(2)用 RAxML 进行建树

$ raxmlHPC-PTHREADS-SSE3 -f a -N 1000 -s output_tree.phylip -n raxml \

-m PROTGAMMACPREV -x 551314260 -p 551314260 -o A_thaliana,N_tabacum \

-T 30

4. 结果解读

运行 RAxML 软件所获得的结果文件及其内容如表 1-3-20 所示。这些文件均可通过进化树图形化软件(MegaX 等软件)打开并进行编辑。

表 1-3-20 RAxML 建树结果解读

结果文件	结果解读
RAxML_bootstrap.raxml	bootstrapped trees
RAxML_bestTree.raxml	最佳得分 ML 树
RAxML_bipartitions.raxml	有 Bootstrap 分值支持的得分树,分值在 node 上
RAxML_bipartionsBranchLabels.raxml	有 Bootstrap 分值支持的得分树,分值在 branch 上。FigTree 不能识别此文件

参 考 文 献

Bankevich A,Nurk S,Antipov D,et al. 2012. SPAdes:a new genome assembly algorithm and its applications to single-cell sequencing. Journal of Computational Biology:A Journal of Computational Molecular Cell Biology,19(5):455-477.

Dierckxsens N，Mardulyn P，Smits G. 2017. NOVOPlasty：*de novo* assembly of organelle genomes from whole genome data. Nucleic Acids Research（4）：gkw955.

Hahn C，Bachmann L，Chevreux B. 2013. Reconstructing mitochondrial genomes directly from genomic next-generation sequencing reads—a baiting and iterative mapping approach. Nucleic Acids Research，41（13）：e129.

Huang DI，Cronk QC. 2015. Plann：a command-line application for annotating plastome sequences. Applications in Plant Sciences，3（8）：1500026.

Jung J，Kim JI，Jeong YS，et al. 2018. AGORA：organellar genome annotation from the amino acid and nucleotide references. Bioinformatics，34（15）：290.

Mckain MR，Hartsock RH，Wohl MM，et al. 2017. Verdant：automated annotation，alignment and phylogenetic analysis of whole chloroplast genomes. Bioinformatics，33（1）：130-132.

Shi L，Chen H，Jiang M，et al. 2019. CPGAVAS2，an integrated plastome sequence annotator and analyzer. Nucleic Acids Research，47（W1）：W65-W73.

Stamatakis A. 2014. RAxML version 8：a tool for phylogenetic analysis and post-analysis of large phylogenies. Bioinformatics，30（9）：1312-1313.

Tiayyba R，Wasim S，Alain V，et al. 2011. ecoPrimers：inference of new DNA barcode markers from whole genome sequence analysis. Nucleic Acids Research，39（21）：e145.

Tillich M，Lehwark P，Pellizzer T，et al. 2017. GeSeq-versatile and accurate annotation of organelle genomes. Nucleic Acids Research，45（W1）：W6-W11.

Wyman SK，Jansen RK，Boore JL. 2004. Automatic annotation of organellar genomes with DOGMA. Bioinformatics，20（17）：3252-3255.

下篇

各　论

1 川 贝 母

【基本信息】　川贝母 *Fritillaria cirrhosa* D.Don 为百合科贝母属药用植物，其干燥鳞茎为川贝母中药材。被收载于《中华人民共和国药典》（2015 年版）［以下简称《中国药典》（2015 年版）］。川贝母分布于四川、云南、西藏等省份。药材以质坚实、粉性足、味苦者为佳。川贝母主要含贝母碱、西贝母碱等生物碱，阿魏酸等有机酸，核苷，皂苷等化学成分。其性苦、甘、微寒。归肺、心经。具有清热润肺、化痰止咳、散结消痈的功效。现代研究证明，川贝母具有抑菌、镇痛镇静、降压和抗缺氧等作用，临床应用于治疗上呼吸道感染、支气管哮喘、百日咳等病症。川贝母是国家卫生健康委员会公布的可用于保健食品的中药（保健品 51 号文）。

【叶绿体基因组】　川贝母的叶绿体基因组序列（GenBank 登录号：NC_024728）为典型环状 DNA 分子，总长度为 151 991bp。具有保守的四分状结构，包括一个 LSC 区、一个 SSC 区和一对 IR 区，其长度分别为 81 768bp、46 263bp 和 11 980bp（图 2-1-1）。

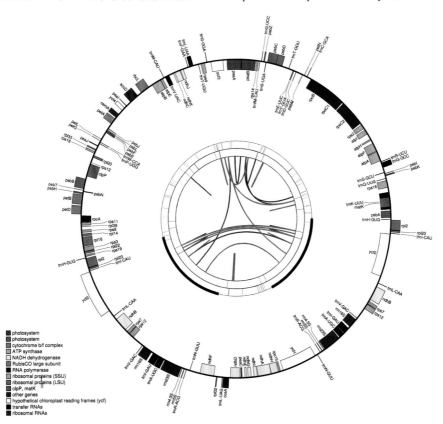

图 2-1-1　川贝母叶绿体基因组图谱

图上有 4 个环：从中心向外，第一个圆内红色和绿色的弧线分别表示正向和反向重复序列；第二个圆内的短条表示串联重复序列；第三个圆内的短条表示微卫星重复序列；第四个圆是叶绿体基因组基因结构及其位置分布图。不同功能的基因以不同颜色表示

川贝母叶绿体基因组的整体 G/C 含量为 37%。其 IR 区的 G/C 含量（38%）低于 SSC 区的 G/C 含量（40%），但高于 LSC 区的 G/C 含量（35%）。

【编码基因】 川贝母的叶绿体基因组包括蛋白质编码基因 84 个、转运 RNA（transfer RNA，tRNA）编码基因 37 个和核糖体 RNA（ribosome RNA）编码基因 8 个（表 2-1-1）。其中 7 个蛋白质编码基因（*rps16*、*atpF*、*rpoC1*、*petD*、*rpl16*、*rpl2*、*ndhA*）含有 1 个内含子（intron），2 个蛋白质编码基因（*clpP*、*ycf3*）含有 2 个内含子。6 个 tRNA 编码基因（*trnK-UUU*、*trnS-CGA*、*trnL-UAA*、*trnI-AAU*、*trnI-GAU*、*trnA-UGC*）含有一个内含子（表 2-1-2）。川贝母叶绿体基因组中蛋白质编码区（coding sequence，CDS）的长度为 78 076bp，占整个基因组长度的 51.37%。rRNA 基因的长度为 9 056bp，占整个基因组长度的 5.96%。而 tRNA 基因的长度为 2 923bp，占整个基因组长度的 1.92%。川贝母叶绿体基因组非编码区主要包括内含子和基因间隔区，其长度占整个基因组长度的 40.75%。

表 2-1-1 川贝母叶绿体基因组基因列表

基因功能	基因分类	基因名称
rRNA	rRNA genes	*rrn23S*（×2）、*rrn16S*（×2）、*rrn5S*（×2）、*rrn4.5S*（×2）
tRNA	tRNA genes	37 *trn* genes（6 contain an intron）
自我复制	Small subunit of ribosome	*rps2*、*rps3*、*rps4*、*rps7*（×2）、*rps8*、*rps11*、*rps12*（×2）、*rps14*、*rps15*、*rps16*、*rps18*、*rps19*
	Large subunit of ribosome	*rpl2*（×2）、*rpl14*、*rpl16*、*rpl20*、*rpl22*、*rpl23*（×2）、*rpl32*、*rpl33*、*rpl36*
	DNA dependent RNA polymerase	*rpoA*、*rpoB*、*rpoC1*、*rpoC2*
光合作用	Subunits of NADH-dehydrogenase	*ndhA*、*ndhB*（×2）、*ndhC*、*ndhD*、*ndhE*、*ndhF*、*ndhG*、*ndhH*、*ndhI*、*ndhJ*、*ndhK*
	Subunits of photosystem Ⅰ	*psaA*、*psaB*、*psaC*、*psaI*、*psaJ*
	Subunits of photosystem Ⅱ	*psbA*、*psbB*、*psbC*、*psbD*、*psbE*、*psbF*、*psbH*、*psbI*、*psbJ*、*psbK*、*psbL*、*psbM*、*psbN*、*psbT*、*psbZ*、*ycf3*
	Subunits of cytochrome b/f complex	*petN*、*petA*、*petD*、*petG*、*petB*、*petL*
	Subunits of ATP synthase	*atpA*、*atpB*、*atpE*、*atpF*、*atpH*、*atpI*
	Large subunit of rubisco	*rbcL*
其他功能	Protease	*clpP*
	Envelope membrane protein	*cemA*
	Subunit of acetyl-CoA-carboxylase	*accD*
	c-type cytochrome synthesis gene	*ccsA*
	Maturase	*matK*
未知功能		*ycf4*、*ycf1*、*ycf2*（×2）

表 2-1-2　川贝母叶绿体基因内含子和外显子位置及长度

基因名称	基因编码序列所在链	起始位置	终点位置	长度 /bp				
				第一外显子	第一内含子	第二外显子	第二内含子	第三外显子
trnK-UUU	–	1363	3990	37	2556	35		
rps16	–	4696	5822	39	878	210		
trnS-CGA	+	7824	8586	32	671	60		
atpF	–	10529	11872	145	789	410		
rpoC1	–	19721	22552	432	777	1623		
ycf3	–	40042	42000	124	737	230	709	159
trnL-UAA	+	44766	45383	35	533	50		
trnI-AAU	–	48829	49506	33	586	59		
clpP	–	67423	69390	71	772	291	584	250
petD	+	73999	75261	6	765	492		
rpl16	–	78753	80167	9	995	411		
rpl2	–	82061	83552	385	676	431		
trnI-GAU	+	100235	101243	36	916	57		
trnA-UGC	+	101307	102189	37	810	36		
ndhA	–	117263	119389	553	1035	539		
trnA-UGC	–	131573	132455	37	810	36		
trnI-GAU	–	132519	133527	36	916	57		
rpl2	+	150209	151700	385	676	431		

注："+"表示正链；"–"表示负链

【重复序列】　在川贝母叶绿体基因组中，微卫星重复序列的类型以 A/T 为主，有 53 个；其次为 AT/AT，有 6 个（表 2-1-3）。串联重复序列（tandem repeat sequence）是指在染色体上一段序列的连续多次重复，共发现 10 个串联重复序列，满足总长度超过 20bp 且重复单元之间的相似性大于等于 90% 两个条件（表 2-1-4）。散在重复序列是与串联重复序列的组织形式不同的另一类重复序列，重复单元以散在方式分布于基因组内。散在重复序列包括回文重复序列和正向重复序列。以 e 值（e-value）小于 1E–4 为阈值，川贝母叶绿体基因组散在重复序列包括回文重复序列 21 条、正向重复序列 17 条（表 2-1-5）。

表 2-1-3　川贝母叶绿体基因组微卫星重复序列数量统计

重复单元类型	重复序列个数
A/T	53
AT/AT	6

表 2-1-4　川贝母叶绿体基因组串联重复序列统计

起点—终点	重复单元大小 /bp	重复单元拷贝数	重复单元一致序列 /bp	重复单元之间的匹配度 /%	插入缺失比例 /%	分值	碱基个数				熵（0—2）
							A	C	G	T	
7549—7582	17	2	17	100	0	68	52	5	0	41	1.25
58454—58512	29	2	29	100	0	118	38	13	10	37	1.79
86607—86654	21	2.3	21	96	0	87	12	33	8	45	1.72
30183—30229	13	3.6	13	94	0	67	53	8	2	36	1.44
88947—89027	24	3.4	24	94	0	144	32	8	23	35	1.85
144734—144814	24	3.4	24	94	0	144	35	23	8	32	1.85
122873—122902	15	2	15	93	0	51	43	10	0	46	1.37
124875—124905	15	2.1	15	93	0	53	38	6	6	48	1.55
147107—147154	21	2.2	22	92	7	89	45	8	33	12	1.72
30175—30214	22	1.9	20	90	10	62	52	12	0	35	1.39

表 2-1-5　川贝母叶绿体基因组散在重复序列特征值

重复单元一长度 /bp	重复单元一起点	重复类型	重复单元二长度 /bp	重复单元二起点	重复单元间隔	e-value
65	27058	P	65	27058	−1	9.31E−28
57	88946	D	57	88970	−3	2.47E−19
57	88946	P	57	144733	−3	2.47E−19
57	88970	P	57	144757	−3	2.47E−19
57	144733	D	57	144757	−3	2.47E−19
50	36289	D	50	38513	−3	2.71E−15
38	26834	P	38	26834	0	8.60E−14
34	112386	P	34	112386	0	2.20E−11
40	144753	D	40	144777	−2	3.77E−11
39	41176	D	39	96349	−2	1.43E−10
39	41176	P	39	137373	−2	1.43E−10
35	91828	P	35	91828	−1	5.78E−10
35	91828	D	35	141897	−1	5.78E−10
35	141897	P	35	141897	−1	5.78E−10
34	58453	D	34	58482	−1	2.25E−09
33	44158	P	33	44158	−1	8.72E−09
38	30182	D	38	30195	−3	1.96E−08
37	88946	D	37	88994	−3	7.22E−08
37	88946	P	37	144729	−3	7.22E−08
37	88994	P	37	144777	−3	7.22E−08
37	144729	D	37	144777	−3	7.22E−08

续表

重复单元一长度 /bp	重复单元一起点	重复类型	重复单元二长度 /bp	重复单元二起点	重复单元间隔	*e*-value
34	5345	P	34	5345	−2	1.11E−07
31	144762	D	31	144786	−1	1.31E−07
30	112807	P	30	112850	−1	5.07E−07
35	36307	D	35	38531	−3	9.73E−07
31	7016	P	31	42620	−2	5.90E−06
33	44274	P	33	44281	−3	1.30E−05
32	33269	P	32	42620	−3	4.72E−05
32	88975	D	32	88999	−3	4.72E−05
32	88975	P	32	144729	−3	4.72E−05
32	88999	P	32	144753	−3	4.72E−05
31	7016	D	31	33270	−3	1.71E−04
30	8554	D	30	34067	−3	6.18E−04
30	44261	P	30	44263	−3	6.18E−04
30	86603	D	30	86624	−3	6.18E−04
30	86603	P	30	147106	−3	6.18E−04
30	86624	P	30	147127	−3	6.18E−04
30	147103	D	30	147124	−3	6.18E−04

注：P. palindromic repeat，回文重复序列；D. direct repeat，正向重复序列

【高可变区】 为了发现贝母属物种间的高可变区，采用 K2p（Kimura 2-parameter）模型计算基因间区的遗传距离（图 2-1-2）。总共 114 个基因间区，其 K2p 值分布于 0.90 ~ 5.49。其中 *psaJ-rpl33*、*trnE-UUC-trnT-GGU*、*rpl32-trnL-UAG*、*rps16-trnQ-UUG*、

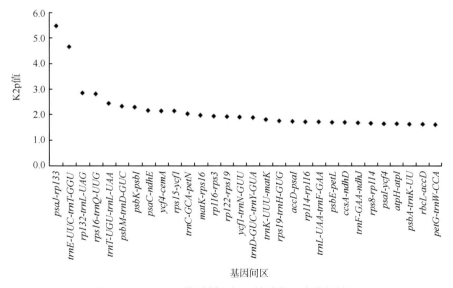

图 2-1-2　贝母属物种基因间区的遗传距离分析结果

trnT-UGU-trnL-UAA、*psbM-trnD-GUC*、*psbK-psbI*、*psaC-ndhE*、*ycf4-cemA*、*rps15-ycf1*、*trnC-GCA-petN* 的 K2p 值较高，分别为 5.49、4.68、2.86、2.82、2.45、2.35、2.30、2.17、2.16、2.15、2.04。由此可见，贝母属的几个物种在这几个区域的变异较大，可作为潜在的分子标记开发区域。

【**系统发育**】 对来自贝母属的 14 个物种和 2 个外类群物种（拟南芥和烟草）的 73 个共有蛋白质序列用最大似然法（maximum likelihood method）构建系统进化树。砂贝母（*F. karelinii*）、额敏贝母（*F. meleagroides*）和平贝母（*F. ussuriensis*）3 个物种聚为一支，剩余 11 个物种聚为一支；随后，波斯贝母（*F. persica*）与 *F. eduardii* 2 个物种分出来聚为一支，剩下 9 个物种又分为 2 支，其中，川贝母（*F. cirrhosa*）与太白贝母（*F. taipaiensis*）、天目贝母（*F. hupehensis*）、浙贝母（*F. thunbergii*）聚为一支，其他 5 个物种新疆托里贝母（*F. tortifolia*）、黄花贝母（*F. verticillata*）、裕民贝母（*F. yuminensis*）、伊贝母（*F. pallidiflora*）、新疆贝母（*F. walujewii*）聚为一支。川贝母与太白贝母的亲缘关系最近，与平贝母等 3 个物种的亲缘关系较远。在贝母属内，进化树各分支节点的 bootstrap 分值均较高（≥ 89%），表明该进化树的可信度较高（图 2-1-3）。

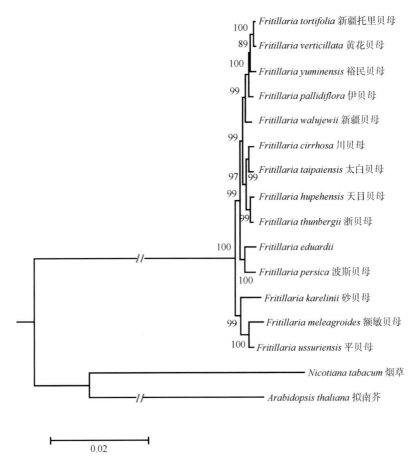

图 2-1-3 贝母属植物系统发育进化分析

【K_A/K_S 选择压力分析】　以图 2-1-3 的系统进化树作为参考,利用 Hyphy 软件中的 aBSREL（adaptive branch-site random effects likelihood）模型对蛋白质编码基因进行选择压力分析（表 2-1-6）。共发现 3 个川贝母基因受到正向选择:*accD*、*atpF*、*rpoA*。在物种 *F. eduardii* 中,*accD* 基因被正向选择;在物种 *F. pallidiflora* 中,*accD* 基因被正向选择;在物种 *F. meleagroides* 中,*accD* 基因被正向选择;在物种 *F. yuminensis* 中,*atpF* 基因被正向选择;在物种 *F. karelinii* 中,*rpoA* 基因被正向选择。这些基因可能与川贝母适应高海拔、高紫外辐射、低温的环境相关。

表 2-1-6　贝母属植物 K_A/K_S 选择压力分析

物种	基因	优化的枝长	LRT	p-value
F. eduardii	*accD*	0.0022	131.7248	$< 0.0001^*$
F. pallidiflora	*accD*	0.0009	133.2583	$< 0.0001^*$
F. meleagroides	*accD*	0.0047	13.3452	0.0091
F. yuminensis	*atpF*	0.0009	13.1438	0.0119
F. karelinii	*rpoA*	0.0056	191.5338	$< 0.0001^*$

注: LRT. 似然比检验；"*"表示值小于 0.0001

【宏 DNA 条形码的发现及其 PCR 扩增引物设计】　为了发现能够区分贝母属下物种的宏 DNA 条形码序列及其 PCR 扩增引物,利用 ecoPrimers 对贝母属植物叶绿体基因组序列进行分析。用来设计 PCR 扩增引物的保守区间见表 2-1-7。可以依据区间序列设计引物,使用这些引物对贝母 DNA 进行 PCR 扩增,对 PCR 产物进行桑格测序或是高通量测序,通过序列比较和特征分析区分贝母属的 14 个物种。

表 2-1-7　部分基于 ecoPrimers 发现的引物设计保守区间

编号	保守区间序列	物种拉丁名	GenBank 序列号	保守区间序列起点—终点
1	ACGTCTTGTATACCAGTAAATTCAGTAAA CACATCCTTAT	*F. taipaiensis*	NC_023247	4245—4284
		F. cirrhosa	NC_024728	4206—4245
		F. hupehensis	NC_024736	4229—4268
		F. thunbergii	NC_034368	4226—4265
		F. ussuriensis	NC_034369	4195—4234
		F. eduardii	NC_037038	4303—4342
		F. persica	NC_037039	4239—4278
		F. meleagroides	NC_037040	4158—4197
		F. yuminensis	NC_037209	4153—4192
		F. karelinii	NC_037213	4298—4337
		F. tortifolia	NC_037214	4154—4193
		F. walujewii	NC_037215	4221—4260
		F. pallidiflora	NC_037216	4141—4180
		F. verticillata	NC_037217	4149—4188

编号	保守区间序列	物种拉丁名	GenBank 序列号	保守区间序列起点—终点
2	AAATTATATTTGTTCGGTACACCATTGTCAATAT	F. taipaiensis	NC_023247	4366—4399
		F. cirrhosa	NC_024728	4327—4360
		F. hupehensis	NC_024736	4350—4383
		F. thunbergii	NC_034368	4347—4380
		F. ussuriensis	NC_034369	4321—4354
		F. eduardii	NC_037038	4424—4457
		F. persica	NC_037039	4360—4393
		F. meleagroides	NC_037040	4279—4312
		F. yuminensis	NC_037209	4274—4307
		F. karelinii	NC_037213	4419—4452
		F. tortifolia	NC_037214	4275—4308
		F. walujewii	NC_037215	4342—4375
		F. pallidiflora	NC_037216	4262—4295
		F. verticillata	NC_037217	4270—4303
3	AAATAAATCAAATTAAGGCCTTGTGTTAGATT	F. taipaiensis	NC_023247	4426—4457
		F. cirrhosa	NC_024728	4387—4418
		F. hupehensis	NC_024736	4410—4441
		F. thunbergii	NC_034368	4407—4438
		F. ussuriensis	NC_034369	4381—4412
		F. eduardii	NC_037038	4489—4520
		F. persica	NC_037039	4420—4451
		F. meleagroides	NC_037040	4339—4370
		F. yuminensis	NC_037209	4334—4365
		F. karelinii	NC_037213	4479—4510
		F. tortifolia	NC_037214	4335—4366
		F. walujewii	NC_037215	4403—4434
		F. pallidiflora	NC_037216	4322—4353
		F. verticillata	NC_037217	4330—4361
4	AAAAATATCGAGTTGATTCAATCAAAAGAGGTACA	F. taipaiensis	NC_023247	4517—4551
		F. cirrhosa	NC_024728	4478—4512
		F. hupehensis	NC_024736	4501—4535
		F. thunbergii	NC_034368	4498—4532
		F. ussuriensis	NC_034369	4472—4506
		F. eduardii	NC_037038	4582—4616
		F. persica	NC_037039	4511—4545
		F. meleagroides	NC_037040	4431—4465
		F. yuminensis	NC_037209	4425—4459
		F. karelinii	NC_037213	4569—4603
		F. tortifolia	NC_037214	4425—4459
		F. walujewii	NC_037215	4494—4528
		F. pallidiflora	NC_037216	4413—4447
		F. verticillata	NC_037217	4420—4454

编号	保守区间序列	物种拉丁名	GenBank 序列号	保守区间序列 起点—终点
5	TACAACGGATTAGCAATCCGCCGCTTTAG TCCACTCAGCCATCTCTCCCAACTAAA AATT	F. taipaiensis	NC_023247	7088—7148
		F. cirrhosa	NC_024728	7061—7121
		F. hupehensis	NC_024736	7084—7144
		F. thunbergii	NC_034368	7082—7142
		F. ussuriensis	NC_034369	7412—7472
		F. eduardii	NC_037038	7505—7565
		F. persica	NC_037039	7090—7150
		F. meleagroides	NC_037040	7360—7420
		F. yuminensis	NC_037209	7025—7085
		F. karelinii	NC_037213	7515—7575
		F. tortifolia	NC_037214	7016—7076
		F. walujewii	NC_037215	7075—7134
		F. pallidiflora	NC_037216	7007—7067
		F. verticillata	NC_037217	7009—7069
6	TTTATGTGATATAACAGGTAAAGTTGAAGT AAAGATTGATCAAAAACCCCT	F. taipaiensis	NC_023247	7156—7206
		F. cirrhosa	NC_024728	7129—7179
		F. hupehensis	NC_024736	7152—7202
		F. thunbergii	NC_034368	7150—7200
		F. ussuriensis	NC_034369	7480—7530
		F. eduardii	NC_037038	7574—7624
		F. persica	NC_037039	7158—7208
		F. meleagroides	NC_037040	7428—7478
		F. yuminensis	NC_037209	7093—7143
		F. karelinii	NC_037213	7583—7633
		F. tortifolia	NC_037214	7084—7134
		F. walujewii	NC_037215	7143—7193
		F. pallidiflora	NC_037216	7075—7125
		F. verticillata	NC_037217	7077—7127
7	ATTTTGTACGAAAAAATCCCGGCCCGCTT AAGTACTGGCCGGGCAATTTCCATTCT CATTCTATGATGGAAGTGTCATTTCTTA ATTCTTATTATTTAA	F. taipaiensis	NC_023247	7416—7514
		F. cirrhosa	NC_024728	7372—7470
		F. hupehensis	NC_024736	7400—7464
		F. thunbergii	NC_034368	7393—7457
		F. ussuriensis	NC_034369	7722—7820
		F. eduardii	NC_037038	7805—7903
		F. persica	NC_037039	7390—7488
		F. meleagroides	NC_037040	7661—7759
		F. yuminensis	NC_037209	7327—7425
		F. karelinii	NC_037213	7816—7915
		F. tortifolia	NC_037214	7321—7419
		F. walujewii	NC_037215	7388—7452
		F. pallidiflora	NC_037216	7311—7375
		F. verticillata	NC_037217	7321—7419

编号	保守区间序列	物种拉丁名	GenBank 序列号	保守区间序列起点—终点
8	ATACAGACACATATCATACATTATACATATATT	F. taipaiensis	NC_023247	7572—7604
		F. cirrhosa	NC_024728	7528—7560
		F. hupehensis	NC_024736	7580—7612
		F. thunbergii	NC_034368	7573—7605
		F. ussuriensis	NC_034369	7884—7916
		F. eduardii	NC_037038	7906—7938
		F. persica	NC_037039	7491—7523
		F. meleagroides	NC_037040	7834—7866
		F. yuminensis	NC_037209	7483—7515
		F. karelinii	NC_037213	7979—8011
		F. tortifolia	NC_037214	7477—7509
		F. walujewii	NC_037215	7567—7599
		F. pallidiflora	NC_037216	7490—7522
		F. verticillata	NC_037217	7477—7509
9	AAATATTAAACACATATATTTTATATTTATTTA	F. taipaiensis	NC_023247	7639—7671
		F. cirrhosa	NC_024728	7595—7627
		F. hupehensis	NC_024736	7647—7679
		F. thunbergii	NC_034368	7640—7672
		F. ussuriensis	NC_034369	7934—7966
		F. eduardii	NC_037038	7972—8004
		F. persica	NC_037039	7558—7590
		F. meleagroides	NC_037040	7884—7916
		F. yuminensis	NC_037209	7550—7582
		F. karelinii	NC_037213	8047—8079
		F. tortifolia	NC_037214	7544—7576
		F. walujewii	NC_037215	7634—7666
		F. pallidiflora	NC_037216	7557—7589
		F. verticillata	NC_037217	7544—7576
10	TTAAGTTTCTAGCGGGGTGAAATAGATGTTAACGCTATAATTTTCATAATTCTGATGCTATCTTGGTTTGAGG	F. taipaiensis	NC_023247	7741—7813
		F. cirrhosa	NC_024728	7699—7769
		F. hupehensis	NC_024736	7745—7817
		F. thunbergii	NC_034368	7739—7811
		F. ussuriensis	NC_034369	8028—8100
		F. eduardii	NC_037038	8075—8147
		F. persica	NC_037039	7656—7728
		F. meleagroides	NC_037040	7977—8049
		F. yuminensis	NC_037209	7652—7724
		F. karelinii	NC_037213	8157—8229
		F. tortifolia	NC_037214	7648—7720
		F. walujewii	NC_037215	7735—7807
		F. pallidiflora	NC_037216	7661—7733
		F. verticillata	NC_037217	7645—7717

编号	保守区间序列	物种拉丁名	GenBank 序列号	保守区间序列起点—终点
11	TCATCTCCTTTATTCGACAAAGGCTCCATT	*F. taipaiensis*	NC_023247	7815—7972
	CATATACAATAATGAAATTGTAGCGGGT	*F. cirrhosa*	NC_024728	7773—7930
	ATAGTTTAGTGGTAAAAGTGTGATTCGT	*F. hupehensis*	NC_024736	7819—7976
	TCTATTAACCCCTTAAATAGTTAAGGGG	*F. thunbergii*	NC_034368	7813—7970
	TCTTTCAGTTTCCGACAAAAAAACTTT	*F. ussuriensis*	NC_034369	8102—8260
	ATTTCTTAAAAAGGTTT	*F. eduardii*	NC_037038	8149—8306
		F. persica	NC_037039	7730—7887
		F. meleagroides	NC_037040	8051—8209
		F. yuminensis	NC_037209	7726—7883
		F. karelinii	NC_037213	8231—8389
		F. tortifolia	NC_037214	7722—7879
		F. walujewii	NC_037215	7809—7966
		F. pallidiflora	NC_037216	7735—7892
		F. verticillata	NC_037217	7719—7876

参 考 文 献

曹新伟 . 2008. 川贝母的化学成分研究与贝母属药用植物质量评价 . 北京：中国协和医科大学博士学位论文 .

兰青阔，陈锐，赵新，等 . 2008. 贝母属药用植物叶绿体基因组单核苷酸多态性位点生物信息学分析 . 食品安全质量检测学报，9（17）：4527-4533.

刘辉，陈士林，姚辉，等 . 2008. 川贝母的资源学研究进展 . 中国中药杂志，33（14）：1645.

万德光，彭成，赵军宁 . 2015. 四川道地中药材志 . 成都：四川科学技术出版社：22.

Li Q，Li Y，Song J，et al. 2014. High-accuracy *de novo* assembly and SNP detection of chloroplast genomes using a SMRT circular consensus sequencing strategy. New Phytologist，204（4）：1041-1049.

2 大　麦

【基本信息】　大麦（*Hordeum vulgare* L.）为禾本科大麦属药用植物。其成熟果实经发芽干燥的炮制加工品为麦芽中药材。又名大麦芽、大麦蘖、麦蘖，被收载于《中国药典》（2015 年版）。大麦被广泛栽培于我国南北各地。麦芽含有多糖类、酶类、生物碱等化学成分。其性平，味甘，归脾、胃经。具有行气消食、健脾开胃、回乳消胀的功效。现代研究证明，麦芽具有抗氧化、降血糖、增强免疫等作用，临床用于预防与治疗糖尿病、月经不调、经闭、痛经、产后瘀血腹痛、食积水肿等病症。麦芽是国家卫生健康委员会公布的可作为食品和药品原料的中药。

【叶绿体基因组】　大麦的叶绿体基因组序列（GenBank 登录号：NC_008590）为典型环状 DNA 分子，总长度为 136 462bp。具有保守的四分状结构，包括一个 LSC 区、一个 SSC 区和一对 IR 区，其长度分别为 80 600bp、12 704bp 和 21 579bp（图 2-2-1）。大麦叶

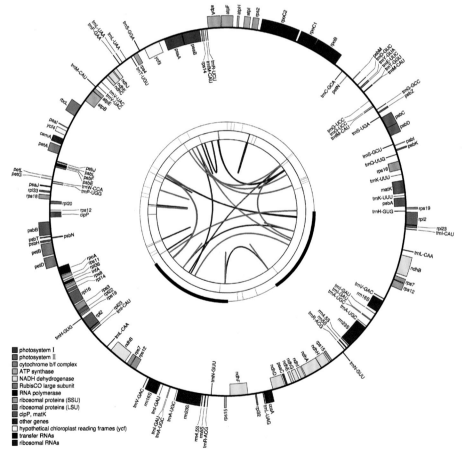

图 2-2-1　大麦叶绿体基因组图谱

图上有 4 个环：从中心向外，第一个圆内红色和绿色的弧分别表示正向和反向重复序列；第二个圆内的短条表示串联重复序列；第三个圆内的短条表示微卫星重复序列；第四个圆是叶绿体基因组基因结构及其位置分布图。不同功能的基因以不同颜色表示

绿体基因组的整体 G/C 含量为 38%。其 IR 区的 G/C 含量（44%）高于 SSC 区的 G/C 含量（32%）和 LSC 区的 G/C 含量（36%）。

【编码基因】 大麦的叶绿体基因组包括蛋白质编码基因 83 个、转运 RNA 编码基因 30 个和核糖体 RNA 编码基因 8 个（表 2-2-1）。其中有 8 个蛋白质编码基因（*rps16*、*atpF*、*petB*、*petD*、*rpl2*、*ndhB*、*ndhA*、*rpl16*）含有一个内含子，1 个蛋白质编码基因（*ycf3*）含有 2 个内含子（表 2-2-2）。大麦叶绿体基因组中蛋白质编码区的长度为 59 352bp，占整个基因组长度的 43.49%。rRNA 基因的长度为 9192bp，占整个基因组长度的 6.74%。而 tRNA 基因的长度为 3029bp，占整个基因组长度的 2.22%。大麦叶绿体基因组非编码区主要包括内含子和基因间隔区，其长度占整个基因组长度的 47.55%。

表 2-2-1 大麦叶绿体基因组基因列表

基因功能	基因分类	基因名称
rRNA	rRNA genes	*rrn16S*（×2）、*rrn23S*（×2）、*rrn4.5S*（×2）、*rrn5S*（×2）
tRNA	tRNA genes	30 *trn* genes
自我复制	Small subunit of ribosome	*rps2*、*rps3*、*rps4*、*rps7*（×2）、*rps8*、*rps11*、*rps12*（×2）、*rps14*、*rps15*（×2）、*rps16*、*rps18*、*rps19*（×2）
	Large subunit of ribosome	*rpl2*（×2）、*rpl14*、*rpl16*、*rpl20*、*rpl22*、*rpl23*（×2）、*rpl32*、*rpl33*、*rpl36*
	DNA dependent RNA polymerase	*rpoA*、*rpoB*、*rpoC1*、*rpoC2*
光合作用	Subunits of NADH-dehydrogenase	*ndhA*、*ndhB*（×2）、*ndhC*、*ndhD*、*ndhE*、*ndhF*、*ndhG*、*ndhH*、*ndhI*、*ndhJ*、*ndhK*
	Subunits of photosystem I	*psaA*、*psaB*、*psaC*、*psaI*、*psaJ*
	Subunits of photosystem II	*psbA*、*psbB*、*psbC*、*psbD*、*psbE*、*psbF*、*psbH*、*psbI*、*psbJ*、*psbK*、*psbL*、*psbM*、*psbN*、*psbT*、*psbZ*、*ycf3*
	Subunits of cytochrome b/f complex	*petA*、*petB*、*petD*、*petG*、*petL*、*petN*
	Subunits of ATP synthase	*atpA*、*atpB*、*atpE*、*atpH*、*atpI*、*atpF*
	Large subunit of rubisco	*rbcL*
其他功能	Maturase	*matK*
	Protease	*clpP*
	Envelope membrane protein	*cemA*
	Translational initiation factor	*infA*
	c-type cytochrome synthesis gene	*ccsA*
未知功能		*ycf4*

表 2-2-2 大麦叶绿体基因内含子和外显子位置及长度

基因名称	基因编码序列所在链	起始位置	终点位置	长度 /bp				
				第一外显子	第一内含子	第二外显子	第二内含子	第三外显子
rps16	−	5027	6074	40	790	218		
atpF	+	33360	34744	145	833	407		

基因名称	基因编码序列所在链	起始位置	终点位置	长度 /bp				
				第一外显子	第一内含子	第二外显子	第二内含子	第三外显子
ycf3	–	42552	44546	124	759	230	723	159
petB	+	71843	73243	6	696	699		
petD	+	73430	74661	8	749	475		
rpl16	–	78258	79734	9	1063	405		
rpl2	–	81725	83206	388	663	431		
ndhB	–	86790	89034	775	712	758		
ndhA	–	112330	114450	550	1032	539		
ndhB	+	129100	131344	775	712	758		
rpl2	+	134928	136409	388	663	431		

注："+"表示正链；"–"表示负链

【重复序列】 在大麦叶绿体基因组中，微卫星重复序列的类型以 A/T 为主，占所有重复序列总数的 90% 以上（表 2-2-3）。共发现 18 个串联重复序列，满足总长度超过 20bp 且重复单元之间相似性大于 90% 条件（表 2-2-4）。散在重复序列主要有回文重复序列和正向重复序列两种类型。以 *e*-value 小于 1E–4 为阈值，大麦叶绿体基因组散在重复序列包括回文重复序列 16 条、正向重复序列 30 条（表 2-2-5）。

表 2-2-3　大麦叶绿体基因组微卫星重复序列数量统计

重复单元类型	重复序列个数
A/T	23
AT/AT	2

表 2-2-4　大麦叶绿体基因组串联重复序列统计

起点—终点	重复单元大小 /bp	重复单元拷贝数	重复单元一致序列 /bp	重复单元之间的匹配度 /%	插入缺失比例 /%	分值	碱基个数				熵 (0—2)
							A	C	G	T	
6622—6653	11	2.9	11	100	0	64	37	0	18	43	1.51
14619—14653	15	2.3	15	95	0	61	45	8	20	25	1.79
25552—25592	21	2.0	21	100	0	82	26	29	14	29	1.95
26444—26473	15	2.0	15	100	0	60	33	33	13	20	1.91
36560—36590	12	2.6	12	100	0	62	9	12	0	77	0.99
41948—41989	14	3.0	14	100	0	84	42	0	21	35	1.53
46650—46680	15	2.1	15	100	0	62	74	6	0	19	1.03
51943—51968	12	2.2	12	100	0	52	22	0	19	57	1.40
57534—57598	21	3.0	21	95	4	112	27	4	44	23	1.73

起点—终点	重复单元大小 /bp	重复单元拷贝数	重复单元一致序列 /bp	重复单元之间的匹配度 /%	插入缺失比例 /%	分值	碱基个数				熵（0—2）
							A	C	G	T	
58137—58161	13	1.9	13	100	0	50	32	36	0	32	1.58
59345—59376	16	2.0	16	100	0	64	56	6	12	25	1.59
59346—59384	16	2.4	16	91	0	60	56	7	10	25	1.59
68997—69039	21	2.0	21	100	0	86	18	13	0	67	1.23
76826—76865	18	2.2	18	100	0	80	20	35	5	40	1.74
77109—77151	18	2.4	18	92	0	68	6	13	2	76	1.08
80334—80430	45	2.2	45	90	1	151	22	15	14	47	1.82
100422—100449	14	2.0	14	100	0	56	42	14	0	42	1.45
117685—117712	14	2.0	14	100	0	56	42	0	14	42	1.45

表 2-2-5 大麦叶绿体基因组散在重复序列特征值

重复单元一长度 /bp	重复单元一起点	重复类型	重复单元二长度 /bp	重复单元二起点	重复单元间隔	e-value
537	0	P	537	81134	0	0.00E+00
157	56776	P	157	83219	−1	7.39E−83
157	56776	D	157	134757	−1	7.39E−83
127	56648	P	127	83378	−2	1.30E−62
127	56648	D	127	134628	−2	1.30E−62
87	56846	P	87	83219	0	2.19E−43
87	56846	D	87	134827	0	2.19E−43
40	66287	D	40	66329	−2	3.04E−11
40	14909	D	40	90037	−3	1.16E−09
40	14909	P	40	128056	−3	1.16E−09
39	43700	D	39	90697	−3	4.28E−09
39	43700	P	39	127397	−3	4.28E−09
39	56465	P	39	56465	−3	4.28E−09
30	87700	P	30	87700	0	4.54E−09
30	87700	D	30	130403	0	4.54E−09
30	130403	P	30	130403	0	4.54E−09
36	8089	P	36	45207	−2	6.29E−09
33	61566	P	33	61566	−1	7.03E−09
38	38760	D	38	40984	−3	1.58E−08
32	41947	D	32	41961	−1	2.73E−08
37	13093	D	37	36804	−3	5.82E−08

续表

重复单元一 长度 /bp	重复单元 一起点	重复类型	重复单元 二长度 /bp	重复单元 二起点	重复单元间隔	e-value
37	13195	D	37	36736	−3	5.82E−08
36	13122	D	36	13290	−3	2.14E−07
36	13294	D	36	36837	−3	2.14E−07
33	57548	D	33	57569	−2	3.37E−07
35	76812	D	35	76830	−3	7.84E−07
32	101886	P	32	101886	−2	1.27E−06
32	101886	D	32	116215	−2	1.27E−06
32	116215	P	32	116215	−2	1.27E−06
34	27719	D	34	27785	−3	2.87E−06
34	66360	D	34	66381	−3	2.87E−06
34	80339	D	34	80384	−3	2.87E−06
31	27623	D	31	27677	−2	4.75E−06
33	66273	D	33	66378	−3	1.05E−05
30	66743	P	30	66743	−2	1.78E−05
32	11731	P	32	45214	−3	3.80E−05
32	13175	D	32	36716	−3	3.80E−05
32	15246	P	32	46454	−3	3.80E−05
32	27652	D	32	27727	−3	3.80E−05
31	27473	D	31	27662	−3	1.38E−04
31	27509	D	31	27698	−3	1.38E−04
31	27644	D	31	27785	−3	1.38E−04
31	66307	D	31	66349	−3	1.38E−04
31	66345	D	31	66366	−3	1.38E−04
30	13326	D	30	36702	−3	4.98E−04
30	66329	D	30	66350	−3	4.98E−04

注：P. palindromic repeat，回文重复序列；D. direct repeat，正向重复序列

【系统发育】 对来自禾本科的 17 个物种和 2 个外类群物种（拟南芥和烟草）的 46 个共有蛋白质序列用最大似然法构建系统进化树。首先，针茅属物种针茅（*S. capilata*）先分出来，随后，燕麦属 3 个物种（*A. nuda*、*A. fatua*、*A. sativa*）聚为一支，其余 13 个物种聚为一支。大麦属 4 个物种（*H. vulgare*、*H. spontaneum*、*H. jubatum*、*H. bogdanii*）聚为一支，与传统分类结果一致。大麦与钝稃野大麦的亲缘关系最近，与针茅属物种的亲缘关系最远（图 2-2-2）。

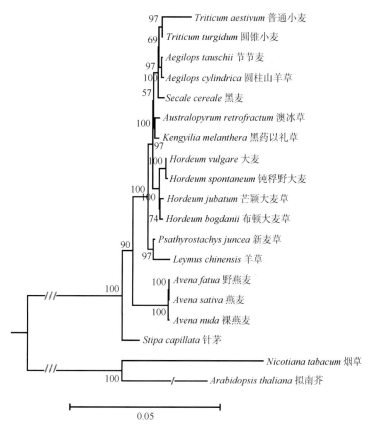

图 2-2-2　禾本科植物系统发育进化分析

参 考 文 献

张文静，厉永鹏，李集临，等 . 2012. 大麦基因组和分子育种研究进展 . 中国生物工程杂志，32（5）：107-112.

Dubcovsky J，Luo MC. 1996. Genetic map of diploid wheat，*Triticum monococcum* L. and its comparison with maps of *Hordeum vulgare* L. Genetics，143（2）：983-999.

Saski C，Lee SB，Fjellheim S，et al. 2007. Complete chloroplast genome sequences of *Hordeum vulgare*，*Sorghum bicolor* and *Agrostis stolonifera*，and comparative analyses with other grass genomes. Theoretical & Applied Genetics，115（4）：571-590.

3 北马兜铃

【基本信息】 北马兜铃（*Aristolochia contorta* Bunge）为马兜铃科药用植物。其干燥成熟果实为马兜铃中药材。又名马虎铃铛、蛇参，被收载于《中国药典》（2015年版）。北马兜铃分布于东北、华北、河南、湖北、江西、陕西、甘肃、宁夏、山西、内蒙古等地，主产于东北、河南、山东、陕西等地。马兜铃含有有机酸、生物碱等化学成分。其性微寒，味苦，归肺、大肠经。具有清肺降气、止咳平喘和清肠消痔等功效。现代研究表明，马兜铃具有镇咳、祛痰、抗菌和抗生育等作用，临床用于治疗慢性气管炎等病症。

【叶绿体基因组】 北马兜铃的叶绿体基因组序列（GenBank登录号：NC_036152）为典型环状DNA分子，总长度为160 576bp。具有保守的四分状结构，包括一个LSC区、一个SSC区和一对IR区，其长度分别为89 780bp、19 876bp和25 460bp（图2-3-1）。北马兜铃叶绿体基因组的整体G/C含量为38%。其IR区的G/C含量（43%）高于SSC区的G/C含量（33%）和LSC区的G/C含量（37%）。

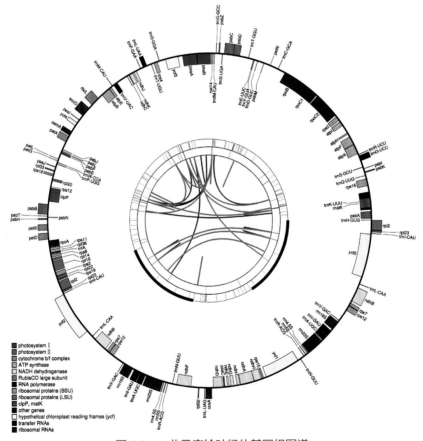

图 2-3-1 北马兜铃叶绿体基因组图谱

图上有4个环：从中心向外，第一个圆内红色和绿色的弧线分别表示正向和反向重复序列；第二个圆内的短条表示串联重复序列；第三个圆内的短条表示微卫星重复序列；第四个圆是叶绿体基因组基因结构及其位置分布图。不同功能的基因以不同颜色表示

【**编码基因**】　北马兜铃的叶绿体基因组包括蛋白质编码基因 85 个、转运 RNA 编码基因 30 个和核糖体 RNA 编码基因 8 个（表 2-3-1）。其中有 9 个蛋白质编码基因（*atpF*、*ndhA*、*ndhB*、*petB*、*petD*、*rpl16*、*rpl2*、*rpoC1*、*rps16*）含有 1 个内含子，2 个蛋白质编码基因（*clpP*、*ycf3*）含有 2 个 内含子。6 个 tRNA 编码基因（*trnA-UGC*、*trnG-UCC*、*trnI-GAU*、*trnK-UUU*、*trnL-UAA*、*trnV-UAC*）含有一个 1 个内含子（表 2-3-2）。北马兜铃叶绿体基因组中蛋白质编码区的长度为 78 494 bp，占整个基因组长度的 48.88%。rRNA 基因的长度为 9 058 bp，占整个基因组长度的 5.64%。而 tRNA 基因的长度为 2 828bp，占整个基因组长度的 1.76%。北马兜铃叶绿体基因组非编码区主要包括内含子和基因间隔区，其长度占整个基因组长度的 43.72%。

表 2-3-1　北马兜铃叶绿体基因组基因列表

基因功能	基因分类	基因名称
rRNA	rRNA genes	*rrn23S*（×2）、*rrn16S*（×2）、*rrn5S*（×2）、*rrn4.5S*（×2）
tRNA	tRNA genes	30 *trn* genes（6 contain an intron）
自我复制	Small subunit of ribosome	*rps2*、*rps3*、*rps4*、*rps7*（×2）、*rps8*、*rps11*、*rps12*（×2）、*rps14*、*rps15*、*rps16*、*rps18*、*rps19*
	Large subunit of ribosome	*rpl2*（×2）、*rpl14*、*rpl16*、*rpl20*、*rpl22*、*rpl23*（×2）、*rpl32*、*rpl33*、*rpl36*
	DNA dependent RNA polymerase	*rpoA*、*rpoB*、*rpoC1*、*rpoC2*
光合作用	Subunits of NADH-dehydrogenase	*ndhA*、*ndhB*（×2）、*ndhC*、*ndhD*、*ndhE*、*ndhF*、*ndhG*、*ndhH*、*ndhI*、*ndhJ*、*ndhK*
	Subunits of photosystem Ⅰ	*psaA*、*psaB*、*psaC*、*psaI*、*psaJ*
	Subunits of photosystem Ⅱ	*psbA*、*psbB*、*psbC*、*psbD*、*psbE*、*psbF*、*psbH*、*psbI*、*psbJ*、*psbK*、*psbL*、*psbM*、*psbN*、*psbT*、*psbZ*、*ycf3*
	Subunits of cytochrome b/f complex	*petA*、*petB*、*petD*、*petG*、*petL*、*petN*
	Subunits of ATP synthase	*atpA*、*atpB*、*atpE*、*atpF*、*atpH*、*atpI*
	Large subunit of rubisco	*rbcL*
其他功能	Maturase	*matK*
	Protease	*clpP*
	Translational initiation factor infA	*infA*
	Envelope membrane protein	*cemA*
	Subunit of acetyl-CoA-carboxylase	*accD*
	c-type cytochrome synthesis gene	*ccsA*
未知功能		*ycf4*、*ycf1*、*ycf2*（×2）

表 2-3-2　北马兜铃叶绿体基因内含子和外显子位置及长度

基因名称	基因编码序列所在链	起始位置	终点位置	长度 /bp				
				第一外显子	第一内含子	第二外显子	第二内含子	第三外显子
trnK-UUU	–	1624	4343	37	2648	35		
rps16	–	5288	6386	46	832	221		
trnG-UCC	+	9259	10081	24	751	48		
atpF	–	12037	13362	145	771	410		
rpoC1	–	21575	24399	432	776	1617		
ycf3	–	44945	46969	126	764	228	760	147
trnL-UAA	+	50080	50716	35	552	50		
trnV-UAC	–	55441	56121	39	605	37		
clpP	–	75187	77289	71	821	294	664	253
petB	+	80810	81671	6	214	642		
petD	+	82102	83069	7	485	476		
rpl16	–	86575	88073	8	1088	403		
rpl2	–	89809	91284	388	657	431		
ndhB	–	100380	102628	775	716	758		
trnI-GAU	+	108227	109236	37	938	35		
trnA-UGC	+	109301	110182	38	809	35		
ndhA	–	125457	127639	553	1091	539		
trnA-UGC	–	140176	141057	38	809	35		
trnI-GAU	–	141122	142131	37	938	35		
ndhB	+	147730	149978	775	716	758		
rpl2	+	159074	160549	388	657	431		

注："+"表示正链；"–"表示负链

【重复序列】　在北马兜铃叶绿体基因组中，微卫星重复序列的类型以 A/T 为主，有 91 个；其次为 AT/ AT，有 14 个。两者合计占所有重复序列总数的 90% 以上。另外还有 5 个 C/G，2 个 AAT/ATT（表 2-3-3）。共发现 19 个串联重复序列，满足总长度超过 20bp 且重复单元之间的相似性大于 90% 两个条件（表 2-3-4）。散在重复序列包括回文重复序列和正向重复序列。以 e-value 小于 1E–4 为阈值，北马兜铃叶绿体基因组散在重复序列包括回文重复序列 31 条、正向重复序列 18 条（表 2-3-5）。

表 2-3-3　北马兜铃叶绿体基因组微卫星重复序列数量统计

重复单元类型	重复序列个数
A/T	91
C/G	5
AT/AT	14
AAT/ATT	2

表 2-3-4　北马兜铃叶绿体基因组串联重复序列统计

起点—终点	重复单元大小 /bp	重复单元拷贝数	重复单元一致序列 /bp	重复单元之间的匹配度 /%	插入缺失比例 /%	分值	碱基个数				熵（0—2）
							A	C	G	T	
4619—4672	23	2.3	24	90	6	92	61	11	7	20	1.53
7513—7545	14	2.4	14	95	5	59	48	15	6	30	1.69
17221—17254	17	2.0	17	100	0	68	58	0	11	29	1.33
32063—32098	18	2.0	18	100	0	72	22	33	22	22	1.97
39030—39062	16	2.1	16	94	0	57	12	48	0	39	1.40
49429—49466	20	1.9	19	94	5	67	42	5	0	52	1.24
50710—50745	18	2.0	18	100	0	72	61	22	0	16	1.35
53956—54008	24	2.2	24	93	3	90	49	7	0	43	1.31
63607—63656	19	2.5	20	93	6	84	42	6	0	52	1.26
68079—68104	13	2.0	13	100	0	52	76	0	7	15	0.99
71487—71517	15	2.1	15	93	0	53	48	16	6	29	1.70
73052—73095	21	2.1	21	91	0	70	29	27	13	29	1.94
74829—74862	17	2.0	17	100	0	68	11	35	5	47	1.65
87199—87230	13	2.6	12	90	9	55	43	9	12	34	1.75
88182—88207	13	2.0	13	100	0	52	23	15	0	61	1.33
96806—96858	24	2.2	24	100	0	106	33	7	24	33	1.84
119282—119311	15	2.0	15	93	0	51	40	10	26	23	1.86
132281—132316	18	2.0	18	94	0	63	22	5	2	69	1.22
153500—153552	24	2.2	24	100	0	106	33	24	7	33	1.84

表 2-3-5　北马兜铃叶绿体基因组散在重复序列特征值

重复单元一长度 /bp	重复单元一起点	重复类型	重复单元二长度 /bp	重复单元二起点	重复单元间隔	e-value
61	P	53905	61	53905	−3	1.33E−21
45	P	70146	45	70155	−2	5.22E−14
41	P	115785	41	115785	−3	4.32E−10
38	P	3948	38	3948	−2	6.07E−10
38	P	38801	38	38801	−2	6.07E−10
40	D	96798	40	96822	−3	1.60E−09
40	P	96798	40	153495	−3	1.60E−09
40	P	96822	40	153519	−3	1.60E−09
40	D	153495	40	153519	−3	1.60E−09
39	D	46118	39	104309	−3	5.92E−09
39	P	46118	39	146009	−3	5.92E−09
39	P	72800	39	72800	−3	5.92E−09
39	D	94358	39	94379	−3	5.92E−09

续表

重复单元一长度 /bp	重复单元一起点	重复类型	重复单元二长度 /bp	重复单元二起点	重复单元间隔	e-value
39	P	94358	39	155939	−3	5.92E−09
39	P	94379	39	155960	−3	5.92E−09
39	D	155939	39	155960	−3	5.92E−09
36	P	29577	36	29577	−2	8.71E−09
36	P	38803	36	38803	−2	8.71E−09
36	P	49488	36	49488	−2	8.71E−09
38	P	53997	38	72799	−3	2.19E−08
35	P	8225	35	47963	−2	3.29E−08
32	P	38800	32	53994	−1	3.77E−08
34	P	4909	34	4909	−2	1.24E−07
31	P	72802	31	72802	−1	1.46E−07
36	D	38795	36	38797	−3	2.96E−07
35	D	41167	35	43391	−3	1.09E−06
32	D	3952	32	49481	−2	1.75E−06
32	D	38807	32	53993	−2	1.75E−06
32	P	68815	32	68864	−2	1.75E−06
34	P	38799	34	49495	−3	3.97E−06
31	D	38808	31	49496	−2	6.58E−06
31	D	54001	31	72802	−2	6.58E−06
33	P	3945	33	49493	−3	1.45E−05
33	P	3946	33	71749	−3	1.45E−05
33	P	38800	33	49497	−3	1.45E−05
33	P	72802	33	72802	−3	1.45E−05
33	D	94371	33	94392	−3	1.45E−05
33	P	94371	33	155932	−3	1.45E−05
33	P	94392	33	155953	−3	1.45E−05
30	P	3954	30	3954	−2	2.46E−05
30	P	3969	30	3971	−2	2.46E−05
30	D	8230	30	37887	−2	2.46E−05
30	D	38799	30	72807	−2	2.46E−05
30	D	38808	30	71753	−2	2.46E−05
32	D	2844	32	76474	−3	5.26E−05
32	P	3950	32	49485	−3	5.26E−05
32	P	38806	32	76779	−3	5.26E−05
32	D	49487	32	71746	−3	5.26E−05
32	D	49493	32	71750	−3	5.26E−05

注：P. palindromic repeat，回文重复序列；D. direct repeat，正向重复序列

【系统发育】 对来自马兜铃科的 3 个物种和 2 个外类群物种（拟南芥和烟草）的 75 个共有蛋白质序列用最大似然法构建系统进化树。北马兜铃（*A. contorta*）、马兜铃（*A. debilis*）聚为一支，细辛（*A. sieboldii*）单独为一支，与传统分类结果一致。北马兜铃与马兜铃的亲缘关系较近，与华细辛物种的亲缘关系较远（图 2-3-2）。

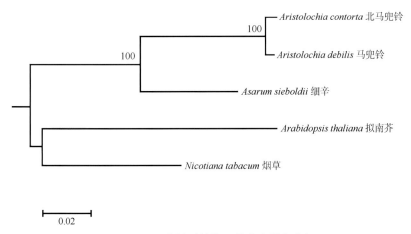

图 2-3-2　马兜铃科植物系统发育进化分析

参 考 文 献

Jianguo Z，Xinlian C，Yingxian C，et al. 2017. Molecular structure and phylogenetic analyses of complete chloroplast genomes of two *Aristolochia* medicinal species. International Journal of Molecular Sciences，18（9）：1839.

Ohi-Toma T，Sugawara T，Murata H，et al. 2006. Molecular phylogeny of *Aristolochia* sensu lato（Aristolochiaceae）based on sequences of *rbcL*，*matK*，and *phyA* Genes，with special reference to differentiation of chromosome numbers. Systematic Botany，31（3）：481-492.

4 蒜

【基本信息】 蒜（*Allium sativum* L.）为百合科葱属药用植物。其鳞茎为大蒜中药材。又名胡蒜、独头蒜、蒜头。《中药大辞典》《中华本草》等著作均有记载。原产于亚洲西部或欧洲。其在世界上已有悠久的栽培历史，我国南北普遍栽培，幼苗、花葶和鳞茎均可供蔬食。挥发性和非挥发性的含硫化合物是大蒜的功能成分，其中脂溶性有机硫化物和硫代亚磺酸酯是主要的挥发性化合物，而类固醇皂苷、黄酮类、酚类和水溶性有机硫化物等是大蒜的非挥发性功能物质。此外，大蒜还含有大蒜多糖、大蒜挥发油、大蒜皂苷、微量元素等。大蒜具有行滞气、暖脾胃、消症积、解毒、杀虫等功效。现代药理学研究表明，大蒜及其提取物具有抗菌消炎、抗氧化、抗肿瘤、降血脂、免疫调节和心血管保护等作用，临床用于治疗细菌性痢疾、预防流行性感冒、防治流行性脑脊髓膜炎、治疗大叶性肺炎等。

【叶绿体基因组】 蒜的叶绿体基因组序列（GenBank 登录号：NC_031829.1）为典型环状 DNA 分子，总长度为 153 172bp。具有保守的四分状结构，包括一个 LSC 区、一个 SSC 区和一对 IR 区，其长度分别为 82 034bp、18 010bp 和 26 564bp（图 2-4-1）。蒜叶绿

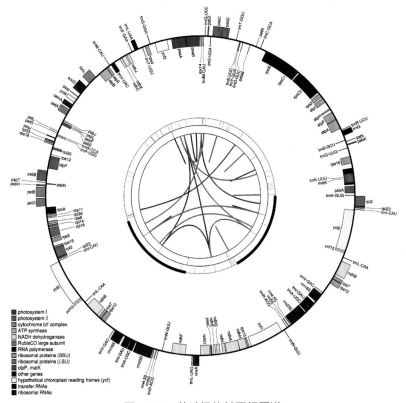

图 2-4-1　蒜叶绿体基因组图谱

图上有 4 个环：从中心向外，第一个圆内红色和绿色的弧线分别表示正向和反向重复序列；第二个圆内的短条表示串联重复序列；第三个圆内的短条表示微卫星重复序列；第四个圆是叶绿体基因组基因结构及其位置分布图。不同功能的基因以不同颜色表示

体基因组的整体 G/C 含量为 37%。其 IR 区的 G/C 含量（43%）高于 SSC 区的 G/C 含量（29%）和 LSC 区的 G/C 含量（35%）。

【编码基因】　蒜的叶绿体基因组包括蛋白质编码基因 82 个、转运 RNA 编码基因 37 个和核糖体 RNA 编码基因 8 个（表 2-4-1）。其中 9 个蛋白质编码基因（*rps16*、*atpF*、*rpoC1*、*petB*、*petD*、*rpl16*、*ndhB*、*rpl2*、*ndhA*）有 1 个内含子（intron），2 个蛋白质编码基因（*ycf3*、*clpP*）有 2 个内含子。有 6 个 tRNA 编码基因（*trnK-UUU*、*trnG*、*trnL-UAA*、*trnV-UAC*、*trnI-GAU*、*trnA-UGC*）含有 1 个内含子（表 2-4-2）。蒜叶绿体基因组中蛋白质编码区的长度为 75 168bp，占整个基因组长度的 49.07%。rRNA 基因的长度为 9040bp，占整个基因组长度的 5.90%。而 tRNA 基因的长度为 2956bp，占整个基因组长度的 1.93%。蒜叶绿体基因组非编码区主要包括内含子和基因间隔区，其长度占整个基因组长度的 43.10%。

表 2-4-1　蒜叶绿体基因组基因列表

基因功能	基因分类	基因名称
rRNA	rRNA genes	*rrn16S*（×2）、*rrn23S*（×2）、*rrn5S*（×2）、*rrn4.5S*（×2）
tRNA	tRNA genes	37 *trn* genes（6 contain an intron）
自我复制	Small subunit of ribosome	*rps3*、*rps4*、*rps7*（×2）、*rps8*、*rps11*、*rps12*（×2）、*rps14*、*rps18*、*rps19*（×2）
	Large subunit of ribosome	*rpl2*（×2）、*rpl14*、*rpl16*、*rpl20*、*rpl22*、*rpl23*（×2）、*rpl32*、*rpl33*、*rpl36*
	DNA dependent RNA polymerase	*rpoA*、*rpoB*、*rpoC1*、*rpoC2*
光合作用	Subunits of NADH-dehydrogenase	*ndhA*、*ndhB*（×2）、*ndhC*、*ndhD*、*ndhE*、*ndhF*、*ndhG*、*ndhH*、*ndhI*、*ndhJ*、*ndhK*
	Subunits of photosystem Ⅰ	*psaA*、*psaB*、*psaC*、*psaI*、*psaJ*
	Subunits of photosystem Ⅱ	*psbA*、*psbB*、*psbC*、*psbD*、*psbE*、*psbF*、*psbI*、*psbJ*、*psbK*、*psbL*、*psbM*、*psbN*、*psbT*、*psbZ*、*ycf3*
	Subunits of cytochrome b/f complex	*petA*、*petB*、*petG*、*petL*、*petN*
	Subunits of ATP synthase	*atpA*、*atpB*、*atpE*、*atpF*、*atpH*、*atpI*
	Large subunit of rubisco	*rbcL*
其他功能	Maturase	*matK*
	Protease	*clpP*
	Envelope membrane protein	*cemA*
	Subunit of acetyl-CoA-carboxylase	*accD*
	c-type cytochrome synthesis gene	*ccsA*
未知功能		*ycf1*、*ycf2*（×2）、*ycf4*、*ycf15*（×2）

表 2-4-2　蒜叶绿体基因内含子和外显子位置及长度

基因名称	基因编码序列所在链	起始位置	终点位置	长度/bp				
				第一外显子	第一内含子	第二外显子	第二内含子	第三外显子
trnK-UUU	–	1702	4227	37	2454	35		
rps16	–	4942	6031	46	811	233		
trnG	+	9318	10090	34	691	48		
atpF	–	12108	13376	160	696	413		
rpoC1	–	21414	24167	430	702	1622		
ycf3	–	43236	45216	124	725	230	749	153
trnL-UAA	+	47963	48589	37	540	50		
trnV-UAC	–	52264	52911	39	572	37		
clpP	–	70173	72093	71	678	291	655	226
petB	+	75024	76444	6	764	651		
petD	+	76654	77832	9	696	474		
rpl16	–	81297	82714	9	1007	402		
rpl2	–	84476	85971	397	668	431		
ndhB	–	94627	96841	775	682	758		
trnI-GAU	+	102366	103375	42	933	35		
trnA-UGC	+	103440	104229	38	717	35		
ndhA	–	118781	120880	544	1017	539		
trnA-UGC	–	132852	133641	38	717	35		
trnI-GAU	–	133706	134715	42	933	35		

注："+"表示正链；"–"表示负链。

【重复序列】　在蒜叶绿体基因组中，微卫星重复序列的类型以 A/T 为主，有 44 个；其次为 AT/ AT，有 6 个；还有 C/G，有 1 个（表 2-4-3）。共发现 7 个串联重复序列，满足总长度超过 20bp 且重复单元之间的相似性大于 90% 两个条件（表 2-4-4）。散在重复序列包括回文重复序列和正向重复序列。以 *e*-value 小于 1E–4 为阈值，蒜散在重复序列包括回文重复序列 21 条、正向重复序列 21 条（表 2-4-5）。

表 2-4-3　蒜叶绿体基因组微卫星重复序列数量统计

重复单元类型	重复序列个数
A/T	44
C/G	1
AT/AT	6

表 2-4-4 蒜叶绿体基因组串联重复序列统计

起点—终点	重复单元大小 /bp	重复单元拷贝数	重复单元一致序列 /bp	重复单元之间的匹配度 /%	插入缺失比例 /%	分值	碱基个数				熵（0—2）
							A	C	G	T	
14532—14557	13	2.0	13	100	0	52	30	30	15	23	1.95
48325—48410	39	2.3	39	95	4	158	45	9	15	30	1.77
91205—91286	18	4.6	18	96	0	146	26	15	28	29	1.96
98855—98883	13	2.3	13	94	5	51	20	3	0	75	0.94
110060—110100	20	2.0	20	95	0	73	65	4	7	21	1.37
138198—138226	13	2.3	13	94	5	51	75	0	3	20	0.94
145795—145876	18	4.6	18	96	0	146	29	28	15	26	1.96

表 2-4-5 蒜叶绿体基因组散在重复序列特征值

重复单元一长度 /bp	重复单元一起点	重复类型	重复单元二长度 /bp	重复单元二起点	重复单元间隔	e-value
64	91204	D	64	91222	−2	3.50E−25
64	91204	P	64	145794	−2	3.50E−25
64	91222	P	64	145812	−2	3.50E−25
64	145794	D	64	145812	−2	3.50E−25
54	91214	D	54	91232	−1	3.27E−21
54	91214	P	54	145794	−1	3.27E−21
54	91232	P	54	145812	−1	3.27E−21
52	145806	D	52	145824	−1	5.04E−20
42	98504	D	42	119357	0	3.39E−16
42	119357	P	42	138534	0	3.39E−16
49	91201	D	49	91237	−3	1.03E−14
49	91201	P	49	145794	−3	1.03E−14
49	91237	P	49	145830	−3	1.03E−14
49	145791	D	49	145827	−3	1.03E−14
34	48329	D	34	48368	0	2.22E−11
39	91214	D	39	91250	−2	1.45E−10
39	91214	P	39	145791	−2	1.45E−10
39	91250	P	39	145827	−2	1.45E−10
37	145806	D	37	145842	−2	2.08E−09
39	44403	D	39	98506	−3	5.35E−09
39	44403	D	39	119359	−3	5.35E−09
39	44403	P	39	138535	−3	5.35E−09
35	37314	P	35	87455	−2	2.97E−08
35	37314	D	35	149590	−2	2.97E−08
34	8566	P	34	45975	−2	1.12E−07
34	31012	P	34	31012	−2	1.12E−07
31	301	P	31	334	−2	5.95E−06
31	44411	D	31	98514	−2	5.95E−06

续表

重复单元 一长度 /bp	重复单元 一起点	重复类型	重复单元 二长度 /bp	重复单元 二起点	重复单元间隔	e-value
31	44411	D	31	119367	−2	5.95E−06
31	44411	P	31	138535	−2	5.95E−06
33	126628	P	33	126633	−3	1.31E−05
32	37323	P	32	87449	−3	4.76E−05
32	37323	D	32	149599	−3	4.76E−05
31	18183	P	31	18227	−3	1.73E−04
31	91201	D	31	91255	−3	1.73E−04
31	91201	P	31	145794	−3	1.73E−04
31	91255	P	31	145848	−3	1.73E−04
31	145791	D	31	145845	−3	1.73E−04
30	10334	D	30	10336	−3	6.23E−04
30	23060	D	30	81740	−3	6.23E−04
30	36291	P	30	45975	−3	6.23E−04
30	39456	D	30	41680	−3	6.23E−04

注：P. palindromic repeat，回文重复序列；D. direct repeat，正向重复序列

【高可变区】 为了发现葱属物种间的高可变区，采用 K2p 模型计算基因间区的遗传距离（图 2-4-2）。总共 57 个基因间区，其 K2p 值分布于 0.70 ～ 8.87。其中 *petB-petD*、*ndhF-rpl32*、*psbK-psbI* 的 K2p 值较高，分别为 8.87、3.43、3.27。由此可见，葱属的几个物种在这几个区域的变异较大，可作为潜在的分子标记开发区域。

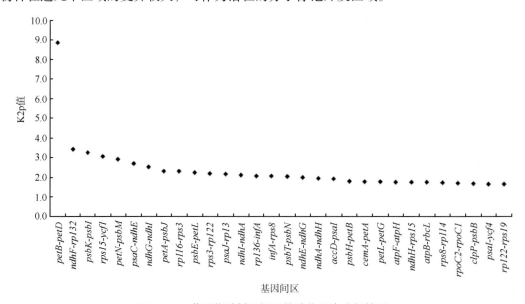

图 2-4-2 葱属物种基因间区的遗传距离分析结果

【系统发育】　对来自葱属的 5 个物种和 2 个外类群物种（拟南芥和烟草）的 73 个共有蛋白质序列用最大似然法构建系统进化树，以拟南芥和烟草为外类群。其中洋葱（*A. cepa*）与高莛韭（*A. obliquum*）聚成一支，并与蒜（*A. sativum*）聚在一处；太白韭（*A. prattii*）与 茖葱（*A. victorialis*）聚成一支。各分支节点的 bootstrap 分值均较高，说明该系统进化关系的可信度较高（图 2-4-3）。

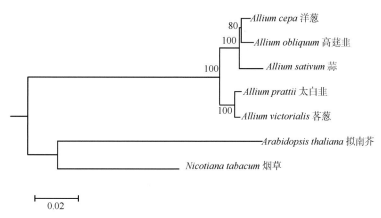

图 2-4-3　葱属植物系统发育进化分析

【K_A/K_S 选择压力分析】　以图 2-4-3 的系统进化树作为参考，利用 Hyphy 软件中的 aBSREL 模型对蛋白质编码基因进行选择压力分析（表 2-4-6）。在 *A. prattii* 中，*atpB*、*rpoC1*、*rbcL*、*ndhF*、*rpoC4* 共 5 个基因被正向选择；在 *A. obliquum* 中，*atpB*、*rpoC2*、*ndhA* 共 3 个基因被正向选择；在 *A. cepa* 中，*atpB*、*rps12*、*ndhF*、*rpoC3* 共 4 个基因被正向选择；在 *A. victorialis* 中，*atpB*、*ccsA*、*rpoC5* 共 3 个基因被正向选择。

表 2-4-6　葱属植物 K_A/K_S 选择压力分析

物种	基因	优化的枝长	LRT	*p*-value
A. prattii	*atpB*	0.0101	62.0239	< 0.0001*
	rpoC1	0.0101	7.8813	0.0410
	rbcL	0.0101	8.5468	0.0341
	ndhF	0.0101	15.5051	0.0009
	rpoC4	0.0101	142.4683	< 0.0001*
A. obliquum	*atpB*	0.0083	0	1
	rpoC2	0.0083	570.0106	< 0.0001*
	ndhA	0.0083	205.4787	< 0.0001*
A. cepa	*atpB*	0.0048	0	1
	rps12	0.0048	78.2171	< 0.0001*
	ndhF	0.0048	8.3721	0.0266
	rpoC3	0.0048	166.3245	< 0.0001*
A. victorialis	*atpB*	0.0023	0	1
	ccsA	0.0023	10.5370	0.0125
	rpoC5	0.0023	140.9591	< 0.0001*

注：LRT. 似然比检验；"*"表示值小于 0.0001

【宏 DNA 条形码的发现及其 PCR 扩增引物设计】 为了发现能够区分葱属物种的宏 DNA 条形码序列及其 PCR 扩增引物,利用 ecoPrimers 对葱属植物叶绿体基因组序列进行分析。用来设计 PCR 扩增引物的保守区间见表 2-4-7。可以依据区间序列设计引物,使用这些引物对葱属 DNA 进行 PCR 扩增,对 PCR 产物进行桑格测序或是高通量测序,通过序列比较和特征分析区分葱属的 5 个物种。

表 2-4-7 部分基于 ecoPrimers 发现的引物设计保守区间

编号	保守区间序列	物种拉丁名	GenBank 序列号	保守区间序列起点—终点
1	GAATATGCAACAGCAATCCAAGGACGCAT ACCCAGACGAAAACTAAGTTCCCATTC ACGA	*A. cepa*	NC_024813	693—808
		A. sativum	NC_031829	708—823
		A. obliquum	NC_037199	691—806
		A. victorialis	NC_037240	711—826
		A. prattii	NC_037432	699—814
2	GTAGGGATCATCAAAACACCGAACCATCC GATGTAAAGACGGTTTTCAGTGCTGGTT ATCCAGTTACAGAAGCGACCCCACAGG CTTGTACTTTCGCGTCTCTCTAAAATTG CAGTCATG	*A. cepa*	NC_024813	1017—1190
		A. sativum	NC_031829	1032—1205
		A. obliquum	NC_037199	1015—1188
		A. victorialis	NC_037240	1035—1208
		A. prattii	NC_037432	1023—1196
3	AATAGAAGGCTTGTTATTTAACAGTATAA	*A. cepa*	NC_024813	1205—1233
		A. sativum	NC_031829	1214—1242
		A. obliquum	NC_037199	1203—1231
		A. victorialis	NC_037240	1223—1251
		A. prattii	NC_037432	1211—1239
4	ATGACTTATATGCCAATGTCAACCAATCCC AACTGACCAATCTCAACTGATATAT	*A. cepa*	NC_024813	1235—1289
		A. sativum	NC_031829	1244—1298
		A. obliquum	NC_037199	1233—1287
		A. victorialis	NC_037240	1253—1307
		A. prattii	NC_037432	1241—1295
5	AATTTTCTGTATGGGTTGCCCGGGACTCGA ACCCGGAACTAGTCGGATGAAGTAGAT CTTTTTTTCTTGTTGC	*A. cepa*	NC_024813	1371—1428
		A. sativum	NC_031829	1374—1431
		A. obliquum	NC_037199	1369—1426
		A. victorialis	NC_037240	1389—1446
		A. prattii	NC_037432	1377—1434
6	AAAGACCCCTCCCCAAATCGTGCTTGCAT TTTTCATTGCACACGACT	*A. cepa*	NC_024813	1454—1500
		A. sativum	NC_031829	1458—1504
		A. obliquum	NC_037199	1452—1498
		A. victorialis	NC_037240	1472—1518
		A. prattii	NC_037432	1460—1506
7	TGGATAATATCCAAATACCAAATACGTTCT	*A. cepa*	NC_024813	1695—1724
		A. sativum	NC_031829	1696—1725
		A. obliquum	NC_037199	1691—1720
		A. victorialis	NC_037240	1768—1797
		A. prattii	NC_037432	1758—1787

编号	保守区间序列	物种拉丁名	GenBank 序列号	保守区间序列 起点—终点
8	CCCGAACCTAATCTACGCAAAAAAATGCG TACTGTACTTTTATGTTTACGAGCCAAA GTT	*A. cepa*	NC_024813	1815—1874
		A. sativum	NC_031829	1816—1875
		A. obliquum	NC_037199	1811—1870
		A. victorialis	NC_037240	1888—1947
		A. prattii	NC_037432	1878—1937
9	CGAAGTATATACTTTATTCGATACAAACCC TGTTTTTTTGAGGATCCACA	*A. cepa*	NC_024813	1890—1921
		A. sativum	NC_031829	1891—1922
		A. obliquum	NC_037199	1886—1917
		A. victorialis	NC_037240	1963—1994
		A. prattii	NC_037432	1953—1984
10	ATTTCTACATATTCGACCAAATCTAT	*A. cepa*	NC_024813	1955—1980
		A. sativum	NC_031829	1956—1981
		A. obliquum	NC_037199	1951—1976
		A. victorialis	NC_037240	2028—2053
		A. prattii	NC_037432	2018—2043
11	AAAATCGGCCCAGATTGGCTTACTAATAGGA TGGCCCGATACGGTACAAATTTTA	*A. cepa*	NC_024813	2001—2054
		A. sativum	NC_031829	2002—2055
		A. obliquum	NC_037199	1997—2050
		A. victorialis	NC_037240	2074—2127
		A. prattii	NC_037432	2064—2117
12	TTAGATAAGGATCCAATAAGAAGAA	*A. cepa*	NC_024813	2058—2082
		A. sativum	NC_031829	2059—2083
		A. obliquum	NC_037199	2054—2078
		A. victorialis	NC_037240	2131—2155
		A. prattii	NC_037432	2121—2145

参 考 文 献

《中国植物志》编委会.1987.中国植物志：第78（1）卷.北京：科学出版社：184.

国家中医药管理局《中华本草》委员会.1999.中华本草.上海：上海科学技术出版社.

南京中医药大学.2006.中药大辞典.上海：上海科学技术出版社.

邢利沙，陈海霞，王佳，等.2015.大蒜不同极性萃取物的体外抗氧化活性.食品与发酵工业，328（4）：219-222.

许良，李瑞瑞，李心雨，等.2018.大蒜化学成分（组）对免疫抑制小鼠免疫功能的调节作用.西北药学杂志，33（6）：762-765.

叶迎，许京，王瑞海，等.2017.大蒜多糖近10年在化学、工艺质量、药理及应用方面的总结.中国实验方剂学杂志，23（10）：
227-234.

5 丹 参

【基本信息】　丹参（*Salvia miltiorrhiza* Bunge）为唇形科鼠尾草属药用植物。其干燥根和根茎为丹参中药材。又名紫丹参、赤参、红根，被收载于《中国药典》（2015 年版）。丹参分布于华中及辽宁、内蒙古、河北、山东、山西、江苏、安徽、浙江、江西、福建、广西、陕西、宁夏、甘肃、四川、贵州等地，主产于陕西、山东、山西、四川、内蒙古等地。以条粗壮，色紫红者为佳。丹参中主要含有二萜醌、酚酸、黄酮、三萜等化学成分。其性微寒，味苦，归心、肝经。具有活血祛瘀、通经止痛、清心除烦、凉血消痈的功效。现代研究证明，丹参对心脑血管和微循环具有广泛而显著的功效，还具有抗氧化、抗肿瘤、抗菌等作用，临床用于治疗心脑血管疾病、肝炎和肿瘤等病症。丹参是国家卫生健康委员会公布的可用于保健食品的中药，还可用于化妆品。

【叶绿体基因组】　丹参的叶绿体基因组序列（GenBank 登录号：NC_020431.1）为典型环状 DNA 分子，总长度为 151 328bp。具有保守的四分状结构，包括一个 LSC 区、一个 SSC 区和一对 IR 区，其长度分别为 82 694bp、17 554bp 和 25 540bp（图 2-5-1）。丹参

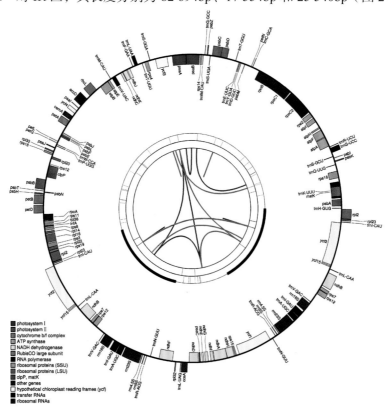

图 2-5-1　丹参叶绿体基因组图谱

图上有 4 个环：从中心向外，第一个圆内红色和绿色的弧线分别表示正向和反向重复序列；第二个圆内的短条表示串联重复序列；第三个圆内的短条表示微卫星重复序列；第四个圆是叶绿体基因组基因结构及其位置分布图。不同功能的基因以不同颜色表示

叶绿体基因组的整体 G/C 含量为 38%。其 IR 区的 G/C 含量（43%）高于 SSC 区的 G/C 含量（32%）和 LSC 区的 G/C 含量（36%）。

【编码基因】 丹参的叶绿体基因组包括蛋白质编码基因 87 个、转运 RNA 编码基因 37 个和核糖体 RNA 编码基因 8 个（表 2-5-1）。其中有 10 个蛋白质编码基因（*rps16*、*atpF*、*rpoC1*、*petB*、*petD*、*rpl16*、*rpl2*、*ndhB*、*ndhA*、*ndhB*）含有 1 个内含子，2 个蛋白质编码基因（*ycf3*、*clpP*）含有 2 个内含子。8 个 tRNA 编码基因（*trnK-UUU*、*trnG-UCC*、*trnL-UAA*、*trnV-UAC*、*trnI-GAU*、*trnA-UGC*、*trnA-UGC*、*trnI-GAU*）含有 1 个内含子（表 2-5-2）。丹参叶绿体基因组中蛋白质编码区的长度为 79 180bp，占整个基因组长度的 52.32%。rRNA 基因的长度为 9060bp，占整个基因组长度的 5.99%。而 tRNA 基因的长度为 2836bp，占整个基因组长度的 1.87%。丹参叶绿体基因组非编码区主要包括内含子和基因间隔区，其长度占整个基因组长度的 39.82%。

表 2-5-1 丹参叶绿体基因组基因列表

基因功能	基因分类	基因名称
rRNA	rRNA genes	*rrn23S*（×2）、*rrn16S*（×2）、*rrn5S*（×2）、*rrn4.5S*（×2）
tRNA	tRNA genes	37 *trn* genes（8 contain an intron）
自我复制	Small subunit of ribosome	*rps2*、*rps3*、*rps4*、*rps7*（×2）、*rps8*、*rps11*、*rps12*（×2）、*rps14*、*rps15*、*rps16*、*rps18*、*rps19*
	Large subunit of ribosome	*rpl2*（×2）、*rpl14*、*rpl16*、*rpl20*、*rpl22*、*rpl23*（×2）、*rpl32*、*rpl33*、*rpl36*
	DNA dependent RNA polymerase	*rpoA*、*rpoB*、*rpoC1*、*rpoC2*
光合作用	Subunits of NADH-dehydrogenase	*ndhA*、*ndhB*（×2）、*ndhC*、*ndhD*、*ndhE*、*ndhF*、*ndhG*、*ndhH*、*ndhI*、*ndhJ*、*ndhK*
	Subunits of photosystem Ⅰ	*psaA*、*psaB*、*psaC*、*psaI*、*psaJ*
	Subunits of photosystem Ⅱ	*psbA*、*psbB*、*psbC*、*psbD*、*psbE*、*psbF*、*psbH*、*psbI*、*psbJ*、*psbK*、*psbL*、*psbM*、*psbN*、*psbT*、*psbZ*、*ycf3*
	Subunits of cytochrome b/f complex	*petA*、*petB*、*petD*、*petG*、*petL*、*petN*
	Subunits of ATP synthase	*atpA*、*atpB*、*atpE*、*atpF*、*atpH*、*atpI*
	Large subunit of rubisco	*rbcL*
其他功能	Maturase	*matK*
	Protease	*clpP*
	Envelope membrane protein	*cemA*
	Subunit of acetyl-CoA-carboxylase	*accD*
	c-type cytochrome synthesis gene	*ccsA*
	Translation initiation factor IF1	*infA*
未知功能		*ycf1*、*ycf15*（×2）、*ycf2*（×2）、*ycf4*

表 2-5-2 丹参叶绿体基因内含子和外显子位置及长度

基因名称	基因编码序列所在链	起始位置	终点位置	长度 /bp				
				第一外显子	第一内含子	第二外显子	第二内含子	第三外显子
trnK-UUU	−	1673	4266	37	2522	35		
rps16	−	4833	5943	42	874	195		
trnG-UCC	+	8920	9672	23	682	48		
atpF	−	11656	12909	145	699	410		
rpoC1	−	20633	23446	430	759	1625		
ycf3	−	41882	43813	129	696	228	726	153
trnL-UAA	+	46724	47263	37	453	50		
trnV-UAC	−	50795	51443	36	576	37		
clpP	−	68855	70765	71	692	294	628	226
petB	+	73670	75019	6	702	642		
petD	+	75213	76415	8	720	475		
rpl16	−	79860	81140	9	873	399		
rpl2	−	82798	84280	391	658	434		
ndhB	−	92999	95206	775	675	758		
trnI-GAU	+	100476	101487	37	940	35		
trnA-UGC	+	101552	102419	38	795	35		
ndhA	−	117272	119348	553	985	539		
trnA-UGC	−	131605	132472	38	795	35		
trnI-GAU	−	132537	133548	37	940	35		
ndhB	+	138818	141025	775	675	758		

注："+"表示正链；"−"表示负链

【重复序列】 在丹参叶绿体基因组中，微卫星重复序列的类型以 A/T 为主，有 31 个；其次为 AT/ AT，有 1 个（表 2-5-3）。共发现 6 个串联重复序列，满足总长度超过 20bp 且重复单元之间的相似性大于 90% 两个条件（表 2-5-4）。散在重复序列包括回文重复序列和正向重复序列。以 *e*-value 小于 1E–4 为阈值，丹参叶绿体基因组散在重复序列包括回文重复序列 26 条、正向重复序列 23 条（表 2-5-5）。

表 2-5-3 丹参叶绿体基因组微卫星重复序列数量统计

重复单元类型	重复序列个数
A/T	31
AT/AT	1

表 2-5-4　丹参叶绿体中基因组串联重复序列统计

起点—终点	重复单元 大小 /bp	重复单元 拷贝数	重复单元一 致序列 /bp	重复单元之间 的匹配度 /%	插入缺失 比例 /%	分 值	碱基个数				熵 （0—2）
							A	G	C	T	
6129—6168	19	2.0	20	95	4	73	57	5	5	32	1.42
58232—58263	16	2.0	16	93	0	55	25	21	15	37	1.93
62318—62351	17	2.0	17	94	0	59	29	26	11	32	1.92
89884—89992	18	6.1	18	93	0	155	31	8	26	33	1.86
114741—114769	14	2.1	14	100	0	58	48	6	17	27	1.72
144032—144140	18	6.1	18	93	0	155	33	26	8	31	1.86

表 2-5-5　丹参叶绿体基因组散在重复序列特征值

重复单元 一长度 /bp	重复类型	重复单元 一起点	重复单元 二长度 /bp	重复单元 二起点	重复单元间隔	e-value
60	28931	P	60	28931	−2	7.72E−23
62	89912	D	62	89930	−3	3.09E−22
62	89912	P	62	144031	−3	3.09E−22
62	89930	P	62	144049	−3	3.09E−22
62	144031	D	62	144049	−3	3.09E−22
41	96822	D	41	117848	0	1.33E−15
41	117848	P	41	137160	0	1.33E−15
50	89930	D	50	89948	−3	2.69E−15
50	89930	P	50	144025	−3	2.69E−15
50	89948	P	50	144043	−3	2.69E−15
39	43026	D	39	96824	−1	2.49E−12
39	43026	D	39	117850	−1	2.49E−12
39	43026	P	39	137160	−1	2.49E−12
44	89883	D	44	89901	−3	7.44E−12
44	89883	P	44	144078	−3	7.44E−12
44	89901	P	44	144096	−3	7.44E−12
44	144078	D	44	144096	−3	7.44E−12
30	45791	P	30	45791	0	5.59E−09
38	89918	D	38	89954	−3	1.94E−08
38	89918	P	38	144031	−3	1.94E−08
38	89954	P	38	144067	−3	1.94E−08
38	144031	D	38	144067	−3	1.94E−08
34	89893	D	34	89911	−2	1.10E−07
34	89893	D	34	89947	−2	1.10E−07
34	89893	P	34	144042	−2	1.10E−07
34	89893	P	34	144078	−2	1.10E−07
34	89911	P	34	144096	−2	1.10E−07
34	89947	P	34	144096	−2	1.10E−07
34	144042	D	34	144096	−2	1.10E−07
30	8226	P	30	44687	−1	5.03E−07

续表

重复单元一长度 /bp	重复类型	重复单元一起点	重复单元二长度 /bp	重复单元二起点	重复单元间隔	e-value
34	89883	D	34	89937	−3	3.53E−06
34	89883	D	34	89955	−3	3.53E−06
34	89883	P	34	144034	−3	3.53E−06
34	89883	P	34	144052	−3	3.53E−06
34	89937	P	34	144106	−3	3.53E−06
34	89955	P	34	144106	−3	3.53E−06
34	144034	D	34	144106	−3	3.53E−06
34	144052	D	34	144106	−3	3.53E−06
33	89894	D	33	89930	−3	1.29E−05
33	89894	P	33	144060	−3	1.29E−05
33	89930	P	33	144096	−3	1.29E−05
33	144060	D	33	144096	−3	1.29E−05
30	43038	D	30	96836	−2	2.19E−05
30	43038	P	30	137157	−2	2.19E−05
32	37977	D	32	40201	−3	4.68E−05
32	89930	D	32	89966	−3	4.68E−05
32	89930	P	32	144025	−3	4.68E−05
32	89966	P	32	144061	−3	4.68E−05
30	9641	D	30	35756	−3	6.12E−04

注：P. palindromic repeat，回文重复序列；D. direct repeat，正向重复序列

【高可变区】 为了发现鼠尾草属物种间的高可变区，采用 K2p 模型计算基因间区的遗传距离（图 2-5-2）。总共 130 个基因间区，其 K2p 值分布于 0.53 ～ 14.42。其中 *ndhC-trnV-UAC*、*atpH-atpI*、*rps16-trnQ-UUG* 的 K2p 值较高，分别为 14.42、8.39、6.59。由此可见，鼠尾草属的几个物种在这几个区域的变异较大，可作为潜在的分子标记开发区域。

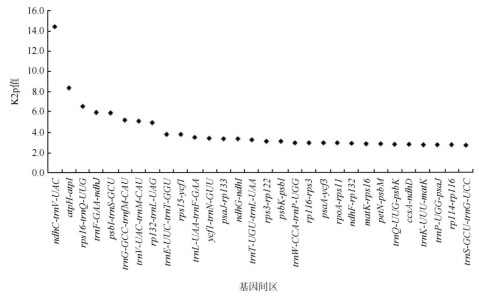

图 2-5-2 鼠尾草属物种基因间区的遗传距离分析结果

【系统发育】　对来自鼠尾草属的 3 个物种和 2 个外类群物种（拟南芥和烟草）的 76 个共有蛋白质序列用最大似然法构建系统进化树。其中，丹参（*S. miltiorrhiza*）单独为一支，鼠尾草（*S. japonica*）和药用鼠尾草（*S. officinalis*）聚为一支，与传统分类结果一致（图 2-5-3）。

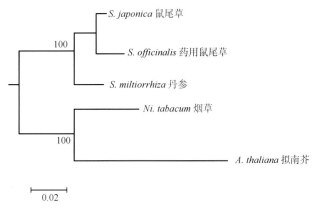

图 2-5-3　鼠尾草属植物系统发育进化分析

【K_A/K_S 选择压力分析】　以图 2-5-3 的系统进化树作为参考，利用 Hyphy 软件中的 aBSREL 模型对蛋白质编码基因进行选择压力分析（表 2-5-6）。共发现 2 个丹参基因受到正向选择：*accD*、*ndhF*。在物种 *S. japonica* 中，*accD*、*ndhG*、*psaA*、*rpoB*、*rps18* 共 5 个基因被正向选择；在物种 *S. officinalis* 中，*accD*、*rpoC2* 共 2 个基因被正向选择。

表 2-5-6　鼠尾草属植物 K_A/K_S 选择压力分析

物种	基因	优化的枝长	LRT	*p*-value
S. miltiorrhiza	*accD*	0.0096	40.1674	< 0.0001[*]
	ndhF	0.0096	216.5161	< 0.0001[*]
S. officinalis	*accD*	0.0150	25.4932	< 0.0001[*]
	rpoC2	0.0150	675.7127	< 0.0001[*]
S. japonica	*accD*	0.0084	23.8411	< 0.0001[*]
	ndhG	0.0084	16.4419	< 0.0001
	psaA	0.0084	487.0938	< 0.0001[*]
	rpoB	0.0084	343.2078	< 0.0001[*]
	rps18	0.0084	21.7165	< 0.0001[*]

注：LRT. 似然比检验；"*"表示值小于 0.0001

参 考 文 献

国家药典委员会 . 2015. 中华人民共和国药典（2015 年版）一部 . 北京：中国医药科技出版社：76.

国家中医药管理局《中华本草》编委会 . 1999. 中华本草（第 7 卷）. 上海：上海科学技术出版社：169-186.

胡晓黎，田玲，刘娜，等 . 2010. 丹参优质高产栽培技术探讨 . 陕西农业科学，（2）：213-214.

肖培根 . 2002. 新编中药志（第 1 卷）. 北京：化学工业出版社：212-229.

赵魁，郭晓恒，宋杰，等 . 2010. 全国丹参生产现状的调查和分析 . 时珍国医国药，21（9）：2307-2310.

Qian J，Song J，Gao H，et al. 2013. The complete chloroplast genome sequence of the medicinal plant *Salvia miltiorrhiza*. PLoS One，8（2）：e57607.

6 巴 戟 天

【基本信息】　巴戟天（*Morinda officinalis* How）为茜草科巴戟天属药用植物。其干燥根为巴戟天中药材。又名巴戟、鸡肠风，被收载于《中国药典》（2015年版）。巴戟天分布于广东、福建、广西、海南、云南、江西等地，主产于广东、广西。药材以断面皮部厚、紫色或淡紫色者为佳。巴戟天主含寡糖、多糖、蒽醌、环烯醚萜苷等化学成分。其性微温，味甘、辛，归肾、肝经，具有补肾阳、强筋骨、祛风湿的功效。现代研究证明，巴戟天具有调节免疫、抗衰老、抗抑郁、抗疲劳、增强记忆等作用，临床用于治疗阳痿、不孕、骨质疏松、类风湿性关节炎等。巴戟天是国家卫生健康委员会公布的可用于保健食品的中药。

【叶绿体基因组】　巴戟天的叶绿体基因组序列（GenBank登录号：NC_028009）为典型环状DNA分子，总长度为153 398bp。具有保守的四分状结构，包括一个LSC区、一个SSC区和一对IR区，其长度分别为84 301bp、17 561bp、25 768bp（图2-6-1）。巴

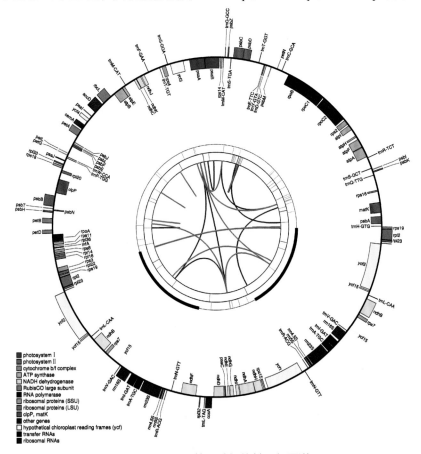

图 2-6-1　巴戟天叶绿体基因组图谱

图上有4个环：从中心向外，第一个圆内红色和绿色的弧线分别表示正向和反向重复序列；第二个圆内的短条表示串联重复序列；第三个圆内的短条表示微卫星重复序列；第四个圆是叶绿体基因组基因结构及其位置分布图。不同功能的基因以不同颜色表示

戟天叶绿体基因组的整体 G/C 含量为 38%。其 IR 区的 G/C 含量（43%）高于 SSC 区的 G/C 含量（32%）和 LSC 区的 G/C 含量（36%）。

【编码基因】 巴戟天的叶绿体基因组包括蛋白质编码基因 88 个、转运 RNA 编码基因 33 个和核糖体 RNA 编码基因 8 个（表 2-6-1）。其中有 5 个蛋白质编码基因（*ndhA*、*atpF*、*ndhB*、*rpl2*、*rpoC1*）含有 1 个内含子，2 个蛋白质编码基因（*ycf3*、*clpP*）含有 2 个内含子。2 个 tRNA 编码基因（*trnI-GAU*、*trnA-UGC*）含有 1 个内含子（表 2-6-2）。巴戟天叶绿体基因组中蛋白质编码区的长度为 80 106bp，占整个基因组长度的 52.22%。rRNA 基因的长度为 9426bp，占整个基因组长度的 6.14%。而 tRNA 基因的长度为 2 535bp，占整个基因组长度的 1.65%。巴戟天叶绿体基因组非编码区主要包括内含子和基因间隔区，其长度占整个基因组长度的 39.99%。

表 2-6-1 巴戟天叶绿体基因组基因列表

基因功能	基因分类	基因名称
rRNA	rRNA genes	*rrn23S*（×2）、*rrn16S*（×2）、*rrn5S*（×2）、*rrn4.5S*（×2）
tRNA	tRNA genes	33 *trn* genes（2 contain an intron）
自我复制	Small subunit of ribosome	*rps2*、*rps3*、*rps4*、*rps7*（×2）、*rps8*、*rps11*、*rps14*、*rps15*、*rps16*、*rps18*、*rps19*（×2）
	Large subunit of ribosome	*rpl2*（×2）、*rpl14*、*rpl16*、*rpl20*、*rpl22*、*rpl23*（×2）、*rpl32*、*rpl33*、*rpl36*
	DNA dependent RNA polymerase	*rpoA*、*rpoB*、*rpoC1*、*rpoC2*
光合作用	Subunits of NADH-dehydrogenase	*ndhA*、*ndhB*（×2）、*ndhC*、*ndhD*、*ndhE*、*ndhF*、*ndhG*、*ndhH*、*ndhI*、*ndhJ*、*ndhK*
	Subunits of photosystem Ⅰ	*psaA*、*psaB*、*psaC*、*psaI*、*psaJ*
	Subunits of photosystem Ⅱ	*psbA*、*psbB*、*psbC*、*psbD*、*psbE*、*psbF*、*psb4 psbI*、*psbJ*、*psbK*、*psbL*、*psbM*、*psbN*、*psbT*、*psbZ*、*ycf3*
	Subunits of cytochrome b/f complex	*petA*、*petB*、*petD*、*petG*、*petL*、*petN*
	Subunits of ATP synthase	*atpA*、*atpB*、*atpE*、*atpF*、*atpH*、*atpI*
	Large subunit of rubisco	*rbcL*
其他功能	Maturase	*matK*
	Translation initiation factor	*infA*
	Protease	*clpP*
	Envelope membrane protein	*cemA*
	Subunit of acetyl-CoA-carboxylase	*accD*
	c-type cytochrome synthesis gene	*ccsA*
未知功能		*ycf4*、*ycf1*、*ycf15*（×4）、*ycf2*（×2）

表 2-6-2　巴戟天叶绿体基因内含子和外显子位置及长度

基因名称	基因编码序列所在链	起始位置	终点位置	长度 /bp				
				第一外显子	第一内含子	第二外显子	第二内含子	第三外显子
atpF	–	11960	13226	155	706	406		
rpoC1	–	21127	23965	454	754	1631		
ycf3	–	43181	45192	129	737	228	765	153
clpP	–	69638	71690	59	809	294	659	232
rpl2	–	84048	85530	393	616	474		
ndhB	–	94348	96564	886	588	743		
trnI-GAU	+	101864	102877	42	937	35		
trnA-UGC	+	102941	103831	38	818	35		
ndhA	–	118693	120892	553	1105	542		
trnA-UGC	–	133288	134178	38	818	35		
trnI-GAU	–	134242	135255	42	937	35		
ndhB	+	140555	142771	886	588	743		
rpl2	+	151589	153071	393	616	474		

注："+"表示正链；"–"表示负链

【重复序列】　在巴戟天叶绿体基因组中，微卫星重复序列的类型以 A/T 为主，共 26 个；其次为 AT/AT，有 2 个；AAT/ATT 有 1 个（表 2-6-3）。共发现 27 个串联重复序列，满足总长度超过 20bp 且重复单元之间的相似性大于 90% 两个条件（表 2-6-4）。散在重复序列包括回文重复序列和正向重复序列。以 *e*-value 小于 1E–4 为阈值，巴戟天叶绿体基因组散在重复序列包括回文重复序列 12 条、正向重复序列 12 条（表 2-6-5）。

表 2-6-3　巴戟天叶绿体基因组微卫星重复序列数量统计

重复单元类型	重复序列个数
A/T	26
AT/AT	2
AAT/ATT	1

表 2-6-4　巴戟天叶绿体基因组串联重复序列统计

起点—终点	重复单元大小 /bp	重复单元拷贝数	重复单元一致序列/bp	重复单元之间的匹配度/%	插入缺失比例/%	分值	碱基个数				熵（0~2）
							A	C	G	T	
1695—1719	12	2.1	12	100	0	50	68	0	0	32	0.90
5446—5473	13	2.2	13	100	0	56	39	7	14	39	1.73
5598—5625	14	2.0	14	100	0	56	50	14	14	21	1.78
6766—6795	15	2.0	15	100	0	60	26	6	13	53	1.64

续表

起点—终点	重复单元大小/bp	重复单元拷贝数	重复单元一致序列/bp	重复单元之间的匹配度/%	插入缺失比例/%	分值	碱基个数				熵（0—2）
							A	C	G	T	
10049—10091	14	3.0	14	90	6	68	44	11	2	41	1.53
14744—14768	12	2.1	12	100	0	50	40	16	0	44	1.47
15689—15725	19	1.9	19	94	0	65	43	8	5	43	1.57
16669—16701	17	2.0	16	94	5	57	18	15	0	66	1.25
28995—29037	22	1.9	23	90	4	70	37	4	11	46	1.61
29458—29494	12	3.1	12	100	0	74	32	8	0	59	1.27
30321—30346	13	2.0	13	100	0	52	30	15	7	46	1.74
30437—30471	11	3.1	11	91	4	52	60	2	11	25	1.45
31323—31354	15	2.1	15	94	0	55	46	12	3	37	1.57
31785—31828	22	2.0	22	95	0	79	27	18	15	38	1.91
32148—32178	13	2.4	13	94	0	53	51	0	6	41	1.27
32431—32466	18	2.0	18	94	0	63	52	11	0	36	1.37
40771—40799	15	1.9	15	100	0	58	17	27	34	20	1.95
42762—42789	14	2.0	14	100	0	56	57	7	0	35	1.26
58834—58873	20	2.0	20	100	0	80	20	15	0	65	1.28
63398—63423	12	2.2	12	100	0	52	50	0	7	42	1.31
66637—66664	14	2.0	14	100	0	56	42	14	0	42	1.45
67718—67758	21	2.0	21	95	0	73	29	21	12	36	1.90
76838—76879	14	3.0	14	92	0	66	23	0	2	73	0.94
82370—82397	14	2.0	14	100	0	56	21	7	14	57	1.61
91193—91232	18	2.2	18	95	0	71	32	7	25	35	1.84
112719—112753	16	2.2	16	100	0	70	65	11	5	17	1.43
145887—145926	18	2.2	18	95	0	71	35	25	7	32	1.84

表 2-6-5　巴戟天叶绿体基因组散在重复序列特征值

重复单元一长度/bp	重复单元一起点	重复类型	重复单元二长度/bp	重复单元二起点	重复单元间隔	e-value
296	83717	P	296	153102	0	4.08E-169
83	0	P	83	83962	0	7.08E-41
63	29816	D	63	29862	-1	1.47E-26
51	32	D	51	153102	0	1.31E-21
48	74048	P	48	74048	0	8.35E-20
47	63204	P	47	63204	-1	4.71E-17
41	98198	D	41	119269	-2	1.01E-11

续表

重复单元一长度 /bp	重复单元一起点	重复类型	重复单元二长度 /bp	重复单元二起点	重复单元间隔	e-value
41	119269	P	41	138879	−2	1.01E−11
34	0	D	34	153073	0	2.24E−11
34	8555	P	34	45558	0	2.24E−11
37	44364	D	37	98200	−3	7.35E−08
37	44364	D	37	119271	−3	7.35E−08
37	44364	P	37	138881	−3	7.35E−08
31	7217	D	31	127316	−1	1.33E−07
31	52563	P	31	52563	−1	1.33E−07
32	29457	D	32	29469	−2	1.60E−06
33	8556	D	33	35979	−3	1.32E−05
33	29687	P	33	29687	−3	1.32E−05
33	35979	P	33	45558	−3	1.32E−05
31	1697	D	31	30472	−3	1.74E−04
30	39151	D	30	41375	−3	6.29E−04
30	42864	P	30	42866	−3	6.29E−04
30	75374	P	30	119272	−3	6.29E−04
30	76837	D	30	76851	−3	6.29E−04

注：P. palindromic repeat，回文重复序列；D. direct repeat，正向重复序列

【系统发育】 对来自茜草科的 8 个物种和 2 个外类群物种（拟南芥和烟草）的 72 个共有蛋白质序列用最大似然法构建系统进化树。其中羊角藤属一个物种（*G. nanlingensis*）从其他茜草科分出来，形成单支。随后巴戟天属巴戟天（*M. officinalis*）和拉拉藤属 2 个物种（*G. aparine* 和 *G. mollugo*）聚为一支，表明巴戟天与拉拉藤属的亲缘关系较近；帽蕊木属美丽帽柱木、香果树属香果树和咖啡属 2 个物种（*C. arabica*、*C. canephora*）聚为一支。进化树各分支节点 bootstrap 分值均较高（＞ 90%），表明该树的可信度较高（图 2-6-2）。

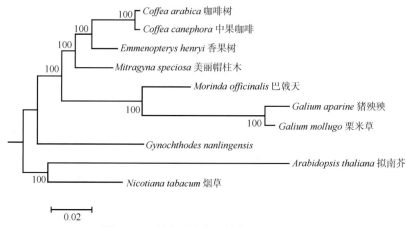

图 2-6-2 茜草科植物系统发育进化分析

参 考 文 献

丁平，詹若挺，徐鸿华 . 2001. 巴戟天 . 北京：中国中医药出版社 .

周金黄 . 1994. 中药免疫药理学 . 北京：人民军医出版社：299.

Jiang K，Huang D，Zhang D，et al. 2018. Investigation of inulins from the roots of *Morinda officinalis* for potential therapeutic application as anti-osteoporosis agent. Int J Biol Macromol，20（Pt A）：170-179.

Xia T，Dong X，Lin L，et al. 2019. Metabolomics profiling provides valuable insights into the underlying mechanisms of *Morinda officinalis* on protecting glucocorticoid-induced osteoporosis. J Pharm Biomed Anal，166：336-346.

Zhang JH，Xin HL，Xu YM，et al. 2018. *Morinda officinalis* How.—A comprehensive review of traditional uses，phytochemistry and pharmacology. J Ethnopharmacol，213：230-255.

Zhang R，Li Q，Gao J，et al. 2016. The complete chloroplast genome sequence of the medicinal plant *Morinda officinalis*（Rubiaceae），an endemic to China. Mitochondrial DNA A DNA Mapp Seq Anal，27（6）：4324-4325.

Zhao X，Wei J，Yang M. 2018. Simultaneous analysis of iridoid glycosides and anthraquinones in *Morinda officinalis* using UPLC-QqQ-MS/MS and UPLC-Q/TOF-MSE. Molecules，23（5）：1070.

7 白 及

【基本信息】　白及 [*Bletilla striata*（Thunb.）Reichb. f.] 为兰科白及属药用植物。其干燥块茎为白及中药材。又名连及草、箬兰、紫兰，被收载于《中国药典》（2015 年版）。白及分布于甘肃、江苏、安徽、浙江、江西、福建、四川、贵州、云南、湖南、湖北等地，主产于贵州、云南、四川、湖南、湖北，以贵州产量大、质量好。以个大、饱满、色白、半透明、质坚实者为佳。白及含白及胶质、淀粉、葡萄糖、黏液质、蒽醌等化学成分。其性苦、甘、涩、微寒，归肺、肝、胃经，具有收敛止血、消肿生肌的功效。现代研究证明，白及具有保护胃黏膜、止血、预防肠粘连的作用，临床单用白及治疗内外出血症。白及是国家卫生健康委员会公布的可用于保健食品的中药。

【叶绿体基因组】　白及的叶绿体基因组序列（GenBank 登录号：NC_028422.1）为典型环状 DNA 分子，总长度为 157 393bp。具有保守的四分状结构，包括一个 LSC 区、一个 SSC 区和一对 IR 区，其长度分别为 86 196bp、17 741bp 和 26 728bp（图 2-7-1）。白及

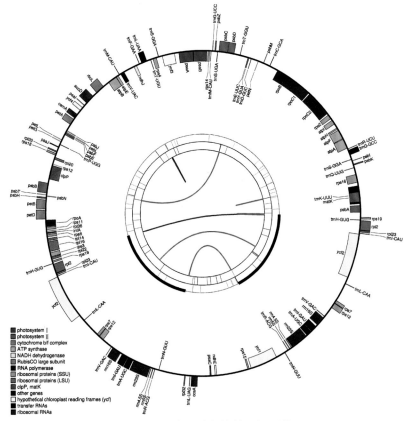

图 2-7-1　白及叶绿体基因组图谱

图上有 4 个环：从中心向外，第一个圆内红色和绿色的弧线分别表示正向和反向重复序列；第二个圆内的短条表示串联重复序列；第三个圆内的短条表示微卫星重复序列；第四个圆是叶绿体基因组基因结构及其位置分布图。不同功能的基因以不同颜色表示

叶绿体基因组的整体 G/C 含量为 37%。其 IR 区的 G/C 含量（43%）高于 SSC 区的 G/C 含量（31%）和 LSC 区的 G/C 含量（35%）。

【编码基因】 白及的叶绿体基因组包括蛋白质编码基因 77 个、转运 RNA 编码基因 37 个和核糖体 RNA 编码基因 8 个（表 2-7-1）。其中有 7 个蛋白质编码基因（*atpF*、*rpl2*、*rpoC1*、*rps16*、*petB*、*petD*、*rpl16*）含有 1 个内含子，2 个蛋白质编码基因（*ycf3*、*clpP*）含有 2 个内含子。6 个 tRNA 编码基因（*trnK-UUU*、*trnG-GCC*、*trnL-UAA*、*trnV-UAC*、*trnI-GAU*、*trnA-UGC*）含有 1 个内含子（表 2-7-2）。白及叶绿体基因组中蛋白质编码区的长度为 67 129bp，占整个基因组长度的 42.65%。rRNA 基因的长度为 9050bp，占整个基因组长度的 5.75%。而 tRNA 基因的长度为 2851bp，占整个基因组长度的 1.81%。白及叶绿体基因组非编码区主要包括内含子和基因间隔区，其长度占整个基因组长度的 49.79%。

表 2-7-1 白及叶绿体基因组基因列表

基因功能	基因分类	基因名称
rRNA	rRNA genes	*rrn23S*（×2）、*rrn16S*（×2）、*rrn5S*（×2）、*rrn4.5S*（×2）
tRNA	tRNA genes	37 *trn* genes（6 contain an intron）
自我复制	Small subunit of ribosome	*rps2*、*rps3*、*rps18*、*rps8*、*rps4*、*rps7*（×2）、*rps11*、*rps12*（×2）、*rps15*、*rps19*（×2）、*rps14*、*rps16*
	Large subunit of ribosome	*rpl14*、*rpl22*、*rpl36*、*rpl23*（×2）、*rpl20*、*rpl32*、*rpl2*（×2）、*rpl33*、*rpl16*
	DNA dependent RNA polymerase	*rpoA*、*rpoB*、*rpoC1*、*rpoC2*
光合作用	Subunits of NADH-dehydrogenase	*ndhJ*、*ndhE*
	Subunits of photosystem Ⅰ	*psaA*、*psaB*、*psaC*、*psaI*、*psaJ*
	Subunits of photosystem Ⅱ	*psbZ*、*psbJ*、*psbC*、*psbA*、*psbB*、*psbF*、*psbH*、*psbI*、*psbK*、*psbT*、*psbD*、*psbN*、*psbL*、*psbM*、*psbE*、*psbH*、*ycf3*
	Subunits of cytochrome b/f complex	*petA*、*petB*、*petD*、*petG*、*petL*、*petN*
	Subunits of ATP synthase	*atpA*、*atpB*、*atpE*、*atpF*、*atpH*、*atpI*
	Large subunit of rubisco	*rbcL*
其他功能	Maturase	*matK*
	Translation initiation factor	*infA*
	Protease	*clpP*
	Envelope membrane protein	*cemA*
	Subunit of acetyl-CoA-carboxylase	*accD*
	c-type cytochrome synthesis gene	*ccsA*
未知功能		*ycf4*、*ycf1*、*ycf2*（×2）

表 2-7-2 白及叶绿体基因内含子和外显子位置及长度

基因名称	基因编码序列所在链	起始位置	终点位置	长度 /bp				
				第一外显子	第一内含子	第二外显子	第二内含子	第三外显子
trnK-UUU	−	1445	4257	39	2748	26		
rps16	−	4752	6030	40	979	260		
trnG-GCC	+	9180	9948	24	698	47		
atpF	−	11940	13440	145	946	410		
rpoC1	−	20792	23630	430	775	1634		
ycf3	−	43682	45689	124	722	230	779	153
trnL-UAA	+	48257	49140	35	799	50		
trnV-UAC		52230	52879	39	576	35		
clpP	−	71166	73342	71	896	291	669	250
petB	+	76573	77953	6	733	642		
petD	+	78139	79505	8	845	514		
rpl16	−	83043	84603	9	1153	399		
rpl2	−	86584	88063	391	611	428		
trnI-GAU	+	104732	105754	42	946	35		
trnA-UGC	+	105819	106692	38	801	35		
trnA-UGC	−	136145	137018	38	801	35		
trnI-GAU	−	137083	138105	42	946	35		
rpl2	+	154774	156253	391	661	428		

注："+"表示正链；"−"表示负链

【重复序列】 在白及叶绿体基因组中，微卫星重复序列的类型以 A/T 为主，有 41 个；其次为 AT/ AT，有 5 个；还有 C/G，有 2 个（表 2-7-3）。共发现 23 个串联重复序列，满足总长度超过 20bp 且重复单元之间的相似性大于 90% 两个条件（表 2-7-4）。散在重复序列包括回文重复序列和正向重复序列。以 *e*-value 小于 1E–4 为阈值，白及叶绿体基因组散在重复序列包括回文重复序列 33 条、正向重复序列 16 条（表 2-7-5）。

表 2-7-3 白及叶绿体基因组微卫星重复序列数量统计

重复单元类型	重复序列个数
A/T	41
C/G	2
AT/AT	5

表 2-7-4　白及叶绿体基因组串联重复序列统计

起点—终点	重复单元大小 /bp	重复单元拷贝数	重复单元一致序列 /bp	重复单元之间的匹配度 /%	插入缺失比例 /%	分值	碱基个数				熵（0—2）
							A	C	G	T	
47—91	22	2.0	22	100	0	90	33	8	31	26	1.87
5598—5728	2	65.5	2	98	0	253	48	0	0	51	1.00
9954—9985	13	2.5	13	94	0	55	28	25	0	46	1.53
15501—15525	12	2.1	12	100	0	50	48	0	16	36	1.46
32357—32381	12	2.1	12	100	0	50	44	16	0	40	1.47
32426—32450	10	2.5	10	100	0	50	60	0	0	40	0.97
49838—49946	58	1.9	57	98	1	209	33	23	11	31	1.90
53288—53312	12	2.1	12	100	0	50	32	0	24	44	1.54
67439—67497	29	2.0	29	93	0	100	23	28	23	23	1.99
69178—69207	15	2.0	15	93	0	51	63	13	16	6	1.50
73582—73606	12	2.1	12	100	0	50	40	0	16	44	1.47
78860—78898	19	2.1	19	95	0	69	20	12	15	51	1.76
91271—91356	24	3.7	24	93	4	142	13	25	11	48	1.77
93767—93802	18	2.0	18	100	0	72	33	5	27	33	1.80
93738—93790	24	2.2	24	100	0	106	33	7	24	33	1.84
93738—93803	24	2.8	24	90	4	89	33	6	25	34	1.81
114374—114423	25	2.0	25	100	0	100	44	20	12	24	1.85
116153—116283	69	1.9	69	100	0	262	47	8	6	38	1.59
121125—121234	58	1.9	57	96	1	202	33	14	16	35	1.89
123531—123609	38	2.1	38	97	0	149	25	10	0	64	1.24
130273—130308	17	2.1	17	100	0	72	33	27	0	38	1.57
149035—149070	18	2.0	18	100	0	72	33	27	5	33	1.80
151481—151566	24	3.7	24	93	4	142	48	11	25	13	1.77

表 2-7-5　白及叶绿体基因组散在重复序列特征值

重复单元一长度 /bp	重复单元一起点	重复类型	重复单元二长度 /bp	重复单元二起点	重复单元间隔	e-value
149	157131	P	149	157131	−3	2.00E−73
124	5603	P	124	5603	0	1.54E−65
124	5604	P	124	5604	0	1.54E−65
123	5603	D	123	5605	0	6.16E−65
122	5603	P	122	5603	0	2.46E−64
122	5606	P	122	5606	0	2.46E−64
130	5597	P	130	5597	−2	2.84E−64
130	5598	P	130	5598	−2	2.84E−64
121	5603	D	121	5607	0	9.86E−64
129	5593	D	129	5599	−2	1.12E−63
120	5608	P	120	5608	0	3.94E−63
128	5590	D	128	5600	−2	4.40E−63

续表

重复单元一长度 /bp	重复单元一起点	重复类型	重复单元二长度 /bp	重复单元二起点	重复单元间隔	e-value
128	5597	P	128	5597	−2	4.40E−63
123	5597	D	123	5605	−1	2.27E−62
130	5593	P	130	5597	−3	3.63E−62
118	5610	P	118	5610	0	6.31E−62
128	5593	P	128	5597	−3	5.55E−61
116	5612	P	116	5612	0	1.01E−60
123	5593	D	123	5605	−2	4.16E−60
126	5593	P	126	5597	−3	8.46E−60
114	5614	P	114	5614	0	1.62E−59
121	5593	D	121	5607	−2	6.44E−59
124	5593	P	124	5597	−3	1.29E−58
112	5616	P	112	5616	0	2.58E−58
119	5593	D	119	5609	−2	9.97E−58
122	5593	P	122	5597	−3	1.96E−57
110	5618	P	110	5618	0	4.13E−57
110	85943	D	110	157020	0	4.13E−57
110	156783	P	110	157020	0	4.13E−57
117	5593	D	117	5611	−2	1.54E−56
120	5593	P	120	5597	−3	2.99E−56
108	5620	P	108	5620	0	6.62E−56
115	5593	D	115	5613	−2	2.38E−55
107	51717	D	107	51941	0	2.65E−55
118	5593	P	118	5597	−3	4.55E−55
106	5622	P	106	5622	0	1.06E−54
113	5593	D	113	5615	−2	3.68E−54
116	5593	P	116	5597	−3	6.91E−54
104	5624	P	104	5624	0	1.69E−53
111	5593	D	111	5617	−2	5.68E−53
114	5593	P	114	5597	−3	1.05E−52
102	5626	P	102	5626	0	2.71E−52
109	5593	D	109	5619	−2	8.76E−52
112	5593	P	112	5597	−3	1.59E−51
100	5628	P	100	5628	0	4.34E−51
107	5593	D	107	5621	−2	1.35E−50
99	32354	P	99	73509	0	1.73E−50
99	112570	P	99	130065	0	1.73E−50
110	5593	P	110	5597	−3	2.41E−50

注：P. palindromic repeat, 回文重复序列；D. direct repeat, 正向重复序列

【系统发育】 对来自树兰族的 14 个物种和 2 个外类群物种（拟南芥和烟草）的 50 个共有蛋白质序列用最大似然法构建系统进化树。其中，白及和独蒜兰（*P. bulbocodioides*）聚为一支，表明二者亲缘关系很近，其他 12 个物种聚为一支。随后，石斛单独分离出来，剩余 11 个物种又分为两大支，2 个三尖兰属（*M. picturata*、*M. coccinea*）和 2 个卡特兰属（*C. liliputana*、*C. crispata*）植物聚为一支，6 个珊瑚兰属（*C. trifida*、*C. bulbosa*、*C. mertensiana*、*C. wisteriana*、*C. odontorhiza*、*C. macrantha*）与 1 个杜鹃兰属植物杜鹃兰（*C. appendiculata*）聚为一支。该进化树中大部分节点的 bootstrap 分值较高，表明该分类结果的可信度较高（图 2-7-2）。

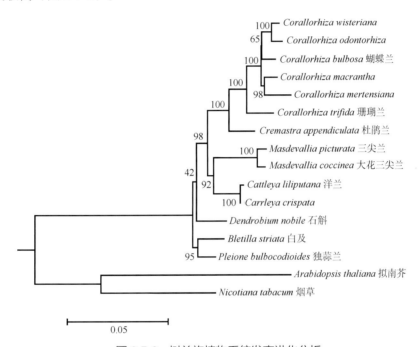

图 2-7-2 树兰族植物系统发育进化分析

参 考 文 献

陈美君，李峰庆，吕蒙，等 .2017. 白及与其混伪品 ITS2 序列二级结构比较与鉴别 . 中国实验方剂学杂志，23（15）：46-52.

吴劲松，张宇思，刘薇，等 .2014. 白及属药用植物 DNA 条形码的确立及其应用 . 药学学报，49（10）：1466-1474.

赵丹，周涛，江维克，等 .2015. 基于 ITS2 序列 SNP 位点鉴定白及药材及其混伪品 . 中国中药杂志，40（18）：3573-3578.

周至明，黄程生，彭丽丽，等 . 2006. 白及人工种植初步研究 . 中药材，29（1）：7-8.

Guo Y，Zhai L，Long H，et al. 2018. Genetic diversity of *Bletilla striata* assessed by SCoT and IRAP markers. Hereditas，155：35.

He X，Wang X，Fang J，et al. 2017. *Bletilla striata*：medicinal uses，phytochemistry and pharmacological activities. J Ethnopharmacol，95：20-38.

Song Y，Zeng R，Hu L，et al. 2017. *In vivo* wound healing and *in vitro* antioxidant activities of *Bletilla striata* phenolic extracts. Biomed Pharmacother，93：451-461.

Sun YL，Hou BW，Geng LX，et al. 2016. Evaluation of genetic diversity and population structure of *Bletilla striata* based on SRAP markers. Acta Pharmaceutica Sinica，51（1）：147.

Xu DL，Pan YC，Li L，et al. 2019. Chemical constituents of *Bletilla striata*. J Asian Nat Prod Res，21（12）：1184-1189.

8 白 木 通

【基本信息】　白木通［*Akebia trifoliata*（Thunb.）Koidz. subsp. *australis*（Diels）Rehd.］为木通科木通属药用植物。其干燥藤茎为木通中药材。又名八月瓜藤、地海参，被收载于《中国药典》（2015 年版）。白木通分布于江苏、浙江、江西、广西、广东、湖南、湖北、山西、陕西、四川、贵州、云南等地，主产于四川、湖北、湖南、广西。白木通藤茎含白桦脂醇、齐墩果酸、常春藤皂苷元及木通皂苷等化学成分。其性寒，味苦，归心、小肠、膀胱经，具利尿通淋、清心除烦、通经下乳的功效。现代研究证明，白木通具有利尿、抗菌等作用。

【叶绿体基因组】　白木通的叶绿体基因组序列（GenBank 登录号：NC_029427.1）为典型环状 DNA 分子，总长度为 158 339bp。具有保守的四分状结构，包括一个 LSC 区、一个 SSC 区和一对 IR 区，其长度分别为 87 056bp、19 023bp 和 26 130bp（图 2-8-1）。

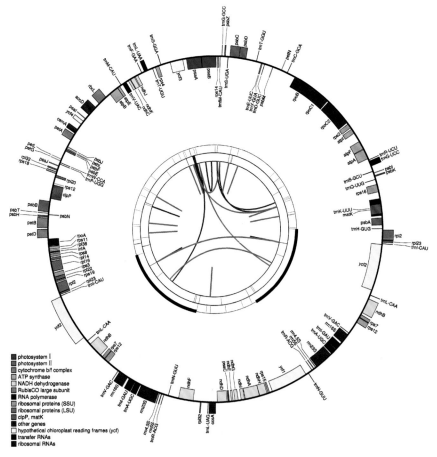

图 2-8-1　白木通叶绿体基因组图谱

图上有 4 个环：从中心向外，第一个圆内红色和绿色的弧线分别表示正向和反向重复序列；第二个圆内的短条表示串联重复序列；第三个圆内的短条表示微卫星重复序列；第四个圆是叶绿体基因组基因结构及其位置分布图。不同功能的基因以不同颜色表示

白木通叶绿体基因组的整体 G/C 含量为 39%。其 IR 区的 G/C 含量（43%）高于 SSC 区的 G/C 含量（34%）和 LSC 区的 G/C 含量（37%）。

【编码基因】 白木通的叶绿体基因组包括蛋白质编码基因 84 个、转运 RNA 编码基因 37 个和核糖体 RNA 编码基因 8 个（表 2-8-1）。其中有 9 个蛋白质编码基因（*rps16*、*atpF*、*rpoC1*、*petB*、*petD*、*rpl16*、*rpl2*、*ndhB*、*ndhA*）含有 1 个内含子，2 个蛋白质编码基因（*ycf3*、*clpP*）含有 2 个内含子。6 个 tRNA 编码基因（*trnK-UUU*、*trnG-UCC*、*trnL-UAA*、*trnV-UAC*、*trnI-GAU*、*trnA-UGC*）含有 1 个内含子（表 2-8-2）。白木通叶绿体基因组中蛋白质编码区的长度为 78 244bp，占整个基因组长度的 49.42%。rRNA 基因的长度为 9 068bp，占整个基因组长度的 5.73%。而 tRNA 基因的长度为 2833bp，占整个基因组长度的 1.79%。白木通叶绿体基因组非编码区主要包括内含子和基因间隔区，其长度占整个基因组长度的 43.06%。

表 2-8-1 白木通叶绿体基因组基因列表

基因功能	基因分类	基因名称
rRNA	rRNA genes	*rrn23S*（×2）、*rrn16S*（×2）、*rrn5S*（×2）、*rrn4.5S*（×2）
tRNA	tRNA genes	37 *trn* genes（6 contain an intron）
自我复制	Small subunit of ribosome	*rps11*、*rps12*（×2）、*rps14*、*rps15*、*rps16*、*rps18*、*rps19*、*rps2*、*rps3*、*rps4*、*rps7*（×2）、*rps8*
	Large subunit of ribosome	*rpl14*、*rpl16*、*rpl2*（×2）、*rpl20*、*rpl22*、*rpl23*（×2）、*rpl32*、*rpl33*、*rpl36*
	DNA dependent RNA polymerase	*rpoA*、*rpoB*、*rpoC1*、*rpoC2*
光合作用	Subunits of NADH-dehydrogenase	*ndhA*、*ndhB*（×2）、*ndhC*、*ndhD*、*ndhE*、*ndhF*、*ndhG*、*ndhH*、*ndhI*、*ndhJ*、*ndhK*
	Subunits of photosystem Ⅰ	*psaA*、*psaB*、*psaC*、*psaI*、*psaJ*
	Subunits of photosystem Ⅱ	*psbA*、*psbB*、*psbC*、*psbD*、*psbE*、*psbF*、*psbH*、*psbI*、*psbJ*、*psbK*、*psbL*、*psbM*、*psbN*、*psbT*、*psbZ*、*ycf3*
	Subunits of cytochrome b/f complex	*petA*、*petB*、*petD*、*petG*、*petL*、*petN*
	Subunits of ATP synthase	*atpA*、*atpB*、*atpE*、*atpF*、*atpI*
	Subunit of rubisco	*rbcL*
其他功能	Subunit of acetyl-CoA-carboxylase	*accD*
	c-type cytochrome synthesis gene	*ccsA*
	Envelop membrane protein	*cemA*
	Protease	*clpP*
	Translational initiation factor	*infA*
	Maturase	*matK*
未知功能		*ycf1*、*ycf2*（×2）、*ycf4*

表 2-8-2　白木通叶绿体基因内含子和外显子位置及长度

基因名称	基因编码序列所在链	起始位置	终点位置	长度 /bp				
				第一外显子	第一内含子	第二外显子	第二内含子	第三外显子
trnK-UUU	–	1960	4508	37	2477	35		
rps16	–	5475	6616	40	875	227		
trnG-UCC	+	9375	10158	23	713	48		
atpF	–	12120	13422	145	1087	71		
rpoC1	–	21003	23808	432	760	1614		
ycf3	–	44299	46268	124	726	230	737	153
trnL-UAA	+	49807	50395	35	504	50		
trnV-UAC	–	53530	54190	39	587	35		
clpP	–	72643	74700	71	797	294	652	244
petB	+	77552	79000	6	801	642		
petD	+	79214	80405	8	709	475		
rpl16	–	83907	85417	9	1103	399		
rpl2	–	87178	88663	388	664	434		
ndhB	–	97487	99715	775	696	758		
trnI-GAU	+	105331	106342	37	940	35		
trnA-UGC	+	106407	107279	38	800	35		
ndhA	–	123440	125631	553	1100	539		
trnA-UGC	–	138118	138990	38	800	35		
trnI-GAU	–	139055	140066	37	940	35		
ndhB	+	145682	147910	775	696	758		
rpl2	+	156734	158219	388	664	434		

注："+"表示正链；"–"表示负链

【重复序列】　在白木通叶绿体基因组中，微卫星重复序列的类型以 A/T 为主，有 38 个；其次为 C/G，有 3 个；还有 AT/AT，有 1 个（表 2-8-3）。共发现 23 个串联重复序列，满足总长度超过 20bp 且重复单元之间的相似性大于 90% 两个条件（表 2-8-4）。散在重复序列包括回文重复序列和正向重复序列。以 e-value 小于 1E–4 为阈值，白木通叶绿体基因组散在重复序列包括回文重复序列 17 条、正向重复序列 17 条（表 2-8-5）。

表 2-8-3　白木通叶绿体基因组微卫星重复序列数量统计

重复单元类型	重复序列个数
A/T	38
C/G	3
AT/AT	1

表 2-8-4　白木通叶绿体基因组串联重复序列统计

| 起点—终点 | 重复单元
大小 /bp | 重复单元
拷贝数 | 重复单元一
致序列 /bp | 重复单元之间
的匹配度 /% | 插入缺失
比例 /% | 分值 | 碱基个数 | | | | 熵
（0—2） |
							A	C	G	T	
12973—12998	13	2.0	13	100	0	52	30	7	7	53	1.57
33358—33391	17	2.0	17	100	0	68	52	5	5	35	1.50
46294—47187	448	2.0	453	90	6	1425	37	15	17	30	1.90
49379—49410	16	2.0	16	93	0	55	31	6	9	53	1.58
57241—57266	13	2.0	13	100	0	52	38	0	15	46	1.46
66181—66222	21	2.0	21	100	0	84	33	0	9	57	1.31
70037—70063	13	2.1	13	100	0	54	62	14	14	7	1.51
70129—70159	14	2.2	14	94	0	53	45	0	16	38	1.47
70568—70619	26	2.0	26	100	0	104	57	7	0	34	1.27
82063—82108	24	1.9	24	95	0	83	28	28	13	30	1.94
84882—84912	15	2.1	15	100	0	62	25	12	0	61	1.32
84927—84957	11	2.7	12	90	10	55	58	0	0	41	0.98
85004—85043	20	2.0	20	90	0	62	47	2	2	47	1.29
91871—91959	21	4.1	21	91	5	126	13	24	10	51	1.71
96353—96386	17	2.0	17	100	0	68	41	17	11	29	1.85
111626—111655	14	2.1	14	100	0	60	60	13	13	13	1.60
112079—112113	17	2.1	17	100	0	70	48	11	11	28	1.74
121276—121316	17	2.3	18	91	4	66	34	12	4	48	1.62
131157—131198	21	2.0	21	90	0	66	28	16	16	38	1.91
133284—133318	17	2.1	17	100	0	70	28	11	11	48	1.74
133742—133771	14	2.1	14	100	0	60	13	13	13	60	1.60
149011—149044	17	2.0	17	100	0	68	29	11	17	41	1.85
153438—153526	21	4.1	21	91	5	126	51	10	24	13	1.71

表 2-8-5　白木通叶绿体基因组散在重复序列特征值

重复单元 一长度 /bp	重复单元 一起点	重复类型	重复单元 二长度 /bp	重复单元 二起点	重复单元间隔	e-value
107	46590	D	107	47045	−3	1.44E−48
96	46375	D	96	46823	−1	3.24E−46
81	46616	D	81	47071	−1	2.93E−37
71	46293	D	71	46744	0	1.26E−33
73	40647	D	73	42871	−2	1.87E−30
57	80555	P	57	80555	−1	5.81E−23
44	30315	P	44	30315	0	2.28E−17
44	76920	P	44	76920	0	2.28E−17

续表

重复单元一长度 /bp	重复单元一起点	重复类型	重复单元二长度 /bp	重复单元二起点	重复单元间隔	e-value
49	91890	D	49	91911	−3	1.11E−14
49	91890	P	49	153436	−3	1.11E−14
49	91911	P	49	153457	−3	1.11E−14
49	153436	D	49	153457	−3	1.11E−14
39	45459	D	39	101398	0	2.33E−14
39	45459	P	39	143959	0	2.33E−14
37	46541	D	37	46990	0	3.73E−13
37	46660	D	37	47115	0	3.73E−13
36	117174	P	36	117174	0	1.49E−12
41	46471	D	41	46925	−2	1.08E−11
39	46687	D	39	47148	−2	1.56E−10
31	153454	D	31	153475	0	1.53E−09
35	66474	P	35	66526	−2	3.20E−08
30	8553	P	30	47697	−1	5.50E−07
30	47430	P	30	47432	−1	5.50E−07
35	49318	P	35	49321	−3	1.06E−06
35	49325	P	35	49325	−3	1.06E−06
31	4859	P	31	4862	−2	6.40E−06
33	8547	D	33	37446	−3	1.41E−05
33	33944	P	33	33944	−3	1.41E−05
30	8431	P	30	8471	−2	2.39E−05
30	47432	P	30	47432	−2	2.39E−05
31	70564	D	31	70590	−3	1.86E−04
30	10128	D	30	38431	−3	6.70E−04
30	37452	P	30	47697	−3	6.70E−04
30	47430	D	30	47432	−3	6.70E−04

注：P. palindromic repeat，回文重复序列；D. direct repeat，正向重复序列

【系统发育】 对来自木通科的 3 个物种和 2 个外类群物种（拟南芥和烟草）的 79 个共有蛋白质序列用最大似然法构建系统进化树，其中木通（*A. quinata*）和三叶木通（*A. trifoliata*）聚为一支，猫儿尿（*D. insignis*）单独为另一支，与传统分类结果一致（图 2-8-2）。

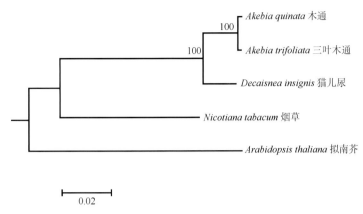

图 2-8-2 木通科植物系统发育进化分析

参 考 文 献

高慧敏，王智民 . 2006. 白木通化学成分研究（Ⅱ）. 中国药学杂志，41（6）：418-419.

唐燕霞，孙悦文，梁钢 . 2014. 白木通醇提取物体外抗肿瘤活性研究 . 中国民族民间医药，（10）：17-18.

张劲松，方积年 . 1997. 白木通多糖的研究 . 药学学报，（6）：438-441.

张卫华 . 1989. 三种木通利尿作用及其毒性的比较研究 . 中国药学杂志，24（10）：594-596.

周文才，王玉娟，孙颖，等 . 2016. 基于 ITS 序列鉴定三叶木通与白木通 . 时珍国医国药，（6）：1402-1404.

Kim YD，Jansen RK. 1995. Phylogenetic implications of chloroplast DNA variation in the *Berberidaceae*. *In*：Dohlgren G. Systematics and Evolution of the Ranunculiflorae. Vienna：Springer：341-349.

Li B，Li Y，Cai Q，et al. Development of chloroplast genomic resources for *Akebia quinata*（Lardizabalaceae）. Conservation Genetics Resources，8（4）：447-449.

9 艾

【基本信息】 艾（*Artemisia argyi* Levl. et Vant.）为菊科蒿属药用植物。其干燥叶为艾叶中药材。又名艾、蕲艾，被收载于《中国药典》（2015 年版）。艾的分布区遍及全国，主产于安徽、湖北、河北、河南、山东等地，以安徽明光产销量最大，以湖北蕲春为佳，为艾的栽培品蕲艾（*Artemisia argyi* cv. Qiai）。药材以叶片大而厚、色灰绿、杂质少者为佳。艾叶主要含有 1, 8- 桉油精、樟脑、龙脑、α- 松油醇、蒿醇等挥发油，黄酮类，多糖等化学成分。其味辛、苦，性温，有小毒，归肝、脾、肾经，具有温经止血、散寒止痛、祛湿止痒的功效。现代研究证明，艾叶具有镇咳祛痰、抗菌、抗过敏性休克、抗肿瘤、利胆和兴奋子宫等作用，临床应用于治疗消化道肿瘤、肺癌、胰腺癌，以及少腹冷痛、经寒不调、宫冷不孕、吐血、衄血、崩漏经多、妊娠下血、皮肤瘙痒等病症。

【叶绿体基因组】 艾的叶绿体基因组序列（GenBank 登录号：NC_030785.1）为典型环状 DNA 分子，总长度为 151 192bp。具有保守的四分状结构，包括一个 LSC 区、一个 SSC 区和一对 IR 区，其长度分别为 82 930bp、18 342bp 和 24 960bp（图 2-9-1）。艾叶绿

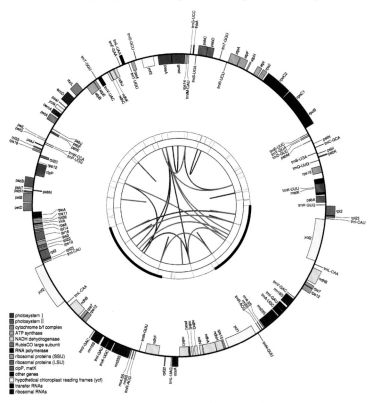

图 2-9-1　艾叶绿体基因组图谱

图上有 4 个环：从中心向外，第一个圆内红色和绿色的弧线分别表示正向和反向重复序列；第二个圆内的短条表示串联重复序列；第三个圆内的短条表示微卫星重复序列；第四个圆是叶绿体基因组基因结构及其位置分布图。不同功能的基因以不同颜色表示

体基因组的整体 G/C 含量为 37%。其 IR 区的 G/C 含量（43%）高于 SSC 区的 G/C 含量（31%）和 LSC 区的 G/C 含量（36%）。

【编码基因】 艾的叶绿体基因组包括蛋白质编码基因 84 个、转运 RNA 编码基因 36 个和核糖体 RNA 编码基因 8 个（表 2-9-1）。其中有 9 个蛋白质编码基因（*rps16*、*rpoC1*、*atpF*、*petB*、*petD*、*rpl16*、*rpl2*、*ndhB*、*ndhA*）含有 1 个内含子，2 个蛋白质编码基因（*clpP*、*ycf3*）含有 2 个内含子。有 5 个 tRNA 编码基因（*trnA-UGC*、*trnI-GAU*、*trnK-UUU*、*trnL-UAA*、*trnV-UAC*）含有 1 个内含子（表 2-9-2）。艾叶绿体基因组中蛋白质编码区的长度为 77 711bp，占整个基因组长度的 51.40%。rRNA 基因的长度为 9048bp，占整个基因组长度的 5.98%。而 tRNA 基因的长度为 2759bp，占整个基因组长度的 1.82%。艾叶绿体基因组非编码区主要包括内含子和基因间隔区，其长度占整个基因组长度的 40.80%。

表 2-9-1 艾叶绿体基因组基因列表

基因功能	基因分类	基因名称
rRNA	rRNA genes	*rrn23S*（×2）、*rrn16S*（×2）、*rrn5S*（×2）、*rrn4.5S*（×2）
tRNA	tRNA genes	36 *trn* genes（5 contain an intron）
自我复制	Small subunit of ribosome	*rps2*、*rps18*、*rps8*、*rps4*、*rps7*（×2）、*rps11*、*rps15*、*rps19*、*rps3*、*rps14*、*rps16*、*rps12*（×2）
	Large subunit of ribosome	*rpl14*、*rpl36*、*rpl23*（×2）、*rpl20*、*rpl32*、*rpl2*（×2）、*rpl33*、*rpl16*、*rpl22*
	DNA dependent RNA polymerase	*rpoC1*、*rpoC2*、*rpoB*、*rpoA*
光合作用	Subunits of NADH-dehydrogenase	*ndhK*、*ndhJ*、*ndhF*、*ndhG*、*ndhE*、*ndhD*、*ndhB*（×2）、*ndhC*、*ndhA*、*ndhH*、*ndhI*
	Subunits of photosystem Ⅰ	*psaI*、*psaC*、*psaB*、*psaA*、*psaJ*
	Subunits of photosystem Ⅱ	*psbJ*、*psbB*、*psbA*、*psbC*、*psbF*、*psbH*、*psbI*、*psbK*、*psbT*、*psbD*、*psbN*、*psbL*、*psbM*、*psbE*、*psbH*、*ycf3*
	Subunits of cytochrome b/f complex	*petN*、*petA*、*petD*、*petG*、*petB*、*petL*
	Subunits of ATP synthase	*atpI*、*atpE*、*atpA*、*atpB*、*atpH*、*atpF*
	Large subunit of rubisco	*rbcL*
其他功能	Maturase	*matK*
	Protease	*clpP*
	Envelope membrane protein	*cemA*
	Subunit of acetyl-CoA-carboxylase	*accD*
	c-type cytochrome synthesis gene	*ccsA*
未知功能		*ycf4*、*ycf1*、*ycf2*（×2）

表 2-9-2　艾叶绿体基因内含子和外显子位置及长度

基因名称	基因编码序列所在链	起始位置	终点位置	长度 /bp				
				第一外显子	第一内含子	第二外显子	第二内含子	第三外显子
trnK-UUU	−	1730	4368	37	2567	35		
rps16	−	5239	6350	40	875	197		
rpoC1	+	16017	18818	430	732	1640		
atpF	+	26728	27981	145	699	410		
ycf3	−	41890	43839	124	703	230	740	153
trnL-UAA	+	46625	47129	37	418	50		
trnV-UAC	−	51082	51729	38	573	37		
clpP	−	68795	70792	71	800	291	610	226
petB	+	73714	75107	6	734	654		
petD	+	75296	76453	8	675	475		
rpl16	−	79911	81337	9	1019	399		
rpl2	−	83046	84535	397	662	431		
ndhB	−	93084	95286	777	670	756		
trnI-GAU	+	100810	101662	43	775	35		
trnA-UGC	+	101727	102611	38	812	35		
ndhA	−	117630	119798	553	1077	539		
trnA-UGC	−	131512	132396	38	812	35		
trnI-GAU	−	132461	133313	43	775	35		
ndhB	+	138837	141039	777	670	756		
rpl2	+	149588	151077	397	662	431		

注："+"表示正链；"−"表示负链

【重复序列】　在艾叶绿体基因组中，微卫星重复序列的类型以 A/T 为主，有 38 个；其次为 AT/ AT，有 3 个，二者合计占所有重复序列总数的 90% 以上；还有 C/G 和 AAG/CTT，都为 1 个（表 2-9-3）。共发现 22 个串联重复序列，满足总长度超过 20bp 且重复单元之间的相似性大于 90% 两个条件（表 2-9-4）。散在重复序列包括回文重复序列和正向重复序列。以 e-value 小于 1E−4 为阈值，艾叶绿体基因组散在重复序列包括回文重复序列 20 条、正向重复序列 20 条（表 2-9-5）。

表 2-9-3　艾叶绿体基因组微卫星重复序列数量统计

重复单元类型	重复序列个数
A/T	38
C/G	1
AT/AT	3
AAG/CTT	1

表 2-9-4 艾叶绿体基因组串联重复序列统计

起点—终点	重复单元大小 /bp	重复单元拷贝数	重复单元一致序列 /bp	重复单元之间的匹配度 /%	插入缺失比例 /%	分值	碱基个数				熵(0—2)
							A	C	G	T	
2048—2086	19	2.1	19	100	0	78	30	10	0	58	1.31
5030—5063	15	2.3	15	94	0	59	55	11	8	23	1.63
5043—5088	23	2.0	23	100	0	92	56	13	13	17	1.67
5066—5100	15	2.4	15	90	4	54	57	11	8	22	1.61
5677—5705	11	2.6	11	100	0	58	65	0	0	34	0.93
25114—25138	12	2.1	12	100	0	50	60	8	8	24	1.52
30161—30203	21	2.0	22	90	4	70	48	25	6	18	1.73
45873—45906	17	2.0	17	100	0	68	70	0	17	11	1.16
47698—47732	15	2.4	14	90	9	52	60	20	0	20	1.37
51767—51801	15	2.3	15	90	0	52	34	14	14	37	1.86
56254—56303	24	2.1	24	96	0	91	36	14	18	32	1.90
65403—65438	17	2.1	17	100	0	72	58	5	19	16	1.58
66849—66889	21	2.0	21	95	0	73	31	24	9	34	1.88
76540—76567	14	2.0	14	100	0	56	42	7	7	42	1.59
82658—82697	19	2.0	20	90	4	64	42	0	0	57	0.98
90159—90236	18	4.3	18	96	0	138	29	10	25	34	1.89
97815—97839	10	2.5	10	100	0	50	40	8	0	52	1.31
105826—105887	32	1.9	32	96	0	115	41	20	8	29	1.81
118377—118419	21	2.0	21	100	0	86	58	4	0	37	1.19
128236—128297	32	1.9	32	96	0	115	29	8	20	41	1.81
136284—136308	10	2.5	10	100	0	50	52	0	8	40	1.31
143887—143964	18	4.3	18	96	0	138	34	25	10	29	1.89

表 2-9-5 艾叶绿体基因组散在重复序列特征值

重复单元一长度 /bp	重复单元一起点	重复类型	重复单元二长度 /bp	重复单元二起点	重复单元间隔	e-value
60	90158	D	60	90176	−2	7.70E−23
60	90158	P	60	143886	−2	7.70E−23
60	90176	P	60	143904	−2	7.70E−23
60	143886	D	60	143904	−2	7.70E−23
48	73087	P	48	73087	0	8.11E−20
45	90173	D	45	90191	0	5.19E−18
45	90173	P	45	143886	0	5.19E−18
45	90191	P	45	143904	0	5.19E−18
39	96934	D	39	118208	0	2.13E−14

续表

重复单元一长度 /bp	重复单元一起点	重复类型	重复单元二长度 /bp	重复单元二起点	重复单元间隔	e-value
39	118208	P	39	137149	0	2.13E–14
41	43046	D	41	96932	–1	1.64E–13
41	43046	P	41	137149	–1	1.64E–13
39	43048	D	39	118208	–1	2.49E–12
42	90158	D	42	90194	–2	2.58E–12
42	90158	P	42	143886	–2	2.58E–12
42	90194	P	42	143922	–2	2.58E–12
42	143886	D	42	143922	–2	2.58E–12
43	115094	P	43	115094	–3	2.77E–11
30	8496	P	30	44729	–1	5.02E–07
30	90170	D	30	90206	–1	5.02E–07
30	90170	P	30	143886	–1	5.02E–07
30	90206	P	30	143922	–1	5.02E–07
30	105825	D	30	105857	–1	5.02E–07
30	105825	P	30	128235	–1	5.02E–07
30	105857	P	30	128267	–1	5.02E–07
30	128235	D	30	128267	–1	5.02E–07
35	38041	D	35	40265	–3	9.62E–07
35	43051	D	35	93883	–3	9.62E–07
35	43051	P	35	140204	–3	9.62E–07
33	5029	D	33	5067	–3	1.28E–05
30	34842	P	30	44729	–2	2.18E–05
30	66357	D	30	98095	–2	2.18E–05
30	66357	P	30	135997	–2	2.18E–05
32	8494	D	32	34840	–3	4.67E–05
30	28010	D	30	29603	–3	6.11E–04
30	38055	D	30	40279	–3	6.11E–04
30	56253	D	30	56277	–3	6.11E–04
30	86584	P	30	86588	–3	6.11E–04
30	86584	D	30	147504	–3	6.11E–04
30	147504	P	30	147508	–3	6.11E–04

注：P. palindromic repeat，回文重复序列；D. direct repeat，正向重复序列

【高可变区】 为了发现蒿属物种间的高可变区，采用 K2p 模型计算基因间区的遗传距离（图 2-9-2）。总共 101 个基因间区，其 K2p 值分布于 0.74 ～ 1.54。其中 *rpl32-trnL-*

UAG、*petN-psbM*、*rps18-rpl20* 的 K2p 值较高，分别为 1.54、1.37、1.37。由此可见，蒿属的几个物种在这几个区域的变异较大，可作为潜在的分子标记开发区域。

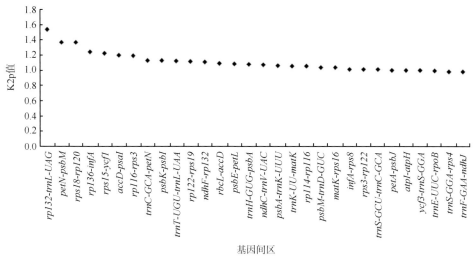

图 2-9-2　蒿属物种基因间区的遗传距离分析结果

【系统发育】　对来自蒿属的 6 个物种和 2 个外类群物种（拟南芥和烟草）的 75 个共有蛋白质序列用最大似然法构建系统进化树。在蒿属内，黄花蒿（*A. annua*）先单分出来为一支；随后，艾（*A. argyi*）、山地蒿（*A. montana*）和冷蒿（*A. frigida*）聚为一支，细裂叶莲蒿（*A. gmelinii*）和茵陈蒿（*A. capillaris*）聚为一支。艾与山地蒿的亲缘关系最近，与黄花蒿最远。该进化树各分支节点的 bootstrap 分值均较低，表明该属内物种叶绿体基因组蛋白质序列的相似性高（图 2-9-3）。

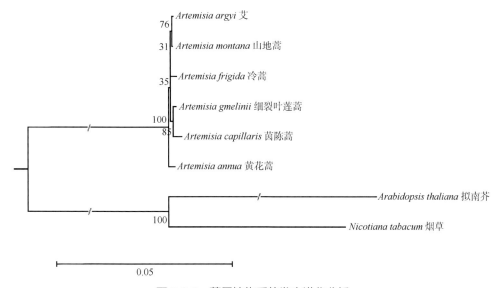

图 2-9-3　蒿属植物系统发育进化分析

【K_A/K_S 选择压力分析】 以图 2-9-3 的系统进化树作为参考，利用 Hyphy 软件中的 aBSREL 模型对蛋白质编码基因进行选择压力分析（表 2-9-6）。共发现 1 个艾（*A. argyi*）基因受到正向选择：*matK*。在黄花蒿（*A. annua*）中，*accD* 基因被正向选择；在山地蒿（*A. montana*）中，*matK*、*rpoC2* 基因被正向选择。

表 2-9-6　蒿属植物 K_A/K_S 选择压力分析

物种	基因	优化的枝长	LRT	p-value
A. annua	*accD*	0.0014	10.1724	0.0235
A. montana	*matK*	0.0006	232.6234	< 0.0001*
	rpoC2	0.0006	68.3176	< 0.0001*
A. argyi	*matK*	0.0018	232.7858	< 0.0001*

注：LRT. 似然比检验；"*"表示值小于 0.0001

【宏 DNA 条形码的发现及其 PCR 扩增引物设计】 为了发现能够区分蒿属物种的宏 DNA 条形码序列及其 PCR 扩增引物，利用 ecoPrimers 对蒿属植物叶绿体基因组序列进行分析。用来设计 PCR 扩增引物的保守区间见表 2-9-7。可以依据区间序列设计引物，使用这些引物对艾 DNA 进行 PCR 扩增，对 PCR 产物进行桑格测序或是高通量测序，通过序列比较和特征分析区分蒿属的 6 个物种。

表 2-9-7　部分基于 ecoPrimers 发现的引物设计保守区间

编号	保守区间序列	物种拉丁名	GenBank 序列号	保守区间序列 起点—终点
1	TCATTTGGGCGAACGACGGGAATTGAAC	*A. frigida*	NC_020607	2—100
	CCGCGCATGGTGGATTCACAATCCACT	*A. montana*	NC_025910	2—100
	GCCTTGATCCACTTGGCTACATCCGCCC	*A. argyi*	NC_030785	5—103
	CTCTACTATATATCTA	*A. gmelinii*	NC_031399	2—100
		A. capillaris	NC_031400	2—100
		A. annua	NC_034683	2—100
2	CTAGTATTATCTATATTTTTACCTCAACATA	*A. frigida*	NC_020607	102—137
	AAAAA	*A. montana*	NC_025910	102—137
		A. argyi	NC_030785	105—140
		A. gmelinii	NC_031399	102—137
		A. capillaris	NC_031400	102—137
		A. annua	NC_034683	102—137
3	TTTGAAATTGAATTGGAAATCAAACTTCA	*A. frigida*	NC_020607	212—270
	TAAAAAATTTGGAATAGAATATAC	*A. montana*	NC_025910	212—270
	AAACCT	*A. argyi*	NC_030785	215—273
		A. gmelinii	NC_031399	294—352
		A. capillaris	NC_031400	212—270
		A. annua	NC_034683	203—261

编号	保守区间序列	物种拉丁名	GenBank 序列号	保守区间序列起点—终点
4	TAATATAAATGAATATGAATACAAAGAGA AAACACGCGAATCGAACCAAACTA	A. frigida	NC_020607	272—324
		A. montana	NC_025910	272—324
		A. argyi	NC_030785	275—327
		A. gmelinii	NC_031399	354—406
		A. capillaris	NC_031400	272—324
		A. annua	NC_034683	263—315
5	AATAAATACAGAAGTTGCGGTCAATAAGG TAGGGATCATCAAAACACCAAACCA	A. frigida	NC_020607	1381—1434
		A. montana	NC_025910	1381—1434
		A. argyi	NC_030785	1384—1437
		A. gmelinii	NC_031399	1463—1516
		A. capillaris	NC_031400	1381—1434
		A. annua	NC_034683	1372—1425
6	GTTACAGAAGCGACCCCATAGGCTTTCGC TTTCGCGTCTCTCTAAAATTGCAGTCAT GGTAAAAATTTGGTTTATTTAATTATCA GGGACTCCCAAGCACACAAATTTTCAA ATGGAAAA	A. frigida	NC_020607	1471—1592
		A. montana	NC_025910	1471—1592
		A. argyi	NC_030785	1474—1595
		A. gmelinii	NC_031399	1553—1674
		A. capillaris	NC_031400	1471—1592
		A. annua	NC_034683	1462—1583
7	AAGGCTTGTTATTCAACAGTATAACATGA CTTATATGGGCGTGTCAACCAATATCTA TCTGGATATATTTCAAATTTTTGAAAAA AAAAA	A. frigida	NC_020607	1594—1673
		A. montana	NC_025910	1594—1673
		A. argyi	NC_030785	1597—1676
		A. gmelinii	NC_031399	1676—1761
		A. capillaris	NC_031400	1594—1673
		A. annua	NC_034683	1585—1664
8	CTATACGTATAATATAATTTAACTATGACAA TGGGTTGCCCGGGATTCGAACCCGGAA CTAGTCGGATGGAGTAGATAATTTCCTT GT	A. frigida	NC_020607	1693—1780
		A. montana	NC_025910	1696—1783
		A. argyi	NC_030785	1699—1786
		A. gmelinii	NC_031399	1786—1873
		A. capillaris	NC_031400	1689—1776
		A. annua	NC_034683	1688—1775
9	AAATAAGTAAAAATCCCTCCCCAAGCCGT GCTTGCATTTTTCATTGCACACGGCTTT CCCTCTGTATACATCTAAAACTAAGTTT CTTCATTAAACAAGAAAAGATTGAATA CTTGGTTGATTTAATCCTTACTACATCA ACATTTCAGAATAGAAATAAAT	A. frigida	NC_020607	1782—1943
		A. montana	NC_025910	1785—1946
		A. argyi	NC_030785	1788—1949
		A. gmelinii	NC_031399	1875—2036
		A. capillaris	NC_031400	1778—1939
		A. annua	NC_034683	1777—1938

参 考 文 献

蒋志惠，常雪梅，张照然，等．2019.艾草的化学成分和药理作用研究进展．中国兽药杂志，53（2）：76-85.

李鹏飞，张瑜，张超，等．2018.艾叶等中药及配伍合剂对致病菌的体外抑菌活性的研究．海南医学，29（16）：2305-2308.

李小妞，陈志坚，关强强，等．2019.艾叶提取物对大肠杆菌抑菌活性的研究．黑龙江畜牧兽医，（6）：140-142+173.

10 白 头 翁

【基本信息】 白头翁［*Pulsatilla chinensis*（Bunge）Regel］为毛茛科白头翁属药用植物。其干燥根为白头翁中药材。又名老翁花、白头草、粉草，被收载于《中国药典》（2015年版）。白头翁分布于我国秦岭—淮河一线及以北地区，主产于东北、华北及陕西、江苏、安徽、河南等地。以根条粗长，质坚实者为佳。白头翁主要含三萜皂苷、木脂素及甾醇等化学成分。其性寒，味苦，归胃、大肠经，具有清热解毒、凉血止痢的功效。现代研究证明，白头翁具有抗肿瘤、抗菌、抗血吸虫及其他病原体的作用，临床用于治疗急、慢性阿米巴痢疾、细菌性痢疾等疾病，治疗痢疾效果好。

【叶绿体基因组】 白头翁的叶绿体基因组序列（GenBank 登录号：NC_039452.1）为典型环状 DNA 分子，总长度为 162 052bp。具有保守的四分状结构，包括一个 LSC 区、一个 SSC 区和一对 IR 区，其长度分别为 81 922bp、17 786bp 和 31 172bp（图 2-10-1）。

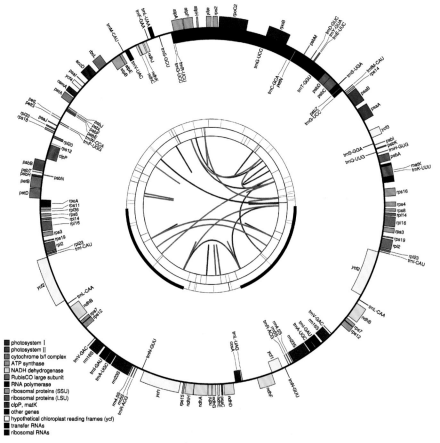

图 2-10-1 白头翁叶绿体基因组图谱

图上有 4 个环：从中心向外，第一个圆内红色和绿色的弧线分别表示正向和反向重复序列；第二个圆内的短条表示串联重复序列；第三个圆内的短条表示微卫星重复序列；第四个圆是叶绿体基因组基因结构及其位置分布图。不同功能的基因以不同颜色表示

白头翁叶绿体基因组的整体 G/C 含量为 38%。其 IR 区的 G/C 含量（42%）高于 SSC 区的 G/C 含量（31%）和 LSC 区的 G/C 含量（36%）。

【编码基因】 白头翁的叶绿体基因组包括蛋白质编码基因 89 个、转运 RNA 编码基因 35 个和核糖体 RNA 编码基因 8 个（表 2-10-1）。其中有 9 个蛋白质编码基因（rps16、ycf3、atpF、petB、petD、rpl16、rpl2、ndhB、ndhA）含有 1 个内含子，1 个蛋白质编码基因（clpP）含有 2 个内含子。有 6 个 tRNA 编码基因（trnA-UGC、trnG-UCC、trnI-GAU、trnK-UUU、trnL-UAA、trnV-UAC）含有 1 个内含子（表 2-10-2）。白头翁叶绿体基因组中蛋白质编码区的长度为 78 919bp，占整个基因组长度的 48.70%。rRNA 基因的长度为 10 296bp，占整个基因组长度的 6.35%。而 tRNA 基因的长度为 2339bp，占整个基因组长度的 1.44%。白头翁叶绿体基因组非编码区主要包括内含子和基因间隔区，其长度占整个基因组长度的 43.51%。

表 2-10-1 白头翁叶绿体基因组基因列表

基因功能	基因分类	基因名称
rRNA	rRNA genes	rrn23S（×2）、rrn16S（×2）、rrn5S（×2）、rrn4.5S（×2）
tRNA	tRNA genes	35trn genes（6 contain an intron）
自我复制	Small subunit of ribosome	rps2、rps18（×2）、rps4、rps7（×2）、rps11、rps12（×2）、rps15、rps19（×2）、rps3（×4）、rps14
	Large subunit of ribosome	rpl14（×2）、rpl36、rpl23（×2）、rpl20、rpl32、rpl2（×2）、rpl33、rpl16（×2）
	DNA dependent RNA polymerase	rpoC1、rpoC2、rpoB、rpoA
光合作用	Subunits of NADH-dehydrogenase	ndhK、ndhJ、ndhF、ndhG、ndhE、ndhD、ndhB（×2）、ndhC、ndhA、ndhH、ndhI
	Subunits of photosystem Ⅰ	psaI、psaC、psaB、psaA、psaJ
	Subunits of photosystem Ⅱ	psbZ、psbJ、psbB、psbA、psbC、psbF、psbI、psbK、psbT、psbD、psbN、psbL、psbM、psbE、psbH、ycf3
	Subunits of cytochrome b/f complex	petN、petA、petD、petG、petB、petL
	Subunits of ATP synthase	atpI、atpE、atpA、atpB、atpH、atpF
	Large subunit of rubisco	rbcL
其他功能	Maturase	matK
	Protease	clpP
	Envelope membrane protein	cemA
	Subunit of acetyl-CoA-carboxylase	accD
	c-type cytochrome synthesis gene	ccsA
未知功能		ycf4、ycf1（×2）、ycf2（×2）

表 2-10-2 白头翁叶绿体基因内含子和外显子位置及长度

基因名称	基因编码序列所在链	起始位置	终点位置	长度 /bp				
				第一外显子	第一内含子	第二外显子	第二内含子	第三外显子
rps16	+	1419	2535	40	883	194		
trnK-UUU	+	3373	6038	37	2594	35		

续表

基因名称	基因编码序列所在链	起始位置	终点位置	长度 /bp				
				第一外显子	第一内含子	第二外显子	第二内含子	第三外显子
ycf3	+	10133	11232	124	725	251		
trnG-UCC	–	18248	46576	48	28254	27		
atpF	+	43222	44557	124	805	407		
trnL-UAA	+	49068	49654	35	502	50		
trnV-UAC	–	53347	54008	38	589	35		
clpP	–	71994	74145	71	791	291	755	244
petB	+	76955	78556	84	876	642		
petD	+	78651	80006	116	744	496		
rpl16	–	83353	84750	9	990	399		
rpl2	–	86510	87910	304	663	434		
ndhB	–	96693	98931	775	706	758		
trnI-GAU	+	104568	105587	42	943	35		
trnA-UGC	+	105652	106539	38	815	35		
ndhA	+	119095	121058	553	872	539		
trnA-UGC	–	137437	138324	38	815	35		
trnI-GAU	–	138389	139408	42	943	35		
ndhB	+	145045	147283	775	706	758		
rpl2	+	156066	157466	304	663	434		
rpl16	+	159226	160623	9	990	399		

注："+"表示正链；"–"表示负链

【重复序列】 在白头翁叶绿体基因组中，微卫星重复序列的类型以 A/T 为主，有 41 个，其次为 C/ G，有 4 个，二者合计占所有重复序列总数的 90% 以上（表 2-10-3）。共发现 35 个串联重复序列，满足总长度超过 20bp 且重复单元之间的相似性大于 90% 两个条件（表 2-10-4）。散在重复序列包括回文重复序列和正向重复序列。以 *e*-value 小于 1E–4 为阈值，白头翁叶绿体基因组包括回文重复序列 20 条、正向重复序列 18 条（表 2-10-5）。

表 2-10-3　白头翁叶绿体基因组微卫星重复序列数量统计

重复单元类型	重复序列个数
A/T	41
C/G	4
AT/AT	1
AAT/ATT	3

表 2-10-4 白头翁叶绿体基因组串联重复序列统计

起点—终点	重复单元大小 /bp	重复单元拷贝数	重复单元一致序列 /bp	重复单元之间的匹配度 /%	插入缺失比例 /%	分值	碱基个数				熵（0—2）
							A	C	G	T	
1254—1292	20	2.0	20	94	0	69	69	0	10	20	1.17
3167—3201	16	2.2	16	100	0	70	37	5	17	40	1.73
3564—3594	14	2.2	14	100	0	62	41	6	19	32	1.77
5761—5799	19	2.1	19	95	0	69	64	5	12	17	1.46
12433—12470	19	2.0	19	100	0	76	42	0	21	36	1.53
22990—23022	13	2.5	13	95	0	57	24	6	0	69	1.10
23285—23339	23	2.3	24	96	3	103	47	3	0	49	1.19
26478—26508	12	2.6	12	94	0	53	64	0	3	32	1.09
27649—27683	17	2.1	17	100	0	70	54	5	5	34	1.48
28742—28766	12	2.1	12	100	0	50	24	8	8	60	1.52
43027—43062	15	2.4	15	100	0	72	52	0	0	47	1.00
43168—43199	16	2.0	16	100	0	64	31	18	6	43	1.75
46390—46422	16	2.1	16	100	0	66	18	39	6	36	1.75
52420—52460	20	2.0	20	100	0	82	36	4	0	58	1.20
52566—52599	15	2.3	15	90	10	52	55	0	0	44	0.99
52596—52646	25	2.0	26	96	3	95	64	11	0	23	1.26
61028—61055	14	2.0	14	100	0	56	14	0	7	78	0.95
61217—61254	20	1.9	20	94	0	67	39	7	18	34	1.80
69877—69924	23	2.0	24	92	4	80	60	4	0	35	1.16
72456—72499	23	1.9	23	100	0	88	13	40	4	40	1.65
93569—93647	18	4.6	18	93	4	128	32	6	25	35	1.81
100970—100997	13	2.2	13	100	0	56	21	14	0	64	1.29
101524—101568	22	2.0	22	100	0	90	24	13	4	57	1.54
101558—101586	14	2.0	15	93	6	51	34	0	0	65	0.93
113482—113513	15	2.1	15	100	0	64	46	12	15	25	1.81
116036—116085	24	2.0	25	92	3	84	54	0	6	40	1.25
117775—117809	17	2.1	17	100	0	70	22	5	0	71	1.07
119724—119775	25	2.1	25	100	0	104	34	7	7	50	1.60
126944—126973	15	2.0	15	100	0	60	20	26	6	46	1.75
128113—128138	12	2.2	12	100	0	52	61	7	0	30	1.24
130764—130804	20	2.0	20	100	0	82	46	9	0	43	1.36
142390—142418	14	2.0	15	93	6	51	65	0	0	34	0.93
142408—142452	22	2.0	22	100	0	90	57	4	13	24	1.54
142979—143006	13	2.2	13	100	0	56	64	0	14	21	1.29
150329—150407	18	4.6	18	93	4	128	35	25	6	32	1.81

表 2-10-5 白头翁叶绿体基因组散在重复序列特征值

重复单元一长度 /bp	重复单元一起点	重复类型	重复单元二长度 /bp	重复单元二起点	重复单元间隔	e-value
54	1042	D	54	1217	−1	3.69E−21
49	93580	D	49	93598	−1	3.43E−18
49	93580	P	49	150328	−1	3.43E−18
49	93598	P	49	150346	−1	3.43E−18
49	123364	P	49	123364	−1	3.43E−18
49	150328	D	49	150346	−1	3.43E−18
52	13711	D	52	15953	−3	2.17E−16
49	76429	P	49	76429	−3	1.16E−14
39	10905	P	39	100613	0	2.44E−14
39	10905	D	39	143323	0	2.44E−14
47	1006	D	47	62140	−3	1.63E−13
40	9170	P	40	9170	−2	4.29E−11
35	62	P	35	110748	−1	6.57E−10
35	62	D	35	133192	−1	6.57E−10
30	9221	D	30	48350	0	6.41E−09
31	93580	D	31	93616	−1	1.49E−07
31	93580	P	31	150328	−1	1.49E−07
31	93616	P	31	150364	−1	1.49E−07
31	150328	D	31	150364	−1	1.49E−07
30	119720	D	30	119745	−1	5.77E−07
32	1021	D	32	62155	−2	1.79E−06
32	13731	D	32	15973	−2	1.79E−06
32	65464	P	32	65464	−2	1.79E−06
34	2953	P	34	2959	−3	4.04E−06
33	906	D	33	62058	−3	1.47E−05
30	43032	P	30	43032	−2	2.51E−05
30	110950	P	30	110950	−2	2.51E−05
30	110950	D	30	132995	−2	2.51E−05
30	132995	P	30	132995	−2	2.51E−05
32	9219	P	32	19330	−3	5.36E−05
32	54484	D	32	54519	−3	5.36E−05
31	3116	P	31	43030	−3	1.94E−04
31	23253	D	31	23288	−3	1.94E−04
31	125121	P	31	125154	−3	1.94E−04
30	18246	D	30	46528	−3	7.02E−04
30	19330	P	30	48350	−3	7.02E−04
30	43023	P	30	43026	−3	7.02E−04
30	77418	P	30	77420	−3	7.02E−04

注：P. palindromic repeat，回文重复序列；D. direct repeat，正向重复序列

【系统发育】 对来自毛茛科的 26 个物种和 2 个外类群物种（拟南芥和烟草）的 65 个共有蛋白质序列用最大似然法构建系统进化树。在毛茛科内，*H. canadensis* 先单分出来为一支；随后，黄连（*C. chinensis*）与五裂黄连（*C. quinquesecta*）聚为一支；余下 23 个物种聚为一支，其中白头翁（*P. chinensis*）与 *A. glaucifolium*、圆锥铁线莲（*C. terniflora*）聚为一支。该进化树各分支节点的 bootstrap 分值均较高，表明该分类结果的可信度较高（图 2-10-2）。

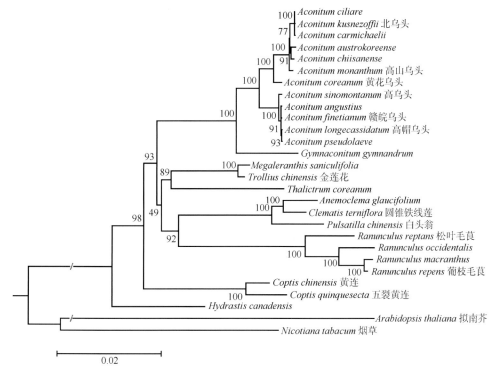

图 2-10-2　毛茛科植物系统发育进化分析

参 考 文 献

陈振华，管咏梅，杨世林，等 .2014. 白头翁研究进展 . 中成药，36（11）：2380-2383.

国家药典委员会 .2015. 中华人民共和国药典（2015 年版）一部 . 北京：中国医药科技出版社：277.

国家中医药管理局《中华本草》编委会 .1999. 中华本草（第七卷）. 上海：上海科学技术出版社：622-627.

罗颖颖，严新，谢欣序，等 .2018. 白头翁总皂苷及其主要成分抗肿瘤药效及其构效关系的研究 . 中国现代中药，20（7）：791-796.

沈文华，季秀美，舒展，等 .2019. 白头翁总皂苷碱水解产物通过线粒体通路促进肝癌细胞凋亡研究 . 中草药，（4）：895-902.

舒展 .2012. 中药白头翁化学成分研究＜二＞. 苏州：苏州大学硕士学位论文 .

肖培根 .2002. 新编中药志（第一卷）. 北京：化学工业出版社：766.

许琼明 .2011. 白头翁皂苷类化学成分及其抗血吸虫活性研究 // 中国化学会，国家自然科学基金委员会 . 中国化学会第七届全国有机化学学术会议图文摘要集 . 南京：中国化学会：1.

杨传伟 .2016. 白头翁皂苷提取及体外抑菌作用研究 . 牡丹江：牡丹江师范学院硕士学位论文 .

Liu H，He J，Ding C，et al. 2018. Comparative analysis of complete chloroplast genomes of *Anemociema*，*Anemone*，*Pulsatilla*，and *Hepatica* revealing structural variations among genera in tribe *Anemoneae*（Ranunculaceae）. Front Plant Sci，9：1097.

11 吊石苣苔

【基本信息】　吊石苣苔（*Lysionotus pauciflorus* Maxim.）为苦苣苔科石苣苔属药用植物。其干燥地上部分为吊石苣苔中药材。又名石吊豆，被收载于《中国药典》（2015 年版）。吊石苣苔分布于华东、华中及四川、贵州、台湾等地，主产于贵州、四川、广东、广西、江苏、浙江、安徽、江西、福建、台湾、湖北、湖南等地。石吊兰主要含黄酮、苯乙醇、甾醇、三萜等化学成分。其性温，味苦，归肺经，具有化痰止咳、软坚散结的功效。现代研究证明，石吊兰具有抗炎、抑菌、抗氧化等作用，临床用于治疗咳嗽痰多、痰核等病症。

【叶绿体基因组】　吊石苣苔的叶绿体基因组序列（GenBank 登录号：NC_034660.1）为典型环状 DNA 分子，总长度为 153 856bp。具有保守的四分状结构，包括一个 LSC 区、一个 SSC 区和一对 IR 区，其长度分别为 85 086bp、17 838bp 和 25 466bp（图 2-11-1）。

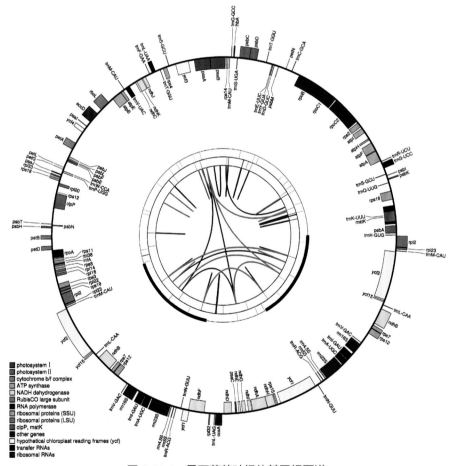

图 2-11-1　吊石苣苔叶绿体基因组图谱

图上有 4 个环：从中心向外，第一个圆内红色和绿色的弧线分别表示正向和反向重复序列；第二个圆内的短条表示串联重复序列；第三个圆内的短条表示微卫星重复序列；第四个圆是叶绿体基因组基因结构及其位置分布图。不同功能的基因以不同颜色表示

吊石苣苔叶绿体基因组的整体 G/C 含量为 38%。其 IR 区的 G/C 含量（43%）高于 SSC 区的 G/C 含量（31%）和 LSC 区的 G/C 含量（35%）。

【编码基因】 吊石苣苔的叶绿体基因组包括蛋白质编码基因 86 个、转运 RNA 编码基因 37 个和核糖体 RNA 编码基因 8 个（表 2-11-1）。其中有 8 个蛋白质编码基因（*rps16*、*atpF*、*rpoC1*、*rpl2*、*ndhB*、*ndhA*、*ndhB*、*rpl2*）含有 1 个内含子，2 个蛋白质编码基因（*clpP*、*ycf3*）含有 2 个内含子。有 6 个 tRNA 编码基因（*trnA-UGC*、*trnG-UCC*、*trnI-GAU*、*trnK-UUU*、*trnL-UAA*、*trnV-UAC*）含有 1 个内含子（表 2-11-2）。吊石苣苔叶绿体基因组中蛋白质编码区的长度为 79 709bp，占整个基因组长度的 51.81%。rRNA 基因的长度为 9056bp，占整个基因组长度的 5.89%。而 tRNA 基因的长度为 2851bp，占整个基因组长度的 1.85%。吊石苣苔叶绿体基因组非编码区主要包括内含子和基因间隔区，其长度占整个基因组长度的 40.45%。

表 2-11-1 吊石苣苔叶绿体基因组基因列表

基因功能	基因分类	基因名称
rRNA	rRNA genes	*rrn23S*（×2）、*rrn16S*（×2）、*rrn5S*（×2）、*rrn4.5S*（×2）
tRNA	tRNA genes	37 *trn* genes（6 contain an intron）
自我复制	Small subunit of ribosome	*rps11*、*rps12*（×2）、*rps14*、*rps15*、*rps16*、*rps18*、*rps19*、*rps2*、*rps3*、*rps4*、*rps7*（×2）、*rps8*
	Large subunit of ribosome	*rpl14*、*rpl16*、*rpl2*（×2）、*rpl20*、*rpl22*、*rpl23*（×2）、*rpl32*、*rpl33*、*rpl36*
	DNA dependent RNA polymerase	*rpoA*、*rpoB*、*rpoC1*、*rpoC2*
光合作用	Subunits of NADH-dehydrogenase	*ndhA*、*ndhB*（×2）、*ndhC*、*ndhD*、*ndhE*、*ndhF*、*ndhG*、*ndhH*、*ndhI*、*ndhJ*、*ndhK*
	Subunits of photosystem Ⅰ	*psaA*、*psaB*、*psaC*、*psaI*、*psaJ*
	Subunits of photosystem Ⅱ	*lhbA*、*psbA*、*psbC*、*psbD*、*psbE*、*psbF*、*psbI*、*psbH*、*psbJ*、*psbK*、*psbL*、*psbM*、*psbN*、*psbT*、*ycf3*
	Subunits of cytochrome b/f complex	*petA*、*petB*、*petD*、*petG*、*petL*、*petN*
	Subunits of ATP synthase	*atpA*、*atpB*、*atpE*、*atpF*、*atpH*、*atpI*
	Large subunit of rubisco	*rbcL*
其他功能	Translational initiation factor	*infA*
	Maturase	*matK*
	Protease	*clpP*
	Subunit of acetyl-CoA-carboxylase	*accD*
	c-type cytochrome synthesis gene	*ccsA*
未知功能		*ycf1*（×2）、*ycf15*（×2）、*ycf2*（×2）、*ycf4*

表 2-11-2　吊石苣苔叶绿体基因内含子和外显子位置及长度

基因名称	基因编码序列所在链	起始位置	终点位置	长度 /bp				
				第一外显子	第一内含子	第二外显子	第二内含子	第三外显子
trnK-UUU	–	1613	4181	37	2506	26		
rps16	–	4994	6193	48	942	210		
trnG-UCC	+	9437	10212	23	705	48		
atpF	–	12155	13409	147	637	471		
rpoC1	–	21252	24124	451	797	1625		
ycf3	–	43409	45325	131	696	231	705	154
trnL-UAA	+	48348	48908	37	474	50		
trnV-UAC	–	52622	53282	38	586	37		
clpP	–	71119	73157	71	807	294	641	226
rpl2	–	85178	86675	396	667	435		
ndhB	–	95456	97667	777	676	759		
trnI-GAU	+	102960	103972	42	936	35		
trnA-UGC	+	104043	104926	38	811	35		
ndhA	–	119647	121794	553	1053	542		
trnA-UGC	–	134018	134901	38	811	35		
trnI-GAU	–	134972	135984	42	936	35		
ndhB	+	141277	143488	777	676	759		
rpl2	+	152269	153766	396	667	435		

注："+"表示正链；"–"表示负链

【重复序列】　在吊石苣苔叶绿体基因组中，微卫星重复序列的类型以 A/T 为主，有 26 个，占所有重复序列总数的 80% 以上；其次为 C/G 和 AT/AT，各有 3 个（表 2-11-3）。共发现 26 个串联重复序列，满足总长度超过 20bp 且重复单元之间的相似性大于 90% 两个条件（表 2-11-4）。散在重复序列包括回文重复序列和正向重复序列。以 *e*-value 小于 1E–4 为阈值，吊石苣苔叶绿体基因组散在重复序列包括回文重复序列 17 条、正向重复序列 25 条（表 2-11-5）。

表 2-11-3　吊石苣苔叶绿体基因组微卫星重复序列数量统计

重复单元类型	重复序列个数
A/T	26
C/G	3
AT/AT	3

表 2-11-4　吊石苣苔叶绿体基因组串联重复序列统计

起点—终点	重复单元大小 /bp	重复单元拷贝数	重复单元一致序列 /bp	重复单元之间的匹配度 /%	插入缺失比例 /%	分值	碱基个数				熵（0—2）
							A	C	G	T	
5194—5331	70	2.0	69	97	2	260	30	20	23	26	1.98
6524—6840	160	2.0	160	100	0	634	40	13	10	35	1.79
7209—7295	41	2.1	41	97	0	165	33	22	8	35	1.84
8982—9017	17	2.2	16	95	5	63	33	0	0	66	0.92
13557—13695	67	2.1	67	100	0	278	30	24	19	25	1.98
14444—14489	23	2.0	23	100	0	92	47	13	21	17	1.81
28731—28781	13	3.9	13	100	0	102	31	13	0	54	1.39
30136—30182	23	2.0	23	95	0	85	34	14	8	42	1.77
31643—31676	17	2.0	17	94	0	59	52	8	23	14	1.69
31755—31788	17	2.0	17	94	0	59	52	8	23	14	1.69
31620—31837	112	1.9	112	100	0	436	35	9	26	28	1.88
36507—36645	69	2.0	69	100	0	278	30	18	22	28	1.97
46081—46141	28	2.2	28	100	0	122	37	3	13	45	1.59
48016—48042	13	2.1	13	100	0	54	44	0	0	55	0.99
55923—55968	18	2.6	18	93	3	76	21	17	0	60	1.35
57798—58017	110	2.0	110	100	0	440	34	20	15	30	1.93
76047—76155	49	2.3	49	96	3	204	27	13	22	36	1.92
92294—92371	18	4.3	18	98	0	147	28	11	28	32	1.92
108140—108200	31	2.0	31	93	0	104	40	21	9	27	1.85
112861—112891	16	1.9	16	93	0	53	38	0	6	54	1.26
112907—113344	218	2.0	218	97	1	835	42	9	10	38	1.71
115450—115491	21	2.0	21	100	0	84	28	9	14	47	1.75
123671—123712	19	2.2	19	91	0	66	47	7	11	33	1.68
130744—130804	31	2.0	31	93	0	104	27	9	21	40	1.85
138725—138760	17	2.1	18	94	5	65	50	22	0	27	1.50
146573—146650	18	4.3	18	98	0	147	32	28	11	28	1.92

表 2-11-5　吊石苣苔叶绿体基因组散在重复序列特征值

重复单元一长度 /bp	重复单元一起点	重复类型	重复单元二长度 /bp	重复单元二起点	重复单元间隔	e-value
200	112926	D	200	113144	−1	1.55E−108
157	6523	D	157	6683	0	1.99E−85
110	57797	D	110	57907	0	3.95E−57
114	31611	D	114	31723	−2	8.95E−55
72	13556	D	72	13623	0	2.99E−34

重复单元一长度/bp	重复单元一起点	重复类型	重复单元二长度/bp	重复单元二起点	重复单元间隔	e-value
70	36506	D	70	36575	0	4.78E–33
64	92293	D	64	92311	–2	3.55E–25
64	92293	P	64	146568	–2	3.55E–25
64	92311	P	64	146586	–2	3.55E–25
64	146568	D	64	146586	–2	3.55E–25
49	5198	D	49	5268	0	2.1E–20
46	7208	D	46	7249	–1	1.86E–16
42	76056	D	42	76105	0	3.44E–16
41	99292	D	41	120223	0	1.38E–15
41	120223	P	41	139610	0	1.38E–15
40	47558	P	40	47558	0	5.51E–15
46	92293	D	46	92329	–2	1.25E–14
46	92293	P	46	146568	–2	1.25E–14
46	92329	P	46	146604	–2	1.25E–14
46	146568	D	46	146604	–2	1.25E–14
38	28730	D	38	28743	0	8.81E–14
33	46080	D	33	46108	0	9.02E–11
42	44532	D	42	120222	–3	1.07E–10
39	44535	D	39	99294	–2	1.47E–10
39	44535	P	39	139610	–2	1.47E–10
41	39507	D	41	41731	–3	3.96E–10
30	8553	P	30	46286	0	5.77E–09
31	64913	P	31	64913	–1	1.34E–07
35	94747	P	35	94747	–3	9.97E–07
35	94747	D	35	144161	–3	9.97E–07
35	144161	P	35	144161	–3	9.97E–07
33	60662	P	33	60669	–3	1.33E–05
30	13830	P	30	13830	–2	2.26E–05
30	108139	D	30	108170	–2	2.26E–05
30	108139	P	30	130743	–2	2.26E–05
30	108170	P	30	130774	–2	2.26E–05
30	130743	D	30	130774	–2	2.26E–05
31	28726	D	31	28752	–3	1.75E–04
30	8995	P	30	9036	–3	6.33E–04
30	10181	D	30	37288	–3	6.33E–04
30	44547	D	30	99306	–3	6.33E–04
30	44547	P	30	139607	–3	6.33E–04

注：P. palindromic repeat，回文重复序列；D. direct repeat，正向重复序列

【系统发育】　对来自苦苣苔科的 8 个物种和 2 个外类群物种（拟南芥和烟草）的 69
个共有蛋白质序列用最大似然法构建系统进化树。在苦苣苔科内，*H. rhodopensis* 先单分
出来为一支；随后，*D. hygrometricum* 又单分出来；接着，*S. teitensis* 又单分出来；吊石苣
苔（*L. pauciflorus*）与报春苣苔属（*Primulina*）4 个物种聚为一支（图 2-11-2）。

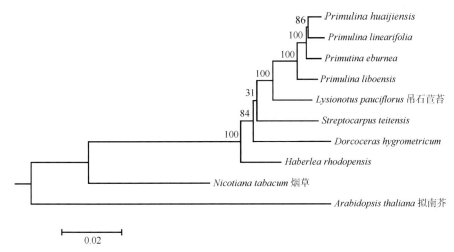

图 2-11-2　苦苣苔科植物系统发育进化分析

参 考 文 献

曹晖，王绍云，李性苑 . 2006. 吊石苣苔的研究进展 . 黔东南民族师范高等专科学校学报，（6）：44-45.

冯卫生，李倩，郑晓珂 . 2007. 吊石苣苔的化学成分研究 . 中国药学杂志，（5）：337-338.

赖灵妍，王健，汪志勇 . 2015. 苗药吊石苣苔提取物的体外抗氧化活性研究 . 广州化工，43（17）：51-52.

汪志勇，江峰，徐红，等 . 2015. 苗药吊石苣苔的抑菌活性研究 . 安徽农业科学，43（22）：64-65+75.

赵丹，胡欣，褚晓鹏，等 . 2018. 中药吊石苣苔对慢性支气管炎大鼠肺组织 *TLR4* mRNA 的影响 . 临床误诊误治，31（9）：98-102.

12 杭 白 芷

【基本信息】　杭白芷（*Angelica dahurica* 'Hangbaizhi' Yuan et Shan）为伞形科当归属药用植物。其干燥根为白芷中药材。被收载于《中国药典》（2015年版）。杭白芷主要栽培于四川、浙江、湖南、湖北、江西、江苏、安徽及南方一些省份，主产于四川和浙江。其性温，味辛，归肺、胃经，具有祛风散寒、通窍止痛、燥湿止带、消肿排脓、止痒的功效。白芷含有欧前胡内酯、白当归素等多种香豆精类化合物，另含白芷毒素、花椒毒素、硬脂酸、甾醇等化学成分。现代研究证明，白芷具有解热、抗病毒、抗炎、抗菌、镇痛、降血压、抗氧化、保肝等活性，含挥发油部位有抗过敏的作用。

【叶绿体基因组】　杭白芷的叶绿体基因组（GenBank登录号：NC_029392）为典型环状 DNA 分子，总长度为 146 918bp。具有保守的四分状结构，包括一个 LSC 区、一个 SSC 区和一对 IR 区，其长度分别为 93 603bp、17 675bp 和 17 820bp（图 2-12-1）。杭白芷

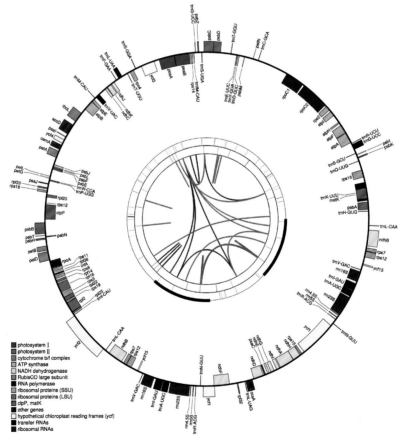

图 2-12-1　杭白芷叶绿体基因组图谱

图上有 4 个环：从中心向外，第一个圆内红色和绿色的弧线分别表示正向和反向重复序列；第二个圆内的短条表示串联重复序列；第三个圆内的短条表示微卫星重复序列；第四个圆是叶绿体基因组基因结构及其位置分布图。不同功能的基因以不同颜色表示

叶绿体基因组的整体 G/C 含量为 38%。其 IR 区的 G/C 含量（45%）高于 SSC 区的 G/C 含量（31%）和 LSC 区的 G/C 含量（36%）。

【编码基因】 杭白芷的叶绿体基因组包括蛋白质编码基因 84 个、转运 RNA 编码基因 36 个和核糖体 RNA 编码基因 8 个（表 2-12-1）。其中有 8 个蛋白质编码基因（*rps16*、*atpF*、*rpoC1*、*petD*、*rpl16*、*rpl2*、*ndhA*、*ndhB*）含有 1 个内含子，2 个蛋白质编码基因（*ycf3*、*clpP*）含有 2 个内含子。有 6 个 tRNA 编码基因（*trnK-UUU*、*trnG-UCC*、*trnL-UAA*、*trnV-UAC*、*trnI-GAU*、*trnA-UGC*）含有 1 个内含子（表 2-12-2）。杭白芷叶绿体基因组中蛋白质编码区的长度为 72 130bp，占整个基因组长度的 49.10%。rRNA 基因的长度为 9065bp，占整个基因组长度的 6.17%。而 tRNA 基因的长度为 2761bp，占整个基因组长度的 1.88%。杭白芷叶绿体基因组非编码区主要包括内含子和基因间隔区，其长度占整个基因组长度的 42.85%。

表 2-12-1 杭白芷叶绿体基因组基因列表

基因功能	基因分类	基因名称
rRNA	rRNA genes	*rrn23S*（×2）、*rrn16S*（×2）、*rrn5S*（×2）、*rrn4.5S*（×2）
tRNA	tRNA genes	36 *trn* genes（6 contain an intron）
自我复制	Large subunit of ribosome	*rpl14*、*rpl16*、*rpl2*、*rpl20*、*rpl22*、*rpl23*、*rpl32*、*rpl33*、*rpl36*
	DNA dependent RNA polymerase	*rpoA*、*rpoC1*、*rpoC2*
	Small subunit of ribosome	*rps11*、*rps12*（×2）、*rps14*、*rps15*、*rps16*、*rps18*、*rps19*、*rps2*、*rps3*、*rps4*、*rps7*（×2）、*rps8*
光合作用	Subunits of ATP synthase	*atpA*、*atpB*、*atpE*、*atpF*、*atpH*、*atpI*
	Subunits of photosystem Ⅰ	*psaA*、*psaB*、*psaC*、*psaI*、*psaJ*
	Subunits of photosystem Ⅱ	*psbA*、*psbB*、*psbC*、*psbD*、*psbE*、*psbF*、*psbH*、*psbI*、*psbJ*、*psbK*、*psbL*、*psbM*、*psbN*、*psbT*、*psbZ*、*ycf3*
	Subunits of NADH-dehydrogenase	*ndhA*、*ndhB*（×2）、*ndhC*、*ndhD*、*ndhE*、*ndhF*、*ndhG*、*ndhH*、*ndhI*、*ndhJ*、*ndhK*
	Subunits of cytochrome b/f complex	*petA*、*petB*、*petD*、*petG*、*petL*、*petN*
	Subunit of rubisco	*rbcL*
其他功能	Subunit of acetyl-CoA-carboxylase	*accD*
	c-type cytochrome synthesis gene	*ccsA*
	Envelop membrane protein	*cemA*
	Protease	*clpP*
	Translational initiation factor	*infA*
	Maturase	*matK*
未知功能		*ycf1*（×2）、*ycf15*（×2）、*ycf2*、*ycf4*

表 2-12-2　杭白芷叶绿体基因内含子和外显子位置及长度

基因名称	基因编码序列所在链	起始位置	终点位置	长度 /bp				
				第一外显子	第一内含子	第二外显子	第二内含子	第三外显子
trnK-UUU	–	2581	5181	37	2529	35		
rps16	–	5893	6986	40	857	197		
trnG-UCC	+	10021	10789	23	698	48		
atpF	–	12664	13922	145	713	401		
rpoC1	–	21890	24688	432	762	1605		
ycf3	–	44354	46351	124	715	230	776	153
trnL-UAA	+	49444	50022	35	494	50		
trnV-UAC	–	53631	54278	39	574	35		
clpP	–	71349	73429	71	850	294	637	229
petD	+	77968	79192	8	742	475		
rpl16	–	82680	84041	9	954	399		
rpl2	–	85729	87204	391	651	434		
ndhB	–	95161	97375	775	682	758		
trnI-GAU	+	102923	103961	37	967	35		
trnA-UGC	+	104026	104911	38	813	35		
ndhA	–	121263	123425	553	1071	539		
trnA-UGC	–	135612	136497	38	813	35		
trnI-GAU	–	136562	137600	37	967	35		
ndhB	+	143148	145362	775	682	758		

注："+"表示正链；"–"表示负链

【重复序列】　在杭白芷叶绿体基因组中，微卫星重复序列的类型以 A/T 为主，有 54 个；其次为 AT/ AT，有 3 个（表 2-12-3）。共发现 16 个串联重复序列，满足总长度超过 20bp 且重复单元之间的相似性大于 90% 两个条件（表 2-12-4）。散在重复序列包括回文重复序列和正向重复序列。以 *e*-value 小于 1E–4 为阈值，杭白芷叶绿体基因组散在重复序列包括回文重复序列 16 条、正向重复序列 21 条（表 2-12-5）。

表 2-12-3　杭白芷叶绿体基因组微卫星重复序列数量统计

重复单元类型	重复序列个数
A/T	54
AT/AT	3

表 2-12-4 杭白芷叶绿体基因组串联重复序列统计

起点—终点	重复单元 大小 /bp	重复单元 拷贝数	重复单元 一致序列 /bp	重复单元之间 的匹配度 /%	插入缺失 比例 /%	分 值	碱基个数				熵 （0—2）
							A	C	G	T	
7095—7122	14	2.0	14	100	0	56	35	21	0	42	1.53
28692—28722	14	2.2	14	100	0	62	35	0	6	58	1.24
32608—32633	12	2.2	12	100	0	52	57	0	0	42	0.98
37516—37545	15	2.0	15	100	0	60	46	0	26	26	1.53
47302—47338	9	4.2	9	96	3	67	64	0	0	35	0.94
48356—48388	11	3.0	11	100	0	66	36	9	0	54	1.32
49356—49396	18	2.3	18	95	0	73	70	4	14	9	1.30
63513—63539	14	1.9	14	100	0	54	40	14	7	37	1.74
75687—75723	19	1.9	19	94	0	65	54	13	8	24	1.66
91015—91058	15	2.9	15	93	0	70	27	34	13	25	1.93
92278—92397	18	6.7	18	98	0	222	28	9	28	34	1.88
103466—103506	20	2.0	20	100	0	82	51	14	29	4	1.63
108131—108196	32	2.1	32	97	0	123	40	24	9	25	1.84
119185—119214	12	2.5	12	94	0	51	46	0	6	46	1.29
132327—132392	32	2.1	32	97	0	123	25	9	24	40	1.84
137017—137057	20	2.0	20	100	0	82	4	29	14	51	1.63

表 2-12-5 杭白芷叶绿体基因组散在重复序列特征值

重复单元 一长度 /bp	重复单元 一起点	重复类型	重复单元 二长度 /bp	重复单元 二起点	重复单元间隔	e-value
106	92277	D	106	92295	−3	4.80E−48
88	92277	D	88	92313	−3	1.88E−37
81	92302	D	81	92320	−1	2.52E−37
70	92277	D	70	92331	−3	6.44E−27
63	92302	D	63	92338	−1	1.35E−26
52	886	P	52	87518	−3	1.79E−16
52	92277	D	52	92349	−3	1.79E−16
45	92302	D	45	92356	−1	6.62E−16
45	75749	P	45	75749	−3	1.88E−12
42	30938	P	42	30938	−2	2.43E−12
41	99027	D	41	121839	−2	9.26E−12
41	121839	P	41	141454	−2	9.26E−12
42	45545	D	42	121838	−3	9.73E−11
42	45548	D	42	99029	−3	9.73E−11

续表

重复单元 一长度 /bp	重复单元 一起点	重复类型	重复单元 二长度 /bp	重复单元 二起点	重复单元间隔	e-value
42	45548	P	42	141451	−3	9.73E−11
34	108130	D	34	108162	−1	2.10E−09
34	108130	P	34	132326	−1	2.10E−09
34	108162	P	34	132358	−1	2.10E−09
34	132326	D	34	132358	−1	2.10E−09
39	31888	P	39	32417	−3	4.96E−09
39	66537	P	39	66562	−3	4.96E−09
30	9394	P	30	47233	0	5.27E−09
33	99035	D	33	121847	−1	8.15E−09
33	121847	P	33	141454	−1	8.15E−09
35	45551	D	35	95960	−3	9.09E−07
35	45551	P	35	144527	−3	9.09E−07
34	92277	D	34	92367	−3	3.32E−06
33	9391	D	33	37301	−3	1.21E−05
30	48458	P	30	48458	−2	2.06E−05
31	108483	P	31	108483	−3	1.60E−04
31	108483	D	31	132008	−3	1.60E−04
31	132008	P	31	132008	−3	1.60E−04
30	37304	P	30	47233	−3	5.77E−04
30	40520	D	30	42744	−3	5.77E−04
30	89841	D	30	89883	−3	5.77E−04
30	91013	D	30	91028	−3	5.77E−04
30	92302	D	30	92374	−3	5.77E−04

注：P. palindromic repeat，回文重复序列；D. direct repeat，正向重复序列

【系统发育】 对来自芹亚科的 32 个物种和 2 个外类群物种（拟南芥和烟草）的 53 个共有蛋白质序列用最大似然法构建系统进化树。在芹亚科内，杭白芷（*A. dahurica*）和珊瑚菜（*G. littoralis*）、朝鲜当归（*A. gigas*）、大齿山芹（*O. grosseserratum*）聚为一类；杭白芷与珊瑚菜的亲缘关系最近。该进化树大部分分支节点的 bootstrap 分值较高（＞80%），表明该分类结果的可信度较高（图 2-12-2）。

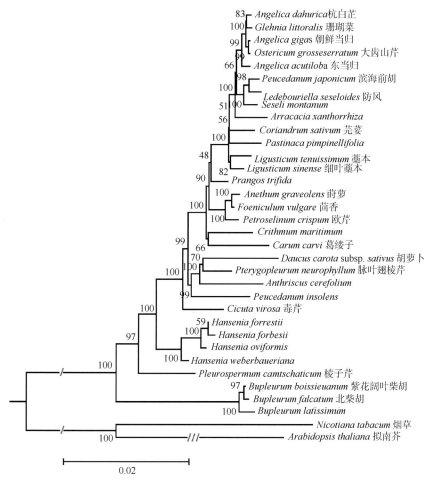

图 2-12-2　芹亚科植物系统发育进化分析

参 考 文 献

黄璐琦，王敏，付桂芳，等.1999.中药白芷种质资源的 RAPD 分析.中国中药杂志，（8）：9-11+61-62.

刘倩倩，叶浩婷，李放，等.2018.杭白芷种质资源遗传多样性的 SSR 分析.南方农业学报，49（3）：418-423.

张涵庆，袁昌齐，陈桂英，等.1980.杭白芷根化学成分的研究.中国药学杂志，（9）：2-4.

Downie SR，Katz-Downie DS，Watson MF. 2000. A phylogeny of the flowering plant family Apiaceae based on chloroplast DNA *rpl16* and *rpoC1* intron sequences：towards a suprageneric classification of subfamily Apioideae. American Journal of Botany，87（2）：273-292.

Plunkett GM，Downie SR. 2000. Expansion and contraction of the chloroplast inverted repeat in Apiaceae subfamily Apioideae. Systematic Botany，25（4）：648-668.

Valiejo-Roman CM，Terentieva EI，Samigullin TH，et al. 2002. Relationships among genera in Saniculoideae and selected Apioideae（Umbelliferae）inferred from *nrITS* sequences. Taxon，51（1）：91-101.

13 白 茅

【基本信息】 白茅 [*Imperata cylindrica*（L.）Beauv.] 为禾本科白茅属药用植物。其干燥根茎为白茅根中药材。又名白茅、茅草根、甜草根，被收载于《中国药典》（2015 年版）。白茅全国均有分布，主产于华北地区。以粗肥、色白、无须根、味甜者为佳。白茅根含三萜、内酯、有机酸等化学成分。其性寒，味甘，归肺、胃、膀胱经，具有凉血止血、清热利尿的功效。现代研究证明，白茅根具有止血、抗炎、利尿、镇痛及增强免疫等作用，临床用于治疗急性肾炎、尿路感染、糖尿病等病症。鲜白茅根是国家卫生健康委员会公布的既是食品又是药品的中药。

【叶绿体基因组】 白茅的叶绿体基因组序列（GenBank 登录号：NC_030487.1）为典型环状 DNA 分子，总长度为 140 831bp。具有保守的四分状结构，包括一个 LSC 区、一个 SSC 区和一对 IR 区，其长度分别为 82 735bp、12 540bp 和 22 778bp（图 2-13-1）。白

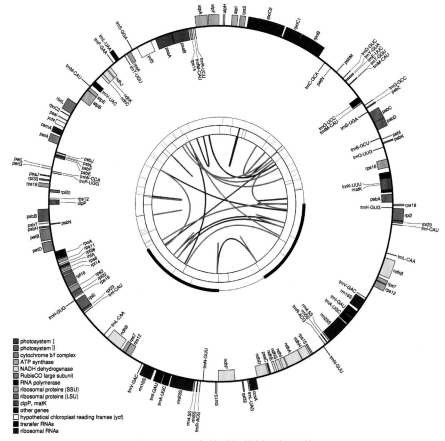

图 2-13-1 白茅叶绿体基因组图谱

图上有 4 个环：从中心向外，第一个圆内红色和绿色的弧线分别表示正向和反向重复序列；第二个圆内的短条表示串联重复序列；
第三个圆内的短条表示微卫星重复序列；第四个圆是叶绿体基因组基因结构及其位置分布图。不同功能的基因以不同颜色表示

茅叶绿体基因组的整体 G/C 含量为 38%。其 IR 区的 G/C 含量（44%）高于 SSC 区的 G/C
含量（34%）和 LSC 区的 G/C 含量（36%）。

【编码基因】　白茅的叶绿体基因组包括蛋白质编码基因 84 个、转运 RNA 编码基因
40 个和核糖体 RNA 编码基因 8 个（表 2-13-1）。其中共有 10 个蛋白质编码基因（*rps16*、
atpF、*petB*、*petD*、*rpl16*、*rpl2*、*ndhB*、*ndhA*、*ndhB*、*rpl2*）含 1 个内含子，1 个蛋白质
编码基因（*ycf3*）含有 2 个内含子。6 个 tRNA 编码基因（*trnK-UUU*、*trnS-CGA*、*trnL-
UAA*、*trnV-UAC*、*trnT-CGU*、*trnA-UGC*）含有 1 个内含子（表 2-13-2）。白茅叶绿体基
因组中蛋白质编码区的长度为 59 277bp，占整个基因组长度的 42.09%。rRNA 基因的长度
为 9065bp，占整个基因组长度的 6.44%。而 tRNA 基因的长度为 3033bp，占整个基因组
长度的 2.15%。白茅叶绿体基因组非编码区主要包括内含子和基因间隔区，其长度占整个
基因组长度的 49.32%。

表 2-13-1　白茅叶绿体基因组基因列表

基因功能	基因分类	基因名称
rRNA	rRNA genes	*rrn23S*（×2）、*rrn16S*（×2）、*rrn5S*（×2）、*rrn4.5S*（×2）
tRNA	tRNA genes	40 *trn* genes（6 contain an intron）
自我复制	Large subunit of ribosome	*rpl14*、*rpl16*、*rpl2*（×2）、*rpl20*、*rpl22*、*rpl23*（×2）、*rpl32*、*rpl33*、*rpl36*
	DNA dependent RNA polymerase	*rpoA*、*rpoB*、*rpoC1*、*rpoC2*
	Small subunit of ribosome	*rps11*、*rps12*（×2）、*rps14*、*rps15*（×2）、*rps16*、*rps18*、*rps19*（×2）、*rps2*、*rps*（×2）、*rps4*、*rps7*（×2）、*rps8*
光合作用	Subunits of ATP synthase	*atpA*、*atpB*、*atpE*、*atpF*、*atpH*、*atpI*
	Subunits of photosystem Ⅰ	*psaA*、*psaB*、*psaC*、*psaI*、*psaJ*
	Subunits of photosystem Ⅱ	*psbA*、*psbB*、*psbC*、*psbD*、*psbE*、*psbF*、*psbH*、*psbI*、*psbJ*、*psbK*、*psbL*、*psbM*、*psbN*、*psbT*、*psbZ*、*ycf3*
	Subunits of NADH-dehydrogenase	*ndhA*、*ndhB*（×2）、*ndhC*、*ndhD*、*ndhE*、*ndhF*、*ndhG*、*ndhH*、*ndhI*、*ndhJ*、*ndhK*
	Subunits of cytochrome b/f complex	*petA*、*petB*、*petD*、*petG*、*petL*、*petN*
	Subunit of rubisco	*rbcL*
其他功能	c-type cytochrome synthesis gene	*ccsA*
	Envelop membrane protein	*cemA*
	Protease	*clpP*
	Translational initiation factor	*infA*
	Maturase	*matK*
未知功能		*ycf4*

表 2-13-2 白茅叶绿体基因内含子和外显子位置及长度

基因名称	基因编码序列所在链	起始位置	终点位置	长度 /bp				
				第一外显子	第一内含子	第二外显子	第二内含子	第三外显子
trnK-UUU	–	1473	4069	38	2523	36		
rps16	–	4631	5729	40	841	218		
trnS-CGA	–	13666	14437	31	679	62		
atpF	+	35255	36637	145	831	407		
ycf3	–	44394	46398	124	761	230	731	159
trnL-UAA	+	49135	49673	36	452	51		
trnV-UAC	–	53322	53999	38	587	53		
petB	+	73486	74890	6	757	642		
petD	+	75073	76295	8	740	475		
rpl16	–	79855	81351	9	1086	402		
rpl2	–	83311	84792	388	663	431		
ndhB	–	89605	91841	775	704	758		
trnT-CGU	+	97337	98360	32	933	59		
trnA-UGC	+	98426	99308	37	810	36		
ndhA	–	114761	116872	550	1023	539		
trnA-UGC	–	124260	125142	37	810	36		
trnT-CGU	–	125208	126231	32	933	59		
ndhB	+	131727	133963	775	704	758		
rpl2	+	138776	140257	388	663	431		

注："+"表示正链;"–"表示负链。

【重复序列】 在白茅叶绿体基因组中,微卫星重复序列的类型以 A/T 为主,占所有重复序列总数的 90% 以上;其次为 C/G(表 2-13-3)。共发现 28 个串联重复序列,满足总长度超过 20bp 且重复单元之间的相似性大于 90% 两个条件(表 2-13-4)。散在重复序列包括回文重复序列和正向重复序列。以 e-value 小于 1E–4 为阈值,白茅叶绿体基因组散在重复序列包括回文重复序列 18 条、正向重复序列 31 条(表 2-13-5)。

表 2-13-3 白茅叶绿体基因组微卫星重复序列数量统计

重复单元类型	重复序列个数
A/T	39
C/G	3

表 2-13-4 白茅叶绿体基因组串联重复序列统计

起点—终点	重复单元大小 /bp	重复单元拷贝数	重复单元一致序列 /bp	重复单元之间的匹配度 /%	插入缺失比例 /%	分值	碱基个数				熵 (0—2)
							A	C	G	T	
6123—6168	16	2.9	16	93	3	76	56	13	4	26	1.55
6989—7015	13	2.1	13	100	0	54	51	22	0	25	1.48

起点—终点	重复单元大小 /bp	重复单元拷贝数	重复单元一致序列/bp	重复单元之间的匹配度 /%	插入缺失比例 /%	分值	碱基个数				熵 (0—2)
							A	C	G	T	
14145—14169	12	2.1	12	100	0	50	36	16	16	32	1.90
16184—16231	25	1.9	25	95	0	87	47	8	4	39	1.53
19196—19227	16	2.0	16	100	0	64	18	12	6	62	1.50
20485—20530	23	2.0	23	100	0	92	34	13	8	43	1.74
27080—27120	21	2.0	21	100	0	82	26	29	14	29	1.95
27972—28000	15	1.9	15	100	0	58	27	34	17	20	1.95
29046—29145	42	2.4	42	94	0	182	39	16	33	12	1.85
29407—29437	12	2.6	12	94	0	53	45	19	25	9	1.81
31782—31807	11	2.4	11	100	0	52	26	0	15	57	1.38
35149—35176	14	2.0	14	100	0	56	57	7	7	28	1.52
45574—45625	26	2.0	26	100	0	104	15	38	7	38	1.76
50171—50217	21	2.2	21	96	0	85	40	8	21	29	1.83
52941—52981	15	2.7	15	100	0	82	41	0	12	46	1.41
56873—56903	15	2.1	15	100	0	62	19	32	6	41	1.77
59324—59363	19	2.0	20	95	4	73	35	10	0	55	1.34
67879—68000	63	1.9	63	90	3	192	37	26	4	31	1.77
70653—70686	17	2.0	17	100	0	68	52	5	11	29	1.61
94272—94304	14	2.4	14	94	0	57	27	15	3	54	1.55
94297—94358	20	3.0	21	95	2	108	37	4	8	50	1.54
94298—94361	21	3.1	21	95	2	112	35	4	7	51	1.52
105383—105419	18	2.1	18	100	0	74	21	5	10	62	1.48
108413—108454	21	2.0	21	100	0	84	28	14	9	47	1.75
118149—118185	18	2.1	18	100	0	74	62	1	5	21	1.48
129207—129270	21	3.1	21	93	4	112	51	7	4	35	1.52
129211—129271	20	3.0	20	95	2	104	50	6	4	37	1.50
129264—129296	14	2.4	14	94	0	57	54	3	15	27	1.55

表 2-13-5　白茅叶绿体基因组散在重复序列特征值

重复单元一长度 /bp	重复单元一起点	重复类型	重复单元二长度 /bp	重复单元二起点	重复单元间隔	e-value
237	58858	P	237	84854	0	1.14E−133
237	58858	D	237	138476	0	1.14E−133
84	0	P	84	82736	0	1.49E−41
84	0	D	84	140747	0	1.49E−41
58	29045	D	58	29087	−3	5.59E−20
52	104879	P	52	104879	−2	3.28E−18
52	104879	D	52	118636	−2	3.28E−18

续表

重复单元一长度 /bp	重复单元一起点	重复类型	重复单元二长度 /bp	重复单元二起点	重复单元间隔	e-value
52	118636	P	52	118636	−2	3.28E–18
51	29056	D	51	29098	−2	1.26E–17
41	29129	D	41	29294	0	1.15E–15
38	73919	P	38	73919	0	7.38E–14
35	1658	D	35	1700	0	4.72E–12
41	13445	D	41	38730	−3	3.32E–10
41	67889	D	41	67931	−3	3.32E–10
37	67945	D	37	67966	−2	1.77E–09
39	29153	D	39	29216	−3	4.55E–09
30	18684	P	30	18684	0	4.84E–09
36	8483	P	36	47038	−2	6.70E–09
38	13526	D	38	38649	−3	1.68E–08
37	16316	D	37	16383	−3	6.20E–08
37	18778	P	37	18801	−3	6.20E–08
37	67882	D	37	67966	−3	6.20E–08
31	29332	D	31	29422	−1	1.12E–07
36	13453	D	36	38738	−3	2.28E–07
36	14527	D	36	84513	−3	2.28E–07
36	14527	P	36	139018	−3	2.28E–07
36	45553	D	36	93514	−3	2.28E–07
36	45553	P	36	130017	−3	2.28E–07
33	29249	D	33	29330	−2	3.59E–07
30	29162	D	30	29225	−1	4.35E–07
35	88914	P	35	88914	−3	8.35E–07
35	88914	D	35	134618	−3	8.35E–07
35	134618	P	35	134618	−3	8.35E–07
32	52934	D	32	52949	−2	1.35E–06
34	16327	D	34	16394	−3	3.05E–06
34	29146	D	34	29188	−3	3.05E–06
34	40667	D	34	42891	−3	3.05E–06
34	67903	D	34	67966	−3	3.05E–06
33	15337	P	33	22276	−3	1.11E–05
33	68328	P	33	68331	−3	1.11E–05
30	90515	P	30	90515	−2	1.89E–05
30	90515	D	30	133022	−2	1.89E–05
30	133022	P	30	133022	−2	1.89E–05
32	12131	P	32	47045	−3	4.05E–05
32	16308	D	32	16375	−3	4.05E–05
32	29216	D	32	29270	−3	4.05E–05
32	29251	D	32	29422	−3	4.05E–05
32	67912	D	32	67954	−3	4.05E–05
31	16329	P	31	48260	−3	1.47E–04

注：P. palindromic repeat，回文重复序列；D. direct repeat，正向重复序列

【系统发育】　对来自禾本科须芒草族的 7 个物种和 2 个外类群物种（拟南芥和烟草）的 72 个共有蛋白质序列用最大似然法构建系统进化树。其中 4 个物种刺金须茅（*C. gryllus*）、香根草（*C. zizanioides*）、金须茅（*C. orientalis*）、*C. serrulatus* 聚为一支；其余 3 个物种聚为一支。白茅（*I. cylindrica*）与金发草（*P. paniceum*）聚为一支，其 bootstrap 分值为 96，可信度较高（图 2-13-2）。

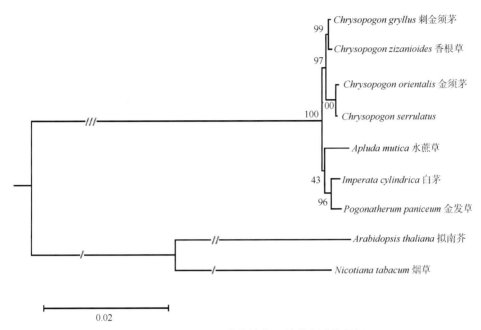

图 2-13-2　须芒草族植物系统发育进化分析

参 考 文 献

晋松，吴克，俞志敏，等 .2011. 白茅生长及抗氧化酶系统对镉胁迫的生理响应 . 合肥学院学报（自然科学版），（2）：77-81.

冷斌 .2013. 白茅根多糖对 IgA 肾病大鼠免疫调节及肾纤维化的干预 . 桂林：桂林医学院硕士学位论文 .

吕世静，黄槐莲，袁汉尧，等 .2004. 白茅根多糖对人 T 淋巴细胞免疫调节效应的研究 . 中国新药杂志，（9）：834-835.

沈章军，孙庆业，田胜尼 .2012. 铜尾矿自然定居白茅对体内氮磷的适时分配及叶片氮磷代谢调节酶活性动态 . 植物生态学报，（2）：159-168.

万德光，彭成，赵军宁 .2005. 四川道地中药材志 . 成都：四川科学技术出版社：261.

王进 .2007. 白茅根的药理研究及临床应用 . 中国医药指南，（9S）：44-45.

王英 .2011. 花椒栽培与管理技术 . 陕西农业科学，57（6）：270-271.

张鸿龄，孙丽娜，孙铁珩，等 .2012. 矿山废弃地生态修复过程中基质改良与植被重建研究进展 . 生态学杂志，（2）：460-467.

14 石　斛

【基本信息】　石斛（*Dendrobium nobile* Lindl.）为兰科石斛属药用植物。其新鲜或干燥茎为石斛中药材。又名黑节草、吊兰花，被收载于《中国药典》（2015 年版）。全世界有石斛属植物 1000 余种，中国有 74 种 2 变种，主要分布于秦岭—淮河以南各省份，其中石斛分布于云南、四川、贵州、重庆、广西、广东、海南、台湾、湖南、湖北、西藏等地，主产于广西、贵州、云南、四川等地。鲜石斛以青绿色、肥满多汁、嚼之有黏性者为佳，干石斛以色金黄、有光泽、质柔韧者为佳。石斛含倍半萜生物碱、甾醇、酚类、多糖等化学成分。其性微寒，味甘，归胃、肾经，具有益胃生津、滋阴清热的功效。现代研究证明，石斛具有解热、免疫调节、促进消化液分泌和消化道运动、消除白内障、抗衰老和抗肿瘤等作用，临床用于治疗咽炎、眼科白内障、癌症等病症。石斛用于保健品及化妆品等。石斛被列为《国家重点保护野生药材物种名录》Ⅲ级保护种类。石斛是国家卫生健康委员会公布的可用于保健食品的中药。

【叶绿体基因组】　石斛的叶绿体基因组序列（GenBank 登录号：NC_029456.1）为典型环状 DNA 分子，总长度为 153 660bp。具有保守的四分状结构，包括一个 LSC 区、一个 SSC 区和一对 IR 区，其长度分别为 85 685bp、14 653bp 和 26 661bp（图 2-14-1）。石

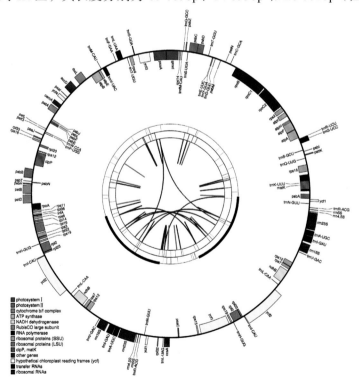

图 2-14-1　石斛叶绿体基因组图谱

图上有 4 个环：从中心向外，第一个圆内红色和绿色的弧线分别表示正向和反向重复序列；第二个圆内的短条表示串联重复序列；第三个圆内的短条表示微卫星重复序列；第四个圆是叶绿体基因组基因结构及其位置分布图。不同功能的基因以不同颜色表示

斛叶绿体基因组的整体 G/C 含量为 37%。其 IR 区的 G/C 含量（43%）高于 SSC 区的 G/C
含量（31%）和 LSC 区的 G/C 含量（35%）。

【编码基因】　石斛的叶绿体基因组包括蛋白质编码基因 84 个、转运 RNA 编码基
因 38 个和核糖体 RNA 编码基因 8 个（表 2-14-1）。其中有 8 个蛋白质编码基因（*atpF*、
ndhB、*rpoC1*、*rps16*、*petB*、*petD*、*rpl16*、*rpl2*）含有 1 个内含子，2 个蛋白质编码基因（*ycf3*、
clpP）含有 2 个内含子。6 个 tRNA 编码基因（*trnV-UAC*、*trnK-UUU*、*trnG-UCC*、*trnL-*
UAA、*trnI-GAU*、*trnA-UGC*）含有 1 个内含子（表 2-14-2）。石斛叶绿体基因组中蛋白质
编码区的长度为 68 797bp，占整个基因组长度的 44.77%。rRNA 基因的长度为 9071bp，
占整个基因组长度的 5.90%。而 tRNA 基因的长度为 3012bp，占整个基因组长度的 1.96%。
石斛叶绿体基因组非编码区主要包括内含子和基因间隔区，其长度占整个基因组长度的
47.37%。

表 2-14-1　石斛叶绿体基因组基因列表

基因功能	基因分类	基因名称
rRNA	rRNA genes	*rrn23S*（×2）、*rrn16S*（×2）、*rrn5S*（×2）、*rrn4.5S*（×2）
tRNA	tRNA genes	38 *trn* genes（6 contain an intron）
自我复制	Small subunit of ribosome	*rps11*、*rps12*（×2）、*rps14*、*rps15*、*rps16*、*rps18*、*rps19*（×2）、*rps2*、*rps3*、*rps4*、*rps7*（×2）、*rps8*
	Large subunit of ribosome	*rpl14*、*rpl22*、*rpl36*、*rpl23*（×2）、*rpl20*、*rpl32*、*rpl2*（×2）、*rpl33*、*rpl16*
	DNA dependent RNA polymerase	*rpoC1*、*rpoC2*、*rpoB*、*rpoA*
光合作用	Subunits of NADH-dehydrogenase	*ndhJ*、*ndhF*、*ndhG*、*ndhE*、*ndhD*、*ndhB*（×2）、*ndhA*、*ndhH*
	Subunits of photosystem Ⅰ	*psaI*、*psaC*、*psaB*、*psaA*、*psaJ*
	Subunits of photosystem Ⅱ	*psbZ*、*psbJ*、*psbB*、*psbC*、*psbF*、*psbI*、*psbK*、*psbT*、*psbD*、*psbN*、*psbL*、*psbM*、*psbE*、*psbH*、*ycf3*
	Subunits of cytochrome b/f complex	*petN*、*petA*、*petD*、*petG*、*petB*、*petL*
	Subunits of ATP synthase	*atpI*、*atpE*、*atpA*、*atpB*、*atpH*、*atpF*
	Large subunit of rubisco	*rbcL*
其他功能	Maturase	*matK*
	Translation initiation factor	*infA*
	Protease	*clpP*
	Envelope membrane protein	*cemA*
	Subunit of acetyl-CoA-carboxylase	*accD*
	c-type cytochrome synthesis gene	*ccsA*
未知功能		*ycf4*、*ycf1*（×3）、*ycf2*（×2）

表 2-14-2　石斛叶绿体基因内含子和外显子位置及长度

基因名称	基因编码序列所在链	起始位置	终点位置	长度 /bp				
				第一外显子	第一内含子	第二外显子	第二内含子	第三外显子
trnK-UUU	−	507	3404	37	2826	35		
rps16	−	3902	5081	40	892	248		

续表

基因名称	基因编码序列所在链	起始位置	终点位置	长度 /bp				
				第一外显子	第一内含子	第二外显子	第二内含子	第三外显子
trnG-UCC	+	8784	9544	31	671	59		
atpF	–	11432	12925	145	939	410		
rpoC1	–	20371	23192	453	761	1608		
ycf3	–	42096	44068	124	721	230	745	153
trnL-UAA	+	46818	47695	35	793	50		
trnV-UAC	–	50131	50795	39	589	37		
clpP	–	69547	71848	71	1026	294	682	229
petB	+	75398	76773	6	728	642		
petD	+	76959	78324	8	862	496		
rpl16	–	81880	83486	9	1199	399		
rpl2	–	85502	87057	385	740	431		
ndhB	–	96258	98489	775	699	758		
trnI-GAU	+	104334	105349	37	944	35		
trnA-UGC	+	105414	106287	38	801	35		
rpl2	–	126816	128371	385	740	431		
ndhB	–	137572	139803	775	699	758		
trnI-GAU	+	145648	146663	37	944	35		
trnA-UGC	+	146728	147601	38	801	35		

注："+"表示正链；"–"表示负链

【重复序列】 在石斛叶绿体基因组中，微卫星重复序列的类型以 A/T 为主，有 36 个；其次为 AT/ AT，有 7 个；还有 AAT/ATT，有 1 个（表 2-14-3）。共发现 55 个串联重复序列，满足总长度超过 20bp 且重复单元之间的相似性大于 90% 两个条件（表 2-14-4）。散在重复序列包括回文重复序列和正向重复序列。以 *e*-value 小于 1E–4 为阈值，石斛叶绿体基因组散在重复序列包括回文重复序列 7 条、正向重复序列 42 条（表 2-14-5）。

表 2-14-3 石斛叶绿体基因组微卫星重复序列数量统计

重复单元类型	重复序列个数
A/T	36
AT/AT	7
AAT/ATT	1

表 2-14-4 石斛叶绿体基因组串联重复序列统计

起点—终点	重复单元大小 /bp	重复单元拷贝数	重复单元一致序列 /bp	重复单元之间的匹配度 /%	插入缺失比例 /%	分值	碱基个数				熵（0—2）
							A	C	G	T	
2509—2674	75	2.3	74	92	4	275	45	6	10	37	1.64
5607—5632	13	2.0	13	100	0	52	38	0	7	53	1.30

续表

起点—终点	重复单元大小 /bp	重复单元拷贝数	重复单元一致序列 /bp	重复单元之间的匹配度 /%	插入缺失比例 /%	分值	碱基个数				熵（0—2）
							A	C	G	T	
5646—5762	59	2.0	58	98	1	225	35	11	3	49	1.57
5913—5948	18	2.0	18	100	0	72	22	44	0	33	1.53
6358—6477	60	2.0	59	96	1	222	33	5	19	41	1.75
7148—7173	13	2.0	13	100	0	52	46	7	7	38	1.61
8150—8189	20	2.0	20	100	0	80	30	10	15	45	1.78
12288—12329	23	1.9	22	90	9	68	38	9	0	52	1.34
15057—15081	12	2.1	12	100	0	50	48	0	16	36	1.46
26883—26916	17	2.0	17	94	0	59	14	17	26	41	1.88
27060—27104	16	2.9	16	90	6	67	55	0	15	28	1.41
28585—28616	16	2.0	16	100	0	64	25	6	6	62	1.42
28618—28642	11	2.3	11	100	0	50	28	8	0	64	1.22
28733—28766	10	3.3	10	91	4	50	29	0	17	52	1.45
30418—30633	107	2.0	107	100	0	432	25	13	22	37	1.91
32365—32499	71	1.9	70	98	1	261	45	12	11	29	1.78
44684—44831	73	2.0	74	97	1	280	22	28	12	35	1.91
47373—47402	14	2.1	14	100	0	60	43	0	30	26	1.55
49364—49602	118	2.1	115	96	3	451	49	13	9	28	1.72
49803—49998	89	2.2	92	92	6	339	41	11	20	26	1.86
53550—53586	19	1.9	19	94	0	65	32	5	0	62	1.18
53559—53588	15	2.1	14	93	6	51	33	6	0	60	1.23
53592—53620	15	1.9	15	100	0	58	24	13	0	62	1.32
55592—55617	9	2.9	9	100	0	52	34	0	42	23	1.54
67534—67563	15	2.0	15	93	0	51	63	13	16	6	1.50
70876—71013	67	2.0	68	95	4	253	40	9	12	37	1.75
71936—72104	80	2.2	80	96	3	317	21	13	4	60	1.50
72339—72376	19	2.0	19	100	0	76	15	15	5	63	1.48
83023—83092	30	2.3	30	100	0	140	22	5	10	61	1.49
84834—84880	23	2.0	23	100	0	94	40	21	4	34	1.73
86116—86192	40	1.9	40	100	0	154	35	22	18	24	1.96
91490—91574	42	2.0	42	100	0	170	30	24	16	28	1.96
91616—91645	15	2.0	15	100	0	60	20	26	13	40	1.89
92744—92796	24	2.2	24	100	0	106	33	7	24	33	1.84
92744—92809	24	2.8	24	90	4	89	33	6	25	34	1.81
93708—93736	9	3.2	9	100	0	58	34	10	0	55	1.34
101103—101129	14	1.9	14	100	0	54	18	14	0	66	1.25
101166—101199	14	2.4	14	95	0	59	29	14	0	55	1.40
101828—101901	23	3.3	23	92	1	123	17	24	4	54	1.60
110586—110634	24	2.0	24	100	0	98	28	28	12	30	1.93

续表

起点—终点	重复单元大小 /bp	重复单元拷贝数	重复单元一致序列 /bp	重复单元之间的匹配度 /%	插入缺失比例 /%	分值	碱基个数 A	C	G	T	熵（0—2）
111856—111909	25	2.2	25	93	3	92	44	12	9	33	1.75
117410—117435	13	2.0	13	100	0	52	7	7	23	61	1.49
120031—120130	40	2.6	40	93	4	170	69	2	13	16	1.29
120688—120713	13	2.0	13	100	0	52	46	15	7	30	1.74
126148—126194	23	2.0	23	100	0	94	40	21	4	34	1.73
127430—127506	40	1.9	40	100	0	154	35	22	18	24	1.96
132804—132888	42	2.0	42	100	0	170	30	24	16	28	1.96
132930—132959	15	2.0	15	100	0	60	20	26	13	40	1.89
134058—134110	24	2.2	24	100	0	106	33	7	24	33	1.84
134058—134123	24	2.8	24	90	4	89	33	6	25	34	1.81
135022—135050	9	3.2	9	100	0	58	34	10	0	55	1.34
142417—142443	14	1.9	14	100	0	54	18	14	0	66	1.25
142480—142513	14	2.4	14	95	0	59	29	14	0	55	1.40
143142—143215	23	3.3	23	92	1	123	17	24	4	54	1.60
151900—151948	24	2.0	24	100	0	98	28	28	12	30	1.93

表 2-14-5 石斛叶绿体基因组散在重复序列特征值

重复单元一长度 /bp	重复单元一起点	重复类型	重复单元二长度 /bp	重复单元二起点	重复单元间隔	e-value
133	111458	D	133	111627	−1	2.23E−68
109	30417	D	109	30524	0	1.58E−56
107	49370	D	107	49488	0	2.52E−55
97	111002	D	97	112424	0	2.64E−49
97	112424	D	97	152316	0	2.64E−49
84	49815	D	84	49904	−2	5.57E−37
73	71944	D	73	72024	0	7.44E−35
59	2524	D	59	2599	0	2.00E−26
59	152771	P	59	152771	−1	3.54E−24
54	70875	D	54	70942	0	2.05E−23
52	5645	D	52	5704	0	3.27E−22
52	32376	D	52	32447	0	3.27E−22
49	6357	D	49	6417	0	2.10E−20
49	101777	D	49	101877	0	2.10E−20
49	101777	D	49	143191	0	2.10E−20
49	101877	D	49	143091	0	2.10E−20
49	143091	D	49	143191	0	2.10E−20
49	114077	P	49	114077	−1	3.08E−18
43	91489	D	43	91531	0	8.58E−17

重复单元 一长度 /bp	重复单元 一起点	重复类型	重复单元 二长度 /bp	重复单元 二起点	重复单元间隔	e-value
43	91489	D	43	132845	0	8.58E–17
43	91531	D	43	132803	0	8.58E–17
43	132803	D	43	132845	0	8.58E–17
40	83022	D	40	83052	0	5.49E–15
43	120047	D	43	120087	−1	1.11E–14
46	29109	P	46	29109	−2	1.25E–14
46	70856	P	46	70856	−2	1.25E–14
47	62653	P	47	62653	−3	1.47E–13
47	101831	D	47	101854	−3	1.47E–13
47	101831	D	47	143168	−3	1.47E–13
47	101854	D	47	143145	−3	1.47E–13
47	143145	D	47	143168	−3	1.47E–13
44	86108	D	44	86148	−2	1.83E–13
44	86108	D	44	127462	−2	1.83E–13
44	86148	D	44	127422	−2	1.83E–13
44	127422	D	44	127462	−2	1.83E–13
40	44718	D	40	44791	−1	6.59E–13
36	81343	P	36	81343	0	1.41E–12
39	44683	D	39	44757	−1	2.57E–12
34	118185	P	34	118185	0	2.25E–11
33	85991	D	33	86028	0	9.00E–11
33	85991	D	33	127342	0	9.00E–11
33	86028	D	33	127305	0	9.00E–11
33	127305	D	33	127342	0	9.00E–11
39	43260	D	39	100184	−2	1.47E–10
39	43260	D	39	141498	−2	1.47E–10
40	92736	D	40	92760	−3	1.47E–09
40	92736	D	40	134074	−3	1.47E–09
40	92760	D	40	134050	−3	1.47E–09
40	134050	D	40	134074	−3	1.47E–09

注：P. palindromic repeat，回文重复序列；D. direct repeat，正向重复序列

【系统发育】　对来自树兰族的 14 个物种和 2 个外类群物种（拟南芥和烟草）的 50个共有蛋白质序列用最大似然法构建系统进化树。其中，独蒜兰与白及聚为一支，表明二者亲缘关系很近，其他 12 个物种聚为一支。随后，石斛单独分离出来，剩余 11 个物种又分为两大支，2 个三尖兰属（*M. picturata*、*M. coccinea*）和 2 个卡特兰属（*C. liliputana*、*C. crispata*）植物聚为一支，6 个珊瑚兰属（*C. trifida*、*C. bulbosa*、*C. mertensiana*、*C. wiste-*

riana、*C. odontorhiza*、*C. macrantha*）与 1 个杜鹃兰属（*C. appendiculata*）聚为一支，与传统分类结果一致。该进化树中大部分节点的 bootstrap 分值较高（＞ 90%），表明该分类结果可信度较高。但石斛与其他兰属植物分离节点上的 bootstrap 分值较低（42%），表明该分类结果不明确（图 2-14-2）。

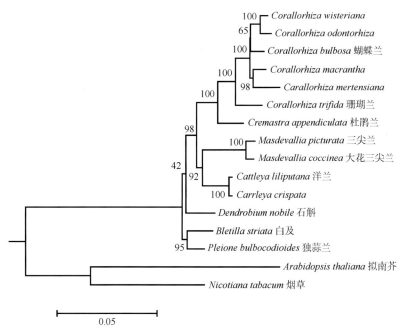

图 2-14-2　树兰族植物系统发育进化分析

参 考 文 献

黎恩立 . 2018. 金钗石斛抗抑郁活性及超微粉碎对其理化性质影响的初步研究 . 广州：广东药科大学硕士学位论文 .

许莉，王江瑞，郭力，等 . 2018. 金钗石斛化学成分的研究 . 中成药，40（5）：1110-1112.

周威，夏杰，孙文博，等 . 2017. 金钗石斛的化学成分和药理作用研究现状 . 中国新药杂志，26（22）：2693-2700.

Biswal D，Konhar R，Debnath M，et al. 2017. Chloroplast genome sequence annotation of *Dendrobium nobile*（Asparagales：Orchidaceae），an endangered medicinal orchid from Northeast India. PLoS Curr：1-17.

Konhar R，Biswal DK，Debnath M，et al. 2016. Complete chloroplast genome sequence of *Dendrobium nobile* from Northeastern India. Genome Announc，4（5）：1088.

Meng CW，He YL，Peng C，et al. 2017. Picrotoxane sesquiterpenoids from the stems of *Dendrobium nobile* and their absolute configurations and angiogenesis effect. Fitoterapia，121：206-211.

Wang JH，Zuo SR，Luo JP. 2017. Structural analysis and immuno-stimulating activity of an acidic polysaccharide from the stems of *Dendrobium nobile* Lindl. Molecules，22（4）：E611.

15 红 花

【基本信息】 红花（*Carthamus tinctorius* L.）为菊科红花属药用植物。其干燥花为红花中药材。又名红蓝花、刺红花，被收载于《中国药典》（2015 年版）。红花栽培于东北、西北、华北、西南、华中及山东、浙江、江苏等地，主产于新疆、云南、四川、河南等地。药材以花冠长、色红、鲜艳、质柔润、无枝刺者为佳。红花主要含有 6- 羟基山柰酚 -3-*O*-葡萄糖苷、红花醌苷、新红花苷、山柰酚等黄酮、黄色色素、脂肪酸、多酚、挥发油等化学成分。其味辛，性温，归心、肝经，具有活血通经、散瘀止痛的功效。现代研究证明，红花具有抗心肌缺血、增加冠脉流量、抗血凝血栓、兴奋子宫、抗炎、免疫调节等作用，临床常用于治疗冠心病、脑血栓、脑动脉硬化症、高血压脑溢血恢复期之偏瘫等疾病。红花是国家卫生健康委员会公布的可用于保健食品的中药。

【叶绿体基因组】 红花的叶绿体基因组序列（GenBank 登录号：NC_030783.1）为典型环状 DNA 分子，总长度为 153 114bp。具有保守的四分状结构，包括一个 LSC 区、一个 SSC 区和一对 IR 区，其长度分别为 84 165bp、18 597bp 和 25 176bp（图 2-15-1）。红

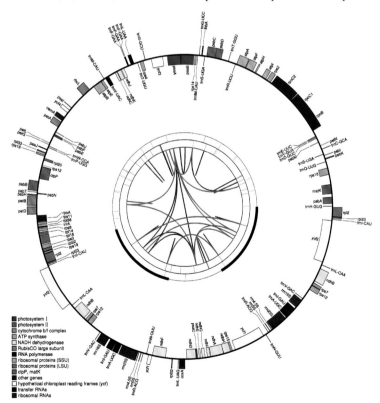

图 2-15-1　红花叶绿体基因组图谱

图上有 4 个环；从中心向外，第一个圆内红色和绿色的弧线分别表示正向和反向重复序列；第二个圆内的短条表示串联重复序列；第三个圆内的短条表示微卫星重复序列；第四个圆是叶绿体基因组基因结构及其位置分布图。不同功能的基因以不同颜色表示

花叶绿体基因组的整体 G/C 含量为 38%。其 IR 区的 G/C 含量（43%）高于 SSC 区的 G/C 含量（31%）和 LSC 区的 G/C 含量（36%）。

【编码基因】 红花的叶绿体基因组包括蛋白质编码基因 84 个、转运 RNA 编码基因 37 个和核糖体 RNA 编码基因 8 个（表 2-15-1）。其中有 10 个蛋白质编码基因（rps16、rpoC1、atpF、petB、petD、rpl16、rpl2、ndhB、ndhA、ndhB）含有 1 个内含子，有 2 个蛋白质编码基因（ycf3、clpP）含有 2 个内含子。有 4 个 tRNA 编码基因（trnA-UGC、trnI-GAU、trnL-UAA、trnV-UAC）含有 1 个内含子（表 2-15-2）。红花叶绿体基因组中蛋白质编码区的长度为 77 123bp，占整个基因组长度的 50.37%。tRNA 基因的长度为 2 917bp，占整个基因组长度的 1.90%。rRNA 基因的长度为 9046bp，占整个基因组长度的 5.91%。红花叶绿体基因组非编码区主要包括内含子和基因间隔区，其长度占整个基因组长度的 41.82%。

表 2-15-1　红花叶绿体基因组基因列表

基因功能	基因分类	基因名称
rRNA	rRNA genes	rrn23S（×2）、rrn16S（×2）、rrn5S（×2）、rrn4.5S（×2）
tRNA	tRNA genes	37 trn genes（4 contain an intron）
自我复制	Small subunit of ribosome	rps11、rps12（×2）、rps14、rps15、rps16、rps18、rps19、rps2、rps3、rps4、rps7（×2）、rps8
	Large subunit of ribosome	rpl14、rpl16、rpl2（×2）、rpl20、rpl22、rpl23（×2）、rpl32、rpl33、rpl36
	DNA dependent RNA polymerase	rpoA、rpoB、rpoC1、rpoC2
光合作用	Subunits of NADH-dehydrogenase	ndhA、ndhB（×2）、ndhC、ndhD、ndhE、ndhF、ndhG、ndhH、ndhI、ndhJ、ndhK
	Subunits of photosystem I	psaA、psaB、psaC、psaI、psaJ
	Subunits of photosystem II	lhbA、psbA、psbB、psbC、psbD、psbE、psbF、psbH、psbI、psbJ、psbK、psbM、psbN、psbT、ycf3
	Subunits of cytochrome b/f complex	petA、petB、petD、petG、petL、petN
	Subunits of ATP synthase	atpA、atpB、atpE、atpF、atpH、atpI
	Large subunit of rubisco	rbcL
其他功能	Translational initiation factor	infA
	Maturase	matK
	Protease	clpP
	Envelope membrane protein	cemA
	c-type cytochrome synthesis gene	ccsA
未知功能		ycf1（×2）、ycf2（×2）、ycf4

表 2-15-2　红花叶绿体基因内含子和外显子位置及长度

基因名称	基因编码序列所在链	起始位置	终点位置	长度 /bp				
				第一外显子	第一内含子	第二外显子	第二内含子	第三外显子
rps16	−	5186	6297	40	845	227		
rpoC1	+	15938	18741	430	734	1640		
atpF	+	26643	27904	143	632	487		
ycf3	−	41885	43830	124	697	230	742	153
trnL-UAA	+	46717	47243	37	440	50		
trnV-UAC	−	51363	52011	38	574	37		
clpP	−	69994	72007	71	810	291	616	226
petB	+	74920	76338	6	759	654		
petD	+	76527	77708	8	699	475		
rpl16	−	81168	82588	9	1013	399		
rpl2	−	84261	85750	397	662	431		
ndhB	−	94343	96541	777	666	756		
trnI-GAU	+	102069	103082	43	936	35		
trnA-UGC	+	103147	104040	38	821	35		
ndhA	−	119187	121331	553	1053	539		
trnA-UGC	−	133241	134134	38	821	35		
trnI-GAU	−	134199	135212	43	936	35		
ndhB	+	140740	142938	777	666	756		
rpl2	+	151531	153020	397	662	431		
rps16	−	5186	6297	40	845	227		

注：“+”表示正链；“−”表示负链

【重复序列】　在红花叶绿体基因组中，微卫星重复序列的类型以 A/T 为主，有 29 个；其次为 AT/AT，有 3 个；还有 C/G，有 1 个（表 2-15-3）。共发现 24 个串联重复序列，满足总长度超过 20bp 且重复单元之间的相似性大于 90% 两个条件（表 2-15-4）。散在重复序列包括回文重复序列和正向重复序列。以 *e*-value 小于 1E–4 为阈值，红花叶绿体基因组散在重复序列包括回文重复序列 20 条、正向重复序列 29 条（表 2-15-5）。

表 2-15-3　红花叶绿体基因组微卫星重复序列数量统计

重复单元类型	重复序列个数
A/T	29
C/G	1
AT/AT	3

表 2-15-4　红花叶绿体基因组串联重复序列统计

起点—终点	重复单元大小 /bp	重复单元拷贝数	重复单元一致序列 /bp	重复单元之间的匹配度 /%	插入缺失比例 /%	分值	碱基个数				熵（0—2）
							A	C	G	T	
108—141	17	2.0	17	100	0	68	29	11	5	52	1.61
4917—4943	13	2.1	13	100	0	54	55	7	14	22	1.64
8930—8962	16	2.1	16	100	0	66	51	0	24	24	1.48
10251—10301	25	2.0	25	100	0	102	41	7	19	31	1.80
11642—11691	26	1.9	26	91	0	82	32	16	14	38	1.88
11871—11941	20	3.5	20	98	0	133	46	18	19	15	1.84
25016—25040	12	2.1	12	100	0	50	60	8	8	24	1.52
29748—29802	27	2.0	27	92	0	92	54	5	3	36	1.41
34785—34812	14	2.0	14	100	0	56	64	21	7	7	1.43
47599—47860	87	3.0	87	96	0	470	25	18	24	30	1.98
48023—48061	12	3.3	12	92	3	62	12	15	0	71	1.14
52054—52083	15	2.0	15	93	0	51	36	16	13	33	1.88
54817—54864	16	3.0	16	96	0	87	43	22	2	31	1.65
56561—56635	25	3.0	25	100	0	150	24	8	32	36	1.84
63177—63220	21	2.1	21	95	0	79	56	6	9	27	1.55
65786—65810	12	2.1	12	100	0	50	40	8	16	36	1.77
68059—68099	21	2.0	21	95	0	73	31	24	9	34	1.88
107255—107316	32	1.9	32	93	0	106	41	22	8	27	1.82
109344—109386	21	2.0	21	100	0	86	67	0	9	23	1.19
113207—113234	14	2.0	14	100	0	56	21	21	0	57	1.41
118556—118588	16	2.1	16	100	0	66	42	6	18	33	1.75
124206—124252	24	2.0	24	100	0	94	10	42	0	46	1.38
124228—124266	18	2.2	18	100	0	78	12	38	0	48	1.42
129965—130026	32	1.9	32	93	0	106	27	8	22	41	1.82

表 2-15-5　红花叶绿体基因组散在重复序列特征值

重复单元一长度 /bp	重复单元一起点	重复类型	重复单元二长度 /bp	重复单元二起点	重复单元间隔	e-value
133	47640	D	133	47727	−3	5.76E−64
107	47666	D	107	47753	−2	1.28E−50
67	47598	D	67	47772	−3	3.92E−25
50	47723	D	50	47810	0	5.20E−21
50	56560	D	50	56585	0	5.20E−21
48	74293	P	48	74293	0	8.32E−20
51	11870	D	51	11890	−1	1.99E−19
57	47629	D	57	47803	−3	2.51E−19
42	43042	D	42	119762	0	3.41E−16

续表

重复单元 一长度 /bp	重复单元 一起点	重复类型	重复单元 二长度 /bp	重复单元 二起点	重复单元间隔	e-value
46	47640	D	46	47814	−2	1.24E−14
48	91403	D	48	91421	−3	3.89E−14
48	91403	P	48	145811	−3	3.89E−14
48	91421	P	48	145829	−3	3.89E−14
48	145811	D	48	145829	−3	3.89E−14
41	43043	D	41	98181	−1	1.68E−13
41	43043	P	41	139058	−1	1.68E−13
41	98181	D	41	119763	−1	1.68E−13
41	119763	P	41	139058	−1	1.68E−13
32	46391	P	32	46391	0	3.57E−10
41	47598	D	41	47685	−3	3.92E−10
30	8507	P	30	44812	0	5.72E−09
32	54816	D	32	54832	−1	3.43E−08
34	11867	D	34	11907	−2	1.13E−07
33	91418	D	33	91436	−2	4.25E−07
33	91418	P	33	145811	−2	4.25E−07
33	91436	P	33	145829	−2	4.25E−07
35	43048	D	35	95142	−3	9.87E−07
35	43048	P	35	142103	−3	9.87E−07
35	91390	D	35	91408	−3	9.87E−07
35	91390	P	35	145837	−3	9.87E−07
35	91408	P	35	145855	−3	9.87E−07
35	95142	D	35	119768	−3	9.87E−07
35	119768	P	35	142103	−3	9.87E−07
35	145837	D	35	145855	−3	9.87E−07
33	124201	D	33	124225	−3	1.32E−05
30	10250	D	30	10275	−2	2.24E−05
30	107254	D	30	107286	−2	2.24E−05
30	107254	P	30	129964	−2	2.24E−05
30	107286	P	30	129996	−2	2.24E−05
30	129964	D	30	129996	−2	2.24E−05
32	8505	D	32	34809	−3	4.79E−05
32	38004	D	32	40228	−3	4.79E−05
31	29744	D	31	29771	−3	1.74E−04
31	123234	P	31	125670	−3	1.74E−04
30	34811	P	30	44812	−3	6.27E−04
30	43046	P	30	75639	−3	6.27E−04

续表

重复单元 一长度 /bp	重复单元 一起点	重复类型	重复单元 二长度 /bp	重复单元 二起点	重复单元间隔	e-value
30	75639	P	30	119766	−3	6.27E–04
30	91390	D	30	91426	−3	6.27E–04
30	91390	P	30	145824	−3	6.27E–04

注：P. palindromic repeat，回文重复序列；D. direct repeat，正向重复序列

【系统发育】 对来自管状花亚科的 14 个物种和 2 个外类群物种（拟南芥和烟草）的 87 个共有蛋白质序列用最大似然法构建系统进化树。其中红花（*C. tinctorius*）与铺散矢车菊（*C. diffusa*）聚为一支，表明二者亲缘关系最近。其他各物种全部与本属物种聚在一处，与传统分类结果一致（图 2-15-2）。

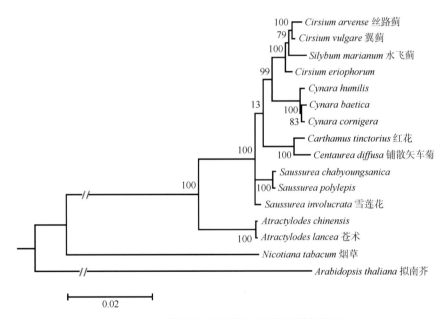

图 2-15-2 管状花亚科植物系统发育进化分析

参 考 文 献

崔丹丹，李林林，王继龙，等 . 2019. 盐碱胁迫对红花种子萌发的影响 . 中药材，（1）：33-36.

国家药典委员会 . 2015. 中华人民共和国药典（2015 年版）一部 . 北京：中国医药科技出版社：151.

国家中医药管理局《中华本草》编委会 . 1999. 中华本草（第二册）. 上海：上海科学技术出版社：520-523.

刘宁，刘媛，潘蕾，等 . 2017. 红花的研究进展 . 中国医药导刊，19（5）：527-530.

孙嘉磊，覃瑞，邢永忠，等 . 2018. 基于测序技术的红花基因组学研究进展 . 分子植物育种，16（18）：5934-5939.

肖培根 . 2002. 新编中药志（第一卷）. 北京：化学工业出版社：477-480.

邢越阳，高崎，张雪，等 . 2019. 西红花 HPLC 指纹图谱建立及成分分析 . 中成药，41（1）：134-140.

16 地 黄

【基本信息】　地黄（*Rehmannia glutinosa*（Gaetn.）Libosch. ex Fisch. et Mey.）为玄参科地黄属药用植物。其新鲜或干燥块根为地黄中药材。又名生地、熟地，被收载于《中国药典》（2015年版）。地黄栽培于辽宁、河北、河南、山西、山东、内蒙古、江苏、安徽、浙江、湖北、湖南、陕西、甘肃、四川等地，主产于河南温县、孟州、武陟，山西临汾、运城、长治，山东聊城、烟台等地。鲜地黄以粗壮、色红黄者为佳；生地黄以块大、体重、断面乌黑者为佳。地黄主要含环烯醚萜苷、糖脂、多糖、寡糖等化学成分。鲜地黄性寒，味甘苦，归心、肝、肾经，具有清热、凉血、生津的功效；生地黄性寒，味甘苦，入心、肝、肾经，具有清热、滋阴、生津、养血的功效；熟地黄性寒，味甘，归肝、肾经，具有补血滋润、益精填髓的功效。现代研究证明，地黄具有止血、补血、增强心脏收缩力、稳定血压、降血糖、提高免疫系统功能、镇静、抗衰老、抗炎、提高蛋白质代谢及利尿等作用，临床用于治疗心血管疾病、糖尿病、高血压、阿尔茨海默病等。生地黄与熟地黄是国家卫生健康委员会公布的可用作保健食品原料的中药。

【叶绿体基因组】　地黄的叶绿体基因组序列（GenBank 登录号：NC_034308.1）为典型环状 DNA 分子，总长度为 153 622bp。具有保守的四分状结构，包括一个 LSC 区、一个 SSC 区和一对 IR 区，其长度分别为 84 777bp、17 579bp 和 25 633bp（图 2-16-1）。地

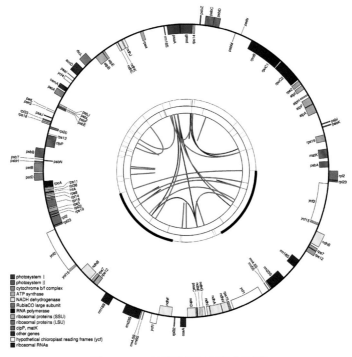

图 2-16-1　地黄叶绿体基因组图谱

图上有 4 个环：从中心向外，第一个圆内红色和绿色的弧线分别表示正向和反向重复序列；第二个圆内的短条表示串联重复序列；第三个圆内的短条表示微卫星重复序列；第四个圆是叶绿体基因组基因结构及其位置分布图。不同功能的基因以不同颜色表示

黄叶绿体基因组的整体 G/C 含量为 38%。其 IR 区的 G/C 含量（43%）高于 SSC 区的 G/C 含量（32%）和 LSC 区的 G/C 含量（36%）。

【编码基因】 地黄的叶绿体基因组包括蛋白质编码基因 87 个、转运 RNA 编码基因 31 个和核糖体 RNA 编码基因 8 个（表 2-16-1）。其中有 11 个蛋白质编码基因（*rps16*、*atpF*、*rpoC1*、*petB*、*petD*、*rpl16*、*rpl2*、*ndhB*、*ndhA*、*ndhB*、*rpl2*）含有 1 个内含子，1 个蛋白质编码基因（*clpP*）含有 2 个内含子（表 2-16-2）。地黄叶绿体基因组中蛋白质编码区的长度为 80 471bp，占整个基因组长度的 52.38%。rRNA 基因的长度为 9060bp，占整个基因组长度的 5.90%。而 tRNA 基因的长度为 2915bp，占整个基因组长度的 1.90%。地黄叶绿体基因组非编码区主要包括内含子和基因间隔区，其长度占整个基因组长度的 39.82%。

表 2-16-1 地黄叶绿体基因组基因列表

基因功能	基因分类	基因名称
rRNA	rRNA genes	*rrn23S*（×2）、*rrn16S*（×2）、*rrn5S*（×2）、*rrn4.5S*（×2）
tRNA	tRNA genes	31 *trn* genes
自我复制	Small subunit of ribosome	*rps11*、*rps1*（×2）、*rps14*、*rps15*、*rps16*、*rps18*、*rps19*、*rps2*、*rps3*、*rps4*、*rps7*（×2）、*rps8*
	Large subunit of ribosome	*rpl14*、*rpl16*、*rpl2*（×2）、*rpl20*、*rpl22*、*rpl23*（×2）、*rpl32*、*rpl33*、*rpl36*
	DNA dependent RNA polymerase	*rpoC1*、*rpoC2*、*rpoB*、*rpoA*
光合作用	Subunits of NADH-dehydrogenase	*ndhA*、*ndhB*（×2）、*ndhC*、*ndhD*、*ndhE*、*ndhF*、*ndhG*、*ndhH*、*ndhI*、*ndhJ*、*ndhK*
	Subunits of photosystem Ⅰ	*psaA*、*psaB*、*psaC*、*psaI*、*psaJ*
	Subunits of photosystem Ⅱ	*psbA*、*psbB*、*psbC*、*psbD*、*psbE*、*psbF*、*psbH*、*psbI*、*psbJ*、*psbK*、*psbL*、*psbM*、*psbN*、*psbT*、*psbZ*
	Subunits of cytochrome b/f complex	*petA*、*petB*、*petD*、*petG*、*petL*、*petN*
	Subunits of ATP synthase	*atpA*、*atpB*、*atpE*、*atpF*、*atpH*、*atpI*
	Large subunit of rubisco	*rbcL*
其他功能	Maturase	*matK*
	Translation initiation factor	*infA*
	Protease	*clpP*
	Envelope membrane protein	*cemA*
	Subunit of acetyl-CoA-carboxylase	*accD*
	c-type cytochrome synthesis gene	*ccsA*
未知功能		*ycf1*（×2）、*ycf15*（×2）、*ycf2*（×2）、*ycf4*

表 2-16-2　地黄叶绿体基因内含子和外显子位置及长度

基因名称	基因编码序列所在链	起始位置	终点位置	长度 /bp				
				第一外显子	第一内含子	第二外显子	第二内含子	第三外显子
rps16	–	4951	6081	40	864	227		
atpF	–	11581	12834	145	699	410		
rpoC1	–	20701	23514	430	765	1619		
clpP	–	70713	72675	71	738	294	634	226
petB	+	75581	76944	6	716	642		
petD	+	77138	78348	8	728	475		
rpl16	–	81770	83049	9	872	399		
rpl2	–	84671	86149	396	609	474		
ndhB	–	94938	97149	775	679	758		
ndhA	–	119440	121462	553	931	539		
ndhB	+	141080	143291	775	679	758		
rpl2	+	152080	153576	396	609	492		

注："+"表示正链；"–"表示负链

【重复序列】　在地黄叶绿体基因组中，微卫星重复序列的类型以 A/T 为主，有 28 个；其次为 AT/AT，有 2 个；还有 C/G，有 1 个（表 2-16-3）。共发现 18 个串联重复序列，满足总长度超过 20bp 且重复单元之间的相似性大于 90% 两个条件（表 2-16-4）。散在重复序列包括回文重复序列和正向重复序列。以 *e*-value 小于 1E–4 为阈值，地黄叶绿体基因组散在重复序列包括回文重复序列 27 条、正向重复序列 22 条（表 2-16-5）。

表 2-16-3　地黄叶绿体基因组微卫星重复序列数量统计

重复单元类型	重复序列个数
A/T	28
C/G	1
AT/AT	2

表 2-16-4　地黄叶绿体基因组串联重复序列统计

起点—终点	重复单元大小 /bp	重复单元拷贝数	重复单元一致序列 /bp	重复单元之间的匹配度 /%	插入缺失比例 /%	分值	碱基个数				熵（0—2）
							A	G	C	T	
8206—8245	20	2.0	20	100	0	80	25	20	0	55	1.44
17599—17641	21	2.0	21	100	0	86	30	4	23	41	1.74
31483—31514	16	2.0	16	100	0	64	31	6	12	50	1.65
36145—36178	1	34.0	1	93	0	59	97	0	0	2	0.19
47027—47052	12	2.2	12	100	0	52	50	0	7	42	1.31

起点—终点	重复单元大小 /bp	重复单元拷贝数	重复单元一致序列 /bp	重复单元之间的匹配度 /%	插入缺失比例 /%	分值	碱基个数				熵（0—2）
							A	G	C	T	
47256—47297	18	2.3	18	91	0	66	35	2	11	50	1.52
47264—47299	18	2.0	18	100	0	72	33	5	11	50	1.61
47568—47593	13	2.0	13	100	0	52	53	15	0	30	1.42
49253—49278	13	2.0	13	100	0	52	53	7	23	15	1.67
60592—60636	21	2.1	21	100	0	90	31	22	15	31	1.95
68760—68800	21	2.0	21	95	0	73	29	26	9	34	1.88
70616—70657	20	2.1	20	100	0	84	30	4	4	59	1.39
91761—91850	18	5.2	18	90	4	123	30	8	25	35	1.86
99662—99686	10	2.5	10	100	0	50	40	0	8	52	1.31
107637—107697	31	2.0	31	90	0	95	40	19	11	27	1.86
130532—130592	31	2.0	31	90	0	95	27	11	19	40	1.86
138543—138567	10	2.5	10	100	0	50	52	8	0	40	1.31
146379—146456	18	4.3	18	95	0	120	33	26	10	29	1.89

表 2-16-5　地黄叶绿体基因组散在重复序列特征值

重复单元一长度 /bp	重复单元一起点	重复类型	重复单元二长度 /bp	重复单元二起点	重复单元间隔	e-value
121	42174	P	121	100875	0	9.39E-64
121	42174	D	121	137232	0	9.39E-64
58	115190	P	58	115190	0	7.99E-26
60	91772	D	60	91790	−3	4.61E-21
60	91772	P	60	146378	−3	4.61E-21
60	91790	P	60	146396	−3	4.61E-21
60	146378	D	60	146396	−3	4.61E-21
41	98775	D	41	120016	0	1.37E-15
41	120016	P	41	139412	0	1.37E-15
50	91786	D	50	91804	−3	2.77E-15
50	91786	P	50	146374	−3	2.77E-15
50	91804	P	50	146392	−3	2.77E-15
46	78378	P	46	78378	−2	1.25E-14
45	113330	P	45	113330	−3	2.05E-12
42	43812	D	42	120015	−3	1.06E-10
39	43815	D	39	98777	−2	1.46E-10
39	43815	P	39	139412	−2	1.46E-10
36	36136	D	36	36137	−1	1.52E-10

重复单元 一长度 /bp	重复单元 一起点	重复类型	重复单元 二长度 /bp	重复单元 二起点	重复单元 间隔	e-value
36	44931	P	36	62532	−1	1.52E−10
31	0	P	31	84661	0	1.44E−09
34	91802	D	34	91820	−1	2.29E−09
34	91802	P	34	146374	−1	2.29E−09
34	91820	P	34	146392	−1	2.29E−09
39	36144	D	39	36145	−3	5.42E−09
39	42091	D	39	42296	−3	5.42E−09
39	123145	P	39	123145	−3	5.42E−09
30	8055	P	30	45541	0	5.76E−09
38	74953	P	38	74959	−3	2.00E−08
35	36136	D	35	36138	−2	3.01E−08
34	36136	D	34	36139	−3	3.63E−06
31	64342	P	31	64344	−2	6.02E−06
30	29564	P	30	29604	−2	2.25E−05
30	36143	D	30	36147	−2	2.25E−05
30	36143	D	30	36148	−2	2.25E−05
30	75788	P	30	75788	−2	2.25E−05
32	8053	D	32	35485	−3	4.82E−05
32	91786	D	32	91822	−3	4.82E−05
32	91786	P	32	146374	−3	4.82E−05
32	91822	P	32	146410	−3	4.82E−05
32	146374	D	32	146410	−3	4.82E−05
31	55374	P	31	66451	−3	1.75E−04
30	9596	D	30	36399	−3	6.31E−04
30	35487	P	30	45541	−3	6.31E−04
30	36142	D	30	36148	−3	6.31E−04
30	43827	D	30	98789	−3	6.31E−04
30	43827	P	30	139409	−3	6.31E−04
30	89366	D	30	89408	−3	6.31E−04
30	89366	P	30	148790	−3	6.31E−04
30	89408	P	30	148832	−3	6.31E−04

注：P. palindromic repeat，回文重复序列；D. direct repeat，正向重复序列

【高可变区】 为了发现地黄属物种间的高可变区，采用 K2p 模型计算基因间区的遗传距离（图 2-16-2）。总共 71 个基因间区，其 K2p 值分布于 0.74 ～ 2.92。其中 *psbE-petL*、 *psaA-ycf3*、*rps19-rpl2* 的 K2p 值较高，分别为 2.92、1.47、1.33。由此可见，地黄属的几个物种在这几个区域的变异较大，可作为潜在的分子标记开发区域。

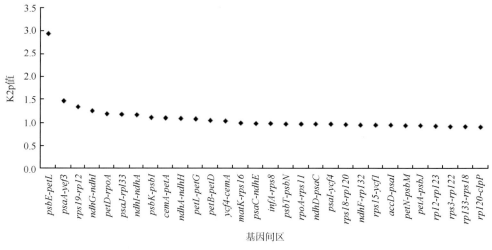

图 2-16-2 地黄属物种基因间区的遗传距离分析结果

【系统发育】 对来自地黄属的 6 个物种和 2 个外类群物种（拟南芥和烟草）的 76 个共有蛋白质序列用最大似然法构建系统进化树。茄叶地黄（*R. solanifolia*）和湖北地黄（*R. henryi*）2 个物种聚为一支，其余 4 个物种聚为一支；随后，地黄（*R. glutinosa*）单分出来为一支；接着，裂叶地黄（*R. piasezkii*）又单分出来，剩下天目地黄（*R. chingii*）和高地黄（*R. elata*）2 个物种聚为一支。地黄单分出来的分支节点 bootstrap 分值较低（＜90%），表明该分支的可信度较低，其与其他物种的亲缘关系有待进一步确定（图 2-16-3）。

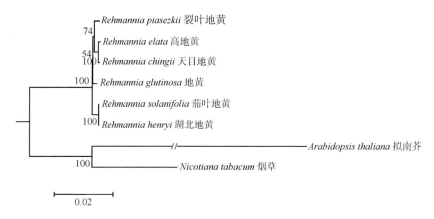

图 2-16-3 地黄属植物系统发育进化分析

【*K*_A/*K*_S 选择压力分析】 以图 2-16-3 的系统进化树作为参考，利用 Hyphy 软件中的 aBSREL 模型对蛋白质编码基因进行选择压力分析（表 2-16-6）。共发现 1 个基因在物种 *R. piasezkii* 中受到正向选择：*ccsA*。

表 2-16-6　地黄属植物 K_A/K_S 选择压力分析

物种	基因	优化的枝长	LRT	*p*-value
R. piasezkii	*ccsA*	0.0018	13.3642	0.0047

注：LRT. 似然比检验

参 考 文 献

Shi HX，Xiao CH，Zhou T，et al. 2018. Genetic diversity and quality analysis of *Rehmannia glutinosa* in different germplasm. Zhongguo Zhong Yao Za Zhi，43（21）：4210-4216.

Xu L，Zhang W，Zeng L，et al. 2017. *Rehmannia glutinosa* polysaccharide induced an anti-cancer effect by activating natural killer cells. Int J Biol Macromol，105（Pt1）：680-685.

Zeng SY，Zhou T，Han K，et al. 2017. The complete chloroplast genome sequences of six *Rehmannia* species. Genes，8（3）：103.

17 杜 仲

【基本信息】 杜仲（*Eucommia ulmoides* Oliv.）为杜仲科杜仲属药用植物。其干燥树皮和叶为杜仲和杜仲叶中药材。又名连丝木、玉丝皮，被收载于《中国药典》（2015年版）。杜仲野生分布于西南、华中、华东及陕西、甘肃、广东、广西等地，现全国各地广泛栽培，主产于华中及贵州、陕西、四川等地，以贵州、四川产量大，质量佳。杜仲主要含有松脂醇二葡萄糖苷等木脂素、山柰酚、槲皮素等黄酮、苯丙酸等化学成分。其味甘，性温，归肝、肾经，具有补肝肾、强筋骨、安胎的功效。现代研究证明，杜仲具有降压、调节免疫平衡、镇静镇痛、抗菌、健脑提神、保肝等作用，临床用于治疗腰脊酸疼、足膝痿弱、胎动不安、高血压等病症。《中国珍稀濒危保护植物名录》把杜仲列为国家二级保护植物。杜仲和杜仲叶是国家卫生健康委员会公布的可用于保健食品的中药。杜仲叶、果实、树皮等可提取杜仲胶，为工业用天然大分子材料。

【叶绿体基因组】 杜仲的叶绿体基因组序列（GenBank 登录号：NC_037948.1）为典型环状 DNA 分子，总长度为 163 586bp。具有保守的四分状结构，包括一个 LSC 区、一个 SSC 区和一对 IR 区，其长度分别为 86 772bp、14 166bp 和 31 324bp（图 2-17-1）。杜

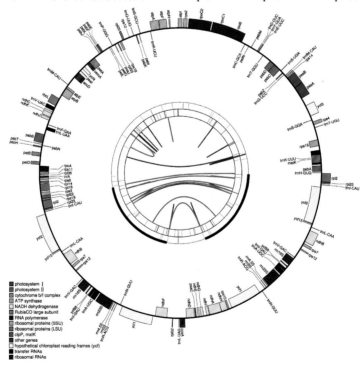

图 2-17-1　杜仲叶绿体基因组图谱

图上有 4 个环：从中心向外，第一个圆内红色和绿色的弧线分别表示正向和反向重复序列；第二个圆内的短条表示串联重复序列；第三个圆内的短条表示微卫星重复序列；第四个圆是叶绿体基因组基因结构及其位置分布图。不同功能的基因以不同颜色表示

仲叶绿体基因组的整体 G/C 含量为 38%。其 IR 区的 G/C 含量（39%）低于 SSC 区的 G/C 含量（41%），但高于 LSC 区的 G/C 含量（37%）。

【编码基因】　杜仲的叶绿体基因组包括蛋白质编码基因 89 个、转运 RNA 编码基因 35 个和核糖体 RNA 编码基因 8 个（表 2-17-1）。其中共有 6 个蛋白质编码基因（*rpoC1*、*atpF*、*rps16*、*ndhB*、*ndhA*、*rpl2*）含有 1 个内含子，1 个蛋白质编码基因（*ycf3*）含有 2 个内含子。5 个 tRNA 编码基因（*trnK-UUU*、*trnV-UAC*、*trnL-UAA*、*trnI-GAU*、*trnA-UGC*）含有 1 个内含子（表 2-17-2）。杜仲叶绿体基因组中蛋白质编码区的长度为 85 029bp，占整个基因组长度的 51.98%。rRNA 基因的长度为 9066bp，占整个基因组长度的 5.54%。而 tRNA 基因的长度为 2895bp，占整个基因组长度的 1.77%。杜仲叶绿体基因组非编码区主要包括内含子和基因间隔区，其长度占整个基因组长度的 40.71%。

表 2-17-1　杜仲叶绿体基因组基因列表

基因功能	基因分类	基因名称
rRNA	rRNA genes	*rrn23S*（×2）、*rrn16S*（×2）、*rrn5S*（×2）、*rrn4.5S*（×2）
tRNA	tRNA genes	35 *trn* genes（5 contain an intron）
自我复制	Small subunit of ribosome	*rps11*、*rps12*（×2）、*rps14*、*rps15*、*rps16*、*rps18*、*rps19*、*rps2*、*rps3*、*rps4*、*rps7*（×2）、*rps8*
	Large subunit of ribosome	*rpl14*、*rpl16*、*rpl2*（×2）、*rpl20*、*rpl22*、*rpl23*（×2）、*rpl132*、*rpl33*、*rpl36*
	DNA dependent RNA polymerase	*rpoA*、*rpoB*、*rpoC1*、*rpoC2*
光合作用	Subunits of NADH-dehydrogenase	*ndhA*、*ndhB*（×2）、*ndhC*、*ndhD*、*ndhE*、*ndhF*、*ndhG*、*ndhH*、*ndhI*、*ndhJ*、*ndhK*
	Subunits of photosystem Ⅰ	*psaA*、*psaB*、*psaC*、*psaI*、*psaJ*
	Subunits of photosystem Ⅱ	*psbA*、*psbB*、*psbC*、*psbD*、*psbE*、*psbF*、*psbH*、*psbI*、*psbJ*、*psbK*、*psbL*、*psbM*、*psbN*、*psbT*、*psbZ*、*ycf3*
	Subunits of cytochrome b/f complex	*petA*、*petB*、*petD*、*petG*、*petL*、*petN*
	Subunits of ATP synthase	*atpA*、*atpB*、*atpE*、*atpF*、*atpH*、*atpI*
	Large subunit of rubisco	*rbcL*
其他功能	Maturase	*matK*
	Translational initiation factor	*infA*
	Envelope membrane protein	*cemA*
	Subunit of acetyl-CoA-carboxylase	*accD*
	c-type cytochrome synthesis gene	*ccsA*
未知功能		*ycf15*（×2）、*ycf1*（×2）、*ycf4*、*ycf2*（×2）、*ycf68*（×2）

表 2-17-2　杜仲叶绿体基因内含子和外显子位置及长度

基因名称	基因编码序列所在链	起始位置	终点位置	长度 /bp				
				第一外显子	第一内含子	第二外显子	第二内含子	第三外显子
trnK-UUU	−	1571	4160	37	2518	35		
rps16	−	4906	6073	40	916	212		
ycf3	+	10485	12529	124	747	230	791	153
rpoC1	+	32380	35218	451	763	1625		

续表

基因名称	基因编码序列所在链	起始位置	终点位置	长度 /bp				
				第一外显子	第一内含子	第二外显子	第二内含子	第三外显子
atpF	+	43300	44633	165	698	471		
trnV-UAC	+	69608	70270	38	590	35		
trnL-UAA	–	73377	73974	37	511	50		
rpl16	–	83743	85131	9	987	393		
rpl2	–	86837	88345	397	684	428		
ndhB	–	97341	99543	775	670	758		
trnI-GAU	+	104968	105991	42	947	35		
trnA-UGC	+	106056	106936	38	808	35		
ndhA	–	128322	130596	553	1183	539		
trnA-UGC	–	143422	144302	38	808	35		
trnI-GAU	–	144367	145390	42	947	35		
ndhB	+	150815	153017	775	670	758		
rpl2	+	162013	163522	397	685	428		

注："+"表示正链；"–"表示负链

【重复序列】 在杜仲叶绿体基因组中，微卫星重复序列的类型以 A/T 为主，其次为 AT/ AT，二者合计占所有重复序列总数的 90% 以上（表2-17-3）。共发现 15 个串联重复序列，满足总长度超过 20bp 且重复单元之间的相似性大于 90% 两个条件（表2-17-4）。散在重复序列包括回文重复序列和正向重复序列。以 *e*-value 小于 1E–4 为阈值，杜仲叶绿体基因组散在重复序列包括回文重复序列 21 条、正向重复序列 29 条（表2-17-5）。

表 2-17-3 杜仲叶绿体基因组微卫星重复序列数量统计

重复单元类型	重复序列个数
A/T	25
C/G	1
AT/AT	8

表 2-17-4 杜仲叶绿体基因组串联重复序列统计

起点—终点	重复单元大小 /bp	重复单元拷贝数	重复单元一致序列 /bp	重复单元之间的匹配度 /%	插入缺失比例 /%	分值	碱基个数				熵（0—2）
							A	C	G	T	
6805—7077	86	3.2	86	91	4	412	52	0	0	45	1.11
13304—13469	47	3.6	47	91	7	261	32	6	0	61	1.20
24286—24378	32	2.9	32	100	0	186	50	2	3	44	1.30
57082—57182	40	2.5	40	100	0	202	16	10	0	72	1.12
60979—61065	31	2.8	32	96	3	167	68	12	2	16	1.30
62645—62746	45	2.3	45	98	0	195	24	29	28	17	1.97
62869—62959	36	2.5	36	100	0	182	21	29	14	34	1.93

| 起点—终点 | 重复单元大小 /bp | 重复单元拷贝数 | 重复单元一致序列 /bp | 重复单元之间的匹配度 /% | 插入缺失比例 /% | 分值 | 碱基个数 | | | | 熵（0—2） |
							A	C	G	T	
95413—95543	36	3.6	36	96	0	235	30	12	40	16	1.85
111809—111867	30	2.0	30	93	0	100	54	8	11	25	1.65
116872—116946	36	2.1	36	97	0	141	44	13	18	24	1.85
117828—117916	44	2.0	44	95	0	160	40	10	20	29	1.85
132443—132531	44	2.0	44	95	0	160	29	20	10	40	1.85
133412—133486	36	2.1	36	97	0	141	24	18	13	44	1.85
138491—138549	30	2.0	30	93	0	100	25	11	8	54	1.65
154815—154945	36	3.6	36	96	0	235	16	40	12	30	1.85

表 2-17-5 杜仲叶绿体基因组散在重复序列特征值

重复单元一长度 /bp	重复单元一起点	重复类型	重复单元二长度 /bp	重复单元二起点	重复单元间隔	e-value
16 965	100837	P	16 965	132555	−2	0.00E+00
16 938	100864	P	16 938	132555	−1	0.00E+00
16 892	100910	P	16 892	132555	0	0.00E+00
13 569	87267	P	13 569	149521	0	0.00E+00
496	86772	P	496	163090	0	1.80E−289
293	117803	P	293	132262	0	2.97E−167
239	7549	D	239	74248	−2	2.47E−129
95	95412	D	95	95448	−3	1.79E−41
95	95412	P	95	154814	−3	1.79E−41
95	95448	P	95	154850	−3	1.79E−41
95	154814	D	95	154850	−3	1.79E−41
76	154833	D	76	154869	−1	3.01E−34
68	6977	D	68	7008	0	8.64E−32
61	24285	D	61	24317	0	1.42E−27
61	57081	D	61	57121	0	1.42E−27
59	13363	D	59	13410	0	2.26E−26
61	46514	P	61	46514	−1	2.59E−25
55	62868	D	55	62904	0	5.80E−24
65	62858	D	65	62894	−3	6.52E−24
57	62644	D	57	62689	−1	6.20E−23
53	6813	D	53	6900	0	9.28E−23
53	89054	D	53	89132	0	9.28E−23
53	89054	P	53	161172	0	9.28E−23
53	89132	P	53	161250	0	9.28E−23

续表

重复单元 一长度 /bp	重复单元 一起点	重复类型	重复单元 二长度 /bp	重复单元 二起点	重复单元间隔	e-value
53	161172	D	53	161250	0	9.28E–23
58	6870	D	58	6956	–2	1.35E–21
53	96595	P	53	96595	–1	1.48E–20
53	96595	D	53	153709	–1	1.48E–20
53	153709	P	53	153709	–1	1.48E–20
59	95412	D	59	95484	–3	1.99E–20
59	95412	P	59	154814	–3	1.99E–20
59	95484	P	59	154886	–3	1.99E–20
59	154814	D	59	154886	–3	1.99E–20
56	7136	D	56	7194	–2	2.01E–20
58	117827	D	58	117849	–3	7.55E–20
58	117827	P	58	132451	–3	7.55E–20
58	117849	P	58	132473	–3	7.55E–20
58	132451	D	58	132473	–3	7.55E–20
50	6878	D	50	6964	–1	8.91E–19
46	13318	D	46	13333	0	1.52E–18
52	64647	P	52	69499	–2	4.43E–18
42	7150	D	42	7208	0	3.89E–16
42	64684	D	42	64705	0	3.89E–16
39	60985	D	39	61016	0	2.49E–14
48	62510	D	48	62525	–3	4.44E–14
48	117846	D	48	117868	–3	4.44E–14
48	117846	P	48	132442	–3	4.44E–14
48	117868	P	48	132464	–3	4.44E–14
45	117827	D	45	117871	–2	5.42E–14
45	117827	P	45	132442	–2	5.42E–14

注：P. palindromic repeat，回文重复序列；D. direct repeat，正向重复序列

【系统发育】 对来自于金缕梅亚纲 11 目的 19 个物种和 2 个外类群物种（欧洲夹竹桃和小粒咖啡）的 61 个共有蛋白质序列用最大似然法构建系统进化树。杜仲（*E. ulmoides*）最先从金缕梅亚纲分出来，表明其与该亚纲其他目的亲缘关系均较远。随后，双蕊花目 1 个物种（*P. terminalis*）、昆栏树目 2 个物种（*T. aralioides*、*T. sinense*）、金缕梅目 2 个物种（*E. pleiosperma*、*P. occidentalis*）聚为一支，其余 13 个物种聚为一支。荨麻目 4 个科的 4 个物种聚为一支，且 bootstrap 值均为 100，表明该分支结果的可信度高（图 2-17-2）。

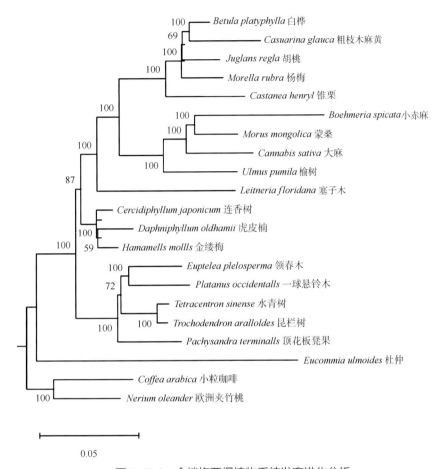

图 2-17-2 金缕梅亚纲植物系统发育进化分析

参 考 文 献

董兴叶，许明君，邓辰辰，等 .2016. 亚临界水萃取杜仲叶黄酮类化合物工艺优化研究 . 河南工业大学学报（自然科学版），
　37（1）：84-87.
龚兆全，吴哲，蒋豆玉，等 .2018. 植物生长调节剂对杜仲叶杜仲胶含量的影响 . 安徽农业科学，（12）：125-126+130.
何念武，杨超 .2015. 杜仲叶中绿原酸的提取及其在果蔬保鲜中的应用 . 江西农业学报，（7）：107-110.
林杰，江汉美，卢金清 .2018.HS-SPME-GC-MS 法分析杜仲和杜仲叶中挥发性成分 . 安徽农业科学，46（10）：165-166.

18 川 赤 芍

【基本信息】　川赤芍［*Paeonia anomala* subsp. *veitchii*（Lynch）D. Y. Hong & K. Y. Pan］为毛茛科芍药属药用植物。其干燥根为赤芍中药材。又称赤芍药，被收载于《中国药典》（2015年版）。川赤芍分布于四川、甘肃、陕西、内蒙古、黑龙江、青海、西藏、云南、山西。商品药材来自野生，主产于内蒙古、黑龙江等地。以根条粗长、去皮、质松者为优质药材。赤芍中含单萜苷、酚类、有机酸、挥发油等化学成分。其性微寒，味苦，归肝经，具有清热凉血、散瘀止痛的功效。现代研究证明，赤芍具有抗血栓、抗凝血、镇静、抗炎、抑菌、降脂等作用，临床用于治疗冠心病、肺心病和脑缺血等病症。

【叶绿体基因组】　川赤芍的叶绿体基因组序列（GenBank登录号：NC_032401.1）为典型环状DNA分子，总长度为152 682bp。具有保守的四分状结构，包括一个LSC区、一个SSC区和一对IR区，其长度分别为84 397bp、16 977bp和25 654bp（图2-18-1）。

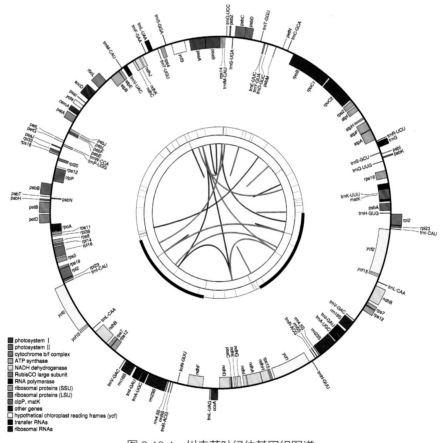

图 2-18-1　川赤芍叶绿体基因组图谱

图上有4个环：从中心向外，第一个圆内红色和绿色的弧线分别表示正向和反向重复序列；第二个圆内的短条表示串联重复序列；第三个圆内的短条表示微卫星重复序列；第四个圆是叶绿体基因组基因结构及其位置分布图。不同功能的基因以不同颜色表示

川赤芍叶绿体基因组的整体 G/C 含量为 38%。其 IR 区的 G/C 含量（43%）高于 SSC 区的 G/C 含量（33%）和 LSC 区的 G/C 含量（37%）。

【编码基因】 川赤芍的叶绿体基因组包括蛋白质编码基因 84 个、转运 RNA 编码基因 37 个和核糖体 RNA 编码基因 8 个（表 2-18-1）。其中 9 个蛋白质编码基因（*rps16*、*atpF*、*rpoC1*、*petB*、*petD*、*rpl16*、*rpl2*、*ndhB*、*ndhA*）有 1 个内含子，2 个蛋白质编码基因（*ycf3*、*clpP*）有 2 个内含子。有 5 个 tRNA 编码基因（*trnK-UUU*、*trnL-UAA*、*trnV-UAC*、*trnI-GAU*、*trnA-UGC*）含有 1 个内含子（表 2-18-2）。川赤芍叶绿体基因组中蛋白质编码区的长度为 77 269bp，占整个基因组长度的 50.61%。rRNA 基因的长度为 9060bp，占整个基因组长度的 5.93%。而 tRNA 基因的长度为 2870bp，占整个基因组长度的 1.88%。川赤芍叶绿体基因组非编码区主要包括内含子和基因间隔区，其长度占整个基因组长度的 41.58%。

表 2-18-1 川赤芍叶绿体基因组基因列表

基因功能	基因分类	基因名称
rRNA	rRNA genes	*rrn16S*（×2）、*rrn23S*（×2）、*rrn4.5S*（×2）、*rrn5S*（×2）
tRNA	tRNA genes	37 *trn* genes（5 contain an intron）
自我复制	Small subunit of ribosome	*rps11*、*rps12*（×2）、*rps14*、*rps15*、*rps16*、*rps18*、*rps19*、*rps2*、*rps3*、*rps4*、*rps7*（×2）、*rps8*
	Large subunit of ribosome	*rpl14*、*rpl16*、*rpl2*（×2）、*rpl20*、*rpl23*（×2）、*rpl33*、*rpl36*
	DNA dependent RNA polymerase	*rpoA*、*rpoB*、*rpoC1*、*rpoC2*
光合作用	Subunits of NADH-dehydrogenase	*ndhA*、*ndhB*（×2）、*ndhC*、*ndhD*、*ndhE*、*ndhF*、*ndhG*、*ndhH*、*ndhI*、*ndhJ*、*ndhK*
	Subunits of photosystem Ⅰ	*psaA*、*psaB*、*psaC*、*psaI*、*psaJ*
	Subunits of photosystem Ⅱ	*psbA*、*psbB*、*psbC*、*psbD*、*psbE*、*psbF*、*psbH*、*psbI*、*psbJ*、*psbK*、*psbL*、*psbM*、*psbN*、*psbT*、*psbZ*、*ycf3*
	Subunits of cytochrome b/f complex	*petA*、*petB*、*petD*、*petG*、*petL*、*petN*
	Subunits of ATP synthase	*atpA*、*atpB*、*atpE*、*atpF*、*atpH*、*atpI*
	Large subunit of rubisco	*rbcL*
其他功能	Maturase	*matK*
	Protease	*clpP*
	Envelope membrane protein	*cemA*
	Subunit of acetyl-CoA-carboxylase	*accD*
	c-type cytochrome synthesis gene	*ccsA*
未知功能		*ycf1*、*ycf15*（×2）、*ycf2*（×2）、*ycf4*

表 2-18-2　川赤芍叶绿体基因内含子和外显子位置及长度

基因名称	基因编码序列所在链	起始位置	终点位置	长度 /bp				
				第一外显子	第一内含子	第二外显子	第二内含子	第三外显子
trnK-UUU	–	1702	4227	37	2454	35		
rps16	–	4942	6031	46	811	233		
trnG	+	9318	10090	34	691	48		
atpF	–	12108	13376	160	696	413		
rpoC1	–	21414	24167	430	702	1622		
ycf3	–	43236	45216	124	725	230	749	153
trnL-UAA	+	47963	48589	37	540	50		
trnV-UAC	–	52264	52911	39	572	37		
clpP	–	70173	72093	71	678	291	655	226
petB	+	75024	76444	6	764	651		
petD	+	76654	77832	9	696	474		
rpl16	–	81297	82714	9	1007	402		
rpl2	–	84476	85971	397	668	431		
ndhB	–	94627	96841	775	682	758		
trnI-GAU	+	102366	103375	42	933	35		
trnA-UGC	+	103440	104229	38	717	35		
ndhA	–	118781	120880	544	1017	539		
trnA-UGC	–	132852	133641	38	717	35		
trnI-GAU	–	133706	134715	42	933	35		
ndhB	+	140240	142454	775	682	758		
rpl2	+	151110	152605	397	668	431		

注："+"表示正链；"–"表示负链

【重复序列】　在川赤芍叶绿体基因组中，微卫星重复序列的类型以 A/T 为主，有 44 个；其次为 AT/ AT，有 6 个；还有 C/G，有 1 个（表 2-18-3）。共发现 7 个串联重复序列，满足总长度超过 20bp 且重复单元之间的相似性大于 90% 两个条件（表 2-18-4）。散在重复序列包括回文重复序列和正向重复序列。以 *e*-value 小于 1E–4 为阈值，川赤芍散在重复序列包括回文重复序列 21 条、正向重复序列 21 条（表 2-18-5）。

表 2-18-3　川赤芍叶绿体基因组微卫星重复序列数量统计

重复单元类型	重复序列个数
A/T	44
C/G	1
AT/AT	6

表 2-18-4　川赤芍叶绿体基因组串联重复序列统计

起点—终点	重复单元拷贝数	重复单元一致序列 /bp	重复单元之间的匹配度 /%	插入缺失比例 /%	分值	重复单元拷贝数	碱基个数 A	C	G	T	熵（0—2）
14532—14557	13	2.0	100	13	0	52	30	30	15	23	1.95
48325—48410	39	2.3	95	39	4	158	45	9	15	30	1.77
91205—91286	18	4.6	96	18	0	146	26	15	28	29	1.96
98855—98883	13	2.3	94	13	5	51	20	3	0	75	0.94
110060—110100	20	2.0	95	20	0	73	65	4	7	21	1.37
138198—138226	13	2.3	94	13	5	51	75	0	3	20	0.94
145795—145876	18	4.6	96	18	0	146	29	28	15	26	1.96

表 2-18-5　川赤芍叶绿体基因组散在重复序列特征值

重复单元一长度 /bp	重复单元一起点	重复类型	重复单元二长度 /bp	重复单元二起点	重复单元间隔	e-value
64	91204	D	64	91222	−2	3.50E−25
64	91204	P	64	145794	−2	3.50E−25
64	91222	P	64	145812	−2	3.50E−25
64	145794	D	64	145812	−2	3.50E−25
54	91214	D	54	91232	−1	3.27E−21
54	91214	P	54	145794	−1	3.27E−21
54	91232	P	54	145812	−1	3.27E−21
52	145806	D	52	145824	−1	5.04E−20
42	98504	D	42	119357	0	3.39E−16
42	119357	P	42	138534	0	3.39E−16
49	91201	D	49	91237	−3	1.03E−14
49	91201	P	49	145794	−3	1.03E−14
49	91237	P	49	145830	−3	1.03E−14
49	145791	D	49	145827	−3	1.03E−14
34	48329	D	34	48368	0	2.22E−11
39	91214	D	39	91250	−2	1.45E−10
39	91214	P	39	145791	−2	1.45E−10
39	91250	P	39	145827	−2	1.45E−10
37	145806	D	37	145842	−2	2.08E−09
39	44403	D	39	98506	−3	5.35E−09
39	44403	D	39	119359	−3	5.35E−09
39	44403	P	39	138535	−3	5.35E−09
35	37314	P	35	87455	−2	2.97E−08
35	37314	D	35	149590	−2	2.97E−08
34	8566	P	34	45975	−2	1.12E−07

续表

重复单元 一长度 /bp	重复单元 一起点	重复类型	重复单元 二长度 /bp	重复单元 二起点	重复单元 间隔	e-value
34	31012	P	34	31012	−2	1.12E−07
31	301	P	31	334	−2	5.95E−06
31	44411	D	31	98514	−2	5.95E−06
31	44411	D	31	119367	−2	5.95E−06
31	44411	P	31	138535	−2	5.95E−06
33	126628	P	33	126633	−3	1.31E−05
32	37323	P	32	87449	−3	4.76E−05
32	37323	D	32	149599	−3	4.76E−05
31	18183	P	31	18227	−3	1.73E−04
31	91201	D	31	91255	−3	1.73E−04
31	91201	P	31	145794	−3	1.73E−04
31	91255	P	31	145848	−3	1.73E−04
31	145791	D	31	145845	−3	1.73E−04
30	10334	D	30	10336	−3	6.23E−04
30	23060	D	30	81740	−3	6.23E−04
30	36291	P	30	45975	−3	6.23E−04
30	39456	D	30	41680	−3	6.23E−04

注：P. palindromic repeat，回文重复序列；D. direct repeat，正向重复序列

【高可变区】 为了发现芍药属物种间的高可变区，采用 K2p 模型计算基因间区的遗传距离（图 2-18-2）。总共 66 个基因间区，其 K2p 值分布于 0.88 ～ 2.25。其中 *psbK-psbI*、*petG-trnW-CCA*、*petA-psbJ* 的 K2p 值较高，分别为 2.25、2.19、1.90。由此可见，芍药属的几个物种在这几个区域的变异较大，可作为潜在的分子标记开发区域。

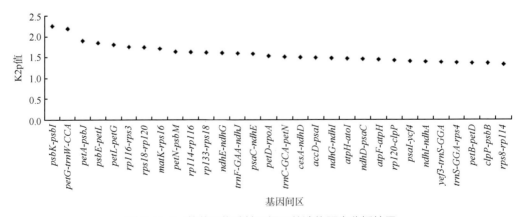

图 2-18-2　芍药属物种基因间区的遗传距离分析结果

【系统发育】 对来自芍药属的 9 个物种和 2 个外类群物种（拟南芥和烟草）的 87

个共有蛋白质序列用最大似然法构建系统进化树。其中川赤芍（*P. anomala* subsp. *veitchii*）与草芍药（*P. obovata*）聚为一支，其他 7 个物种聚为一支，与传统分类结果一致（图 2-18-3）。

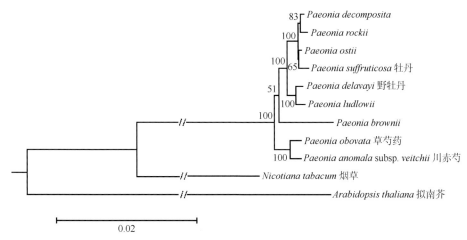

图 2-18-3　芍药属植物系统发育进化分析

【K_A/K_S 选择压力分析】　以图 2-18-3 的系统进化树作为参考，利用 Hyphy 软件中的 aBSREL 模型对蛋白质编码基因进行选择压力分析（表 2-18-6）。共发现 2 个川赤芍基因受到正向选择：*rpl2*、*rps12*。在 *P. brownii* 中，*atpI*、*ndhF* 2 个基因被正向选择；在 *P. suffruticosa* 中，*ndhB*、*ndhJ*、*psaA*、*rbcL*、*rpoA*、*rps2* 共 6 个基因被正向选择；在 *P. obovata* 中，*rbcL* 基因被正向选择；在 *P. ludlowii* 中，*rps3* 基因被正向选择。

表 2-18-6　芍药属植物 K_A/K_S 选择压力分析

物种	基因	优化的枝长	LRT	*p*-value
P. brownii	*atpI*	0.0063	11.7216	0.0157
	ndhF	0.0063	455.0555	< 0.0001*
P. suffruticosa	*ndhB*	0.0014	176.7028	< 0.0001*
	ndhJ	0.0014	75.1469	< 0.0001*
	psaA	0.0014	650.4861	< 0.0001*
	rbcL	0.0014	44.5000	< 0.0001*
	rpoA	0.0014	22.1459	0.0001
	rps2	0.0014	46.5087	< 0.0001*
P. obovata	*rbcL*	0.0029	13.0201	0.0081
P. anomala subsp. *veitchii*	*rpl2*	0.0044	133.2998	< 0.0001*
	rps12	0.0044	46.1463	< 0.0001*
P. ludlowii	*rps3*	0.0042	67.6904	< 0.0001*

注：LRT. 似然比检验；"*"表示值小于 0.0001

【宏 DNA 条形码的发现及其 PCR 扩增引物设计】 为了发现能够区分芍药属物种的宏 DNA 条形码序列及其 PCR 扩增引物，利用 ecoPrimers 对芍药属植物叶绿体基因组序列进行分析。用来设计 PCR 扩增引物的保守区间见表 2-18-7。可以依据区间设计引物，使用这些引物对芍药 DNA 进行 PCR 扩增，对 PCR 产物进行桑格测序或是高通量测序，通过序列比较和特征分析区分芍药属的 9 个物种。

表 2-18-7 部分基于 ecoPrimers 发现的引物设计保守区间

编号	保守区间序列	物种拉丁名	GenBank 序列号	保守区间序列 起点—终点
1	TGAACCCGCGCATGGTGGATTCACAAC CCACTGCCTTGATCCACTTGGCTACA TCCGCCC	*P. obovata*	NC_026076	5—77
		P. anomala subsp. *veitchii*	NC_032401	7—9
		P. ludlowii	NC_035623	3—75
		P. delavayi	NC_035718	1538—1610
		P. ostii	NC_036834	83—155
		P. rockii	NC_037772	62—134
		P. suffruticosa	NC_037879	7—79
		P. brownii	NC_037880	6—78
		P. decomposita	NC_039425	4—76
2	TTAAAATATTTAACTTAGATACTAGGTTA	*P. obovata*	NC_026076	79—107
		P. anomala subsp.*veitchii*	NC_032401	81—109
		P. ludlowii	NC_035623	77—105
		P. delavayi	NC_035718	1612—1640
		P. ostii	NC_036834	157—185
		P. rockii	NC_037772	136—164
		P. suffruticosa	NC_037879	81—109
		P. brownii	NC_037880	80—108
		P. decomposita	NC_039425	78—106
3	CAAGAGGCTTAGAAATCCTTTATTTTTG AAACCCAATCGCTCTTTTGATTTTGA AAAAA	*P. obovata*	NC_026076	3666—3724
		P. anomala subsp.*veitchii*	NC_032401	3674—3732
		P. ludlowii	NC_035623	3670—3728
		P. delavayi	NC_035718	5203—5261
		P. ostii	NC_036834	3761—3819
		P. rockii	NC_037772	3739—3797
		P. suffruticosa	NC_037879	3684—3742
		P. brownii	NC_037880	3662—3720
		P. decomposita	NC_039425	3678—3736
4	ATTTTTAACATCTAATTAGATCGGGTAAT CATTC	*P. obovata*	NC_026076	3876—3909
		P. anomala subsp. *veitchii*	NC_032401	3886—3919
		P. ludlowii	NC_035623	3884—3917
		P. delavayi	NC_035718	5416—5449
		P. ostii	NC_036834	3973—4006
		P. rockii	NC_037772	3945—3978
		P. suffruticosa	NC_037879	3895—3928
		P. brownii	NC_037880	3876—3909
		P. decomposita	NC_039425	3885—3918

续表

编号	保守区间序列	物种拉丁名	GenBank 序列号	保守区间序列 起点—终点
5	AATTAAGAACAGAAGCTCGTTTCTTCTT ATTTCCCTATAATTGGA	*P. obovata*	NC_026076	3911—3955
		P. anomala subsp. *veitchii*	NC_032401	3921—3965
		P. ludlowii	NC_035623	3919—3963
		P. delavayi	NC_035718	5451—5495
		P. ostii	NC_036834	4008—4052
		P. rockii	NC_037772	3980—4024
		P. suffruticosa	NC_037879	3930—3974
		P. brownii	NC_037880	3911—3955
		P. decomposita	NC_039425	3920—3964
6	CCGCAGGGCTCTATCCATTTATTCACTC AACCCAATTTCGAATTCGTTTTGTTC CGCTCCAAAAGCTTTGTGCCGATCCC GTATTCTC	*P. obovata*	NC_026076	3957—4044
		P. anomala subsp. *veitchii*	NC_032401	3967—4054
		P. ludlowii	NC_035623	3965—4052
		P. delavayi	NC_035718	5497—5584
		P. ostii	NC_036834	4054—4141
		P. rockii	NC_037772	4026—4113
		P. suffruticosa	NC_037879	3976—4063
		P. brownii	NC_037880	3957—4044
		P. decomposita	NC_039425	3966—4053

参 考 文 献

国家药典委员会. 2015. 中华人民共和国药典（2015 年版）一部. 北京：中国医药科技出版社：158.

冀兰鑫，黄浩，李长志，等. 2010. 赤芍药理作用的研究进展. 药物评价研究，33（3）：233-236.

陆小华，马骁，王建，等. 2015. 赤芍的化学成分和药理作用研究进展. 中草药，46（4）：595-602.

阮金兰，赵钟祥，曾庆忠，等. 2003. 赤芍化学成分和药理作用的研究进展. 中国药理学通报，19（9）：956-970.

四川省食品药品监督管理局. 2010. 四川省中药材标准（2010 年版）. 成都：四川科学技术出版社.

万德光，彭成，赵军宁. 2005. 四川道地中药材志. 成都：四川科学技术出版社：252.

万德光. 2007. 中药品种品质与药效. 上海：上海科学技术出版社：504-513.

杨勇，朱炜，薛阁，等. 2017. 四川西部川赤芍野生居群的表型多样性分析. 植物资源与环境学报，26（3）：11-18.

Zhang G，Sun J，Li Y，et al. 2016. The complete chloroplast genome of *P. anomala* subsp. *veitchii*. Mitochondrial DNA Part B-Resour，
　　1：191-192.

19 赤 豆

【基本信息】　赤豆［*Vigna angularis*（Wild.）Ohwi et Ohashi］为豆科豇豆属药用植物。其干燥成熟种子为赤小豆中药材。又名赤豆、红豆、红赤豆，被收载于《中国药典》（2015年版）。赤豆在我国南北均有栽培。赤豆含有五环三萜皂苷类、黄酮类、鞣质等化学成分。其性平，味甘、酸，归心、小肠经，具有利水消肿、解毒排脓的功效。现代研究证明，赤豆具有降血糖、抗肿瘤、保肝、抗氧化等作用，临床用于糖尿病、肿瘤、肝病及水肿胀满等病症。

【叶绿体基因组】　赤豆的叶绿体基因组序列（GenBank 登录号：NC_021091.1）为典型环状 DNA 分子，总长度为 151 683bp。具有保守的四分状结构，包括一个 LSC 区、一个 SSC 区和一对 IR 区，其长度分别为 81 283bp、17 472bp 和 26 464bp（图 2-19-1）。赤

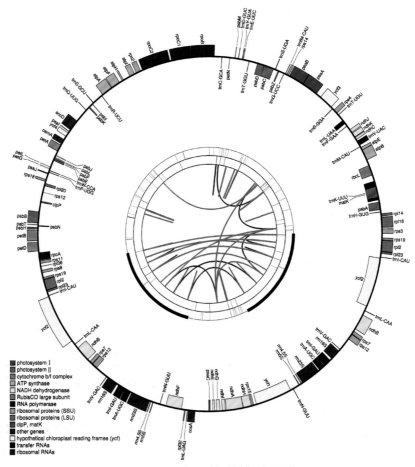

图 2-19-1　赤豆叶绿体基因组图谱

图上有 4 个环：从中心向外，第一个圆内红色和绿色的弧线分别表示正向和反向重复序列；第二个圆内的短条表示串联重复序列；第三个圆内的短条表示微卫星重复序列；第四个圆是叶绿体基因组基因结构及其位置分布图。不同功能的基因以不同颜色表示

豆叶绿体基因组的整体 G/C 含量为 35%。其 IR 区的 G/C 含量（41%）高于 SSC 区的 G/C 含量（29%）和 LSC 区的 G/C 含量（33%）。

【编码基因】　赤豆的叶绿体基因组包括蛋白质编码基因 81 个、转运 RNA 编码基因 34 个和核糖体 RNA 编码基因 8 个（表 2-19-1）。其中 8 个蛋白质编码基因（*rpl16*、*rpoC1*、*atpF*、*petB*、*petD*、*rpl2*、*ndhB*、*ndhA*）含有 1 个内含子，1 个蛋白质编码基因（*ycf3*）含有 2 个内含子。有 4 个 tRNA 编码基因（*trnK-UUU*、*trnC-ACA*、*trnL-UAA*、*trnI-GAU*）含有 1 个内含子（表 2-19-2）。赤豆叶绿体基因组中蛋白质编码区的长度为 75 696bp，占整个基因组长度的 49.90%。rRNA 基因的长度为 9064bp，占整个基因组长度的 5.98%。而 tRNA 基因的长度为 2781bp，占整个基因组长度的 1.83%。赤豆叶绿体基因组非编码区主要包括内含子和基因间隔区，其长度占整个基因组长度的 42.29%。

表 2-19-1　赤豆叶绿体基因组基因列表

基因功能	基因分类	基因名称
rRNA	rRNA genes	*rrn23S*（×2）、*rrn16S*（×2）、*rrn5S*（×2）、*rrn4.5S*（×2）
tRNA	tRNA genes	34 *trn* genes（4 contain an intron）
自我复制	Small subunit of ribosome	*rps2*、*rps18*、*rps8*、*rps4*、*rps7*（×2）、*rps11*、*rps12*（×2）、*rps15*、*rps19*（×2）、*rps3*、*rps14*
	Large subunit of ribosome	*rpl14*、*rpl36*、*rpl23*（×2）、*rpl20*、*rpl32*、*rpl2*（×2）、*rpl16*
	DNA dependent RNA polymerase	*rpoC1*、*rpoC2*、*rpoB*、*rpoA*
光合作用	Subunits of NADH-dehydrogenase	*ndhK*、*ndhJ*、*ndhF*、*ndhG*、*ndhE*、*ndhB*（×2）、*ndhC*、*ndhA*、*ndhH*、*ndhI*
	Subunits of photosystem Ⅰ	*psaI*、*psaC*、*psaB*、*psaA*、*psaJ*
	Subunits of photosystem Ⅱ	*psbZ*、*psbJ*、*psbB*、*psbA*、*psbC*、*psbF*、*psbI*、*psbK*、*psbT*、*psbD*、*psbN*、*psbL*、*psbM*、*psbE*、*psbH*、*ycf3*
	Subunits of cytochrome b/f complex	*petN*、*petA*、*petD*、*petG*、*petB*、*petL*
	Subunits of ATP synthase	*atpI*、*atpE*、*atpA*、*atpB*、*atpH*、*atpF*
	Large subunit of rubisco	*rbcL*
其他功能	Maturase	*matK*
	Protease	*clpP*
	Envelope membrane protein	*cemA*
	Subunit of acetyl-CoA-carboxylase	*accD*
	c-type cytochrome synthesis gene	*ccsA*
未知功能		*ycf4*、*ycf1*、*ycf2*（×2）

表 2-19-2　赤豆叶绿体基因内含子和外显子位置及长度

基因名称	基因编码序列所在链	起始位置	终点位置	长度 /bp				
				第一外显子	第一内含子	第二外显子	第二内含子	第三外显子
rpl16	+	849	2257	9	1001	399		
trnK-UUU	−	4654	7289	37	2564	35		
trnC-ACA	+	12611	13274	39	588	37		

续表

基因名称	基因编码序列所在链	起始位置	终点位置	长度 /bp				
				第一外显子	第一内含子	第二外显子	第二内含子	第三外显子
trnL-UAA	–	16183	16772	37	503	50		
ycf3	+	19178	21179	124	690	230	805	153
rpoC1	+	40480	43298	432	764	1623		
atpF	+	51254	52510	145	714	398		
petB	+	75315	76775	6	813	642		
petD	+	76978	78178	9	718	474		
rpl2	–	82177	83664	394	660	434		
ndhB	–	92728	94898	721	692	758		
trnI-GAU	+	100452	101471	42	941	37		
trnA-UGC	+	101534	102417	38	811	35		
ndhA	–	116243	118618	553	1284	539		
trnA-UGC	–	130551	131434	37	811	36		
trnI-GAU	–	131497	132516	42	941	37		
ndhB	+	138070	140240	721	692	758		
rpl2	+	149304	150791	394	660	434		

注："+"表示正链;"–"表示负链。

【重复序列】 在赤豆叶绿体基因组中,微卫星重复序列的类型以 A/T 为主,有 48 个;其次为 AT/AT,有 7 个(表 2-19-3)。共发现 29 个串联重复序列,满足总长度超过 20bp 且重复单元之间的相似性大于 90% 两个条件(表 2-19-4)。散在重复序列包括回文重复序列和正向重复序列。以 e-value 小于 1E–4 为阈值,赤豆叶绿体基因组散在重复序列包括回文重复序列 29 条、正向重复序列 20 条(表 2-19-5)。

表 2-19-3　赤豆叶绿体基因组微卫星重复序列数量统计

重复单元类型	重复序列个数
A/T	48
AT/AT	7

表 2-19-4　赤豆叶绿体基因组串联重复序列统计

起点—终点	重复单元大小 /bp	重复单元拷贝数	重复单元一致序列 /bp	重复单元之间的匹配度 /%	插入缺失比例 /%	分值	碱基个数				熵（0~2）
							A	C	G	T	
3181—3231	21	2.5	21	93	3	86	47	19	9	23	1.79
15508—15537	2	15.0	2	92	0	51	46	3	0	50	1.18
15979—16019	21	2.0	21	95	0	73	41	19	4	34	1.73
16029—16064	18	2.0	18	94	0	63	52	0	19	27	1.46
16872—16902	12	2.6	12	94	0	53	54	0	0	45	0.99

起点—终点	重复单元大小 /bp	重复单元拷贝数	重复单元一致序列 /bp	重复单元之间的匹配度 /%	插入缺失比例 /%	分值	碱基个数				熵（0—2）
							A	C	G	T	
17391—17417	14	1.9	14	100	0	54	51	7	3	37	1.48
17541—17565	13	1.9	13	100	0	50	16	12	0	72	1.13
27371—27398	14	2.0	14	100	0	56	28	14	0	57	1.38
27478—27535	29	2.0	29	96	0	107	46	6	12	34	1.68
34249—34291	21	2.0	21	100	0	86	32	9	13	44	1.76
35466—35522	28	2.0	28	100	0	114	36	7	7	49	1.57
54393—54422	14	2.1	14	93	0	51	43	20	0	36	1.52
55579—55604	12	2.2	12	100	0	52	38	7	0	53	1.30
58612—58637	13	2.0	13	100	0	52	30	15	7	46	1.74
64984—65015	16	2.0	16	100	0	64	12	18	0	68	1.20
64983—65018	16	2.3	15	90	9	63	13	19	0	66	1.24
65013—65038	13	2.0	13	100	0	52	30	15	0	53	1.42
67176—67219	17	2.6	17	96	0	79	47	9	15	27	1.76
67176—67226	17	3.0	17	91	0	75	49	7	15	27	1.72
81587—81638	16	3.2	16	100	0	104	17	13	23	46	1.83
89573—89655	36	2.3	36	95	0	148	33	6	27	32	1.81
89573—89646	18	4.1	18	100	0	148	33	5	27	33	1.80
92296—92324	10	2.9	10	100	0	58	51	0	17	31	1.45
120294—120356	21	3.0	21	100	0	126	47	14	4	33	1.65
121428—121457	15	2.0	15	100	0	60	60	0	13	26	1.34
123134—123165	15	2.1	15	100	0	64	6	12	0	81	0.87
140644—140672	10	2.9	10	100	0	58	31	17	0	51	1.45
143322—143395	18	4.1	18	100	0	148	33	27	5	33	1.80
151330—151381	16	3.2	16	100	0	104	46	23	13	17	1.83

表 2-19-5　赤豆叶绿体基因组散在重复序列特征值

重复单元一长度 /bp	重复单元一起点	重复类型	重复单元二长度 /bp	重复单元二起点	重复单元间隔	e-value
287	84088	D	287	86036	0	1.05E–163
287	84088	P	287	146644	0	1.05E–163
287	86036	P	287	148592	0	1.05E–163
287	146644	D	287	148592	0	1.05E–163
64	27625	P	64	27625	0	1.90E–29
60	120469	P	60	120469	0	4.87E–27
66	15664	P	66	15664	–2	2.29E–26

续表

重复单元 一长度 /bp	重复单元 一起点	重复类型	重复单元 二长度 /bp	重复单元 二起点	重复单元 间隔	e-value
65	89572	D	65	89590	−2	8.90E−26
65	89572	P	65	143312	−2	8.90E−26
65	89590	P	65	143330	−2	8.90E−26
65	143312	D	65	143330	−2	8.90E−26
50	68777	P	50	68777	0	5.10E−21
50	1781	P	50	116809	−2	5.63E−17
42	120293	D	42	120314	0	3.35E−16
47	89572	D	47	89608	−2	3.18E−15
47	89572	P	47	143312	−2	3.18E−15
47	89608	P	47	143348	−2	3.18E−15
47	143312	D	47	143348	−2	3.18E−15
43	105970	P	43	105970	−1	1.08E−14
43	105970	D	43	126954	−1	1.08E−14
43	126954	P	43	126954	−1	1.08E−14
40	81586	D	40	81602	−1	6.42E−13
40	81586	P	40	151325	−1	6.42E−13
40	81602	P	40	151341	−1	6.42E−13
40	151325	D	40	151341	−1	6.42E−13
42	1779	P	42	96604	−2	2.59E−12
42	1779	D	42	136321	−2	2.59E−12
42	19311	P	42	19311	−2	2.59E−12
34	67360	P	34	67360	0	2.19E−11
32	28596	P	32	28650	0	3.51E−10
38	15503	P	38	15503	−2	5.42E−10
35	1796	P	35	116809	−1	5.76E−10
40	96604	D	40	116819	−3	1.43E−09
40	116819	P	40	136323	−3	1.43E−09
37	19918	P	37	116821	−2	2.05E−09
39	7700	P	39	7700	−3	5.28E−09
32	1789	P	32	96604	−1	3.37E−08
32	1789	D	32	136331	−1	3.37E−08
37	1782	D	37	19918	−3	7.19E−08
33	15500	D	33	34665	−2	4.17E−07
30	35464	D	30	35492	−1	5.05E−07
30	100325	P	30	100358	−1	5.05E−07
30	100325	D	30	132579	−1	5.05E−07
30	100358	D	30	132612	−1	5.05E−07

续表

重复单元 一长度 /bp	重复单元 一起点	重复类型	重复单元 二长度 /bp	重复单元 二起点	重复单元 间隔	e–value
30	132579	P	30	132612	−1	5.05E–07
34	27477	D	34	27506	−3	3.54E–06
34	67175	D	34	67192	−3	3.54E–06
31	18834	P	31	55837	−2	5.87E–06
30	31846	P	30	31874	−2	2.20E–05

注：P. palindromic repeat，回文重复序列；D. direct repeat，正向重复序列

【系统发育】 对来自菜豆属的 18 个物种和 2 个外类群物种（拟南芥和烟草）的 68 个共有蛋白质序列用最大似然法构建系统进化树。首先，*A. americana* 单分出来为一支；随后，大果油麻藤（*M. macrocarpa*）、木豆（*C. cajan*）又单分出来。余下 15 个物种又聚为 2 支，其中，菜豆属 1 个物种菜豆（*P. vulgaris*）和豇豆属 3 个物种豇豆（*V. unguiculata*）、赤豆（*V. angularis*）和绿豆（*V. radiata*）聚为一支，大豆属 10 个物种（*G. canescens*、*G. cyrtoloba*、*G. dolichocarpa*、*G. falcata*、*G. gracilis*、*G. max*、*G. soja*、*G. stenophita*、*G. syndetika*、*G. tomentella*）与豆薯（*P. erosus*）聚为一支，与传统分类结果一致。赤豆与绿豆和豇豆的亲缘关系最近，与 *A. americana*、大果油麻藤的亲缘关系较远。该进化树各分支节点的 bootstrap 分值均较高（＞ 90%），表明该分类结果的可信度较高（图 2-19-2）。

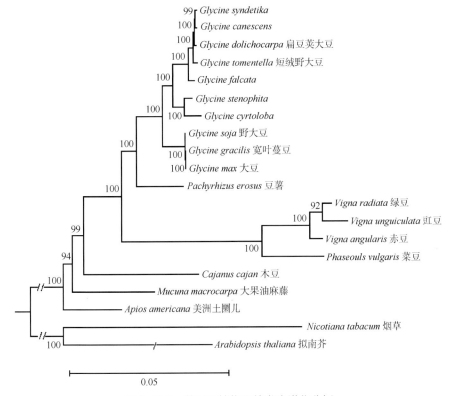

图 2-19-2 菜豆属植物系统发育进化分析

参 考 文 献

国家药典委员会 . 2015. 中华人民共和国药典（2015 年版）一部 . 北京：中国医药科技出版社：157.

宁颖，孙建，吕海宁，等 . 2013. 赤小豆的化学成分研究 . 中国中药杂志，38（12）：1938.

Inada M. 2004. A systematic search for RNA editing sites in pea chloroplasts：an editing event causes diversification from the evolutionarily conserved amino acid sequence. Plant and Cell Physiology，45（11）：1615-1622.

Ken N，Akito K，Norihiko T，et al. 2013. *De novo* assembly of the complete organelle genome sequences of azuki bean（*Vigna angularis*）using next-generation sequencers. Breeding Science，63（2）：176-182.

Lin CP，Ko CY，Kuo CI，et al. 2015. Transcriptional slippage and RNA editing increase the diversity of transcripts in chloroplasts：insight from deep sequencing of *Vigna radiata* genome and transcriptome. PLoS One，10（6）：e0129396.

Tangphatsornruang S，Sangsrakru D，Chanprasert J，et al. 2010. The chloroplast genome sequence of mungbean（*Vigna radiata*）determined by high-throughput pyrosequencing：structural organization and phylogenetic relationships. DNA Research，17（1）：11-22.

20 土 沉 香

【基本信息】 土沉香 [*Aquilaria sinensis*（Lour.）Spreng.] 是瑞香科沉香属药用植物。其含树脂木材为沉香中药材。又名白木香、沉水香，被收载于《中国药典》（2015 年版）。土沉香分布于广东、海南、广西、云南等地，国内栽培主产于广东、海南等地。以体重、色棕黑油润、燃之有油渗出、香气浓烈者为佳。沉香含有挥发油、三萜等化学成分。其性微温，味辛、苦，归脾、胃、肾经，具有行气止痛、温中止呕、纳气平喘的功效。现代研究表明，沉香可促进胃肠运动，抑制肠管平滑肌收缩，抗心肌缺血，止喘，对中枢神经系统有抑制作用等，临床用于治疗心肌缺血引起的心绞痛、胃痛等病症。土沉香被《中国珍稀濒危保护植物名录》收录，被《中国国家重点保护野生植物名录》列为二级保护植物。

【叶绿体基因组】 土沉香的叶绿体基因组序列（GenBank 登录号：NC_029243.1）为典型环状 DNA 分子，总长度为 159 565bp。具有保守的四分状结构，包括一个 LSC 区、一个 SSC 区和一对 IR 区，其长度分别为 87 350bp、19 779bp 和 26 218bp（图 2-20-1）。

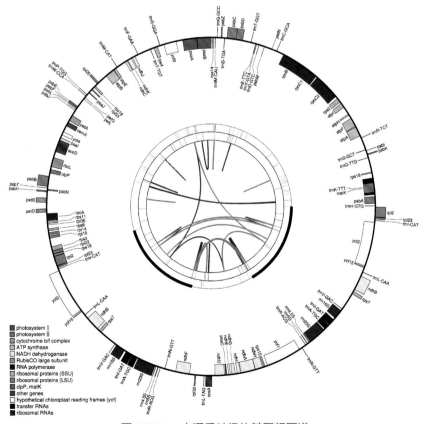

图 2-20-1　土沉香叶绿体基因组图谱

图上有 4 个环：从中心向外，第一个圆内红色和绿色的弧线分别表示正向和反向重复序列；第二个圆内的短条表示串联重复序列；第三个圆内的短条表示微卫星重复序列；第四个圆是叶绿体基因组基因结构及其位置分布图。不同功能的基因以不同颜色表示

土沉香叶绿体基因组的整体 G/C 含量为 37%。其 IR 区的 G/C 含量（43%）高于 SSC 区的 G/C 含量（32%）和 LSC 区的 G/C 含量（35%）。

【编码基因】 土沉香的叶绿体基因组包括蛋白质编码基因 84 个、转运 RNA 编码基因 34 个和核糖体 RNA 编码基因 8 个（表 2-20-1）。其中有 5 个蛋白质编码基因（*atpF*、*rpoC1*、*rpl2*、*ndhB*、*ndhA*）含有 1 个内含子，1 个蛋白质编码基因（*ycf3*）含有 2 个内含子。有 3 个 tRNA 编码基因（*trnA-UGC*、*trnI-GAU*、*trnK-UUU*）含有 1 个内含子（表 2-20-2）。土沉香叶绿体基因组中蛋白质编码区的长度为 79 977bp，占整个基因组长度的 50.12%。rRNA 基因的长度为 9068bp，占整个基因组长度的 5.68%。而 tRNA 基因的长度为 2609bp，占整个基因组长度的 1.64%。土沉香叶绿体基因组非编码区主要包括内含子和基因间隔区，其长度占整个基因组长度的 42.56%。

表 2-20-1　土沉香叶绿体基因组基因列表

基因功能	基因分类	基因名称
rRNA	rRNA genes	*rrn23S*（×2）、*rrn16S*（×2）、*rrn5S*（×2）、*rrn4.5S*（×2）
tRNA	tRNA genes	34 *trn* genes（3 contain an intron）
自我复制	Small subunit of ribosome	*rps2*、*rps18*、*rps8*、*rps4*、*rps7*（×2）、*rps11*、*rps15*、*rps19*、*rps3*、*rps14*、*rps16*
	Large subunit of ribosome	*rpl14*、*rpl36*、*rpl23*（×2）、*rpl20*、*rpl32*、*rpl2*（×2）、*rpl33*、*rpl16*、*rpl22*
	DNA dependent RNA polymerase	*rpoC1*、*rpoC2*、*rpoB*、*rpoA*
光合作用	Subunits of NADH-dehydrogenase	*ndhK*、*ndhJ*、*ndhF*、*ndhG*、*ndhE*、*ndhD*、*ndhB*（×2）、*ndhC*、*ndhA*、*ndhH*、*ndhI*
	Subunits of photosystem Ⅰ	*psaI*、*psaC*、*psaB*、*psaA*、*psaJ*
	Subunits of photosystem Ⅱ	*psbZ*、*psbJ*、*psbB*、*psbA*、*psbC*、*psbF*、*psbI*、*psbK*、*psbT*、*psbD*、*psbN*、*psbL*、*psbM*、*psbE*、*psbH*、*ycf3*
	Subunits of cytochrome b/f complex	*petN*、*petA*、*petD*、*petG*、*petB*、*petL*
	Subunits of ATP synthase	*atpI*、*atpE*、*atpA*、*atpB*、*atpH*、*atpF*
	Large subunit of rubisco	*rbcL*
其他功能	Maturase	*matK*
	Protease	*clpP*
	Envelope membrane protein	*cemA*
	Subunit of acetyl-CoA-carboxylase	*accD*
	c-type cytochrome synthesis gene	*ccsA*
未知功能		*ycf4*、*ycf1*、*ycf15*（×2）、*ycf2*（×2）

表 2-20-2　土沉香叶绿体基因内含子和外显子位置及长度

基因名称	基因编码序列所在链	起始位置	终点位置	长度 /bp				
				第一外显子	第一内含子	第二外显子	第二内含子	第三外显子
trnK-UUU	−	1721	4318	37	2526	35		
atpF	−	12480	13897	150	791	477		
rpoC1	−	22233	25076	457	750	1637		

续表

基因名称	基因编码序列所在链	起始位置	终点位置	长度/bp				
				第一外显子	第一内含子	第二外显子	第二内含子	第三外显子
ycf3	–	45251	47236	126	734	231	742	153
rpl2	–	87359	88870	391	648	473		
ndhB	–	98046	100260	876	589	750		
trnI-GAU	+	105865	106896	42	955	35		
trnA-UGC	+	106960	107849	38	817	35		
ndhA	–	124262	126510	559	1148	542		
trnA-TGC	–	138950	139839	38	817	35		
trnI-GAT	–	139903	140934	42	955	35		
ndhB	+	146539	148753	876	589	750		
rpl2	+	157929	159440	391	648	473		

注："+"表示正链;"–"表示负链

【重复序列】 在土沉香叶绿体基因组中,微卫星重复序列的类型以 A/T 为主,有 45 个;其次为 AT/AT,有 7 个,二者合计占所有重复序列总数的 90% 以上;还有 3 个 C/G、1 个 AG/CT(表 2-20-3)。共发现 42 个串联重复序列,满足总长度超过 20bp 且重复单元之间的相似性大于 90% 两个条件(表 2-20-4)。散在重复序列包括回文重复序列和正向重复序列。以 *e*-value 小于 1E–4 为阈值,土沉香叶绿体基因组散在重复序列包括回文重复序列 7 条、正向重复序列 43 条(表 2-20-5)。

表 2-20-3 土沉香叶绿体基因组微卫星重复序列数量统计

重复单元类型	重复序列个数
A/T	45
C/G	3
AG/CT	1
AT/AT	7

表 2-20-4 土沉香叶绿体基因组串联重复序列统计

起点—终点	重复单元大小/bp	重复单元拷贝数	重复单元一致序列/bp	重复单元之间的匹配度/%	插入缺失比例/%	分值	碱基个数				熵(0~2)
							A	C	G	T	
6354—6397	21	2.1	21	100	0	88	45	0	27	27	1.54
30411—30439	10	3.0	10	95	5	51	48	0	0	51	1.00
30412—30441	9	3.2	9	95	4	51	43	0	0	56	0.99
31799—31847	17	2.9	17	100	0	98	6	34	0	59	1.22
32494—32523	14	2.1	14	93	0	51	40	26	10	23	1.86
33073—33114	21	2.0	21	100	0	84	57	4	4	33	1.41
33511—33552	16	2.7	16	92	3	68	42	2	0	54	1.13

续表

起点—终点	重复单元大小 /bp	重复单元拷贝数	重复单元一致序列 /bp	重复单元之间的匹配度 /%	插入缺失比例 /%	分值	碱基个数				熵（0—2）
							A	C	G	T	
33520—33552	14	2.4	14	95	5	59	42	0	0	57	0.98
38557—38582	13	2.0	13	100	0	52	61	7	0	30	1.24
42775—42803	15	1.9	15	100	0	58	6	31	41	20	1.79
45130—45167	19	2.0	19	90	10	60	28	7	5	57	1.49
51586—51627	21	2.0	21	95	0	75	26	7	9	57	1.56
54193—54229	19	2.1	17	90	10	56	24	5	5	64	1.36
54999—55026	14	2.0	14	100	0	56	21	28	0	50	1.49
55097—55130	17	2.0	17	100	0	68	11	17	0	70	1.16
59617—59656	21	1.9	21	94	0	71	35	15	12	37	1.85
59837—59897	30	2.0	30	100	0	122	32	13	19	34	1.90
60659—60683	12	2.1	12	100	0	50	36	0	16	48	1.46
67669—67702	12	2.8	12	100	0	68	67	0	26	5	1.13
70156—70197	18	2.3	18	95	0	75	23	35	7	33	1.82
70200—70312	60	1.9	60	98	0	217	27	25	8	38	1.86
70196—70340	78	1.9	78	97	0	272	29	24	10	35	1.88
70793—70834	21	2.0	21	95	0	75	40	9	11	38	1.75
84959—84988	15	2.0	15	100	0	60	26	13	6	53	1.64
89864—89917	24	2.2	25	93	6	101	27	14	22	35	1.93
94594—94651	18	3.2	18	92	0	98	25	12	25	36	1.91
95901—95959	18	3.3	18	100	0	118	38	10	33	16	1.83
102331—102355	13	1.9	13	100	0	50	8	4	8	80	1.03
112669—112751	21	4.0	21	96	0	157	54	4	8	32	1.52
113831—113872	18	2.3	18	91	0	66	59	4	7	28	1.44
117182—117243	32	1.9	33	90	3	99	24	12	29	33	1.92
117588—117629	18	2.3	18	91	0	66	28	7	4	59	1.44
118492—118654	80	2.0	80	95	0	290	26	20	27	25	1.99
131613—131654	21	2.0	21	90	0	66	52	16	21	9	1.72
132766—132862	39	2.5	39	91	0	149	47	16	19	16	1.83
133171—133279	42	2.6	42	94	0	182	36	15	14	33	1.88
133275—133413	69	2.0	69	98	0	269	41	18	11	28	1.86
134048—134130	21	4.0	21	96	0	157	32	8	4	54	1.52
144444—144468	13	1.9	13	100	0	50	80	8	4	8	1.03
150840—150898	18	3.3	18	100	0	118	16	33	10	38	1.83
152148—152205	18	3.2	18	92	0	98	36	25	12	25	1.91
156882—156935	24	2.2	25	93	6	101	35	22	14	27	1.93

表 2-20-5　土沉香叶绿体基因组散在重复序列特征值

重复单元一长度 /bp	重复单元一起点	重复类型	重复单元二长度 /bp	重复单元二起点	重复单元间隔	e-value
802	22061	P	802	101466	0	0.00E+00
511	22864	P	511	100954	0	0.00E+00
449	37022	P	449	92914	0	1.99E–261
286	1887	D	286	92627	−3	2.83E–155
252	1928	D	252	92668	−3	5.71E–135
244	1936	D	244	92676	−2	1.40E–132
168	92229	D	168	92433	−3	6.29E–85
133	92264	D	133	92468	−2	2.80E–66
120	80163	D	120	91781	0	2.38E–63
129	72081	D	129	72147	−3	8.56E–62
122	92297	D	122	92365	−2	9.87E–60
117	1725	P	117	55403	−2	9.30E–57
116	71679	D	116	71706	−3	4.17E–54
116	71687	D	116	71714	−3	4.17E–54
100	92365	D	100	92501	−1	7.85E–49
107	71687	D	107	71741	−3	8.55E–49
105	71679	D	105	71733	−3	1.29E–47
96	71715	D	96	71769	−3	2.58E–42
86	72867	D	86	72927	−2	2.31E–38
88	92433	D	88	92467	−3	1.30E–37
87	92264	D	87	92434	−3	5.02E–37
79	71688	D	79	71769	−3	2.46E–32
75	80322	D	75	92027	−2	7.35E–32
75	92228	D	75	92466	−3	5.37E–30
71	812	D	71	22125	−3	1.16E–27
71	812	P	71	102133	−3	1.16E–27
70	71679	D	70	71760	−3	4.46E–27
70	72081	D	70	72213	−3	4.46E–27
69	71742	D	69	71769	−3	1.71E–26
65	72145	D	65	72211	−2	5.78E–26
64	69065	D	64	69113	−2	2.24E–25
67	70594	D	67	70654	−3	2.50E–25
67	92230	D	67	92264	−3	2.50E–25
55	92228	D	55	92296	0	3.24E–24
54	92229	D	54	92365	0	1.29E–23

续表

重复单元 一长度 /bp	重复单元 一起点	重复类型	重复单元 二长度 /bp	重复单元 二起点	重复单元 间隔	e-value
53	92344	D	53	92548	0	5.18E–23
53	92412	D	53	92548	0	5.18E–23
56	69073	D	56	69121	–1	1.36E–22
55	1624	P	55	55648	–1	5.34E–22
55	92228	D	55	92500	–1	5.34E–22
61	840	D	61	22153	–3	7.68E–22
61	840	P	61	102115	–3	7.68E–22
51	72100	D	51	72232	–1	1.27E–19
51	72902	D	51	72962	–1	1.27E–19
57	92113	D	57	92503	–3	1.60E–19
54	92297	D	54	92433	–2	1.67E–19
54	92365	D	54	92467	–2	1.67E–19
48	80349	D	48	92054	–1	7.64E–18
54	92116	D	54	92302	–3	8.67E–18
54	92116	D	54	92370	–3	8.67E–18

注：P. palindromic repeat，回文重复序列；D. direct repeat ，正向重复序列

【系统发育】 对来自瑞香科的 3 个物种和 2 个外类群物种（烟草和拟南芥）的 66 个共有蛋白质序列用最大似然法构建系统进化树。在 3 个瑞香科物种内，土沉香（*A. sinensis*）和云南沉香（*A. yunnanensis*）聚为一类，表明二者的亲缘关系较近。该进化树各分支节点的 bootstrap 分值均较高（＞80%），表明该分类结果的可信度较高（图 2-20-2）。

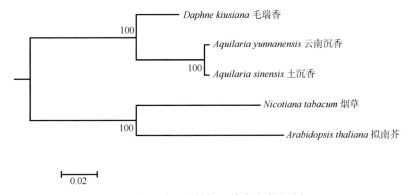

图 2-20-2　瑞香科植物系统发育进化分析

参 考 文 献

国家药典委员会 . 2015. 中华人民共和国药典（2015 年版）一部 . 北京：中国医药科技出版社：185.

李红念，梅全喜，林焕泽，等 . 2011. 沉香的化学成分、药理作用和临床应用研究进展 . 中国药房，22（35）：3349-3350.

林立东，戚树源 . 2000. 国产沉香中的三萜成分 . 中草药，31（2）：89-90.

徐鸿华 . 2011. 30 种岭南中药材规范化种植（养殖）技术（中册）. 广州：广东科学技术出版社：770-800.

杨峻山，王玉兰，苏亚伦 . 1989. 国产沉香化学成分研究：Ⅳ. 2-（2- 苯乙基）色酮类化合物的分离与鉴定 . 药学学报，24（9）：678-683.

杨峻山 . 1998. 沉香化学成分的研究概况 . 天然产物研究与开发，10（1）：99-101.

张争，杨云，魏建和，等 . 2010. 白木香结香机制研究进展及其防御反应诱导结香假说 . 中草药，41（1）：156-159.

中国医学科学院药物研究所 . 1997. 中草药现代研究（第三卷）. 北京：北京医科大学中国协和医科大学联合出版社：1-30.

Hong Z，Jing G，Shuli M，et al. 2018. The protective effects of aquilariae lignum resinatum extract on 5-fuorouracil-induced intestinal mucositis in mice. Phytomedicine，54：308-317.

Qu L，Chen JB，Zhang GJ，et al. 2017. Chemical profiling and adulteration screening of aquilariae lignum resinatum by fourier transform infrared（FT-IR）spectroscopy and two-dimensional correlation infrared（2D-IR）spectroscopy. Spectrochimica Acta Part A Molecular & Biomolecular Spectroscopy，174：177.

Zhao YY，Pang ZJ. 2013. GC-MS analysis of volatile oil components from aquilariae lignum resinatum concreted by a new artificial method. Zhong Yao Cai，36（6）：929-933.

21 连 翘

【基本信息】 连翘 [*Forsythia suspensa*（Thunb.）Vahl] 为木犀科连翘属药用植物。其干燥果实为连翘中药材。又名青翘、老翘，被收载于《中国药典》（2015 年版）。连翘分布于河北、河南、山西、陕西、宁夏、山东、江苏、江西、湖北及云南等地，主产于山西、河南等地。青翘以色绿、不开裂者为佳；老翘以色黄、瓣大、壳厚者为佳。连翘含有连翘苷、连翘苷元等木脂素，连翘酯苷 A 等苯乙醇苷，齐墩果酸、熊果酸等三萜，甾醇，挥发性成分，香豆素，芦丁等化学成分。其味苦，性微寒，归肺、心、胆经，具有清热解毒、消肿散结的功效。现代研究证明，连翘具有广谱抗菌、抗炎、解热、利尿作用，临床用于治疗急性风热感冒、疮癣、瘰疬乳痈、疮疡丹毒、淋巴结结核、尿路感染等症。

【叶绿体基因组】 连翘的叶绿体基因组序列（GenBank 登录号：NC_036367）为典型环状 DNA 分子，总长度为 156 404bp。具有保守的四分状结构，包括一个 LSC 区、一个 SSC 区和一对 IR 区，其长度分别为 87 158bp、17 810bp 和 25 718bp（图 2-21-1）。连

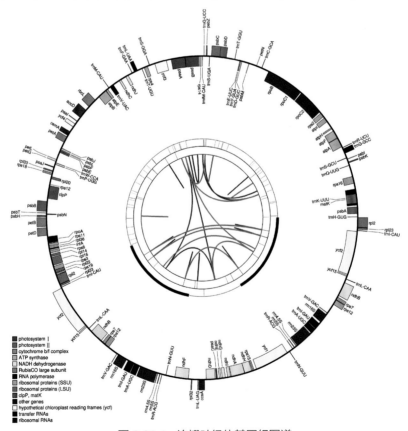

图 2-21-1 连翘叶绿体基因组图谱

图上有 4 个环：从中心向外，第一个圆内红色和绿色的弧线分别表示正向和反向重复序列；第二个圆内的短条表示串联重复序列；第三个圆内的短条表示微卫星重复序列；第四个圆是叶绿体基因组基因结构及其位置分布图。不同功能的基因以不同颜色表示

翘叶绿体基因组的整体 G/C 含量为 38%。其 IR 区的 G/C 含量（43%）高于 SSC 区的 G/C 含量（32%）和 LSC 区的 G/C 含量（36%）。

【编码基因】 连翘的叶绿体基因组包括蛋白质编码基因 86 个、转运 RNA 编码基因 37 个和核糖体 RNA 编码基因 8 个（表 2-21-1）。其中有 8 个蛋白质编码基因（*rps16*、*atpF*、*rpoC1*、*petD*、*rpl16*、*rpl2*、*ndhA*、*ndhB*）含有 1 个内含子，有 2 个蛋白质编码基因（*ycf3*、*clpP*）含有 2 个内含子。有 6 个 tRNA 编码基因（*trnK-UUU*、*trnG-GCC*、*trnL-UAA*、*trnU-UAC*、*trnI-GAU*、*trnA-UGC*）含有 1 个内含子（表 2-21-2）。连翘叶绿体基因组中蛋白质编码区的长度为 78 372bp，占整个基因组长度的 50.11%。rRNA 基因的长度为 9056bp，占整个基因组长度的 5.79%。而 tRNA 基因的长度为 2863bp，占整个基因组长度的 1.83%。连翘叶绿体基因组非编码区主要包括内含子和基因间隔区，其长度占整个基因组长度的 42.27%。

表 2-21-1 连翘叶绿体基因组基因列表

基因功能	基因分类	基因名称
rRNA	rRNA genes	*rrn23S*（×2）、*rrn16S*（×2）、*rrn5S*（×2）、*rrn4.5S*（×2）
tRNA	tRNA genes	37 *trn* genes（6 contain an intron）
自我复制	Small subunit of ribosome	*rps11*、*rps12*（×2）、*rps14*、*rps15*、*rps16*、*rps18*、*rps19*、*rps2*、*rps3*、*rps4*、*rps7*（×2）、*rps8*
	Large subunit of ribosome	*rpl14*、*rpl16*、*rpl2*（×2）、*rpl20*、*rpl22*、*rpl23*（×2）、*rpl32*、*rpl33*、*rpl36*
	DNA dependent RNA polymerase	*rpoC1*、*rpoC2*、*rpoB*、*rpoA*
光合作用	Subunits of NADH-dehydrogenase	*ndhA*、*ndhB*（×2）、*ndhC*、*ndhD*、*ndhE*、*ndhF*、*ndhG*、*ndhH*、*ndhI*、*ndhJ*
	Subunits of photosystem Ⅰ	*psaI*、*psaC*、*psaB*、*psaA*、*psaJ*
	Subunits of photosystem Ⅱ	*psbA*、*psbB*、*psbC*、*psbD*、*psbE*、*psbF*、*psbH*、*psbI*、*psbJ*、*psbK*、*psbL*、*psbM*、*psbN*、*psbT*、*psbZ*、*ycf3*
	Subunits of cytochrome b/f complex	*petN*、*petA*、*petD*、*petG*、*petB*、*petL*
	Subunits of ATP synthase	*atpI*、*atpE*、*atpA*、*atpB*、*atpH*、*atpF*
	Large subunit of rubisco	*rbcL*
其他功能	Maturase	*matK*
	Protease	*clpP*
	Envelope membrane protein	*cemA*
	Translational initiation factor	*infA*
	Subunit of acetyl-CoA-carboxylase	*accD*
	c-type cytochrome synthesis gene	*ccsA*
未知功能		*ycf4*、*ycf1*、*ycf2*（×2）、*ycf15*（×2）

表 2-21-2 连翘叶绿体基因内含子和外显子位置及长度

基因名称	基因编码序列所在链	起始位置	终点位置	长度 /bp				
				第一外显子	第一内含子	第二外显子	第二内含子	第三外显子
trnK-UUU	–	1840	4409	37	2497	36		
rps16	–	5257	6387	40	864	227		
trnG-GCC	+	10095	10842	24	676	48		
atpF	–	12774	14033	145	705	410		
rpoCl	–	21987	24808	453	758	1611		
ycf3	–	44811	46771	124	717	230	737	153
trnL-UAA	+	49707	50266	35	475	50		
trnV-UAC	–	54123	54769	38	572	37		
clpP	–	73142	75186	71	812	294	642	226
petD	+	79651	80846	8	713	475		
rpl16	–	84284	85556	9	865	399		
rpl2	–	87211	88702	376	664	452		
ndhB	–	97487	99698	775	679	758		
trnI-GAU	+	104979	105997	42	942	35		
trnA-UGC	+	106062	106948	38	814	35		
ndhA	–	122035	124226	556	1106	530		
trnA-UGC	–	136616	137502	38	814	35		
trnI-GAU	–	137567	138585	42	942	35		
ndhB	+	143866	146077	775	679	758		
rpl2	+	154862	156353	376	664	452		

注："+"表示正链;"–"表示负链

【重复序列】 在连翘叶绿体基因组中,微卫星重复序列的类型以 A/T 为主,有 45 个;其次为 AT/ AT,有 3 个;还有 C/G,有 1 个(表 2-21-3)。共发现 15 个串联重复序列,满足总长度超过 20bp 且重复单元之间的相似性大于 90% 两个条件(表 2-21-4)。散在重复序列包括回文重复序列和正向重复序列。以 *e*-value 小于 1E–4 为阈值,连翘叶绿体基因组散在重复序列包括回文重复序列 23 条、正向重复序列 26 条(表 2-21-5)。

表 2-21-3 连翘叶绿体基因组微卫星重复序列数量统计

重复单元类型	重复序列个数
A/T	45
C/G	1
AT/AT	3

表 2-21-4 连翘叶绿体基因组串联重复序列统计

起点—终点	重复单元大小 /bp	重复单元拷贝数	重复单元一致序列 /bp	重复单元之间的匹配度 /%	插入缺失比例 /%	分值	碱基个数				熵（0—2）
							A	C	G	T	
7985—8009	11	2.3	11	100	0	50	48	8	0	44	1.32
59306—59355	25	2.0	25	100	0	100	32	12	24	32	1.91
62636—62680	21	2.1	21	100	0	90	31	22	15	31	1.95
70624—70657	17	2.0	17	100	0	68	29	5	0	64	1.17
97310—97335	10	2.6	10	100	0	52	0	30	38	30	1.58
115351—115406	28	2.0	28	100	0	112	14	14	3	67	1.35
127127—127153	12	2.2	12	100	0	54	25	14	0	59	1.36
146229—146254	10	2.6	10	100	0	52	30	38	30	0	1.58
53339—53386	20	2.4	20	96	0	87	27	4	14	54	1.59
71163—71203	21	2.0	21	95	0	73	29	26	9	34	1.88
94323—94398	18	4.2	18	94	0	125	32	7	25	34	1.85
149166—149241	18	4.2	18	94	0	125	34	25	7	32	1.85
110168—110228	31	2.0	31	93	0	104	40	21	9	27	1.85
133336—133396	31	2.0	31	93	0	104	27	9	21	40	1.85
7050—7083	15	2.3	15	90	5	52	44	0	8	47	1.34

表 2-21-5 连翘叶绿体基因组散在重复序列特征值

重复单元一长度 /bp	重复单元一起点	重复类型	重复单元二长度 /bp	重复单元二起点	重复单元间隔	e-value
58	94322	D	58	94340	−3	6.90E−20
58	94322	P	58	149165	−3	6.90E−20
58	94340	P	58	149183	−3	6.90E−20
58	149165	D	58	149183	−3	6.90E−20
41	101324	D	41	122602	0	1.42E−15
41	122602	P	41	142198	0	1.42E−15
44	77475	P	44	77475	−2	1.89E−13
44	94340	D	44	94358	−3	7.95E−12
44	94340	P	44	149161	−3	7.95E−12
44	94358	P	44	149179	−3	7.95E−12
42	45963	D	42	122601	−3	1.10E−10
42	94320	D	42	94356	−3	1.10E−10
42	94320	P	42	149165	−3	1.10E−10
42	94356	P	42	149201	−3	1.10E−10
42	149165	D	42	149201	−3	1.10E−10
39	45966	D	39	101326	−2	1.52E−10

续表

重复单元 一长度 /bp	重复单元 一起点	重复类型	重复单元 二长度 /bp	重复单元 二起点	重复单元间隔	e-value
39	45966	P	39	142198	−2	1.52E−10
41	40953	D	41	43177	−3	4.09E−10
30	9315	P	30	47653	0	5.97E−09
35	149188	D	35	149206	−2	3.12E−08
34	94350	D	34	94368	−2	1.18E−07
34	94350	P	34	149161	−2	1.18E−07
34	94368	P	34	149179	−2	1.18E−07
30	122764	P	30	122766	−1	5.37E−07
32	115350	D	32	115378	−2	1.66E−06
34	94332	D	34	94368	−3	3.77E−06
34	94332	P	34	149161	−3	3.77E−06
34	94368	P	34	149197	−3	3.77E−06
30	14359	P	30	14359	−2	2.34E−05
30	34338	P	30	34338	−2	2.34E−05
30	110167	D	30	110198	−2	2.34E−05
30	110167	P	30	133335	−2	2.34E−05
30	110198	P	30	133366	−2	2.34E−05
30	133335	D	30	133366	−2	2.34E−05
30	149178	D	30	149214	−2	2.34E−05
32	9313	D	32	37781	−3	4.99E−05
32	40965	D	32	43189	−3	4.99E−05
32	53338	D	32	53358	−3	4.99E−05
30	10811	D	30	38743	−3	6.54E−04
30	17447	D	30	17448	−3	6.54E−04
30	37783	P	30	47653	−3	6.54E−04
30	44544	D	30	44547	−3	6.54E−04
30	45978	D	30	101338	−3	6.54E−04
30	45978	P	30	142195	−3	6.54E−04
30	91923	D	30	91965	−3	6.54E−04
30	91923	P	30	151568	−3	6.54E−04
30	91965	P	30	151610	−3	6.54E−04
30	149196	D	30	149214	−3	6.54E−04
30	151568	D	30	151610	−3	6.54E−04

注：P. palindromic repeat，回文重复序列；D. direct repeat，正向重复序列

【系统发育】 对来自木犀科的 16 个物种和 2 个外类群物种（拟南芥和烟草）的 71 个共有蛋白质序列用最大似然法构建系统进化树。首先，夜花属夜花（*N. arbor-tristis*）单分出来；随后，连翘属 2 个物种（*F. suspensa*、*F. × intermedia*）和翅果连翘属 1 个物种（*A. distichum*）聚为一支，其余 12 个物种聚为一支。该进化树各分支节点的 bootstrap 分值绝大多数较高（＞90%），表明该进化树的可信度高（图 2-21-2）。

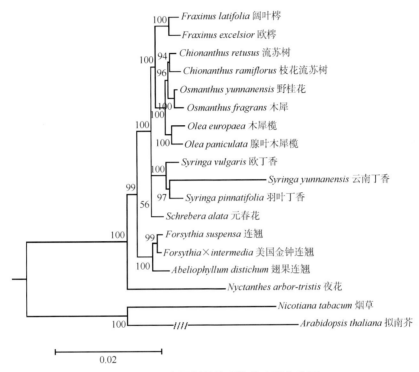

图 2-21-2　木犀科植物系统发育进化分析

参 考 文 献

崔占虎，蒋超，袁媛，等 . 2014. 6 种成药中原料药材金银花的分子鉴别研究 . 包头医学院学报，30（1）：1-3.

李飞，祝建 . 2007. 两种培养基对贯叶连翘愈伤组织形成影响的研究 . 同济大学学报（医学版），（1）：20-23.

李永，杨攀，李永华 . 2011. 伏牛山区连翘遗传多样性研究 . 西北植物学报，31（4）：665-670.

Wenbin W，Huan Y，Jiahui W，et al. 2017. The complete chloroplast genome sequences of the medicinal plant *Forsythia suspensa* （Oleaceae）. International Journal of Molecular Sciences，18（11）：2288.

22 花　椒

【基本信息】　　花椒（*Zanthoxylum bungeanum* Maxim.）为芸香科花椒属药用植物。其干燥成熟果皮为花椒中药材。又名青椒、大红袍，被收载于《中国药典》（2015 年版）。花椒分布于东北南部至五岭北坡的大部分地区，除台湾、海南和广东外，各地多有栽培。花椒以身干、色红、大小均匀、香气浓烈、麻辣味重而持久、无果梗和种子者为优质药材。花椒含生物碱、黄酮、酰胺、香豆素、挥发油和木脂素等化学成分。其性温，味辛，归脾、胃、肾经，具有温中止痛、杀虫止痒的功效。现代研究证明，花椒具有镇痛、抗炎、抑菌、杀虫、平喘、抗溃疡、抗血栓、抗氧化、抗肿瘤、局麻、保护心肌和调节肠管运动等作用，临床用于治疗胃寒疼痛、湿疹瘙痒、阴痒、蛔虫腹痛等病症。花椒是国家卫生健康委员会公布的既是食品又是药品的中药。其果皮是食品调味剂，种子可榨油，叶子可食用。

【叶绿体基因组】　　花椒的叶绿体基因组序列（GenBank 登录号：NC_031386.1）为典型环状 DNA 分子，总长度为 158 401bp。具有保守的四分状结构，包括一个 LSC 区、一个 SSC 区和一对 IR 区，其长度分别为 85 897bp、17 610bp 和 27 447bp（图 2-22-1）。花

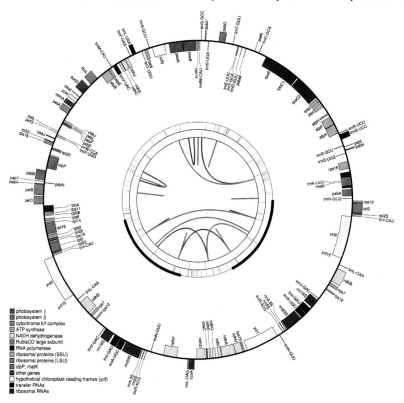

图 2-22-1　花椒叶绿体基因组图谱

图上有 4 个环：从中心向外，第一个圆内红色和绿色的弧线分别表示正向和反向重复序列；第二个圆内的短条表示串联重复序列；第三个圆内的短条表示微卫星重复序列；第四个圆是叶绿体基因组基因结构及其位置分布图。不同功能的基因以不同颜色表示

椒叶绿体基因组的整体 G/C 含量为 38%。其 IR 区的 G/C 含量（43%）高于 SSC 区的 G/C 含量（34%）和 LSC 区的 G/C 含量（37%）。

【编码基因】 花椒的叶绿体基因组包括蛋白质编码基因 87 个、转运 RNA 编码基因 37 个和核糖体 RNA 编码基因 8 个（表 2-22-1）。其中 8 个蛋白质编码基因（*rps16*、*atpF*、*rpoC1*、*rpl2*、*ycf15*、*ndhB*、*ndhA*、*ndhB*）含 1 个内含子，2 个蛋白质编码基因（*ycf3*、*clpP*）含有 2 个内含子。有 6 个 tRNA 编码基因（*trnK-UUU*、*trnS-CGA*、*trnL-UAA*、*trnV-UAC*、*trnE-UUC*、*trnA-UGC*）含有 1 个内含子（表 2-22-2）。花椒叶绿体基因组中蛋白质编码区的长度为 78 993bp，占整个基因组长度的 49.87%。rRNA 基因的长度为 9056bp，占整个基因组长度的 5.72%。而 tRNA 基因的长度为 2859bp，占整个基因组长度的 1.80%。花椒叶绿体基因组非编码区主要包括内含子和基因间隔区，其长度占整个基因组长度的 42.61%。

表 2-22-1 花椒叶绿体基因组基因列表

基因功能	基因分类	基因名称
rRNA	rRNA genes	*rrn23S*（×2）、*rrn16S*（×2）、*rrn5S*（×2）、*rrn4.5S*（×2）
tRNA	tRNA genes	37 *trn* genes（6 contain an intron）
自我复制	Small subunit of ribosome	*rps2*、*rps18*、*rps8*、*rps4*、*rps7*（×2）、*rps11*、*rps12*（×2）、*rps15*、*rps19*（×2）、*rps3*、*rps14*、*rps16*
	Large subunit of ribosome	*rpl14*、*rpl36*、*rpl23*（×2）、*rpl20*、*rpl32*、*rpl2*（×2）、*rpl33*、*rpl16*、*rpl22*
	DNA dependent RNA polymerase	*rpoC1*、*rpoC2*、*rpoB*、*rpoA*
光合作用	Subunits of NADH-dehydrogenase	*ndhK*、*ndhJ*、*ndhF*、*ndhG*、*ndhE*、*ndhD*、*ndhB*（×2）、*ndhC*、*ndhA*、*ndhH*、*ndhI*
	Subunits of photosystem Ⅰ	*psaI*、*psaC*、*psaB*、*psaA*、*psaJ*
	Subunits of photosystem Ⅱ	*psbZ*、*psbJ*、*psbB*、*psbA*、*psbF*、*psbH*、*psbI*、*psbK*、*psbT*、*psbD*、*psbN*、*psbL*、*psbM*、*psbE*、*psbH*、*ycf3*
	Subunits of cytochrome b/f complex	*petN*、*petA*、*petD*、*petG*、*petB*、*petL*
	Subunits of ATP synthase	*atpI*、*atpE*、*atpA*、*atpB*、*atpH*、*atpF*
	Large subunit of rubisco	*rbcL*
其他功能	Maturase	*matK*
	Protease	*clpP*
	Envelope membrane protein	*cemA*
	Subunit of acetyl-CoA-carboxylase	*accD*
	c-type cytochrome synthesis gene	*ccsA*
未知功能		*ycf4*、*ycf1*（×2）、*ycf15*（×2）、*ycf2*

表 2-22-2　花椒叶绿体基因内含子和外显子位置及长度

基因名称	基因编码所在链	起始位置	终点位置	长度 /bp				
				第一外显子	第一内含子	第二外显子	第二内含子	第三外显子
trnK-UUU	–	2018	4597	38	2506	36		
rps16	–	5120	6270	40	898	213		
trnS-CGA	+	9841	10663	31	730	62		
atpF	–	12562	13919	145	797	416		
rpoC1	–	22084	24925	432	799	1611		
ycf3	–	45155	47194	124	737	230	796	153
trnL-UAA	+	50011	50649	35	552	52		
trnV-UAC	–	53656	54324	37	576	56		
clpP	–	72192	74248	71	872	294	594	226
rpl2	–	86330	87847	391	693	434		
ycf15	+	95471	95969	102	301	96		
ndhB	–	97022	99235	775	681	758		
trnE-UUC	+	104788	105819	32	960	40		
trnA-UGC	+	105890	106765	37	782	57		
ndhA	–	123010	125256	553	1155	539		
trnA-UGC	–	137535	138410	37	782	57		
trnE-UUC	–	138481	139512	32	960	40		
ndhB	+	145065	147278	775	681	758		

注："+"表示正链；"–"表示负链

【重复序列】　在花椒叶绿体基因组中，微卫星重复序列的类型以 A/T 为主，其次为 C/G，二者合计占所有重复序列总数的 90% 以上（表 2-22-3）。共发现 11 个串联重复序列，满足总长度超过 20bp 且重复单元之间的相似性大于 90% 两个条件（表 2-22-4）。散在重复序列包括回文重复序列和正向重复序列。以 *e*-value 小于 1E–4 为阈值，花椒叶绿体基因组散在重复序列包括回文重复序列 11 条、正向重复序列 8 条（表 2-22-5）。

表 2-22-3　花椒叶绿体基因组微卫星重复序列数量统计

重复单元类型	重复序列个数
A/T	73
C/G	2
AT/AT	1
AAT/ATT	1

表 2-22-4　花椒叶绿体基因组串联重复序列统计

起点一终点	重复单元大小 /bp	重复单元拷贝数	重复单元一致序列 /bp	重复单元之间的匹配度 /%	插入缺失比例 /%	分值	碱基个数				熵（0—2）
							A	C	G	T	
9630—9662	15	2.2	15	94	0	57	36	0	3	60	1.12
15585—15613	15	1.9	15	100	0	58	68	0	10	20	1.18
38055—38087	16	2.1	16	100	0	66	48	0	21	30	1.50
61935—61961	14	1.9	14	100	0	54	22	25	0	51	1.48
86882—86927	23	2.0	23	95	0	83	47	15	8	28	1.74
93502—93555	18	3.0	18	97	0	99	29	9	27	33	1.88
101844—101881	18	2.1	18	90	0	58	23	7	7	60	1.51
122220—122256	18	2.1	18	100	0	74	45	5	10	37	1.62
142419—142456	18	2.1	18	90	0	58	60	7	7	23	1.51
150745—150798	18	3.0	18	97	0	99	33	27	9	29	1.88
157373—157418	23	2.0	23	95	0	83	28	8	15	47	1.74

表 2-22-5　花椒叶绿体基因组散在重复序列特征值

重复单元一长度 /bp	重复单元一起点	重复类型	重复单元二长度 /bp	重复单元二起点	重复单元间隔	e-value
73	41293	D	73	43517	−2	1.87E−30
48	76495	P	48	76495	0	8.91E−20
55	602	P	55	602	−3	3.85E−18
42	110745	P	42	110745	0	3.65E−16
42	110745	D	42	133512	0	3.65E−16
42	133512	P	42	133512	0	3.65E−16
48	31419	P	48	31419	−2	9.04E−16
41	100911	D	41	123586	−1	1.79E−13
41	123586	P	41	143347	−1	1.79E−13
39	67623	D	39	71370	−1	2.73E−12
40	93501	D	40	93519	−2	4.10E−11
40	93501	P	40	150740	−2	4.10E−11
40	93519	P	40	150758	−2	4.10E−11
40	150740	D	40	150758	−2	4.10E−11
31	67631	D	31	71378	0	1.53E−09
30	70222	P	30	70222	0	6.12E−09
30	8778	P	30	47653	−1	5.51E−07
32	8776	D	32	37888	−3	5.12E−05
30	39433	P	30	39461	−3	6.71E−04

注：P. palindromic repeat，回文重复序列；D. direct repeat，正向重复序列

【高可变区】 为了发现花椒属物种间的高可变区，采用 K2p 模型计算基因间区的遗传距离（图 2-22-2）。总共 91 个基因间区，其 K2p 值分布于 0.63 ～ 9.69。其中 *rpl22-rps19*、*rps16-trnQ-UUG*、*rps3-rpl22* 的 K2p 值较高，分别为 9.69、2.39、2.20。由此可见，花椒属的几个物种在这几个区域的变异较大，可作为潜在的分子标记开发区域。

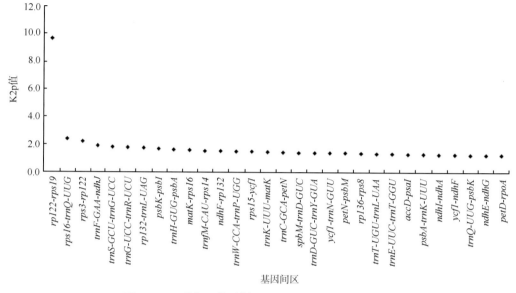

图 2-22-2 花椒属物种基因间区的遗传距离分析结果

【系统发育】 对来自花椒属的 4 个物种 2 个外类群物种（拟南芥和烟草）的 78 个共有蛋白质序列用最大似然法构建系统进化树。花椒（*Z. bungeanum*）与野花椒（*Z. simulans*）物种聚为一支，其亲缘关系较近，bootstrap 分值为 100，表明该分支的可信度较高（图 2-22-3）。

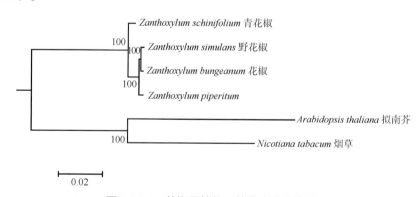

图 2-22-3 花椒属植物系统发育进化分析

【K_A/K_S 选择压力分析】 以图 2-22-3 的系统进化树作为参考，利用 Hyphy 软件中的 aBSREL 模型对蛋白质编码基因进行选择压力分析（表 2-22-6）。共发现 2 个花椒基因受到正向选择：*rpoB*、*rps12*。在物种 *Z. schinifolium* 中，*ndhF*、*rpoC2* 两个基因被正向选择。

表 2-22-6　花椒属植物 K_A/K_S 选择压力分析

物种	基因	优化的枝长	LRT	p-value
Z. schinifolium	*ndhF*	0.0033	0.0033	< 0.0001*
	rpoC2	0.0033	66.7851	< 0.0001*
Z. bungeanum	*rpoB*	0.0011	19.9101	0.0001
	rps12	0.0011	61.6094	< 0.0001*

注：LRT. 似然比检验；"*"表示值小于 0.0001

参 考 文 献

国家药典委员会 . 2015. 中华人民共和国药典（2015 年版）一部 . 北京：中国医药科技出版社：159.

万德光，彭成，赵军宁 . 2005. 四川道地中药材志 . 成都：四川科学技术出版社：261.

王文泽，赵燕燕，李铣，等 . 2007. 椒目的化学成分与生物活性研究进展 . 中草药，38（12）：1913-1915.

王文泽，赵余庆，李铣 . 2006. 椒目的化学成分 . 沈阳药科大学学报，23（2）：91-92.

王英 . 2011. 花椒栽培与管理技术 . 陕西农业科学，57（6）：270-271.

袁昌齐 . 2000. 天然药物资源开发利用 . 南京：江苏科学技术出版社：155.

袁娟丽，曹向光，杜欣 . 2011. 花椒挥发油一般药理作用研究 . 陕西中医，32（4）：497-499.

23 卷 丹

【基本信息】 卷丹（*Lilium lancifolium* Thunb.）为百合科卷丹属药用植物。其干燥肉质鳞叶为百合中药材。又名卷丹、山丹、龙牙百合，被收载于《中国药典》（2015年版）。卷丹分布于华东、华南、西南、西北及河南、河北、山西，主产于安徽、湖南、江西、江苏、浙江等地。药材以片厚、色黄白、质坚、无黑片及油片、味苦者为佳。百合主要含百合皂苷等甾体皂苷、秋水仙碱等化学成分。其性寒，味甘，归心、肺经，具有养阴润肺、清心安神的功效。现代研究证明，百合具有抗缺氧、抗过敏、抗疲劳、抗肿瘤、镇咳祛痰等作用，临床用于治疗神经衰弱、湿疹、尿血、耳聋耳痛等疾病。百合是国家卫生健康委员会公布的既是食品又是药品的中药。

【叶绿体基因组】 卷丹的叶绿体基因组序列（GenBank登录号：NC_035589.1）为典型环状 DNA 分子，总长度为 152 574bp。具有保守的四分状结构，包括一个 LSC 区、一个 SSC 区和一对 IR 区，其长度分别为 82 006bp、17 582bp 和 26 493bp（图 2-23-1）。卷

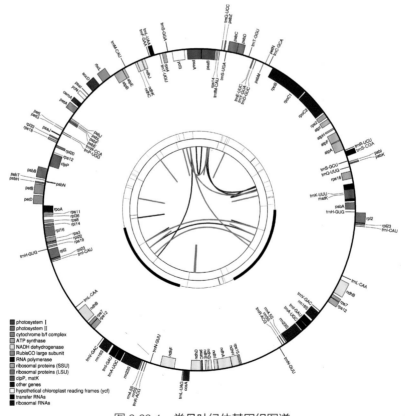

图 2-23-1　卷丹叶绿体基因组图谱

图上有 4 个环：从中心向外，第一个圆内红色和绿色的弧线分别表示正向和反向重复序列；第二个圆内的短条表示串联重复序列；第三个圆内的短条表示微卫星重复序列；第四个圆是叶绿体基因组基因结构及其位置分布图。不同功能的基因以不同颜色表示

丹叶绿体基因组的整体 G/C 含量为 37%。其 IR 区的 G/C 含量（42%）高于 SSC 区的 G/C 含量（31%）和 LSC 区的 G/C 含量（35%）。

【编码基因】 卷丹的叶绿体基因组包括蛋白质编码基因 80 个、转运 RNA 编码基因 38 个和核糖体 RNA 编码基因 8 个（表 2-23-1）。其中 5 个蛋白质编码基因（*atpF*、*ndhA*、*ndhB*、*rpl2*、*rpoC1*）含有 1 个内含子（intron），2 个蛋白质编码基因（*ycf3*、*clpP*）含有 2 个内含子。其中 6 个 tRNA 编码基因（*trnA-UGC*、*trnI-GAU*、*trnK-UUU*、*trnL-UAA*、*trnS-CGA*、*trnC-ACA*）含有 1 个内含子（表 2-23-2）。卷丹叶绿体基因组中蛋白质编码区的长度为 59 127bp，占整个基因组长度的 38.75%。rRNA 基因的长度为 9038bp，占整个基因组长度的 5.92%。而 tRNA 基因的长度为 2855bp，占整个基因组长度的 1.87%。卷丹叶绿体基因组非编码区主要包括内含子和基因间隔区，其长度占整个基因组长度的 53.46%。

表 2-23-1 卷丹叶绿体基因组基因列表

基因功能	基因分类	基因名称
rRNA	rRNA genes	*rrn16S*（×2）、*rrn23S*（×2）、*rrn4.5S*（×2）、*rrn5S*（×2）
tRNA	tRNA genes	38 *trn* genes（6 contain an intron）
自我复制	Small subunit of ribosome	*rps11*、*rps12*（×2）、*rps14*、*rps15*、*rps16*、*rps18*、*rps19*、*rps2*、*rps3*、*rps4*、*rps7*（×2）、*rps8*
	Large subunit of ribosome	*rpl14*、*rpl16*、*rpl2*（×2）、*rpl20*、*rpl22*、*rpl23*（×2）、*rpl33*、*rpl36*
	DNA dependent RNA polymerase	*rpoA*、*rpoB*、*rpoC1*、*rpoC2*
光合作用	Subunits of NADH-dehydrogenase	*ndhA*、*ndhB*（×2）、*ndhC*、*ndhD*、*ndhE*、*ndhF*、*ndhG*、*ndhH*、*ndhI*、*ndhJ*、*ndhK*
	Subunits of photosystem Ⅰ	*psaA*、*psaB*、*psaC*、*psaI*、*psaJ*
	Subunits of photosystem Ⅱ	*psbA*、*psbB*、*psbC*、*psbD*、*psbE*、*psbF*、*psbH*、*psbI*、*psbJ*、*psbK*、*psbL*、*psbM*、*psbN*、*psbT*、*psbZ*、*ycf3*
	Subunits of cytochrome b/f complex	*petA*、*petB*、*petD*、*petG*、*petL*、*petN*
	Subunits of ATP synthase	*atpA*、*atpB*、*atpE*、*atpF*、*atpH*、*atpI*
	Large subunit of rubisco	*rbcL*
其他功能	Maturase	*matK*
	Protease	*clpP*
	Envelope membrane protein	*cemA*
	Subunit of acetyl-CoA-carboxylase	*accD*
	c-type cytochrome synthesis gene	*ccsA*
未知功能		*ycf4*

表 2-23-2 卷丹叶绿体基因内含子和外显子位置及长度

基因名称	基因编码序列所在链	起始位置	终点位置	长度 /bp				
				第一外显子	第一内含子	第二外显子	第二内含子	第三外显子
trnK-UUU	−	1369	4061	37	2621	35		
trnS-CGA	+	8261	9015	32	663	60		
atpF	−	10947	12284	145	783	410		
rpoC1	−	20150	22987	432	783	1623		

基因名称	基因编码序列所在链	起始位置	终点位置	长度 /bp				
				第一外显子	第一内含子	第二外显子	第二内含子	第三外显子
ycf3	–	40414	42362	124	729	230	707	159
trnL-UAA	+	45079	45705	35	542	50		
trnC-ACA	–	49138	49815	39	583	56		
clpP	–	67662	69652	71	790	294	586	250
rpl2	–	82408	83901	388	675	431		
ndhB	–	92813	95027	775	682	758		
trnI-GAU	+	100598	101606	36	916	57		
trnA-UGC	+	101670	102552	37	810	36		
ndhA	–	117645	119781	553	1045	539		
trnA-UGC	–	132030	132912	37	810	36		
trnI-GAU	–	132976	133984	36	916	57		
rpl2	+	150681	152174	388	675	431		

注："+"表示正链；"–"表示负链

【重复序列】 在卷丹叶绿体基因组中，微卫星重复序列的类型以 A/T 为主，有 36 个；其次为 AT/AT，有 2 个（表 2-23-3）。共发现 15 个串联重复序列，满足总长度超过 20bp 且重复单元之间的相似性大于 90% 两个条件（表 2-23-4）。散在重复序列包括回文重复序列和正向重复序列。以 *e*-value 小于 1E–4 为阈值，卷丹叶绿体基因组散在重复序列包括回文重复序列 15 条、正向重复序列 10 条（表 2-23-5）。

表 2-23-3　卷丹叶绿体基因组微卫星重复序列数量统计

重复单元类型	重复序列个数
A/T	36
AT/AT	2

表 2-23-4　卷丹叶绿体基因组串联重复序列统计

起点—终点	重复单元大小 /bp	重复单元拷贝数	重复单元一致序列 /bp	重复单元之间的匹配度 /%	插入缺失比例 /%	分值	碱基个数				熵（0—2）
							A	C	G	T	
1296—1322	13	2.1	13	100	0	54	70	7	0	22	1.12
13079—13104	13	2.0	13	100	0	52	30	23	0	46	1.53
30917—30950	13	2.6	13	95	0	59	52	11	0	35	1.38
30920—30961	11	3.6	11	90	6	57	54	7	2	35	1.41
46219—46244	13	2.0	13	100	0	52	46	15	0	38	1.46
52537—52567	16	2.0	15	93	6	53	54	6	6	32	1.51
54460—54492	15	2.1	16	94	5	59	18	0	9	72	1.10
65168—65204	10	3.8	10	92	3	58	48	2	0	48	1.15
79494—79565	36	2.0	36	100	0	144	41	13	5	38	1.68
89272—89328	24	2.4	24	96	0	105	31	8	24	35	1.86
97058—97083	13	2.0	13	100	0	52	23	0	0	76	0.78

起点—终点	重复单元大小 /bp	重复单元拷贝数	重复单元一致序列 /bp	重复单元之间的匹配度 /%	插入缺失比例 /%	分值	碱基个数 A	C	G	T	熵（0—2）
123286—123315	15	2.0	15	93	0	51	43	10	0	46	1.37
125503—125527	12	2.1	12	100	0	50	32	16	8	44	1.76
137499—137524	13	2.0	13	100	0	52	76	0	0	23	0.78
145254—145310	24	2.4	24	96	0	105	35	24	8	31	1.86

表 2-23-5 卷丹叶绿体基因组散在重复序列特征值

重复单元一长度 /bp	重复单元一起点	重复类型	重复单元二长度 /bp	重复单元二起点	重复单元间隔	e-value
53	36853	D	53	39077	−3	5.10E-17
38	27423	P	38	27423	0	8.67E-14
36	79493	D	36	79529	0	1.39E-12
34	112758	P	34	112758	0	2.22E-11
39	41547	D	39	96701	−2	1.44E-10
39	41547	P	39	137841	−2	1.44E-10
41	71949	P	41	71949	−3	3.90E-10
35	92124	P	35	92124	−1	5.82E-10
35	92124	D	35	142422	−1	5.82E-10
35	142422	P	35	142422	−1	5.82E-10
40	89268	D	40	89292	−3	1.44E-09
40	89268	P	40	145249	−3	1.44E-09
40	89292	P	40	145273	−3	1.44E-09
40	145249	D	40	145273	−3	1.44E-09
33	44501	P	33	44501	−1	8.78E-09
37	5469	P	37	5469	−3	7.27E-08
34	54344	P	34	54344	−2	1.12E-07
35	34417	P	35	34417	−3	9.80E-07
31	7489	P	31	42992	−2	5.94E-06
33	36879	D	33	39103	−3	1.31E-05
30	113179	P	30	113222	−2	2.22E-05
32	7905	D	32	9303	−3	4.75E-05
32	33827	P	32	42992	−3	4.75E-05
31	7489	D	31	33828	−3	1.72E-04
30	8983	D	30	34633	−3	6.23E-04

注：P. palindromic repeat，回文重复序列；D. direct repeat，正向重复序列

【高可变区】 为了发现百合属物种间的高可变区，采用 K2p 模型计算基因间区的遗传距离（图 2-23-2）。总共 101 个基因间区，其 K2p 值分布于 0.94 ～ 4.51。其中 *psbM-trnD-GUC*、*accD-psaI*、*rps16-trnQ-UUG*、*rpl32-trnL-UAG* 的 K2p 值较高，分别为 4.51、3.55、3.37、3.02。由此可见，百合属的几个物种在这几个区域的变异较大，可作为潜在的分子标记开发区域。

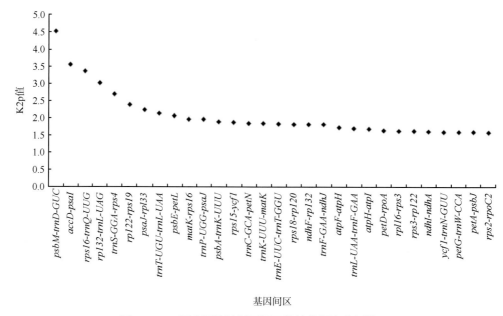

图 2-23-2　百合属物种基因间区的遗传距离分析结果

【系统发育】　对来自百合属的 19 个物种和 2 个外类群物种（拟南芥和烟草）的 70 个共有蛋白质序列用最大似然法构建系统进化树。其中宝兴百合（*L. duchartrei*）等 11 个物种聚为一类，野百合（*L. brownii*）等 8 个物种聚为一类。在后一类中，卷丹（*L. lancifolium*）与秀丽百合（*L. amabile*），条叶百合（*L. callosum*）聚为一支，且该分支 bootstrap 值较高（＞80%），表明该分支的可信度较高（图 2-23-3）。

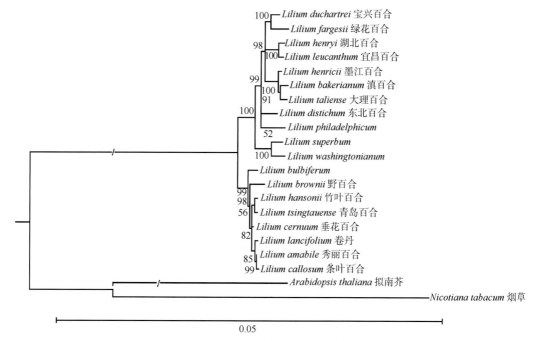

图 2-23-3　百合属植物系统发育进化分析

【K_A/K_S 选择压力分析】 以图 2-23-3 的系统进化树作为参考，利用 Hyphy 软件中的 aBSREL 模型对蛋白质编码基因进行选择压力分析（表 2-23-6）。共发现 1 个卷丹基因受到正向选择：*rps13*。在 *L. cernuum* 中，*accD*、*atpF* 基因受到正向选择；在 *L. washingtonianum*、*L. philadelphicum* 中，*accD* 基因受到正向选择；在 *L. superbum* 中，*atpF*、*clpP*、*rpoC1*、*rps12* 基因受到正向选择；在 *L. hansonii* 中，*atpF*、*rpl16* 基因受到正向选择；在 *L. bakerianum* 中，*atpF* 基因受到正向选择；在 *L. leucanthum*、*L. fargesii* 中，*clpP* 基因受到正向选择；在 *L. distichum* 中，*matK*、*rps11*、*rps4* 基因受到正向选择；在 *L. henryi* 中，*ndhE* 基因受到正向选择；在 *L. tsingtauense* 中，*rpl17*、*rpoC2* 基因受到正向选择；在 *L. duchartrei* 中，*rpoA* 基因受到正向选择。

表 2-23-6 百合属植物 K_A/K_S 选择压力分析

物种	基因	优化的枝长	LRT	*p*-value
L. cernuum	*accD*	0.0002	33.0795	< 0.0001*
	atpF	0.0002	13.2324	0.0155
L. washingtonianum	*accD*	0.0071	186.9401	< 0.0001*
L. philadelphicum	*accD*	0.0111	91.7670	< 0.0001*
L. superbum	*atpF*	0.0036	85.7353	< 0.0001*
	clpP	0.0036	25.9150	< 0.0001*
	rpoC1	0.0036	210.6485	< 0.0001*
	rps12	0.0036	56.0781	< 0.0001*
L. hansonii	*atpF*	0.0006	13.7774	0.0121
	rpl16	0.0006	18.4596	0.0012
L. bakerianum	*atpF*	0.0013	13.7778	0.0125
L. leucanthum	*clpP*	0.0008	26.6135	< 0.0001*
L. fargesii	*clpP*	0.0042	21.1762	0.0003
L. distichum	*matK*	0.0023	174.6041	< 0.0001*
	rps11	0.0023	93.8338	< 0.0001*
	rps4	0.0023	36.4577	< 0.0001*
L. henryi	*ndhE*	0.0027	29.2148	< 0.0001*
L. tsingtauense	*rpl17*	0.0007	16.6483	0.0029
	rpoC2	0.0007	25.2474	< 0.0001*
L. duchartrei	*rpoA*	0.0056	307.4132	< 0.0001*
L. lancifolium	*rps13*	0.0006	96.1084	< 0.0001*

注：LRT. 似然比检验；"*"表示值小于 0.0001

【宏 DNA 条形码的发现及其 PCR 扩增引物设计】 为了发现能够区分百合属物种的宏 DNA 条形码序列及其 PCR 扩增引物，利用 ecoPrimers 对百合属植物叶绿体基因组序列进行分析。用来设计 PCR 扩增引物的保守区间见表 2-23-7。可以依据区间设计引物，使用这些引物对百合 DNA 进行 PCR 扩增，对 PCR 产物进行桑格测序或是高通量测序，通过序列比较和特征分析区分百合属的 19 个物种。

表 2-23-7　部分基于 ecoPrimers 发现的引物设计保守区间

编号	保守区间序列	物种拉丁名	GenBank 序列号	保守区间序列起点—终点
1	CAAATTAGATCGGGTAATTATTCCAA	*L. superbum*	NC_026787	3623—3648
		L. hansonii	NC_027674	3676—3701
		L. tsingtauense	NC_027675	3679—3704
		L. distichum	NC_029937	3678—3703
		L. fargesii	NC_033908	3654—3679
		L. taliense	NC_034370	3673—3698
		L. cernuum	NC_034840	3677—3702
		L. henryi	NC_035570	3672—3697
		L. brownii	NC_035588	3675—3700
		L. callosum	NC_035989	3679—3704
		L. philadelphicum	NC_035990	3672—3697
		L. duchartrei	NC_035591	3659—3684
		L. bakerianum	NC_035592	3687—3712
		L. amabile	NC_035988	3678—3703
		L. lancifolium	NC_035589	3675—3700
		L. leucanthum	NC_035590	3685—3710
		L. bulbiferum	NC_037517	3675—3700
		L. washingtonianum	NC_037699	3663—3688
		L. henricii	NC_039436	3666—3691
2	TGGACGAATTCGTTGCTTCATCCAAATGT	*L. superbum*	NC_026787	3908—4009
	GTAAAAGATCATAGTCGCACTTAAAAG	*L. hansonii*	NC_027674	3975—4076
	CCGA	*L. tsingtauense*	NC_027675	3980—4081
		L. distichum	NC_029937	3965—4066
		L. fargesii	NC_033908	3946—4047
		L. taliense	NC_034370	3965—4066
		L. cernuum	NC_034840	3976—4077
		L. henryi	NC_035570	3963—4064
		L. brownii	NC_035588	3993—4094
		L. callosum	NC_035989	3976—4077
		L. philadelphicum	NC_035990	3963—4064
		L. duchartrei	NC_035591	3952—4053
		L. bakerianum	NC_035592	3976—4077
		L. amabile	NC_035988	3976—4077
		L. lancifolium	NC_035589	3974—4075
		L. leucanthum	NC_035590	3975—4076
		L. bulbiferum	NC_037517	3976—4077
		L. washingtonianum	NC_037699	3949—4050
		L. henricii	NC_039436	3958—4059

编号	保守区间序列	物种拉丁名	GenBank 序列号	保守区间序列起点—终点
3	ACTTATACCTATTTTTCTCTTGATCCATTC CATTTTTTTTACGTCTTGTATCCCAGTA AA	*L. superbum*	NC_026787	4195—4282
		L. hansonii	NC_027674	4297—4344
		L. tsingtauense	NC_027675	4306—4353
		L. distichum	NC_029937	4298—4345
		L. fargesii	NC_033908	4295—4343
		L. taliense	NC_034370	4297—4344
		L. cernuum	NC_034840	4308—4355
		L. henryi	NC_035570	4298—4345
		L. brownii	NC_035588	4317—4364
		L. callosum	NC_035989	4307—4354
		L. philadelphicum	NC_035990	4297—4344
		L. duchartrei	NC_035591	4286—4333
		L. bakerianum	NC_035592	4306—4352
		L. amabile	NC_035988	4309—4356
		L. lancifolium	NC_035589	4307—4354
		L. leucanthum	NC_035590	4316—4363
		L. bulbiferum	NC_037517	4308—4355
		L. washingtonianum	NC_037699	4235—4322
		L. henricii	NC_039436	4289—4335
4	GAGAAAAATATCGAGTTGATTCAATCAA AAGAGGTACAATAA	*L. superbum*	NC_026787	4509—4550
		L. hansonii	NC_027674	4570—4611
		L. tsingtauense	NC_027675	4579—4620
		L. distichum	NC_029937	4571—4612
		L. fargesii	NC_033908	4559—4600
		L. taliense	NC_034370	4570—4611
		L. cernuum	NC_034840	4582—4623
		L. henryi	NC_035570	4572—4613
		L. brownii	NC_035588	4590—4631
		L. callosum	NC_035989	4580—4621
		L. philadelphicum	NC_035990	4571—4612
		L. duchartrei	NC_035591	4549—4590
		L. bakerianum	NC_035592	4583—4624
		L. amabile	NC_035988	4582—4623
		L. lancifolium	NC_035589	4580—4621
		L. leucanthum	NC_035590	4586—4627
		L. bulbiferum	NC_037517	4581—4622
		L. washingtonianum	NC_037699	4552—4590
		L. henricii	NC_039436	4570—4611

编号	保守区间序列	物种拉丁名	GenBank 序列号	保守区间序列起点—终点
5	TTTTTTTCTTGAACAAATAAATTAAAAAC CTCAAAGAAAGGGGCTCTAATGAAT	*L. superbum*	NC_026787	6269—6315
		L. hansonii	NC_027674	6191—6237
		L. tsingtauense	NC_027675	6212—6258
		L. distichum	NC_029937	6329—6375
		L. fargesii	NC_033908	6306—6352
		L. taliense	NC_034370	6339—6385
		L. cernuum	NC_034840	6206—6252
		L. henryi	NC_035570	6334—6380
		L. brownii	NC_035588	6209—6255
		L. callosum	NC_035989	6209—6255
		L. philadelphicum	NC_035990	6350—6396
		L. duchartrei	NC_035591	6307—6353
		L. bakerianum	NC_035592	6348—6394
		L. amabile	NC_035988	6216—6262
		L. lancifolium	NC_035589	6213—6259
		L. leucanthum	NC_035590	6202—6226
		L. bulbiferum	NC_037517	6209—6255
		L. washingtonianum	NC_037699	6293—6339
		L. henricii	NC_039436	6342—6388
6	CAGACTGGCCGAAAAGGCCATAGTTATA CTTAG	*L. superbum*	NC_026787	110047—110079
		L. hansonii	NC_027674	110604—110636
		L. tsingtauense	NC_027675	110631—110663
		L. distichum	NC_029937	110627—110659
		L. fargesii	NC_033908	111223—111255
		L. taliense	NC_034370	111057—111089
		L. cernuum	NC_034840	110601—110633
		L. henryi	NC_035570	111100—111132
		L. brownii	NC_035588	110674—110706
		L. callosum	NC_035989	110555—110587
		L. philadelphicum	GenBank NC_035990	111086—111118
		L. duchartrei	NC_035591	110258—110290
		L. bakerianum	NC_035592	109696—109728
		L. amabile	NC_035988	110549—110581
		L. lancifolium	NC_035589	110587—110619
		L. leucanthum	NC_035590	110187—110219
		L. bulbiferum	NC_037517	110631—110663
		L. washingtonianum	NC_037699	110025—110057
		L. henricii	NC_039436	110896—110928

编号	保守区间序列	物种拉丁名	GenBank 序列号	保守区间序列起点—终点
7	AAACACTAGTAAAACCCCACATACGACG AATATTTTTTATTGCTGTAGGAATAAA	*L. superbum*	NC_026787	110085—110139
		L. hansonii	NC_027674	110642—110696
		L. tsingtauense	NC_027675	110669—110723
		L. distichum	NC_029937	110665—110719
		L. fargesii	NC_033908	111261—111315
		L. taliense	NC_034370	111095—111149
		L. cernuum	NC_034840	110639—110693
		L. henryi	NC_035570	111138—111192
		L. brownii	NC_035588	110712—110766
		L. callosum	NC_035989	110593—110647
		L. philadelphicum	NC_035990	111124—111178
		L. duchartrei	NC_035591	110296—110350
		L. bakerianum	NC_035592	109734—109788
		L. amabile	NC_035988	110587—110641
		L. lancifolium	NC_035589	110625—110679
		L. leucanthum	NC_035590	110225—110279
		L. bulbiferum	NC_037517	110669—110723
		L. washingtonianum	NC_037699	110063—110117
		L. henricii	NC_039436	110934—110988
8	AGAAGTCCAAATCCTATTGACATAGTAAC TGGAAGTG	*L. superbum*	NC_026787	110141—110177
		L. hansonii	NC_027674	110698—110734
		L. tsingtauense	NC_027675	110725—110761
		L. distichum	NC_029937	110721—110757
		L. fargesii	NC_033908	111317—111353
		L. taliense	NC_034370	111151—111187
		L. cernuum	NC_034840	110695—110731
		L. henryi	NC_035570	111194—111230
		L. brownii	NC_035588	110768—110804
		L. callosum	NC_035989	110649—110685
		L. philadelphicum	NC_035990	111180—111216
		L. duchartrei	NC_035591	110352—110388
		L. bakerianum	NC_035592	109790—109826
		L. amabile	NC_035988	110643—110679
		L. lancifolium	NC_035589	110681—110717
		L. leucanthum	NC_035590	110281—110317
		L. bulbiferum	NC_037517	110725—110761
		L. washingtonianum	NC_037699	110119—110155
		L. henricii	NC_039436	110990—111026

续表

编号	保守区间序列	物种拉丁名	GenBank 序列号	保守区间序列起点—终点
9	AAGAAAGGGTATTATCCATGCGTATTGAT	*L. superbum*	NC_026787	110179—110262
	ATGTTTGTTCCATAAAAAAATATTTGTT	*L. hansonii*	NC_027674	110736—110819
	TTTTTATTGTTATAAATTTAATTGTTT	*L. tsingtauense*	NC_027675	110763—110846
		L. distichum	NC_029937	110759—110842
		L. fargesii	NC_033908	111355—111396
		L. taliense	NC_034370	111189—111272
		L. cernuum	NC_034840	110733—110816
		L. henryi	NC_035570	111232—111315
		L. brownii	NC_035588	110806—110889
		L. callosum	NC_035989	110687—110770
		L. philadelphicum	NC_035990	111218—111301
		L. duchartrei	NC_035591	110390—110431
		L. bakerianum	NC_035592	109828—109911
		L. amabile	NC_035988	110681—110764
		L. lancifolium	NC_035589	110719—110802
		L. leucanthum	NC_035590	110319—110402
		L. bulbiferum	NC_037517	110763—110846
		L. washingtonianum	NC_037699	110157—110240
		L. henricii	NC_039436	111028—111111
10	ACAATAATAAAACAAATCAACAAAAAAA	*L. superbum*	NC_026787	110283—110303
		L. hansonii	NC_027674	110840—110860
		L. tsingtauense	NC_027675	110867—110887
		L. distichum	NC_029937	110863—110883
		L. fargesii	NC_033908	111461—111481
		L. taliense	NC_034370	111293—111313
		L. cernuum	NC_034840	110837—110857
		L. henryi	NC_035570	111336—111356
		L. brownii	NC_035588	110910—110930
		L. callosum	NC_035989	110791—110811
		L. philadelphicum	NC_035990	111322—111342
		L. duchartrei	NC_035591	110495—110515
		L. bakerianum	NC_035592	109932—109952
		L. amabile	NC_035988	110785—110805
		L. lancifolium	NC_035589	110823—110843
		L. leucanthum	NC_035590	110423—110443
		L. bulbiferum	NC_037517	110867—110886
		L. washingtonianum	NC_037699	110261—110281
		L. henricii	NC_039436	111132—111152

续表

编号	保守区间序列	物种拉丁名	GenBank 序列号	保守区间序列起点—终点
11	CATAGGTATATATACATGGATACGTATA	*L. superbum*	NC_026787	110367—110394
		L. hansonii	NC_027674	110925—110952
		L. tsingtauense	NC_027675	110951—110978
		L. distichum	NC_029937	110943—110970
		L. fargesii	NC_033908	111544—111571
		L. taliense	NC_034370	111381—111406
		L. cernuum	NC_034840	110922—110949
		L. henryi	NC_035570	111423—111450
		L. brownii	NC_035588	110998—111025
		L. callosum	NC_035989	110877—110904
		L. philadelphicum	NC_035990	111405—111432
		L. duchartrei	NC_035591	110578—110602
		L. bakerianum	NC_035592	110017—110044
		L. amabile	NC_035988	110872—110899
		L. lancifolium	NC_035589	110909—110936
		L. leucanthum	NC_035590	110510—110535
		L. bulbiferum	NC_037517	110951—110978
		L. washingtonianum	NC_037699	110346—110370
		L. henricii	NC_039436	111223—111250

参 考 文 献

国家药典委员会 . 2015. 中华人民共和国药典（2015 年版）一部 . 北京：中国医药科技出版社：132.

李玲，刘湘丹，詹济华，等 . 2018. 卷丹百合化学成分抗肿瘤活性研究 . 湖南中医药大学学报，253（10）：1133-1136.

罗林明，裴刚，覃丽，等 . 2017. 中药百合化学成分及药理作用研究进展 . 中药新药与临床药理，147（6）：824-837.

罗林明，覃丽，裴刚，等 . 2018. 百合属植物甾体皂苷成分及其药理活性研究进展 . 中国中药杂志，43（7）：1416-1426.

王国强 . 2014. 全国中草药汇编（卷一）. 北京：人民卫生出版社：233-235.

王燕 . 2007. 我国百合产业现状及其发展对策 . 湖南农业科学，（5）：150-152+156.

魏正方，陈明明 . 2003. 龙牙百合优质高产栽培技术 . 作物研究，17（1）：45-46.

肖培根 . 2002. 新编中药志（第一卷）. 北京：化学工业出版社：411-416.

24 细　　辛

【基本信息】　细辛（*Asarum sieboldii* Miq.）为马兜铃科细辛属药用植物。其干燥根和根茎为细辛中药材。又名西细辛或白细辛，被收载于《中国药典》（2015 年版）。细辛分布于黑龙江、吉林、辽宁、山东、浙江、安徽、江西、湖北、四川、陕西、甘肃等地。细辛含有挥发油等化学成分。其性温，味辛，归心、肺、肾经，具有解表散寒、祛风止痛、通窍、温肺化饮的功效。现代研究证明，细辛具有局部麻醉、解热、镇痛、抑菌等作用，临床用于局部麻醉、口疮糜烂等病症。细辛是我国首批纳入重点发展生产的 39 个中药材品种之一。

【叶绿体基因组】　细辛的叶绿体基因组序列（GenBank 登录号：NC_037190.1）为典型环状 DNA 分子，总长度为 193 356bp。其结构较为特殊，包括一个 LSC 区和一对 IR 区，其长度分别为 96 554 bp 和 48 401bp（图 2-24-1）。细辛叶绿体基因组的整体 G/C 含量为36%。其 IR 区的 G/C 含量（39%）高于 LSC 区的 G/C 含量（34%）。

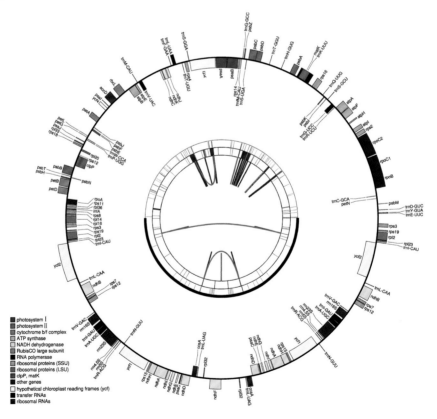

图 2-24-1　细辛叶绿体基因组图谱

图上有 4 个环：从中心向外，第一个圆内红色和绿色的弧线分别表示正向和反向重复序列；第二个圆内的短条表示串联重复序列；第三个圆内的短条表示微卫星重复序列；第四个圆是叶绿体基因组基因结构及其位置分布图。不同功能的基因以不同颜色表示

【编码基因】 细辛的叶绿体基因组包括蛋白质编码基因 98 个、转运 RNA 编码基因 38 个和核糖体 RNA 编码基因 8 个（表 2-24-1）。其中 9 个蛋白质编码基因（*rpoC1*、*atpF*、*rps16*、*petB*、*petD*、*rpl16*、*rpl2*、*ndhB*、*ndhA*）含有 1 个内含子，2 个蛋白质编码基因（*ycf3*、*clpP*）含 2 个内含子。有 6 个 tRNA 编码基因（*trnG-UCC*、*trnK-UUU*、*trnL-UAA*、*trnV-UAC*、*trnI-GAU*、*trnA-UGC*）含有 1 个内含子（表 2-24-2）。细辛叶绿体基因组中蛋白质编码区的长度为 94 298bp，占整个基因组长度的 48.77%。rRNA 基因的长度为 9070bp，占整个基因组长度的 4.69%。而 tRNA 基因的长度为 2918bp，占整个基因组长度的 1.51%。细辛叶绿体基因组非编码区主要包括内含子和基因间隔区，其长度占整个基因组长度的 45.03%。

表 2-24-1　细辛叶绿体基因组基因列表

基因功能	基因分类	基因名称
rRNA	rRNA genes	*rrn23S*（×2）、*rrn16S*（×2）、*rrn5S*（×2）、*rrn4.5S*（×2）
tRNA	tRNA genes	38 *trn* genes（6 contain an intron）
自我复制	Large subunit of ribosome	*rpl14*、*rpl16*、*rpl2*（×2）、*rpl20*、*rpl23*（×2）、*rpl32*（×2）、*rpl33*、*rpl36*
	DNA dependent RNA polymerase	*rpoA*、*rpoB*、*rpoC1*、*rpoC2*
	Small subunit of ribosome	*rps11*、*rps12*（×2）、*rps14*、*rps15*（×2）、*rps16*、*rps18*、*rps19*（×2）、*rps2*、*rps3*（×4）、*rps4*、*rps7*（×2）、*rps8*
光合作用	Subunits of ATP synthase	*atpA*、*atpB*、*atpE*、*atpF*、*atpH*、*atpI*
	Subunits of photosystem Ⅰ	*psaA*、*psaB*、*psaC*（×2）、*psaI*、*psaJ*
	Subunits of photosystem Ⅱ	*psbA*、*psbB*、*psbC*、*psbD*、*psbE*、*psbF*、*psbH*、*psbI*、*psbJ*、*psbK*、*psbM*、*psbN*、*psbT*、*psbZ*、*ycf3*
	Subunits of NADH-dehydrogenase	*ndhA*（×2）、*ndhB*（×2）、*ndhC*、*ndhD*（×2）、*ndhE*（×2）、*ndhF*（×2）、*ndhG*（×2）、*ndhH*（×2）、*ndhI*（×2）、*ndhJ*、*ndhK*
	Subunits of cytochrome b/f complex	*petA*、*petB*、*petD*、*petG*、*petL*、*petN*
其他功能	Subunit of rubisco	*rbcL*
	Subunit of acetyl-CoA-carboxylase	*accD*
	c-type cytochrome synthesis gene	*ccsA*（×2）
	Protease	*clpP*
	Translational initiation factor	*infA*
	Maturase	*matK*
未知功能		*ycf1*（×2）、*ycf2*（×2）、*ycf4*

表 2-24-2　细辛叶绿体基因内含子和外显子位置及长度

基因名称	基因编码序列所在链	起始位置	终点位置	长度 /bp				
				第一外显子	第一内含子	第二外显子	第二内含子	第三外显子
rpoC1	+	8802	11611	453	740	1617		
atpF	+	20257	21562	145	751	410		

续表

基因名称	基因编码序列所在链	起始位置	终点位置	长度 /bp				
				第一外显子	第一内含子	第二外显子	第二内含子	第三外显子
trnG-UCC	–	23505	24309	23	734	48		
rps16	+	28352	29429	40	841	197		
trnK-UUU	+	30325	32938	37	2542	35		
ycf3	–	50148	53905	124	2513	230	738	153
trnL-UAA	+	57337	57944	35	523	50		
trnV-UAC	–	64824	65540	39	643	35		
clpP	–	84290	86310	71	729	294	683	244
petB	+	89244	90635	6	744	642		
petD	+	90826	92047	8	724	490		
rpl16	–	96119	97536	9	1010	399		
rpl2	–	99251	100734	388	665	431		
ndhB	–	109928	112168	775	708	758		
trnI-GAU	+	117764	118777	37	942	35		
trnA-UGC	+	118842	119718	38	804	35		
ndhA	+	132119	134322	553	1112	539		
ndhA		155589	157792	553	1112	539		
trnA-UGC	–	170193	171069	38	804	35		
trnI-GAU	–	171134	172147	37	942	35		
ndhB	+	177743	179983	775	708	758		
rpl2	+	189177	190660	388	665	431		

注："+"表示正链；"–"表示负链

【重复序列】 在细辛叶绿体基因组中，微卫星重复序列的类型以 A/T 为主，有 83 个；其次为 AT/AT，有 38 个；AAT/ATT，有 8 个；还有 C/G，有 1 个（表 2-24-3）。共发现 75 个串联重复序列，满足总长度超过 20bp 且重复单元之间的相似性大于 90% 两个条件（表 2-24-4）。散在重复序列包括回文重复序列和正向重复序列。以 e-value 小于 1E–4 为阈值，细辛叶绿体基因组散在重复序列包括回文重复序列 10 条、正向重复序列 39 条（表 2-24-5）。

表 2-24-3 细辛叶绿体基因组微卫星重复序列数量统计

重复单元类型	重复序列个数
A/T	83
C/G	1
AT/AT	38
AAT/ATT	8

表 2-24-4　细辛叶绿体基因组串联重复序列统计

起点—终点	重复单元大小 /bp	重复单元拷贝数	重复单元一致序列 /bp	重复单元之间的匹配度 /%	插入缺失比例 /%	分值	碱基个数 A	C	G	T	熵（0—2）
137—172	8	4.4	8	93	6	63	52	11	11	25	1.69
137—171	17	2.1	17	100	0	70	54	11	11	22	1.68
1955—1994	20	2.0	20	100	0	80	35	10	0	55	1.34
2657—2695	19	2.1	19	100	0	78	48	5	20	25	1.70
3338—3398	30	2.0	30	93	6	106	60	0	0	39	0.97
4680—4710	12	2.6	12	100	0	62	54	9	0	35	1.33
4788—4817	15	2.0	15	100	0	60	46	6	26	20	1.75
4934—5008	18	4.1	18	92	3	114	29	21	14	34	1.93
18578—18611	15	2.3	15	94	0	59	38	17	8	35	1.81
24502—24535	13	2.7	13	95	4	61	17	5	0	76	0.98
24534—24576	19	2.3	19	95	0	77	34	0	4	60	1.17
24559—24587	14	2.1	14	100	0	58	34	0	6	58	1.25
25006—25091	21	4.0	21	91	5	118	50	0	6	43	1.29
29865—29928	32	2.0	32	100	0	128	37	15	15	31	1.89
30988—31012	11	2.3	11	100	0	50	12	16	0	72	1.13
32976—33015	20	2.0	20	100	0	80	45	0	15	40	1.46
33007—33083	15	5.1	15	100	0	154	53	0	25	20	1.46
33296—33331	16	2.2	16	100	0	72	36	0	16	47	1.47
34727—34811	28	3.0	28	98	1	161	57	7	0	35	1.26
34800—34825	13	2.0	13	100	0	52	53	0	0	46	1.00
35274—35318	18	2.5	18	96	0	81	31	2	11	55	1.47
36064—36156	36	2.5	36	91	3	141	45	0	1	53	1.07
36388—36624	105	2.3	105	96	1	440	47	0	0	51	1.06
36388—36656	105	2.5	105	92	3	380	49	0	0	49	1.09
38552—38589	19	2.0	19	100	0	76	36	5	15	42	1.70
38600—38637	12	3.2	12	92	0	58	34	0	10	55	1.34
38594—38632	18	2.2	18	90	0	60	33	0	7	58	1.26
38626—38706	39	2.1	39	100	0	162	40	4	12	41	1.64
39768—39792	13	1.9	13	100	0	50	56	0	8	36	1.29
44051—44087	18	2.1	18	100	0	74	37	5	10	45	1.62
49788—49817	15	2.0	15	93	0	51	43	13	23	20	1.86
49874—49898	11	2.3	11	100	0	50	36	0	0	64	0.94
52477—52606	67	1.9	69	90	7	210	52	0	0	46	1.11
54561—54591	15	2.1	15	100	0	62	54	12	6	25	1.62
55895—55936	19	2.2	19	100	0	84	47	0	23	28	1.52

续表

起点—终点	重复单元大小 /bp	重复单元拷贝数	重复单元一致序列 /bp	重复单元之间的匹配度 /%	插入缺失比例 /%	分值	碱基个数				熵（0—2）
							A	C	G	T	
56037—56075	19	2.1	19	100	0	78	25	30	20	23	1.98
56299—56336	19	2.0	19	100	0	76	31	10	10	47	1.72
56468—56494	12	2.2	12	100	0	54	33	0	7	59	1.25
56485—56520	18	2.0	18	100	0	72	38	0	16	44	1.48
56716—56740	11	2.3	11	100	0	50	36	0	0	64	0.94
56864—56921	19	3.1	19	100	0	116	36	0	22	41	1.54
61011—61038	14	2.0	14	100	0	56	50	14	7	28	1.69
61066—61090	12	2.1	12	100	0	50	92	0	0	8	0.40
62965—62999	14	2.4	14	95	4	61	48	14	2	34	1.58
63029—63056	13	2.2	13	100	0	56	46	7	0	46	1.30
64879—64917	14	2.7	14	96	4	69	46	0	0	53	1.00
65703—65732	13	2.3	13	100	0	60	40	20	6	33	1.78
81237—81264	14	2.0	14	100	0	56	35	0	0	64	0.94
81258—81310	18	2.9	18	100	0	106	39	9	5	45	1.60
82164—82190	14	1.9	14	100	0	54	55	7	0	37	1.28
86394—86431	18	2.1	18	90	0	58	18	21	10	50	1.76
92185—92210	12	2.2	12	100	0	52	15	15	0	69	1.20
92273—92317	22	2.0	22	100	0	90	57	0	0	42	0.98
95508—95534	11	2.5	11	100	0	54	25	0	14	59	1.36
96703—96745	21	2.0	21	100	0	86	27	18	13	39	1.89
100774—100815	21	2.0	21	100	0	84	47	9	28	14	1.75
101358—101387	15	2.0	15	100	0	60	53	13	20	13	1.72
101703—101733	15	2.1	15	100	0	62	19	32	0	48	1.49
105336—105390	27	2.0	27	100	0	110	20	21	18	40	1.92
114741—114777	19	1.9	19	100	0	74	18	16	0	64	1.29
114758—114785	13	2.2	13	100	0	56	25	14	0	60	1.34
124876—124905	15	2.0	15	100	0	60	53	20	13	13	1.72
135891—135932	19	2.2	19	100	0	84	38	9	4	47	1.57
141741—141765	12	2.1	12	100	0	50	24	24	0	52	1.48
148146—148170	12	2.1	12	100	0	50	52	0	24	24	1.48
153979—154020	19	2.2	19	100	0	84	47	4	9	38	1.57
165006—165035	15	2.0	15	100	0	60	13	13	20	53	1.72
175134—175170	19	1.9	19	100	0	74	64	0	16	18	1.29
175126—175153	13	2.2	13	100	0	56	60	0	14	25	1.34
184521—184575	27	2.0	27	100	0	110	40	18	21	20	1.92

起点—终点	重复单元大小 /bp	重复单元拷贝数	重复单元一致序列 /bp	重复单元之间的匹配度 /%	插入缺失比例 /%	分值	碱基个数				熵（0—2）
							A	C	G	T	
185827—185936	21	5.1	21	93	4	168	51	10	24	13	1.71
188178—188208	15	2.1	15	100	0	62	48	0	32	19	1.49
188524—188553	15	2.0	15	100	0	60	13	20	13	53	1.72
189096—189137	21	2.0	21	100	0	84	14	28	9	47	1.75
193162—193208	21	2.2	22	92	7	87	40	12	17	29	1.86

表 2-24-5　细辛叶绿体基因组散在重复序列特征值

重复单元一长度 /bp	重复单元一起点	重复类型	重复单元二长度 /bp	重复单元二起点	重复单元间隔	e-value
115	36404	D	115	36509	−1	2.10E−57
96	19903	D	96	19952	−3	6.46E−42
88	19911	D	88	19960	−2	3.78E−39
82	35513	D	82	35536	−1	1.11E−37
83	62391	D	83	62484	−2	3.44E−36
75	135990	D	75	136014	0	7.37E−36
75	135990	P	75	153821	0	7.37E−36
75	136014	P	75	153845	0	7.37E−36
75	153821	D	75	153845	0	7.37E−36
63	19475	D	63	19496	0	1.24E−28
62	33006	D	62	33021	0	4.94E−28
62	61409	D	62	61512	0	4.94E−28
60	61334	D	60	61361	0	7.91E−27
70	103994	D	70	104015	−3	1.12E−26
70	103994	P	70	185825	−3	1.12E−26
70	104015	P	70	185846	−3	1.12E−26
70	185825	D	70	185846	−3	1.12E−26
68	40007	P	68	40011	−3	1.63E−25
59	36118	P	59	36118	−1	5.60E−24
60	52513	D	60	52602	−2	1.26E−22
59	35513	D	59	35559	−2	4.87E−22
52	34726	D	52	34754	0	5.18E−22
58	25130	P	58	25130	−2	1.88E−21
51	52522	D	51	52611	0	2.07E−21
51	135990	D	51	136038	0	2.07E−21
51	135990	P	51	153821	0	2.07E−21
51	136038	P	51	153869	0	2.07E−21
51	153821	D	51	153869	0	2.07E−21
47	19977	D	47	20013	0	5.31E−19
47	33006	D	47	33036	0	5.31E−19

续表

重复单元一长度 /bp	重复单元一起点	重复类型	重复单元二长度 /bp	重复单元二起点	重复单元间隔	e-value
47	62404	D	47	62510	0	5.31E–19
47	62497	D	47	62510	0	5.31E–19
50	62254	D	50	62367	–1	1.24E–18
45	19928	D	45	20013	0	8.49E–18
45	62404	D	45	62417	0	8.49E–18
45	62417	D	45	62497	0	8.49E–18
53	37358	D	53	37504	–3	8.20E–17
46	52415	D	46	52520	–1	2.93E–16
52	24704	D	52	24720	–3	3.09E–16
49	52354	P	49	62021	–2	3.51E–16
42	19475	D	42	19517	0	5.44E–16
42	38625	D	42	38664	0	5.44E–16
45	37393	D	45	37412	–1	1.15E–15
50	19617	D	50	19903	–3	4.39E–15
50	37376	D	50	37395	–3	4.39E–15
44	52417	D	44	52611	–1	4.48E–15
49	61828	D	49	61840	–3	1.65E–14
39	56863	D	39	56882	0	3.48E–14
42	52261	D	42	52295	–1	6.85E–14

注：P. palindromic repeat，回文重复序列；D. direct repeat，正向重复序列

【系统发育】 对来自马兜铃科的 3 个物种和 2 个外类群物种（拟南芥和烟草）的 77 个共有蛋白质序列用最大似然法构建系统进化树。其中北马兜铃（*A. coniorta*）和马兜铃（*A. debilis*）聚为一支，华细辛（*A. sieboldii*）单独为一支，与传统分类结果一致（图 2-24-2）。

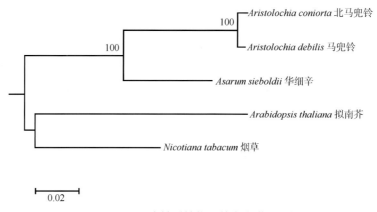

图 2-24-2 马兜铃科植物系统发育进化分析

参 考 文 献

古一帆 . 2010. 华细辛中药有效成分与土壤理化性质的相关性研究 . 上海：上海交通大学硕士学位论文 .

胡苏莹，何刚，陈蓓，等 . 2012. 秦巴山区华细辛遗传多样性与挥发油成分分析 . 中药材，35（2）：188-194.

黄顺旺 . 2003. 细辛的药理毒理和临床应用 . 安徽医药，7（6）：477-479.

蒋明 . 2017. 细辛属 8 种药用植物 rDNA ITS 的克隆与序列分析 . 中草药，48（14）：2937-2942.

宋娜丽，照日格图，却翎，等 . 2008. 细辛的化学成分和生物活性研究概况 . 中国民族民间医药，17（4）：50-52.

宋月薇 . 2017. 细辛毒性的药理和毒理作用探讨 . 医药前沿，7（4）：147.

Lim CE，Lee SC，So S，et al. 2018. The complete chloroplast genome sequence of *Asarum sieboldii* Miq.（Aristolochiaceae），a medicinal plant in Korea. Mitochondrial DNA Part B，3（1）：118-119.

25 金毛狗

【基本信息】 金毛狗［*Cibotium barometz*（L.）J. Sm.］为蚌壳蕨科金毛狗属药用植物。其干燥根茎为狗脊中药材。又名金毛狗脊、毛狗脊、金毛狗、金毛犬，被收载于《中国药典》（2015年版）。金毛狗分布于华南、西南及浙江、江西、福建、台湾、湖南等地。生狗脊以肥大、质坚实无空心、外表略有金黄色茸毛者为佳；熟狗脊以质坚硬无毛、不易折断、无臭、不空心者为佳。狗脊含酚酸、黄酮、皂苷等化学成分。其性温，味苦、甘，归肝、肾经，具有补肝肾、强腰脊、祛风湿的功效。现代研究证明，狗脊具有止血、抗肿瘤、防治骨质疏松、镇痛、抑菌、抗炎、抗风湿、保肝、抗氧化等作用，临床用于治疗风湿、骨质疏松、脊柱炎、白带遗精、骨肿瘤等病症。

【叶绿体基因组】 金毛狗的叶绿体基因组序列（GenBank 登录号：NC_037893.1）为典型环状 DNA 分子，总长度为 166 027bp。具有保守的四分状结构，包括一个 LSC 区、一个 SSC 区和一对 IR 区，其长度分别为 85 664bp、22 045bp 和 29 159bp（图 2-25-1）。

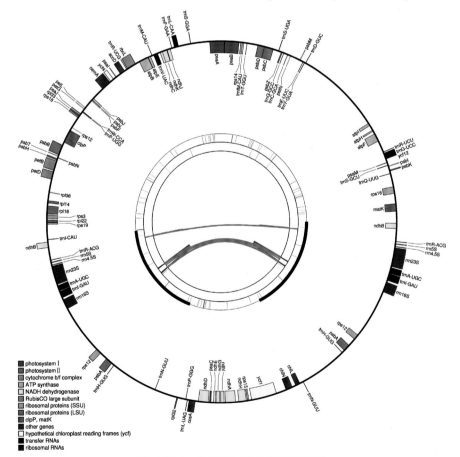

图 2-25-1　金毛狗叶绿体基因组图谱

图上有 4 个环：从中心向外，第一个圆内红色和绿色的弧线分别表示正向和反向重复序列；第二个圆内的短条表示串联重复序列；第三个圆内的短条表示微卫星重复序列；第四个圆是叶绿体基因组基因结构及其位置分布图。不同功能的基因以不同颜色表示

金毛狗叶绿体基因组的整体 G/C 含量为 42%。其 IR 区的 G/C 含量（45%）高于 SSC 区的 G/C 含量（39%）和 LSC 区的 G/C 含量（40%）。

【编码基因】　金毛狗的叶绿体基因组包括蛋白质编码基因 67 个、转运 RNA 编码基因 33 个和核糖体 RNA 编码基因 8 个（表 2-25-1）。其中 6 个蛋白质编码基因（*rps16*、*atpF*、*ndhA*、*petB*、*petD*、*rpl16*）含有 1 个内含子，1 个蛋白质编码基因（*clpP*）含有 2 个内含子。有 5 个 tRNA 编码基因（*trnA-UGC*、*trnG-UCC*、*trnI-GAU*、*trnL-CAA*、*trnV-UAC*）含有 1 个内含子（表 2-25-2）。金毛狗叶绿体基因组中蛋白质编码区的长度为 66 276bp，占整个基因组长度的 39.92%。rRNA 基因的长度为 9094bp，占整个基因组长度的 5.48%。而 tRNA 基因的长度为 2532bp，占整个基因组长度的 1.53%。金毛狗叶绿体基因组非编码区主要包括内含子和基因间隔区，其长度占整个基因组长度的 53.07%。

表 2-25-1　金毛狗叶绿体基因组基因列表

基因功能	基因分类	基因名称
rRNA	rRNA genes	*rrn23S*（×2）、*rrn16S*（×2）、*rrn5S*（×2）、*rrn4.5S*（×2）
tRNA	tRNA genes	33 *trn* genes（5 contain an intron）
自我复制	Small subunit of ribosome	*rps18*、*rps12*（×2）、*rps15*、*rps19*、*rps3*、*rps14*、*rps16*
	Large subunit of ribosome	*rpl14*、*rpl36*、*rpl32*、*rpl33*、*rpl16*、*rpl22*
光合作用	Subunits of NADH-dehydrogenase	*ndhK*、*ndhJ*、*ndhG*、*ndhE*、*ndhD*、*ndhB*（×2）、*ndhC*、*ndhA*、*ndhH*、*ndhI*
	Subunits of photosystem Ⅰ	*psaI*、*psaC*、*psaB*、*psaA*、*psaJ*、*psaM*
	Subunits of photosystem Ⅱ	*psbZ*、*psbJ*、*psbB*、*psbA*（×2）、*psbC*、*psbF*、*psbI*、*psbK*、*psbT*、*psbD*、*psbN*、*psbL*、*psbM*、*psbH*
	Subunits of cytochrome b/f complex	*petN*、*petD*、*petG*、*petB*、*petL*
	Subunits of ATP synthase	*atpI*、*atpE*、*atpB*、*atpH*、*atpF*
	Large subunit of rubisco	*rbcL*
其他功能	Maturase	*matK*
	Protease	*clpP*
	Envelope membrane protein	*cemA*
	Subunit of acetyl-CoA-carboxylase	*accD*
	c-type cytochrome synthesis gene	*ccsA*
	Light-independent protochlorophyllide reductase subunit	*chlL*、*chlN*
未知功能		*ycf4*、*ycf1*、*ycf12*

表 2-25-2　金毛狗叶绿体基因内含子和外显子位置及长度

基因名称	基因编码序列所在链	起始位置	终点位置	长度 /bp				
				第一外显子	第一内含子	第二外显子	第二内含子	第三外显子
rps16	−	4129	5158	42	775	213		
trnG-UCC	+	9312	10241	23	859	48		
atpF	−	12153	13403	145	696	410		
trnL-CAA	+	47849	48493	34	559	52		
trnV-UAC	−	51218	51897	37	608	35		
clpP	−	68930	70926	71	815	294	579	238
petB	+	73903	75347	6	791	648		
petD	+	75546	76674	8	646	475		
rpl16	−	80609	81803	9	781	405		
trnA-UGC		92475	93326	38	779	35		
trnI-GAU	−	93394	94422	42	952	35		
ndhA	−	125187	126793	125	935	547		
trnI-GAU	+	157271	158299	42	952	35		

注："+"表示正链；"−"表示负链

【重复序列】　在金毛狗叶绿体基因组中，微卫星重复序列的类型以 A/T 为主，有 48 个；其次为 C/G，有 16 个，二者合计占所有重复序列总数的 87% 以上（表 2-25-3）。共发现 15 个串联重复序列，满足总长度超过 20bp 且重复单元之间的相似性大于 90% 两个条件（表 2-25-4）。散在重复序列包括回文重复序列和正向重复序列。以 *e*-value 小于 1E–4 为阈值，金毛狗叶绿体基因组散在重复序列包括回文重复序列 22 条、正向重复序列 27 条（表 2-25-5）。

表 2-25-3　金毛狗叶绿体基因组微卫星重复序列数量统计

重复单元类型	重复序列个数
A/T	48
C/G	16
AG/CT	1
AT/AT	6
AAT/ATT	1
AGAT/ATCT	1

表 2-25-4　金毛狗叶绿体基因组串联重复序列统计

起点—终点	重复单元大小 /bp	重复单元拷贝数	重复单元一致序列 /bp	重复单元之间的匹配度 /%	插入缺失比例 /%	分值	碱基个数				熵 (0—2)
							A	C	G	T	
22691—22716	13	2.0	13	100	0	52	61	0	23	15	1.33
27778—27826	16	2.9	17	93	6	91	69	18	12	0	1.19

起点—终点	重复单元大小 /bp	重复单元拷贝数	重复单元一致序列 /bp	重复单元之间的匹配度 /%	插入缺失比例 /%	分值	碱基个数				熵（0—2）
							A	C	G	T	
30345—30372	8	3.5	8	100	0	56	28	10	25	35	1.89
52285—52315	11	2.8	11	95	0	53	38	9	19	32	1.84
62886—62916	10	3.1	10	100	0	62	48	0	19	32	1.49
87949—88069	61	2.0	61	100	0	242	38	8	30	23	1.84
88226—88303	20	3.8	20	94	1	129	34	21	20	23	1.97
101108—101324	90	2.4	90	94	0	371	37	24	11	25	1.9
101198—101450	117	2.2	117	91	1	400	37	24	13	24	1.91
101899—101928	8	3.8	8	90	0	51	20	0	70	10	1.16
149765—149794	8	3.8	8	90	0	51	10	70	0	20	1.16
150243—150495	117	2.2	117	91	1	400	24	13	24	37	1.91
152001—152190	81	2.3	81	96	0	344	31	28	13	26	1.94
163390—163467	20	3.8	20	94	1	129	23	20	21	34	1.97
163624—163744	61	2.0	61	100	0	242	23	30	8	38	1.84

表 2-25-5　金毛狗叶绿体基因组散在重复序列特征值

重复单元一长度 /bp	重复单元一起点	重复类型	重复单元二长度 /bp	重复单元二起点	重复单元间隔	e-value
103	101070	D	103	101376	−3	3.60E−46
103	101070	P	103	150213	−3	3.60E−46
103	101376	P	103	150519	−3	3.60E−46
103	150213	D	103	150519	−3	3.60E−46
86	150230	D	86	150536	−1	3.34E−40
75	150241	D	75	150547	0	5.43E−36
75	101197	D	75	101413	−2	1.36E−31
75	101197	P	75	150204	−2	1.36E−31
75	101413	P	75	150420	−2	1.36E−31
75	150204	D	75	150420	−2	1.36E−31
78	101107	D	78	101197	−3	1.74E−31
78	101107	P	78	150417	−3	1.74E−31
78	101197	P	78	150507	−3	1.74E−31
78	101305	D	78	101404	−3	1.74E−31
78	101305	P	78	150210	−3	1.74E−31
78	101404	P	78	150309	−3	1.74E−31
78	150210	D	78	150309	−3	1.74E−31
78	150417	D	78	150507	−3	1.74E−31
74	99311	D	74	99356	−3	3.80E−29

重复单元一长度 /bp	重复单元一起点	重复类型	重复单元二长度 /bp	重复单元二起点	重复单元间隔	e-value
74	99311	P	74	152262	−3	3.80E−29
74	99356	P	74	152307	−3	3.80E−29
74	152262	D	74	152307	−3	3.80E−29
67	101098	D	67	101305	−1	7.16E−29
67	101098	P	67	150320	−1	7.16E−29
67	101305	P	67	150527	−1	7.16E−29
67	150320	D	67	150527	−1	7.16E−29
70	150425	D	70	150515	−2	1.21E−28
66	150213	D	66	150429	−1	2.82E−28
60	87948	D	60	88009	0	5.83E−27
60	87948	P	60	163623	0	5.83E−27
60	88009	P	60	163684	0	5.83E−27
60	163623	D	60	163684	0	5.83E−27
66	101197	D	66	101314	−2	2.75E−26
66	101197	P	66	150312	−2	2.75E−26
66	101314	P	66	150429	−2	2.75E−26
66	150312	D	66	150429	−2	2.75E−26
69	99542	D	69	99623	−3	3.15E−26
69	99542	P	69	152000	−3	3.15E−26
69	99623	P	69	152081	−3	3.15E−26
69	152000	D	69	152081	−3	3.15E−26
58	150329	D	58	150536	0	9.33E−26
60	150435	D	60	150525	−1	1.05E−24
55	99486	P	55	101285	0	5.97E−24
55	99486	D	55	150352	0	5.97E−24
55	101285	D	55	152151	0	5.97E−24
55	150352	P	55	152151	0	5.97E−24
55	101287	D	55	101296	−1	9.85E−22
55	101287	P	55	150341	−1	9.85E−22
55	101296	P	55	150350	−1	9.85E−22

注：P. palindromic repeat，回文重复序列；D. direct repeat，正向重复序列

【系统发育】 对来自水龙骨目的 28 个物种和 2 个外类群物种（拟南芥和烟草）的 24 个共有蛋白质序列用最大似然法构建系统进化树。结果显示，金毛狗（C. barometz）和杪椤（A. spinulosa）的亲缘关系最近，聚为一类。该进化树所要分析的物种绝大多数分支

节点的 bootstrap 分值较高（＞80%），表明该分类结果的可信度较高（图 2-25-2）。

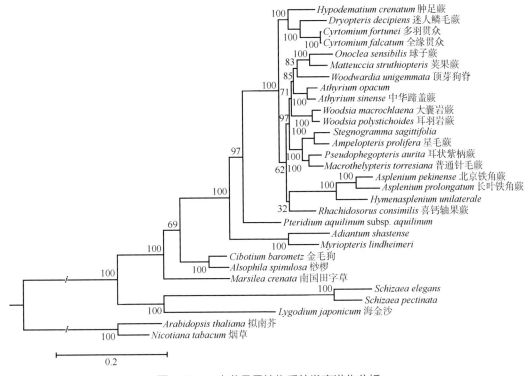

图 2-25-2　水龙骨目植物系统发育进化分析

参 考 文 献

国家药典委员会 . 2015. 中华人民共和国药典（2015 年版）一部 . 北京：中国医药科技出版社：224.

国家中医药管理局《中华本草》编委会 . 1999. 中华本草（第 2 册）. 上海：上海科学技术出版社：101-103.

鞠成国，曹翠香，史琳，等 . 2005. 狗脊及其炮制品和狗脊毛的镇痛、止血作用研究 . 中成药，27（11）：1279-1281.

里二，马洁，杨春勇，等 . 2005. 傣族药食植物金毛狗栽培方法及采收加工 . 中国民族医药杂志，（4）：15-16.

云南省食品药品监督管理局 . 2005. 云南省中药材标准（第一册）. 昆明：云南美术出版社 .

Jia T，Li J，Xie S，et al. 1996. Comparative research on the constituents of the volatile oil in the rhizome of *Cibotium barometz*（L.）J. Sm. and its processed products. Zhong Guo Zhong Yao Za Zhi，21（4）：216-217+255.

Xie MP，Li L，Sun H，et al. 2017. Hepatoprotective hemiterpene glycosides from the rhizome of *Cibotium barometz*（L.）J. Sm. Phytochemistry，138：128-133.

26 垂 盆 草

【基本信息】 垂盆草（*Sedum sarmentosum* Bunge）为景天科景天属药用植物。其干燥全草为垂盆草中药材。又名佛指甲、狗牙半支、三叶佛甲草，被收载于《中国药典》（2015年版）。垂盆草分布于东北、华东、华中、西南、西北等地区。垂盆草主要含黄酮、氰苷、生物碱、三萜、甾醇等化学成分。其性凉，味甘、淡，归肝、胆、小肠经，具有利湿退黄、清热解毒的功效。现代研究表明，垂盆草具有保肝、免疫抑制、抑菌等作用，临床用于治疗急慢性肝炎、慢性咽炎、扁桃体炎等病症。

【叶绿体基因组】 垂盆草的叶绿体基因组序列（GenBank 登录号：NC_023085）为典型环状 DNA 分子，总长度为 150 448bp。具有保守的四分状结构，包括一个 LSC 区、一个 SSC 区和一对 IR 区，其长度分别为 82 211bp、16 669bp 和 25 784bp（图 2-26-1）。

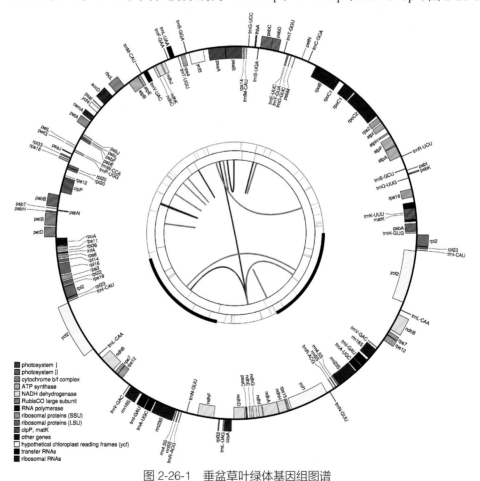

图 2-26-1 垂盆草叶绿体基因组图谱

图上有 4 个环：从中心向外，第一个圆内红色和绿色的弧线分别表示正向和反向重复序列；第二个圆内的短条表示串联重复序列；第三个圆内的短条表示微卫星重复序列；第四个圆是叶绿体基因组基因结构及其位置分布图。不同功能的基因以不同颜色表示

垂盆草叶绿体基因组的整体 G/C 含量为 38%。其 IR 区的 G/C 含量（43%）高于 SSC 区的 G/C 含量（32%）和 LSC 区的 G/C 含量（36%）。

【编码基因】　　垂盆草的叶绿体基因组包括蛋白质编码基因 86 个、转运 RNA 编码基因 36 个和核糖体 RNA 编码基因 8 个（表 2-26-1）。其中 8 个蛋白质编码基因（*ndhA*、*atpF*、*ndhB*、*rpl2*、*rps16*、*petB*、*petD*、*rpl16*）含有 1 个内含子，2 个蛋白质编码基因（*clpP*、*ycf3*）含有 2 个内含子。有 5 个 tRNA 编码基因（*trnA-UGC*、*trnL-UAA*、*trnK-UUU*、*trnV-UAC*、*trnI-GAU*）含有 1 个内含子（表 2-26-2）。垂盆草叶绿体基因组中蛋白质编码区的长度为 78 131bp，占整个基因组长度的 51.93%。tRNA 基因的长度为 2782bp，占整个基因组长度的 1.85%。rRNA 基因的长度是 9046bp，占整个基因组长度的 6.01%。垂盆草叶绿体基因组非编码区主要包括内含子和基因间隔区，其长度占整个基因组长度的 40.21%。

表 2-26-1　垂盆草叶绿体基因组基因列表

基因功能	基因分类	基因名称
rRNA	rRNA genes	*rrn23S*（×2）、*rrn16S*（×2）、*rrn5S*（×2）、*rrn4.5S*（×2）
tRNA	tRNA genes	36 *trn* genes（5 contain an intron）
自我复制	Small subunit of ribosome	*rps2*、*rps18*、*rps8*、*rps4*、*rps7*（×2）、*rps11*、*rps12*（×2）、*rps15*、*rps19*、*rps3*、*rps14*、*rps16*
	Large subunit of ribosome	*rpl14*、*rpl22*、*rpl36*、*rpl23*（×2）、*rpl20*（×2）、*rpl32*、*rpl2*（×2）、*rpl33*、*rpl16*
	DNA dependent RNA polymerase	*rpoC1*、*rpoC2*、*rpoB*、*rpoA*
光合作用	Subunits of NADH-dehydrogenase	*ndhK*、*ndhJ*、*ndhF*、*ndhG*、*ndhE*、*ndhD*、*ndhB*（×2）、*ndhC*、*ndhA*、*ndhH*、*ndhI*
	Subunits of photosystem Ⅰ	*psaI*、*psaC*、*psaB*、*psaA*、*psaJ*
	Subunits of photosystem Ⅱ	*lhbA*、*psbA*、*psbB*、*psbC*、*psbD*、*psbE*、*psbF*、*psbH*、*psbI*、*psbJ*、*psbK*、*psbL*、*psbM*、*psbN*、*psbT*、*ycf3*
	Subunits of cytochrome b/f complex	*petN*、*petA*、*petD*、*petG*、*petB*、*petL*
	Subunits of ATP synthase	*atpI*、*atpE*、*atpA*、*atpB*、*atpH*、*atpF*
	Large subunit of rubisco	*rbcL*
其他功能	Maturase	*matK*
	Translation initiation factor	*infA*
	Protease	*clpP*
	Envelope membrane protein	*cemA*
	Subunit of acetyl-CoA-carboxylase	*accD*
	c-type cytochrome synthesis gene	*ccsA*
未知功能		*ycf4*、*ycf1*、*ycf2*（×2）

表 2-26-2　垂盆草叶绿体基因内含子和外显子位置及长度

基因名称	基因编码序列所在链	起始位置	终点位置	长度 /bp				
				第一外显子	第一内含子	第二外显子	第二内含子	第三外显子
trnK-UUU	−	1528	4047	37	2448	35		
rps16	−	4706	5793	42	818	228		
atpF	−	11785	13079	145	740	410		

续表

基因名称	基因编码序列所在链	起始位置	终点位置	长度/bp				
				第一外显子	第一内含子	第二外显子	第二内含子	第三外显子
ycf3	−	41931	43886	126	702	231	744	153
trnL-UAA	+	45858	46459	37	515	50		
trnV-UAC	−	49853	50495	38	568	37		
clpP	−	67977	69992	71	869	291	559	226
petB	+	72874	74361	6	834	648		
petD	+	74550	75792	9	760	474		
rpl16	−	79240	80679	9	1032	399		
rpl2	−	82377	83863	391	662	434		
ndhB	−	92965	95176	775	679	758		
trnI-GAU	+	100145	101166	43	944	35		
trnA-UGC	+	101235	102102	38	795	35		
ndhA	−	116767	118839	553	987	533		
trnA-UGC	−	130559	131426	38	795	35		
trnI-GAU	−	131495	132516	43	944	35		
ndhB	+	137485	139696	775	679	758		
rpl2	+	148798	150284	391	662	434		

注："+"表示正链;"−"表示负链

【重复序列】 在垂盆草叶绿体基因组中,微卫星重复序列的类型以 A/T 为主,有 40 个;其次为 AT/AT,有 3 个(表 2-26-3)。共发现 7 个串联重复序列,满足总长度超过 20bp 且重复单元之间的相似性大于 90% 两个条件(表 2-26-4)。散在重复序列包括回文重复序列和正向重复序列。以 e-value 小于 1E–4 为阈值,垂盆草叶绿体基因组散在重复序列包括回文重复序列 10 条、正向重复序列 7 条(表 2-26-5)。

表 2-26-3 垂盆草叶绿体基因组微卫星重复序列数量统计

重复单位类型	重复序列个数
A/T	40
AT/AT	3

表 2-26-4 垂盆草叶绿体基因组串联重复序列统计

起点—终点	重复单元大小/bp	重复单元拷贝数	重复单元一致序列/bp	重复单元之间的匹配度/%	插入缺失比例/%	分值	碱基个数				熵(0—2)
							A	C	G	T	
31506—31553	23	2.1	23	100	0	96	37	12	8	41	1.73
50590—50644	19	2.9	19	91	0	83	36	3	12	47	1.59
66292—66932	321	2.0	321	99	0	1273	30	18	14	35	1.92
89085—89114	15	2.0	15	93	0	51	26	10	13	50	1.73
97514—97541	13	2.2	13	100	0	56	14	14	0	71	1.15
135094—135122	14	2.0	15	93	6	51	48	17	0	34	1.47
135120—135147	13	2.2	13	100	0	56	71	0	14	14	1.15

表 2-26-5　垂盆草叶绿体基因组散在重复序列特征值

重复单元一长度 /bp	重复单元一起点	重复类型	重复单元二长度 /bp	重复单元二起点	重复单元间隔	e-value
320	66291	D	320	66612	−1	1.34E−180
52	61738	P	52	61738	−2	3.75E−18
40	41740	P	40	41740	0	5.27E−15
47	72254	P	47	72254	−3	1.41E−13
41	96831	D	41	117337	−2	9.72E−12
41	117337	P	41	135788	−2	9.72E−12
41	55049	P	41	55049	−3	3.79E−10
33	57293	P	33	57293	−1	8.54E−09
31	96841	D	31	117347	−1	1.28E−07
31	117347	P	31	135788	−1	1.28E−07
36	50589	D	36	50608	−3	2.60E−07
30	8417	P	30	44216	−1	4.97E−07
32	30381	P	32	30381	−2	1.54E−06
32	38166	D	32	40390	−3	4.62E−05
31	31499	D	31	31522	−3	1.68E−04
31	43101	D	31	117347	−3	1.68E−04
31	124076	P	31	124076	−3	1.68E−04

注：P. palindromic repeat，回文重复序列；D. direct repeat，正向重复序列

【系统发育】　对来自景天科的 4 个物种和 2 个外类群物种（拟南芥和烟草）的 67 个共有蛋白质序列用最大似然法构建系统进化树。其中 2 个景天属物种（*S. sarmentosum*、*S. oryzifolium*）和 2 个费菜属物种（*P. takesimense*、*P. kamtschaticus*）分别聚为一支，与传统分类结果一致（图 2-26-2）。

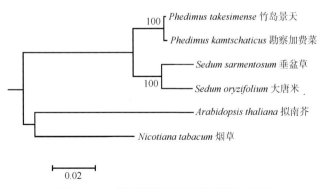

图 2-26-2　景天科植物系统发育进化分析

参 考 文 献

魏太明，阎玉凝，关昕璐 . 2003. 垂盆草的化学成分研究（Ⅰ）. 北京中医药大学学报，26（4）：59-61.

Bai Y，Chen B，Hong W，et al. 2016. *Sedum sarmentosum* Bunge extract induces apoptosis and inhibits proliferation in pancreatic cancer cells via the hedgehog signaling pathway. Oncol Rep，35（5）：2775-2784.

Dong W，Xu C，Cheng T，et al. 2013. Complete chloroplast genome of *Sedum sarmentosum* and chloroplast genome evolution in Saxifragales. PLoS One，8（10）：e77965.

Wang GW，Zhang XL，Wu QH，et al. 2018. The hepatoprotective effects of *Sedum sarmentosum* extract and its isolated major constituent through Nrf2 activation and NF-κB inhibition. Phytomedicine，53：263-273.

Xu J，Hou FY，Wan DR，et al. 2015. Development and characterization of polymorphic microsatellite markers for *Sedum sarmentosum*（Crassulaceae）and their cross-species transferability. Molecules，20（11）：19929-19935.

27 金 荞 麦

【基本信息】　金荞麦 [*Fagopyrum dibotrys*（D. Don）Hara.] 为蓼科荞麦属药用植物。其干燥根茎为金荞麦中药材。被收载于《中国药典》（2015 年版）。金荞麦分布于安徽、江苏、浙江、湖北、湖南、广东、河南、江西、四川、西藏等地。以个大、质坚硬者为优质药材。金荞麦主要含有表儿茶素、木犀草素、双聚原矢车菊素、β- 谷甾醇、胡萝卜苷、阿魏酸、苯甲酸、棕榈酸单甘油酯、没食子酸等化学成分。其味微辛、涩，性凉，归肺经，具有清热解毒、排脓祛瘀的功效。现代研究表明，金荞麦具有抑菌、抗癌、抗炎、抗过敏、镇咳祛痰、降血糖和血脂等作用，临床用于治疗咽喉肿痛、肺脓疡、急性支气管炎、痢疾肠炎和肺癌等病症。金荞麦是国家卫生健康委员会公布的可用于保健食品的中药，被《中国国家重点保护野生植物名录》收录为国家重点二级保护野生植物。

【叶绿体基因组】　金荞麦的叶绿体基因组序列（GenBank 登录号：NC_037705）为典型环状 DNA 分子，总长度为 159 320bp。具有保守的四分状结构，包括一个 LSC 区、一个 SSC 区和一对 IR 区，其长度分别为 84 421bp、13 263bp 和 30 818bp（图 2-27-1）。

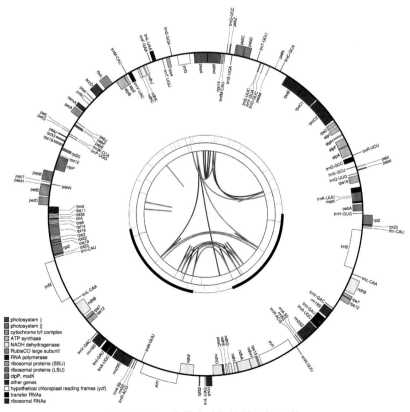

图 2-27-1　金荞麦叶绿体基因组图谱

图上有 4 个环：从中心向外，第一个圆内红色和绿色的弧线分别表示正向和反向重复序列；第二个圆内的短条表示串联重复序列；第三个圆内的短条表示微卫星重复序列；第四个圆是叶绿体基因组基因结构及其位置分布图。不同功能的基因以不同颜色表示

金荞麦叶绿体基因组的整体 G/C 含量为 38%。其 IR 区的 G/C 含量（41%）高于 SSC 区的 G/C 含量（33%）和 LSC 区的 G/C 含量（36%）。

【编码基因】 金荞麦的叶绿体基因组包括蛋白质编码基因 85 个、转运 RNA 编码基因 37 个和核糖体 RNA 编码基因 8 个（表 2-27-1）。其中 9 个蛋白质编码基因（*atpF*、*ndhA*、*ndhB*、*petB*、*petD*、*rpl16*、*rpl2*、*rpoC1*、*rps16*）含有 1 个内含子，2 个蛋白质编码基因（*clpP*、*ycf3*）含有 2 个内含子。有 6 个 tRNA 编码基因（*trnA-UGC*、*trnG-GCC*、*trnI-GAU*、*trnK-UUU*、*trnL-UAA*、*trnV-UAC*）含有 1 个内含子（表 2-27-2）。金荞麦叶绿体基因组中蛋白质编码区的长度为 82 928bp，占整个基因组长度的 52.05%。tRNA 基因的长度为 2852bp，占整个基因组长度的 1.79%。rRNA 基因的长度为 9050bp，占整个基因组长度的 5.68%。金荞麦叶绿体基因组非编码区主要包括内含子和基因间隔区，其长度占整个基因组长度的 40.48%。

表 2-27-1 金荞麦叶绿体基因组基因列表

基因功能	基因分类	基因名称
rRNA	rRNA genes	*rrn23S*（×2）、*rrn16S*（×2）、*rrn5S*（×2）、*rrn4.5S*（×2）
tRNA	tRNA genes	37 *trn* genes（6 contain an intron）
自我复制	Small subunit of ribosome	*rps2*、*rps18*、*rps8*、*rps4*、*rps7*（×2）、*rps11*、*rps12*（×2）、*rps15*、*rps19*、*rps3*、*rps14*、*rps16*
	Large subunit of ribosome	*rpl14*、*rpl36*、*rpl23*（×2）、*rpl20*、*rpl32*、*rpl2*、*rpl33*、*rpl16*、*rpl2*（×2）
	DNA dependent RNA polymerase	*rpoC1*、*rpoC2*、*rpoB*、*rpoA*
光合作用	Subunits of NADH-dehydrogenase	*ndhK*、*ndhJ*、*ndhF*、*ndhG*、*ndhE*、*ndhD*、*ndhB*（×2）、*ndhC*、*ndhA*、*ndhH*、*ndhI*
	Subunits of photosystem Ⅰ	*psaI*、*psaC*、*psaB*、*psaA*、*psaJ*
	Subunits of photosystem Ⅱ	*psbZ*、*psbJ*、*psbB*、*psbA*、*psbC*、*psbF*、*psbI*、*psbK*、*psbT*、*psbD*、*psbN*、*psbL*、*psbM*、*psbE*、*psbH*、*ycf3*
	Subunits of cytochrome b/f complex	*petN*、*petA*、*petD*、*petG*、*petB*、*petL*
	Subunits of ATP synthase	*atpI*、*atpE*、*atpA*、*atpB*、*atpH*、*atpF*
	Large subunit of rubisco	*rbcL*
其他功能	Maturase	*matK*
	Protease	*clpP*
	Envelope membrane protein	*cemA*
	Subunit of acetyl-CoA-carboxylase	*accD*
	c-type cytochrome synthesis gene	*ccsA*
未知功能		*ycf4*、*ycf1*（×2）、*ycf2*（×2）

表 2-27-2 金荞麦叶绿体基因内含子和外显子位置及长度

基因名称	基因编码序列所在链	起始位置	终点位置	长度 /bp				
				第一外显子	第一内含子	第二外显子	第二内含子	第三外显子
trnK-UUU	–	1746	4277	37	2460	35		
rps16	–	5028	6141	41	847	226		
trnG-GCC	–	8425	9210	49	703	34		

续表

基因名称	基因编码序列所在链	起始位置	终点位置	长度 /bp				
				第一外显子	第一内含子	第二外显子	第二内含子	第三外显子
atpF	–	11151	12458	145	753	410		
rpoC1	–	19982	22793	432	769	1611		
ycf3	–	42413	44424	131	748	226	754	153
trnL-UAA	+	47886	48473	37	501	50		
trnV-UAC	–	52240	52889	38	575	37		
clpP	–	70243	72492	71	1009	288	611	271
petB	+	75403	76811	6	761	642		
petD	+	77023	78232	8	721	481		
rpl16	–	81640	82999	9	952	399		
rpl2	–	84588	86077	397	662	431		
ndhB	–	94636	96847	775	679	758		
trnI-GAU	+	102332	103349	42	941	35		
trnA-UGC	+	103414	104295	38	809	35		
ndhA	–	124837	126959	553	1031	539		
trnA-UGC	–	139448	140329	38	809	35		
trnI-GAU	–	140394	141411	42	941	35		
ndhB	+	146896	149107	775	679	758		
rpl2	+	157666	159155	397	662	431		

注: "+"表示正链; "–"表示负链

【重复序列】 在金荞麦叶绿体基因组中,微卫星重复序列的类型以 A/T 为主,有 17 个;其次为 AT/AT,有 5 个(表 2-27-3)。共发现 14 个串联重复序列,满足总长度超过 20bp 且重复单元之间的相似性大于 90% 两个条件(表 2-27-4)。散在重复序列包括回文重复序列和正向重复序列。以 *e*-value 小于 1E–4 为阈值,金荞麦叶绿体基因组散在重复序列包括回文重复序列 23 条、正向重复序列 21 条(表 2-27-5)。

表 2-27-3 金荞麦叶绿体基因组微卫星重复序列数量统计

重复单元类型	重复序列个数
A/T	17
AT/AT	5

表 2-27-4 金荞麦叶绿体基因组串联重复序列统计

起点—终点	重复单元大小 /bp	重复单元拷贝数	重复单元一致序列 /bp	重复单元之间的匹配度 /%	插入缺失比例 /%	分值	碱基个数				熵 (0~2)
							A	C	G	T	
45423—45466	22	2.0	22	100	0	88	40	4	4	50	1.43
71627—71656	15	2.0	15	100	0	60	53	6	13	26	1.64
86716—86745	15	2.0	15	93	0	51	20	10	13	56	1.65
86872—86899	14	2.0	14	100	0	56	28	7	7	57	1.52

续表

起点—终点	重复单元大小 /bp	重复单元拷贝数	重复单元一致序列 /bp	重复单元之间的匹配度 /%	插入缺失比例 /%	分值	碱基个数				熵（0—2）
							A	C	G	T	
98740—98787	23	2.1	23	100	0	96	39	31	12	16	1.86
107516—107581	32	2.1	32	91	0	105	40	24	7	27	1.82
110773—110856	21	4.0	21	96	0	159	52	13	19	15	1.75
113987—114063	24	3.2	24	98	0	145	64	12	12	9	1.48
117806—117833	13	2.2	13	100	0	56	57	0	7	35	1.26
129680—129756	24	3.2	24	98	0	145	9	12	12	64	1.48
132887—132970	21	4.0	21	96	0	159	15	19	13	52	1.75
144956—145003	23	2.1	23	100	0	96	16	12	31	39	1.86
156844—156871	14	2.0	14	100	0	56	57	7	7	28	1.52
156998—157027	15	2.0	15	93	0	51	56	13	10	20	1.65

表 2-27-5　金荞麦叶绿体基因组散在重复序列特征值

重复单元一长度/bp	重复单元一起点	重复类型	重复单元二长度/bp	重复单元二起点	重复单元间隔	e-value
63	110772	D	63	110793	−2	1.48E−24
63	110772	P	63	132886	−2	1.48E−24
63	110793	P	63	132907	−2	1.48E−24
63	132886	D	63	132907	−2	1.48E−24
57	113986	D	57	114010	−2	4.94E−21
57	113986	P	57	129675	−2	4.94E−21
57	114010	P	57	129699	−2	4.94E−21
57	129675	D	57	129699	−2	4.94E−21
42	110772	D	42	110814	−1	4.65E−14
42	110772	P	42	132886	−1	4.65E−14
42	110814	P	42	132928	−1	4.65E−14
42	132886	D	42	132928	−1	4.65E−14
38	110797	D	38	110818	0	9.45E−14
38	110797	P	38	132886	0	9.45E−14
38	110818	P	38	132907	0	9.45E−14
43	57248	P	43	57248	−3	3.07E−11
39	43585	D	39	98535	−3	5.83E−09
39	43585	D	39	125415	−3	5.83E−09
39	43585	P	39	145168	−3	5.83E−09
30	7524	P	30	45318	0	6.19E−09
33	113986	D	33	114034	−2	4.60E−07
33	113986	P	33	129675	−2	4.60E−07
33	114034	P	33	129723	−2	4.60E−07
33	129675	D	33	129723	−2	4.60E−07

续表

重复单元 一长度 /bp	重复单元 一起点	重复类型	重复单元 二长度 /bp	重复单元 二起点	重复单元间隔	*e*-value
35	37745	D	35	39981	−3	1.07E–06
34	107515	D	34	107547	−3	3.91E–06
34	107515	P	34	136161	−3	3.91E–06
34	107547	P	34	136193	−3	3.91E–06
34	136161	D	34	136193	−3	3.91E–06
31	7523	D	31	35435	−3	1.88E–04
31	9180	D	31	36391	−3	1.88E–04
31	77611	P	31	77616	−3	1.88E–04
30	8813	P	30	8815	−3	6.79E–04
30	35436	P	30	45318	−3	6.79E–04
30	38596	D	30	40820	−3	6.79E–04
30	74777	P	30	74804	−3	6.79E–04
30	98736	D	30	98759	−3	6.79E–04
30	98736	P	30	144953	−3	6.79E–04
30	98759	P	30	144976	−3	6.79E–04
30	109059	P	30	109099	−3	6.79E–04
30	109059	D	30	134613	−3	6.79E–04
30	109099	D	30	134653	−3	6.79E–04
30	134613	P	30	134653	−3	6.79E–04
30	144952	D	30	144975	−3	6.79E–04

注：P. palindromic repeat，回文重复序列；D. direct repeat，正向重复序列

【系统发育】 对来自荞麦属的 3 个物种和 2 个外类群物种（拟南芥和烟草）的 76 个共有蛋白质序列用最大似然法构建系统进化树。在 3 个荞麦属植物内，金荞麦（*F. dibotrys*）和苦荞麦（*F. tataricum*）首先聚为一类，其次和 *F. luojishanense* 聚为一类。该进化树各分支节点的 bootstrap 分值均较高（＞90%），表明该分类结果的可信度较高（图 2-27-2）。

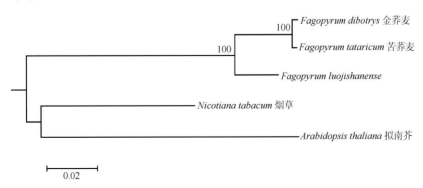

图 2-27-2 荞麦属植物系统发育进化分析

参 考 文 献

谷勇，侯杰荣，何颖，等 . 2011. 金荞麦药用研究进展 . 实用中医药杂志，27（9）：646-647.

谷勇，侯杰荣 . 2011. 金荞麦应用研究进展 . 实用中医药杂志，27（9）：646-647.

国家药典委员会 . 2015. 中华人民共和国药典（2015 年版）一部 . 北京：中国医药科技出版社：218.

何显忠 . 2001. 金荞麦的药理作用和临床应用 . 时珍国医国药，12（4）：316-317.

邱洪，王芳 . 2011. 金荞麦临床应用研究进展 . 医学信息：下旬刊，24（10）：453.

盛华刚，朱立俏，林桂涛 . 2011. 金荞麦的化学成分与药理作用研究进展 . 西北药学杂志，26（2）：156.

徐桂芬，崔茂盛，匡崇义，等 . 2011. 金荞麦的特征特性及栽培利用 . 牧草与饲料，5（3）：53-54.

Chen L，Yuan JP，Tao D，et al. 2017. Neuroprotective effect of *Fagopyrum dibotrys* extract against Alzheimer's disease. Evidence-Based Complementary and Alternative Medicine：1-9.

Wang CL，Ding MQ，Zou CY，et al. 2017. Comparative analysis of four buckwheat species based on morphology and complete chloroplast genome sequences. Scientific Reports，7（1）：6514.

Xiang Z，Yu C，Jinhua L，et al. 2017. Neuraminidase inhibitory activity and constituent characterization of *Fagopyrum dibotrys*. Molecules，22（11）：E1998.

28 金 钱 松

【基本信息】 金钱松 [*Pseudolarix amabilis*（Nelson）Rehd.] 为松科金钱松属药用植物。其干燥根皮或近根树皮为土荆皮中药材。又称土槿皮，被收载于《中国药典》（2015 年版）。金钱松分布于江苏、安徽、浙江、江西、福建、湖北、湖南、四川等地，主产于江苏、浙江、安徽、江西、福建、湖南等地。土荆皮以片大而整齐、黄褐色者为佳。土荆皮主要含二萜等化学成分。其性温，味辛，归肺、脾经，具有杀虫、疗癣、止痒的功效。现代研究表明，土荆皮具有抗真菌、抗生育、止血、抑制肝癌细胞活性等作用，临床用于治疗湿疹、头癣、体癣等病症。金钱松被《中国国家重点保护野生植物名录》列为国家重点二级保护野生植物。

【叶绿体基因组】 金钱松的叶绿体基因组序列（GenBank 登录号：NC_030631.1）为非典型环状 DNA 分子，总长度为 122 234bp。具有保守的四分状结构，包括一个 LSC 区、一个 SSC 区和一对 IR 区，其长度分别为 65 892bp、55 444bp 和 449bp（图 2-28-1）。金钱松叶绿体基因组的整体 G/C 含量为 38%。其 IR 区的 G/C 含量（37.01%）高于 SSC 区的 G/C 含量（36.58%），但低于 LSC 区的 G/C 含量（40.07%）。

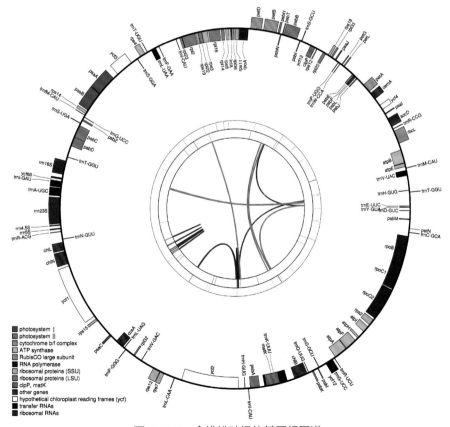

图 2-28-1　金钱松叶绿体基因组图谱

图上有 4 个环：从中心向外，第一个圆内红色和绿色的弧线分别表示正向和反向重复序列；第二个圆内的短条表示串联重复序列；第三个圆内的短条表示微卫星重复序列；第四个圆是叶绿体基因组基因结构及其位置分布图。不同功能的基因以不同颜色表示

【编码基因】　金钱松的叶绿体基因组包括蛋白质编码基因 74 个、转运 RNA 编码基因 36 个和核糖体 RNA 编码基因 8 个（表 2-28-1）。其中 6 个蛋白质编码基因（*petB*、*petD*、*rpl16*、*rpl2*、*atpF*、*rpoC1*）含有 1 个内含子，1 个蛋白质编码基因（*ycf3*）含有 2 个内含子。有 6 个 tRNA 编码基因（*trnA-UGC*、*trnG-UCC*、*trnK-UUU*、*trnL-UAA*、*trnV-UAC*、*trnI-GAU*）含有 1 个内含子（表 2-28-2）。金钱松叶绿体基因组中蛋白质编码区的长度为 61 605bp，占整个基因组长度的 50.40%。tRNA 基因的长度为 2691bp，占整个基因组长度的 2.20%。rRNA 基因的长度为 4516bp，占整个基因组长度的 3.69%。金钱松叶绿体基因组非编码区主要包括内含子和基因间隔区，其长度占整个基因组长度的 43.71%。

表 2-28-1　金钱松叶绿体基因组基因列表

基因功能	基因分类	基因名称
rRNA	rRNA genes	*rrn23S*（×2）、*rrn16S*（×2）、*rrn5S*（×2）、*rrn4.5S*（×2）
tRNA	tRNA genes	36 *trn* genes（6 contain an intron）
自我复制	Small subunit of ribosome	*rps11*、*rps12*、*rps14*、*rps15*、*rps18*、*rps19*、*rps2*、*rps3*、*rps4*、*rps7*、*rps8*
	Large subunit of ribosome	*rpl14*、*rpl16*、*rpl2*、*rpl20*、*rpl22*、*rpl23*、*rpl32*、*rpl33*、*rpl36*
	DNA dependent RNA polymerase	*rpoA*、*rpoB*、*rpoC1*、*rpoC2*
光合作用	Subunits of photosystem Ⅰ	*psaA*、*psaB*、*psaC*、*psaI*、*psaJ*
	Subunits of photosystem Ⅱ	*psbA*、*psbB*、*psbC*、*psbD*、*psbE*、*psbF*、*psbH*、*psbI*（×2）、*psbJ*、*psbK*、*psbL*、*psbM*、*psbN*、*psbT*、*psbZ*、*ycf3*
	Subunits of cytochrome b/f complex	*petA*、*petB*、*petD*、*petG*、*petL*、*petN*
	Subunits of ATP synthase	*atpA*、*atpB*、*atpE*、*atpF*、*atpH*、*atpI*
	Subunits of protochlorophyllide reductase	*chlB*、*chlL*、*chlN*
	Large subunit of rubisco	*rbcL*
其他功能	Maturase	*matK*
	Protease	*clpP*
	Translational initiation factor	*infA*
	Envelope membrane protein	*cemA*
	Subunit of acetyl-CoA-carboxylase	*accD*
	c-type cytochrome synthesis gene	*ccsA*
未知功能		*ycf4*、*ycf1*、*ycf12*（×2）、*ycf2*、*ycf68*

表 2-28-2　金钱松叶绿体基因内含子和外显子位置及长度

基因名称	基因编码序列所在链	起始位置	终点位置	长度 /bp				
				第一外显子	第一内含子	第二外显子	第二内含子	第三外显子
trnV-UAC	−	3555	4170	39	540	37		
petB	+	26020	27464	6	797	642		
petD	+	27671	28874	9	700	495		
rpl16	−	32276	33554	9	874	396		
rpl2	−	35091	36601	400	680	431		

续表

基因名称	基因编码序列所在链	起始位置	终点位置	长度 /bp				
				第一外显子	第一内含子	第二外显子	第二内含子	第三外显子
trnL-UAA	−	39722	40294	35	488	50		
ycf3	+	42832	44795	126	729	228	725	156
trnI-GAU	+	57801	58853	42	976	35		
trnA-UGC	+	58933	59784	38	779	35		
trnK-UUU	−	94861	97455	37	2523	35		
trnG-UCC	+	102129	102977	23	778	48		
atpF	−	104947	106260	145	759	410		
rpoC1	−	113201	115970	432	679	1659		

注："+"表示正链;"−"表示负链

【重复序列】 在金钱松叶绿体基因组中,微卫星重复序列的类型以 A/T 为主,有 23 个;其次为 AT/AT,有 5 个(表 2-28-3),二者合计占所有重复序列总数的 90% 以上。共发现 24 个串联重复序列,满足总长度超过 20bp 且重复单元之间的相似性大于 90% 两个条件(表 2-28-4)。散在重复序列包括回文重复序列和正向重复序列。以 e-value 小于 1E–4 为阈值,金钱松叶绿体基因组散在重复序列包括回文重复序列 7 条、正向重复序列 43 条(表 2-28-5)。

表 2-28-3 金钱松叶绿体基因组微卫星重复序列数量统计

重复单元类型	重复序列个数
A/T	23
C/G	3
AT/AT	5

表 2-28-4 金钱松叶绿体基因组串联重复序列统计

起点—终点	重复单元大小 /bp	重复单元拷贝数	重复单元一致序列 /bp	重复单元之间的匹配度 /%	插入缺失比例 /%	分值	碱基个数				熵(0—2)
							A	C	G	T	
19061—19087	1	27	1	100	0	54	0	0	0	100	0
19562—19605	21	2.1	21	95	0	79	29	22	13	34	1.93
26578—26613	18	2.0	18	100	0	72	27	11	16	44	1.82
37355—37384	15	2.0	15	100	0	60	46	6	20	26	1.75
41693—41776	41	2.0	41	97	0	159	14	34	14	36	1.86
44797—44847	25	2.0	25	100	0	102	37	7	7	47	1.62
64631—64661	16	1.9	16	100	0	62	38	25	3	32	1.72
69066—69177	48	2.3	48	96	0	215	34	17	17	29	1.94
70599—70721	60	2.0	60	96	0	228	33	16	22	27	1.95
71680—71884	27	7.6	27	93	0	338	36	14	16	33	1.88
72082—72279	66	3.0	66	96	0	369	37	12	28	21	1.90

续表

起点—终点	重复单元大小 /bp	重复单元拷贝数	重复单元一致序列 /bp	重复单元之间的匹配度 /%	插入缺失比例 /%	分值	碱基个数 A	C	G	T	熵（0—2）
72539—72680	72	2.0	72	91	0	230	54	8	23	13	1.66
72868—73013	60	2.4	60	97	0	274	44	7	27	20	1.78
74526—74567	16	2.6	16	96	0	75	14	21	21	42	1.88
75171—75201	15	2.1	15	100	0	62	45	12	6	35	1.68
85557—85617	15	4.1	15	93	0	104	21	22	13	42	1.87
86263—86292	12	2.5	12	94	0	51	26	13	16	43	1.85
91969—92044	37	2.1	37	97	0	143	5	27	2	64	1.28
92118—92207	42	2.1	42	93	0	153	44	23	7	24	1.79
92187—92249	14	4.5	14	91	0	90	39	31	1	26	1.66
93002—93031	15	2.0	15	100	0	60	26	20	6	46	1.75
97617—97647	15	2.1	15	100	0	62	32	0	25	41	1.56
113036—113065	15	2.0	15	93	0	51	50	10	20	20	1.76
114726—114765	21	1.9	21	94	0	71	40	12	37	10	1.77

表 2-28-5　金钱松叶绿体基因组散在重复序列特征值

重复单元一长度 /bp	重复单元一起点	重复类型	重复单元二长度 /bp	重复单元二起点	重复单元间隔	e-value
802	22061	P	802	101466	0	0.00E+00
511	22864	P	511	100954	0	0.00E+00
449	37022	P	449	92914	0	1.99E−261
286	1887	D	286	92627	−3	2.83E−155
252	1928	D	252	92668	−3	5.71E−135
244	1936	D	244	92676	−2	1.40E−132
168	92229	D	168	92433	−3	6.29E−85
133	92264	D	133	92468	−2	2.80E−66
120	80163	D	120	91781	0	2.38E−63
129	72081	D	129	72147	−3	8.56E−62
122	92297	D	122	92365	−2	9.87E−60
117	1725	P	117	55403	−2	9.30E−57
116	71679	D	116	71706	−3	4.17E−54
116	71687	D	116	71714	−3	4.17E−54
100	92365	D	100	92501	−1	7.85E−49
107	71687	D	107	71741	−3	8.55E−49
105	71679	D	105	71733	−3	1.29E−47
96	71715	D	96	71769	−3	2.58E−42
86	72867	D	86	72927	−2	2.31E−38

续表

重复单元 一长度/bp	重复单元 一起点	重复类型	重复单元 二长度/bp	重复单元 二起点	重复单元间隔	e-value
88	92433	D	88	92467	−3	1.30E−37
87	92264	D	87	92434	−3	5.02E−37
79	71688	D	79	71769	−3	2.46E−32
75	80322	D	75	92027	−2	7.35E−32
75	92228	D	75	92466	−3	5.37E−30
71	812	D	71	22125	−3	1.16E−27
71	812	P	71	102133	−3	1.16E−27
70	71679	D	70	71760	−3	4.46E−27
70	72081	D	70	72213	−3	4.46E−27
69	71742	D	69	71769	−3	1.71E−26
65	72145	D	65	72211	−2	5.78E−26
64	69065	D	64	69113	−2	2.24E−25
67	70594	D	67	70654	−3	2.50E−25
67	92230	D	67	92264	−3	2.50E−25
55	92228	D	55	92296	0	3.24E−24
54	92229	D	54	92365	0	1.29E−23
53	92344	D	53	92548	0	5.18E−23
53	92412	D	53	92548	0	5.18E−23
56	69073	D	56	69121	−1	1.36E−22
55	1624	P	55	55648	−1	5.34E−22
55	92228	D	55	92500	−1	5.34E−22
61	840	D	61	22153	−3	7.68E−22
61	840	P	61	102115	−3	7.68E−22
51	72100	D	51	72232	−1	1.27E−19
51	72902	D	51	72962	−1	1.27E−19
57	92113	D	57	92503	−3	1.60E−19
54	92297	D	54	92433	−2	1.67E−19
54	92365	D	54	92467	−2	1.67E−19
48	80349	D	48	92054	−1	7.64E−18
54	92116	D	54	92302	−3	8.67E−18
54	92116	D	54	92370	−3	8.67E−18

注：P. palindromic repeat，回文重复序列；D. direct repeat，正向重复序列

【系统发育】 对来自松科的 23 个物种和 2 个外类群物种（拟南芥和烟草）的 37 个共有蛋白质序列用最大似然法构建系统进化树。在 23 个松科物种内，金钱松（*P. amabi-*

lis）和铁杉（*T. chinensis*）、*N. longibracteata* 的亲缘关系较近。该进化树绝大部分分支节点的 bootstrap 分值较高（＞80%），表明该分类结果的可信度较高（图 2-28-2）。

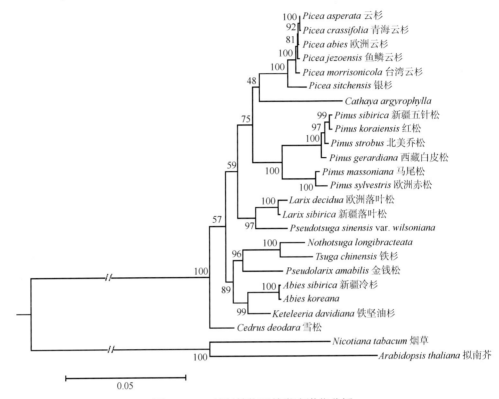

图 2-28-2　松科植物系统发育进化分析

参 考 文 献

国家药典委员会 . 2015. 中华人民共和国药典（2015 年版）一部 . 北京：中国医药科技出版社：17.

国家中医药管理局《中华本草》编委会 . 1999. 中华本草（第一册）. 上海：上海科学技术出版社：309-311.

肖培根 . 2002. 新编中药志（第三卷）. 北京：化学工业出版社：524-526.

曾颂，韩秀奇，李书渊 . 2011. 木槿皮、土荆皮、水翁皮的本草考证及现代研究 . 广东药学院学报，27（2）：207-210.

Geng QF，Liu J，Sun L，et al. 2015. Development and characterization of polymorphic microsatellite markers（SSRs）for an endemic plant，*Pseudolarix amabilis*（Nelson）Rehd.（Pinaceae）. Molecules，20（2）：2685-2692.

Sudianto E，Wu CS，Lin CP，et al. 2016. Revisiting the plastid phylogenomics of Pinaceae with two complete plastomes of *Pseudolarix* and *Tsuga*. Genome Biology and Evolution，8（6）：1804-1811.

29 黄 花 蒿

【基本信息】 黄花蒿（*Artemisia annua* L.）为菊科蒿属药用植物。其干燥地上部分为青蒿中药材。又名香蒿、野兰蒿，被收载于《中国药典》（2015 年版）。黄花蒿分布于全国各地，重庆、湖北、广西等地有栽培，主产于重庆西阳等地。青蒿含有青蒿素、青蒿酸、青蒿甲素、青蒿乙素等倍半萜，蒿黄素、木犀草素、泽兰黄素、猫眼草酚等黄酮、香豆素、烯炔及挥发油等化学成分。其性寒，味苦、辛，归肝、胆经，具有清虚热、除骨蒸、解暑热、截疟、退黄的功效。现代研究证明，青蒿具有抗疟、抗肿瘤、抗血吸虫、镇痛、解热、抗菌、抗病毒等作用，临床用于治疗疟疾、红斑狼疮、慢性气管炎、皮肤真菌、皮炎等病症。从黄花蒿中提取的青蒿素及制备的衍生化合物，为世界卫生组织推荐的治疗疟疾的首选药物。

【叶绿体基因组】 黄花蒿的叶绿体基因组序列（GenBank 登录号：NC_034683）为典型环状 DNA 分子，总长度为 150 952bp。具有保守的四分状结构，包括一个 LSC 区、一个 SSC 区和一对 IR 区，其长度分别为 82 771bp、18 267bp 和 24 957bp（图 2-29-1）。

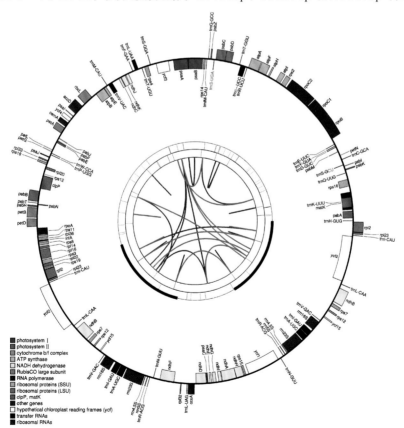

图 2-29-1　黄花蒿叶绿体基因组图谱

图上有 4 个环：从中心向外，第一个圆内红色和绿色的弧线分别表示正向和反向重复序列；第二个圆内的短条表示串联重复序列；第三个圆内的短条表示微卫星重复序列；第四个圆是叶绿体基因组基因结构及其位置分布图。不同功能的基因以不同颜色表示

黄花蒿叶绿体基因组的整体 G/C 含量为 37%。其 IR 区的 G/C 含量（43%）高于 SSC 区的 G/C 含量（31%）和 LSC 区的 G/C 含量（36%）。

【编码基因】　黄花蒿的叶绿体基因组包括蛋白质编码基因 86 个、转运 RNA 编码基因 37 个和核糖体 RNA 编码基因 8 个（表 2-29-1）。其中 8 个蛋白质编码基因（*rps16*、*atpF*、*rpoC1*、*petD*、*rpl16*、*rpl2*、*ndhA*、*ndhB*）含有 1 个内含子，2 个蛋白质编码基因（*ycf3*、*clpP*）含有 2 个内含子。有 6 个 tRNA 编码基因（*trnK-UUU*、*trnS-CGA*、*trnL-UAA*、*trnI-AAU*、*trnI-GAU*、*trnA-UGC*）含有 1 个内含子（表 2-29-2）。黄花蒿叶绿体基因组中蛋白质编码区的长度为 78 405bp，占整个基因组长度的 51.94%。rRNA 基因的长度为 9056bp，占整个基因组长度的 6.00%。而 tRNA 基因的长度为 2849bp，占整个基因组长度的 1.89%。黄花蒿叶绿体基因组非编码区主要包括内含子和基因间隔区，其长度占整个基因组长度的 40.17%。

表 2-29-1　黄花蒿叶绿体基因组基因列表

基因功能	基因分类	基因名称
rRNA	rRNA genes	*rrn23S*（×2）、*rrn16S*（×2）、*rrn5S*（×2）、*rrn4.5S*（×2）
tRNA	tRNA genes	37 *trn* genes（6 contain an intron）
自我复制	Small subunit of ribosome	*rps2*、*rps18*、*rps8*、*rps4*、*rps7*（×2）、*rps11*、*rps12*（×2）、*rps15*、*rps19*、*rps3*、*rps14*、*rps16*
	Large subunit of ribosome	*rpl14*、*rpl36*、*rpl23*（×2）、*rpl20*、*rpl32*、*rpl2*（×2）、*rpl33*、*rpl16*
	DNA dependent RNA polymerase	*rpoC1*、*rpoC2*、*rpoB*、*rpoA*
光合作用	Subunits of NADH-dehydrogenase	*ndhA*、*ndhB*（×2）、*ndhC*、*ndhD*、*ndhE*、*ndhF*、*ndhG*、*ndhH*、*ndhI*、*ndhJ*、*ndhK*
	Subunits of photosystem Ⅰ	*psaI*、*psaC*、*psaB*、*psaA*、*psaJ*
	Subunits of photosystem Ⅱ	*psbA*、*psbB*、*psbC*、*psbD*、*psbE*、*psbF*、*psbH*、*psbI*、*psbJ*、*psbK*、*psbL*、*psbM*、*psbN*、*psbT*、*psbZ*、*ycf3*
	Subunits of cytochrome b/f complex	*petN*、*petA*、*petD*、*petG*、*petB*、*petL*
	Subunits of ATP synthase	*atpI*、*atpE*、*atpA*、*atpB*、*atpH*、*atpF*
	Large subunit of rubisco	*rbcL*
其他功能	Translational initiation factor	*infA*
	Maturase	*matK*
	Protease	*clpP*
	Envelope membrane protein	*cemA*
	Subunit of acetyl-CoA-carboxylase	*accD*
	c-type cytochrome synthesis gene	*ccsA*
未知功能		*ycf4*、*ycf1*、*ycf15*（×2）、*ycf2*（×2）

表 2-29-2　黄花蒿叶绿体基因内含子和外显子位置及长度

基因名称	基因编码序列所在链	起始位置	终点位置	长度 /bp				
				第一外显子	第一内含子	第二外显子	第二内含子	第三外显子
trnK-UUU	−	1718	4346	38	2555	36		
rps16	−	5197	6297	40	864	197		

续表

基因名称	基因编码序列所在链	起始位置	终点位置	长度 /bp				
				第一外显子	第一内含子	第二外显子	第二内含子	第三外显子
rpoC1	+	15939	18742	430	734	1640		
atpF	+	26666	27919	145	699	410		
trnS-CGA	−	29944	30743	31	709	60		
ycf3	−	41811	43754	124	702	230	738	150
trnL-UAA	+	46545	47055	35	426	50		
trnC-ACA	−	51008	51654	38	553	56		
clpP	−	68670	70663	71	800	291	606	226
petB	+	73585	74979	6	747	642		
petD	+	75168	76325	8	675	475		
rpl16	−	79776	81198	9	1015	399		
rpl2	−	82887	84376	391	665	434		
ndhB	−	92925	95127	777	670	756		
trnE-UUC	+	100651	101504	32	782	40		
trnA-UGC	+	101569	102453	37	812	36		
ndhA	−	117420	119578	553	1067	539		
trnA-UGC	−	131272	132156	37	812	36		
trnE-UUC	−	132221	133074	32	782	40		
ndhB	+	138598	140800	777	670	756		
rpl2	+	149349	150838	391	665	434		

注："+"表示正链;"−"表示负链

【重复序列】　在黄花蒿叶绿体基因组中,微卫星重复序列的类型以 A/T 为主,有 39 个;其次为 AT/ AT,有 4 个,二者合计占所有重复序列总数的 90% 以上;还有 AAG/CTT 和 AAT/ATT,都为 1 个(表 2-29-3)。共发现 19 个串联重复序列,满足总长度超过 20bp 且重复单元之间的相似性大于 90% 两个条件(表 2-29-4)。散在重复序列包括回文重复序列和正向重复序列。以 *e*-value 小于 1E−4 为阈值,黄花蒿叶绿体基因组散在重复序列包括回文重复序列 20 条、正向重复序列 21 条(表 2-29-5)。

表 2-29-3　黄花蒿叶绿体基因组微卫星重复序列数量统计

重复单元类型	重复序列个数
A/T	39
AT/AT	4
AAG/CTT	1
AAT/ATT	1

表 2-29-4 黄花蒿叶绿体基因组串联重复序列统计

起点—终点	重复单元大小 /bp	重复单元拷贝数	重复单元一致序列 /bp	重复单元之间的匹配度 /%	插入缺失比例 /%	分值	碱基个数 A	C	G	T	熵（0—2）
2005—2031	13	2.1	13	100	0	54	29	0	14	55	1.40
5011—5058	15	3.3	15	91	2	80	54	10	10	25	1.66
25052—25076	12	2.1	12	100	0	50	60	8	8	24	1.52
35517—35541	13	1.9	13	100	0	50	64	0	8	28	1.22
45792—45825	17	2.0	17	100	0	68	70	0	17	11	1.16
47624—47661	9	4.1	9	93	6	67	57	21	0	21	1.40
47624—47661	19	2.1	18	95	5	67	57	21	0	21	1.40
51692—51726	15	2.3	15	90	0	52	34	14	14	37	1.86
51939—51967	15	2.0	15	93	6	51	24	0	6	68	1.13
56179—56228	24	2.1	24	96	0	91	36	14	16	34	1.88
65282—65317	17	2.1	17	100	0	72	58	5	19	16	1.58
66728—66768	21	2.0	21	95	0	73	31	24	9	34	1.88
76412—76439	14	2.0	14	100	0	56	42	7	7	42	1.59
90000—90077	18	4.3	18	96	0	138	29	10	25	34	1.89
97656—97680	10	2.5	10	100	0	50	40	8	0	52	1.31
105668—105729	32	1.9	32	93	0	106	41	19	8	30	1.80
127996—128057	32	1.9	32	93	0	106	30	8	19	41	1.80
136045—136069	10	2.5	10	100	0	50	52	0	8	40	1.31
143648—143725	18	4.3	18	96	0	138	34	25	10	29	1.89

表 2-29-5 黄花蒿叶绿体基因组散在重复序列特征值

重复单元一长度 /bp	重复单元一起点	重复类型	重复单元二长度 /bp	重复单元二起点	重复单元间隔	e-value
60	89999	D	60	90017	–2	7.68E–23
60	89999	P	60	143647	–2	7.68E–23
60	90017	P	60	143665	–2	7.68E–23
60	143647	D	60	143665	–2	7.68E–23
48	72958	P	48	72958	0	8.09E–20
45	90014	D	45	90032	0	5.18E–18
45	90014	P	45	143647	0	5.18E–18
45	90032	P	45	143665	0	5.18E–18
39	96775	D	39	117998	0	2.12E–14
39	117998	P	39	136910	0	2.12E–14
41	42962	D	41	96773	–1	1.63E–13
41	42962	P	41	136910	–1	1.63E–13

重复单元一 长度 /bp	重复单元一 起点	重复类型	重复单元二 长度 /bp	重复单元二 起点	重复单元 间隔	e-value
39	42964	D	39	117998	−1	2.48E−12
42	89999	D	42	90035	−2	2.57E−12
42	89999	P	42	143647	−2	2.57E−12
42	90035	P	42	143683	−2	2.57E−12
42	143647	D	42	143683	−2	2.57E−12
30	34803	P	30	44646	−1	5.00E−07
30	90011	D	30	90047	−1	5.00E−07
30	90011	P	30	143647	−1	5.00E−07
30	90047	P	30	143683	−1	5.00E−07
35	37943	D	35	40167	−3	9.59E−07
35	42967	D	35	93724	−3	9.59E−07
35	42967	P	35	139965	−3	9.59E−07
34	27955	D	34	29552	−3	3.51E−06
33	5010	D	33	5025	−3	1.28E−05
30	8441	P	30	44646	−2	2.18E−05
30	66236	D	30	97936	−2	2.18E−05
30	66236	P	30	135758	−2	2.18E−05
30	105667	D	30	105699	−2	2.18E−05
30	105667	P	30	127995	−2	2.18E−05
30	105699	P	30	128027	−2	2.18E−05
30	127995	D	30	128027	−2	2.18E−05
32	8439	D	32	34801	−3	4.65E−05
30	27942	D	30	27946	−3	6.09E−04
30	37957	D	30	40181	−3	6.09E−04
30	56178	D	30	56202	−3	6.09E−04
30	86425	P	30	86429	−3	6.09E−04
30	86425	D	30	147265	−3	6.09E−04
30	147265	P	30	147269	−3	6.09E−04

注：P. palindromic repeat，回文重复序列；D. direct repeat，正向重复序列

【高可变区】 为了发现蒿属物种间的高可变区，采用 K2p 模型计算基因间区的遗传距离（图 2-29-2）。总共有 101 个基因间区。其 K2p 值分布于 0.74 ～ 1.54。其中 *rpl32-trnL-UAG*、*petN-psbM*、*rps18-rpl20*、*rpl36-infA* 的 K2p 值较高，分别为 1.54、1.37、1.37、1.24。由此可见，蒿属的几个物种在这几个区域的变异较大，可作为潜在的分子标记开发区域。

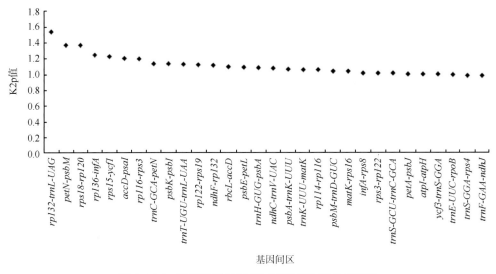

图 2-29-2　蒿属物种基因间区的遗传距离分析结果

【系统发育】　对来自蒿属的 6 个物种和 2 个外类群物种（拟南芥和烟草）的 75 个共有蛋白质序列用最大似然法构建系统进化树。在蒿属内，黄花蒿（*A. annua*）先单分出来为一支；随后，艾（*A. argyi*）、山地蒿（*A. montana*）和冷蒿（*A. frigida*）聚为一支，细裂叶莲蒿（*A. gmelinii*）和茵陈蒿（*A. capillaris*）聚为一支。黄花蒿与属内各物种的亲缘关系均较远。该进化树各分支节点的 bootstrap 分值均不高，表明该属内物种叶绿体基因组蛋白质序列的相似性较高，无法准确区分（图 2-29-3）。

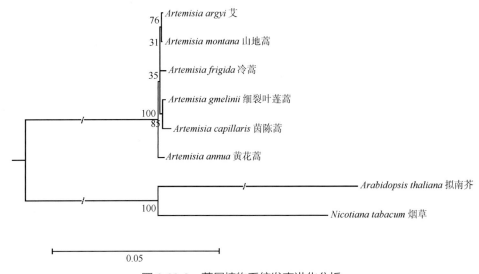

图 2-29-3　蒿属植物系统发育进化分析

【K_A/K_S 选择压力分析】　以图 2-29-3 的系统进化树作为参考，利用 Hyphy 软件中的 aBSREL 模型对蛋白质编码基因进行选择压力分析（表 2-29-6）。共发现 1 个黄花蒿基因受到正向选择：*accD*。在山地蒿（*A. montana*）中，*matK*、*rpoC2* 基因被正向选择；在艾

（*A. argyi*）中，*matK* 基因被正向选择。

表 2-29-6　蒿属植物 K_A/K_S 选择压力分析

物种	基因	优化的枝长	LRT	*p*-value
A. annua	*accD*	0.0014	10.1724	0.0235
A. montana	*matK*	0.0006	232.6234	< 0.0001*
	rpoC2	0.0006	68.3176	< 0.0001*
A. argyi	*matK*	0.0018	232.7858	< 0.0001*

注：LRT. 似然比检验；"*"表示值小于 0.0001

【宏 DNA 条形码的发现及其 PCR 扩增引物设计】　为了发现能够区分蒿属物种的宏 DNA 条形码序列及其 PCR 扩增引物，利用 ecoPrimers 对蒿属植物叶绿体基因组序列进行分析。用来设计 PCR 扩增引物的保守区间见表 2-29-7。可以依据区间设计引物，使用这些引物对蒿属 DNA 进行 PCR 扩增，对 PCR 产物进行桑格测序或是高通量测序，通过序列比较和特征分析区分蒿属的 6 个物种。

表 2-29-7　部分基于 ecoPrimers 发现的引物设计保守区间

编号	保守区间序列	物种拉丁名	GenBank 序列号	保守区间序列起点—终点
1	TCATTTGGGCGAACGACGGGAATTGAAC CCGCGCATGGTGGATTCACAATCCACT GCCTTGATCCACTTGGCTACATCCGCC CCTCTACTATATATCTA	*A. frigida*	NC_020607	2—100
		A. montana	NC_025910	2—100
		A. argyi	NC_030785	5—103
		A. gmelinii	NC_031399	2—100
		A. capillaris	NC_031400	2—100
		A. annua	NC_034683	2—100
2	CTAGTATTATCTATATTTTTACCTCAACATA AAAAA	*A. frigida*	NC_020607	102—137
		A. montana	NC_025910	102—137
		A. argyi	NC_030785	105—140
		A. gmelinii	NC_031399	102—137
		A. capillaris	NC_031400	102—137
		A. annua	NC_034683	102—137
3	TTTGAAATTGAATTGGAAATCAAACTTCA TAAAAAATTTGGAATAGAATATAC AAACCT	*A. frigida*	NC_020607	212—270
		A. montana	NC_025910	212—270
		A. argyi	NC_030785	215—273
		A. gmelinii	NC_031399	294—352
		A. capillaris	NC_031400	212—270
		A. annua	NC_034683	203—261
4	TAATATAAATGAATATGAATACAAAGAGA AAACACGCGAATCGAACCAAACTA	*A. frigida*	NC_020607	272—324
		A. montana	NC_025910	272—324
		A. argyi	NC_030785	275—327
		A. gmelinii	NC_031399	354—406
		A. capillaris	NC_031400	272—324
		A. annua	NC_034683	263—315

续表

编号	保守区间序列	物种拉丁名	GenBank 序列号	保守区间序列起点—终点
5	AATAAATACAGAAGTTGCGGTCAATAAG GTAGGGATCATCAAAACACCAAACCA	*A. frigida*	NC_020607	1381—1434
		A. montana	NC_025910	1381—1434
		A. argyi	NC_030785	1384—1437
		A. gmelinii	NC_031399	1463—1516
		A. capillaris	NC_031400	1381—1434
		A. annua	NC_034683	1372—1425
6	GTTACAGAAGCGACCCCATAGGCTTTCG CTTTCGCGTCTCTCTAAAATTGCAGTC ATGGTAAAAATTTGGTTTATTTAATTAT CAGGGACTCCCAAGCACACAAATTTT CAAATGGAAAA	*A. frigida*	NC_020607	1471—1592
		A. montana	NC_025910	1471—1592
		A. argyi	NC_030785	1474—1595
		A. gmelinii	NC_031399	1553—1674
		A. capillaris	NC_031400	1471—1592
		A. annua	NC_034683	1462—1583
7	AAGGCTTGTTATTCAACAGTATAACATGA CTTATATGGGCGTGTCAACCAATATCTA TCTGGATATATTTCAAATTTTTGAAAAA AAAAA	*A. frigida*	NC_020607	1594—1673
		A. montana	NC_025910	1594—1673
		A. argyi	NC_030785	1597—1676
		A. gmelinii	NC_031399	1676—1761
		A. capillaris	NC_031400	1594—1673
		A. annua	NC_034683	1585—1664
8	CTATACGTATAATATAATTTAACTATGACA ATGGGTTGCCCGGGATTCGAACCCGG AACTAGTCGGATGGAGTAGATAATTTC CTTGT	*A. frigida*	NC_020607	1693—1780
		A. montana	NC_025910	1696—1783
		A. argyi	NC_030785	1699—1786
		A. gmelinii	NC_031399	1786—1873
		A. capillaris	NC_031400	1689—1776
		A. annua	NC_034683	1688—1775
9	AAATAAGTAAAAATCCCTCCCCAAGCCG TGCTTGCATTTTTCATTGCACACGGCTT TCCCTCTGTATACATCTAAAACTAAGTT TCTTCATTAAACAAGAAAAGATTGAAT ACTTGGTTGATTTAATCCTTACTACATC AACATTTCAGAATAGAAATAAAT	*A. frigida*	NC_020607	1782—1943
		A. montana	NC_025910	1785—1946
		A. argyi	NC_030785	1788—1949
		A. gmelinii	NC_031399	1875—2036
		A. capillaris	NC_031400	1778—1939
		A. annua	NC_034683	1777—1938

参 考 文 献

刘涛, 纪运恒. 2009. 蒿属药用植物叶绿体上的 *psbA-trnH* 序列分析. 中国农学通报, 25（12）: 46-49.

马婷玉, 向丽, 张栋, 等. 2018. 青蒿（黄花蒿）分子育种现状及研究策略. 中国中药杂志, 43（15）: 3041-3050.

谭何新, 肖玲, 周正, 等. 2017. 青蒿素生物合成分子机制及调控研究进展. 中国中药杂志, 42（1）: 10-19.

王传琦, 孔稳稳, 李晶. 2013. 植物转录因子最新研究方法. 生物技术通讯, 24（1）: 118-123.

王聪慧, 王秋军, 王剑文. 2017. 黄花蒿转录因子 AaW D40 的克隆. 基因组学与应用生物学, 36（3）: 1001-1008.

Shen XF, Wu ML, Liao BS, et al. 2017. Complete chloroplast genome sequence and phylogenetic analysis of the medicinal plant *Artemisia annua*. Molecules, 22（8）: E1330.

30 茶

【基本信息】　茶 [*Camellia sinensis*（Linnaeus）Kuntze] 为山茶科茶属药用植物。其嫩叶或嫩芽加工制成的干燥品为茶叶中药材。又名苦茶、茗，被收载于《中国药典》（2010年版附录）。茶主要分布于长江流域以南各省份，山东、福建、湖南、江苏、江西等地有栽培。茶叶含有儿茶素类、黄酮苷类、花青苷类、酚酸类等茶多酚，咖啡碱、可可碱等生物碱，茶多糖，茶皂素等化学成分。其性凉，味苦、甘，归心、肝、脾、肺、肾经，具有清头目、除烦渴、化痰、消食、利尿、解毒的功效。现代研究证明，茶叶具有兴奋中枢神经、强心、抗病毒、抗辐射、抗衰老、降血糖、降血脂、增强免疫等作用，临床用于预防与治疗糖尿病、心血管疾病、食积等病症。

【叶绿体基因组】　茶的叶绿体基因组序列（GenBank 登录号：NC_020019）为典型环状 DNA 分子，总长度为 157 103bp。具有保守的四分状结构，包括一个 LSC 区、一个 SSC 区和一对 IR 区，其长度分别为 86 644bp、18 275bp 和 26 092bp（图 2-30-1）。茶叶

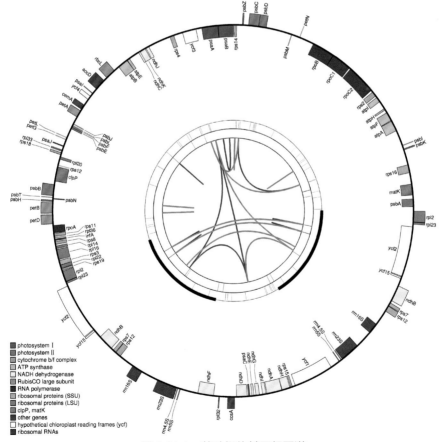

图 2-30-1　茶叶绿体基因组图谱

图上有 4 个环：从中心向外，第一个圆内红色和绿色的弧线分别表示正向和反向重复序列；第二个圆内的短条表示串联重复序列；第三个圆内的短条表示微卫星重复序列；第四个圆是叶绿体基因组基因结构及其位置分布图。不同功能的基因以不同颜色表示

绿体基因组的整体 GC 含量为 37%。其 IR 区的 G/C 含量（43%）高于 SSC 区的 G/C 含量（31%）和 LSC 区的 G/C 含量（35%）。

【编码基因】　茶的叶绿体基因组包括蛋白质编码基因 87 个、转运 RNA 编码基因 37 个和核糖体 RNA 编码基因 8 个（表 2-30-1）。其中 9 个蛋白质编码基因（*rps16*、*atpF*、*rpoC1*、*petB*、*petD*、*rpl16*、*rpl2*、*ndhB*、*ndhA*）含有 1 个内含子，2 个蛋白质编码基因（*clpP*、*ycf3*）含有 2 个内含子。有 6 个 tRNA 编码基因（*trnK-UUU*、*trnT-CGU*、*trnL-UAA*、*trnC-ACA*、*trnI-GAU*、*trnA-UGC*）含有 1 个内含子（表 2-30-2）。茶叶绿体基因组中蛋白质编码区的长度为 79 429bp，占整个基因组长度的 50.56%。rRNA 基因的长度为 9056bp，占整个基因组长度的 5.76%。而 tRNA 基因的长度为 21 379bp，占整个基因组长度的 13.61%。茶叶绿体基因组非编码区主要包括内含子和基因间隔区，其长度占整个基因组长度的 30.07%。

表 2-30-1　茶叶绿体基因组基因列表

基因功能	基因分类	基因名称
rRNA	rRNA genes	*rrn23S*（×2）、*rrn16S*（×2）、*rrn5S*（×2）、*rrn4.5S*（×2）
tRNA	tRNA genes	37 *trn* genes（6 contain an intron）
自我复制	Small subunit of ribosome	*rps2*、*rps18*、*rps8*、*rps4*、*rps7*（×2）、*rps11*、*rps12*（×2）、*rps15*、*rps19*、*rps3*、*rps14*、*rps16*
	Large subunit of ribosome	*rpl14*、*rpl22*、*rpl36*、*rpl23*（×2）、*rpl20*、*rpl32*、*rpl2*（×2）、*rpl33*、*rpl16*
	DNA dependent RNA polymerase	*rpoC1*、*rpoC2*、*rpoB*、*rpoA*
光合作用	Subunits of NADH-dehydrogenase	*ndhK*、*ndhJ*、*ndhF*、*ndhG*、*ndhE*、*ndhD*、*ndhB*（×2）、*ndhC*、*ndhA*、*ndhH*、*ndhI*
	Subunits of photosystem Ⅰ	*psaI*、*psaC*、*psaB*、*psaA*、*psaJ*
	Subunits of photosystem Ⅱ	*psbZ*、*psbJ*、*psbB*、*psbA*、*psbC*、*psbF*、*psbH*、*psbI*、*psbK*、*psbT*、*psbD*、*psbN*、*psbL*、*psbM*、*psbE*、*psbH*、*ycf3*
	Subunits of cytochrome b/f complex	*petN*、*petA*、*petD*、*petG*、*petB*、*petL*
	Subunits of ATP synthase	*atpI*、*atpE*、*atpA*、*atpB*、*atpH*、*atpF*
	Large subunit of rubisco	*rbcL*
其他功能	Translational initiation factor	*infA*
	Protease	*clpP*
	Envelope membrane protein	*cemA*
	Subunit of acetyl-CoA-carboxylase	*accD*
	c-type cytochrome synthesis gene	*ccsA*
未知功能		*ycf4*、*ycf1*、*ycf2*（×2）、*ycf15*（×2）

表 2-30-2　茶叶绿体基因内含子和外显子位置及长度

基因名称	基因编码序列所在链	起始位置	终点位置	长度/bp				
				第一外显子	第一内含子	第二外显子	第二内含子	第三外显子
trnK-UUU	–	1742	4303	37	2490	35		
rps16	–	5069	6191	39	859	225		
trnT-CGU	+	9817	10583	34	690	43		
atpF	–	12601	13871	161	704	406		
rpoC1	–	21808	24621	453	735	1626		
ycf3	–	44442	46404	124	719	230	737	153
trnL-UAA	+	49641	50250	35	525	50		
trnC-ACA	–	53393	54054	39	567	56		
clpP	–	72497	74476	71	797	287	538	287
petB	+	77387	78811	6	762	657		
petD	+	79000	80230	8	748	475		
rpl16	–	83697	85124	9	1017	402		
rpl2	–	86775	88245	391	634	446		
ndhB	–	97105	99316	775	679	758		
trnI-GAU	+	104888	105912	36	932	57		
trnA-UGC	+	105977	106861	37	812	36		
ndhA	–	122360	124529	553	1078	539		
trnA-UGC	–	136888	137772	37	812	36		
trnI-GAU	–	137837	138861	36	932	57		
ndhB	+	144433	146644	775	679	758		
rpl2	+	155504	156974	391	634	446		

注："+"表示正链；"–"表示负链

【重复序列】　在茶叶绿体基因组中，微卫星重复序列的类型只有 A/T，有 51 个（表 2-30-3）。共发现 9 个串联重复序列，满足总长度超过 20bp 且重复单元之间的相似性大于 90% 两个条件（表 2-30-4）。散在重复序列包括回文重复序列和正向重复序列。以 e-value 小于 1E–4 为阈值，茶叶绿体基因组散在重复序列包括回文重复序列 27 条、正向重复序列 20 条（表 2-30-5）。

表 2-30-3　茶叶绿体基因组微卫星重复序列数量统计

重复单元类型	重复序列个数
A/T	51

表 2-30-4　茶叶绿体基因组串联重复序列统计

起点—终点	重复单元大小/bp	重复单元拷贝数	重复单元一致序列/bp	重复单元之间的匹配度/%	插入缺失比例/%	分值	碱基个数				熵(0—2)
							A	C	G	T	
6351—6384	16	2.1	16	94	0	59	38	0	8	52	1.33

续表

起点—终点	重复单元大小 /bp	重复单元拷贝数	重复单元一致序列 /bp	重复单元之间的匹配度 /%	插入缺失比例 /%	分值	碱基个数				熵（0—2）
							A	C	G	T	
48768—48798	16	1.9	16	100	0	62	58	6	3	32	1.40
53223—53253	16	1.9	16	93	0	53	25	6	6	61	1.45
60771—60816	16	2.9	16	96	0	83	28	10	0	60	1.30
60774—60829	16	3.5	16	90	0	58	32	10	3	53	1.53
93901—94004	18	5.9	17	94	3	86	29	11	26	31	1.92
93916—94007	18	5.1	18	97	0	166	29	10	27	32	1.91
149742—149833	18	5.1	18	97	0	166	32	27	10	29	1.91
149749—149848	18	5.8	17	94	3	87	33	27	11	29	1.91

表 2-30-5　茶叶绿体基因组散在重复序列特征值

重复单元一长度 /bp	重复单元一起点	重复类型	重复单元二长度 /bp	重复单元二起点	重复单元间隔	e-value
82	89999	D	82	93929	−3	7.10E−34
82	89999	P	82	149737	−3	7.10E−34
82	90017	P	82	149755	−3	7.10E−34
82	143647	D	82	149755	−3	7.10E−34
70	72958	D	70	93941	−2	1.08E−28
70	90014	P	70	149737	−2	1.08E−28
70	90014	P	70	149755	−2	1.08E−28
60	90032	D	60	93951	−1	9.40E−25
60	96775	P	60	149737	−1	9.40E−25
60	117998	P	60	149755	−1	9.40E−25
60	42962	D	60	93947	−3	4.83E−21
60	42962	P	60	149741	−3	4.83E−21
60	42964	P	60	149777	−3	4.83E−21
60	89999	D	60	149773	−3	4.83E−21
52	89999	D	52	93959	−2	4.08E−18
52	90035	P	52	149737	−2	4.08E−18
52	143647	P	52	149773	−2	4.08E−18
50	34803	P	50	76760	−2	6.04E−17
42	90011	P	42	79211	0	3.59E−16
42	90011	D	42	122936	0	3.59E−16
42	90047	P	42	142713	0	3.59E−16
42	37943	D	42	93969	−1	4.52E−14
42	42967	P	42	149737	−1	4.52E−14

续表

重复单元一 长度 /bp	重复单元一 起点	重复类型	重复单元二 长度 /bp	重复单元二 起点	重复单元 间隔	e-value
42	42967	P	42	149773	−1	4.52E−14
42	27955	D	42	122935	−3	1.11E−10
42	5010	D	42	93965	−3	1.11E−10
42	8441	P	42	149741	−3	1.11E−10
42	66236	P	42	149795	−3	1.11E−10
42	66236	D	42	149791	−3	1.11E−10
39	105667	D	39	100995	−2	1.53E−10
39	105667	P	39	142714	−2	1.53E−10
30	105699	P	30	47310	0	6.02E−09
38	127995	D	38	60786	−3	2.09E−08
34	8439	D	34	93977	−2	1.19E−07
34	27942	P	34	149737	−2	1.19E−07
34	37957	P	34	149791	−2	1.19E−07
35	56178	D	35	42775	−3	1.04E−06
30	86425	P	30	14211	−2	2.36E−05
32	86425	D	32	37394	−3	5.04E−05
31	147265	P	31	38716	−3	1.83E−04
30	82772	P	30	47310	−3	6.60E−04
30	89999	D	30	101007	−3	6.60E−04
30	89999	P	30	142711	−3	6.60E−04
30	90017	D	30	91517	−3	6.60E−04
30	143647	P	30	152201	−3	6.60E−04
30	72958	P	30	152243	−3	6.60E−04
30	90014	D	30	152243	−3	6.60E−04

注：P. palindromic repeat，回文重复序列；D. direct repeat，正向重复序列

【高可变区】　为了发现山茶属物种间的高可变区，采用 K2p 模型计算基因间区的遗传距离（图 2-30-2）。总共 48 个基因间区，其 K2p 值分布于 0.94 ～ 1.28。其中 *petN-psbM*、*psbK-psbI*、*rps18-rpl20*、*rpl20-clpP*、*infA-rps8*、*psbT-psbN* 的 K2p 值较高，分别为 1.28、1.22、1.19、1.16、1.16、1.16。由此可见，山茶属的几个物种在这几个区域的变异较大，可作为潜在的分子标记开发区域。

【系统发育】　对来自山茶属的 22 个物种和 2 个外类群物种（拟南芥和烟草）的 70 个共有蛋白质序列用最大似然法构建系统进化树。在山茶属内，大苞茶（*C. grandibracteata*）、毛肋茶（*C. pubicosta*）、毛叶茶（*C. ptilophylla*）、膜叶茶（*C. leptophylla*）、茶（*C.*

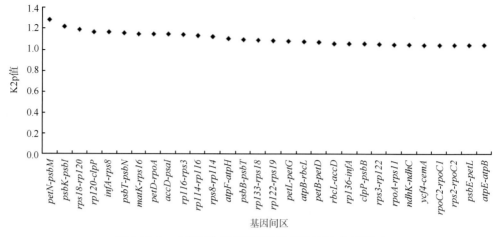

图 2-30-2　山茶属物种基因间区的遗传距离分析结果

sinensis）、金花茶（*C. petelotii*）、杜鹃红山茶（*C. azalea*）和大苞山茶（*C. granthami-ana*）8 个物种聚为一支，其余 14 个物种聚为一支。与茶亲缘关系较近的 5 个物种分支节点的 bootstrap 分值较高（＞90%），表明该分支的可信度较高。但各分支其他节点的 bootstrap 分值均较低（＜90%），表明该属种间的叶绿体基因组蛋白质序列的相似性较高。茶与膜叶茶的亲缘关系最近，与丹寨秃茶等的亲缘关系较远（图 2-30-3）。

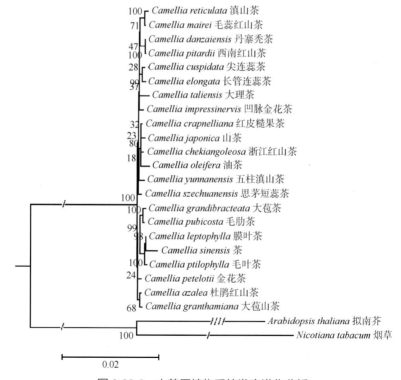

图 2-30-3　山茶属植物系统发育进化分析

【K_A/K_S 选择压力分析】 以图 2-30-3 的系统进化树作为参考，利用 Hyphy 软件中的 aBSREL 模型对蛋白质编码基因进行选择压力分析（表 2-30-6）。共发现 1 个茶基因受到正向选择：*rpl2*。在大理茶（*C. taliensis*）中，*accD*、*rpoC2* 基因被正向选择；在山茶（*C. japonica*）中，*atpF*、*ndhA* 基因被正向选择；在毛叶茶（*C. ptilophylla*）中，*clpP*、*ndhF* 基因被正向选择；在大苞山茶（*C. granthamiana*）中，*matK*、*rpoC2* 基因被正向选择；在油茶（*C. oleifera*）中，*ndhB*、*psbB* 基因被正向选择；在红皮糙果茶（*C. crapnelliana*）中，*rpoC2* 基因被正向选择；在长管连蕊茶（*C. elongata*）中，*ndhF* 基因被正向选择；在毛蕊红山茶（*C. mairei*）中，*ndhF* 基因被正向选择。

表 2-30-6 山茶属植物 K_A/K_S 选择压力分析

物种	基因	优化的枝长	LRT	p-value
C. crapnelliana	*rpoC2*	0.0001	528.7077	< 0.0001[*]
C. elongata	*ndhF*	0.0008	559.4806	< 0.0001[*]
C. mairei	*ndhF*	0.0011	550.2302	< 0.0001[*]
C. sinensis	*rpl2*	0.0039	96.4149	< 0.0001[*]
C. taliensis	*accD*	0.0020	64.0860	< 0.0001[*]
	rpoC2	0.0020	532.5395	< 0.0001[*]
C. japonica	*atpF*	0.0008	78.8313	< 0.0001[*]
	ndhA	0.0008	230.3419	< 0.0001[*]
C. ptilophylla	*clpP*	0.0006	128.9010	< 0.0001[*]
	ndhF	0.0006	66.7869	< 0.0001[*]
C. granthamiana	*matK*	0.0057	189.4051	< 0.0001[*]
	rpoC2	0.0057	540.7686	< 0.0001[*]
C. oleifera	*ndhB*	0.0074	46.4979	< 0.0001[*]
	psbB	0.0074	15.2218	0.0072

注：LRT. 似然比检验；"*"表示值小于 0.0001

参 考 文 献

Huang H，Shi C，Liu Y，et al. 2014. Thirteen *Camellia* chloroplast genome sequences determined by high-throughput sequencing：genome structure and phylogenetic relationships. BMC Evolutionary Biology，14（1）：151.

Kaundun SS，Matsumoto S. 2011. Molecular evidence for maternal inheritance of the chloroplast genome in tea，*Camellia sinensis*（L.）O. Kuntze. Journal of the Science of Food & Agriculture，91（14）：2660-2663.

Taniguchi F，Kimura K，Saba T，et al. 2014. Worldwide core collections of tea（*Camellia sinensis*）based on SSR markers. Tree Genetics & Genomes，10（6）：1555-1565.

Yang JB，Yang SX，Li HT，et al. 2013. Comparative chloroplast genomes of *Camellia* species. PLoS One，8（8）：e73053.

31 北 乌 头

【基本信息】 北乌头（*Aconitum kusnezoffii* Reichb.）为毛茛科乌头属药用植物。其干燥块根为草乌中药材。被收载于《中国药典》（2015 年版）。北乌头分布于东北和华北。以个大、质坚实、断面灰白色者为佳。北乌头含生物碱成分。其性辛、苦、热，有毒，归心、肝、肾、脾经，具有祛风除湿、温经止痛的功效。现代研究表明，北乌头具有镇痛、抗炎、抑菌等作用，临床用于治疗风湿性关节炎、神经痛、牙痛、中风等病症。

【叶绿体基因组】 北乌头的叶绿体基因组序列（GenBank 登录号：NC_031422）为典型环状 DNA 分子，总长度为 155 862bp。具有保守的四分状结构，包括一个 LSC 区、一个 SSC 区和一对 IR 区，其长度分别为 86 334bp、16 944bp 和 26 292bp（图 2-31-1）。

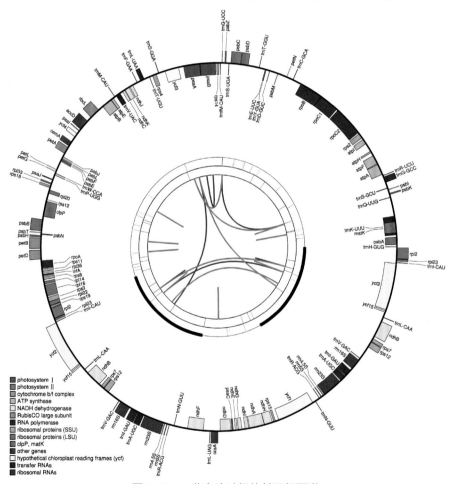

图 2-31-1 北乌头叶绿体基因组图谱

图上有 4 个环：从中心向外，第一个圆内红色和绿色的弧线分别表示正向和反向重复序列；第二个圆内的短条表示串联重复序列；第三个圆内的短条表示微卫星重复序列；第四个圆是叶绿体基因组基因结构及其位置分布图。不同功能的基因以不同颜色表示

北乌头叶绿体基因组的整体 G/C 含量为 38%。其 IR 区的 G/C 含量（43%）高于 SSC 区的 G/C 含量（33%）和 LSC 区的 G/C 含量（36%）。

【编码基因】 北乌头的叶绿体基因组包括蛋白质编码基因 85 个、转运 RNA 编码基因 37 个和核糖体 RNA 编码基因 8 个（表 2-31-1）。其中 8 个蛋白质编码基因（*atpF*、*ndhA*、*ndhB*、*rpl2*、*rpoC1*、*petB*、*petD*、*rpl16*）含有 1 个内含子，2 个蛋白质编码基因（*clpP*、*ycf3*）含有 2 个内含子。有 6 个 tRNA 编码基因（*trnA-UGC*、*trnG-GCC*、*trnI-GAU*、*trnK-UUU*、*trnL-UAA*、*trnV-UAC*）含有 1 个内含子（表 2-31-2）。北乌头叶绿体基因组中蛋白质编码区的长度为 78 022bp，占整个基因组长度的 50.06%。rRNA 基因的长度为 9058bp，占整个基因组长度的 5.81%。而 tRNA 基因的长度为 2858bp，占整个基因组长度的 1.83%。北乌头叶绿体基因组非编码区主要包括内含子和基因间隔区，其长度占整个基因组长度的 42.30%。

表 2-31-1 北乌头叶绿体基因组基因列表

基因功能	基因分类	基因名称
rRNA	rRNA genes	*rrn16S*（×2）、*rrn23S*（×2）、*rrn4.5S*（×2）、*rrn5S*（×2）
tRNA	tRNA genes	37 *trn* genes（6 contain an intron）
自我复制	Small subunit of ribosome	*rps11*、*rps12*（×2）、*rps14*、*rps15*、*rps18*、*rps19*、*rps2*、*rps3*、*rps4*、*rps7*（×2）、*rps8*
	Large subunit of ribosome	*rpl14*、*rpl16*、*rpl2*（×2）、*rpl20*、*rpl22*、*rpl23*（×2）、*rpl33*、*rpl36*
	DNA dependent RNA polymerase	*rpoC1*、*rpoC2*、*rpoB*、*rpoA*
光合作用	Subunits of NADH-dehydrogenase	*ndhA*、*ndhB*（×2）、*ndhC*、*ndhD*、*ndhE*、*ndhF*、*ndhG*、*ndhH*、*ndhI*、*ndhJ*、*ndhK*
	Subunits of photosystem Ⅰ	*psaI*、*psaC*、*psaB*、*psaA*、*psaJ*
	Subunits of photosystem Ⅱ	*psbA*、*psbB*、*psbC*、*psbD*、*psbE*、*psbF*、*psbH*、*psbI*、*psbJ*、*psbK*、*psbL*、*psbM*、*psbN*、*psbT*、*psbZ*、*ycf3*
	Subunits of cytochrome b/f complex	*petA*、*petB*、*petD*、*petG*、*petL*、*petN*
	Subunits of ATP synthase	*atpA*、*atpB*、*atpE*、*atpF*、*atpH*、*atpI*
	Large subunit of rubisco	*rbcL*
其他功能	Maturase	*matK*
	Protease	*clpP*
	Envelope membrane protein	*cemA*
	Subunit of acetyl-CoA-carboxylase	*accD*
	Translational initiation factor	*infA*
	c-type cytochrome synthesis gene	*ccsA*
未知功能		*ycf4*、*ycf1*、*ycf15*（×2）、*ycf2*（×2）

表 2-31-2　北乌头叶绿体基因内含子和外显子位置及长度

基因名称	基因编码序列所在链	起始位置	终点位置	长度/bp				
				第一外显子	第一内含子	第二外显子	第二内含子	第三外显子
trnK-UUU	–	1656	4254	37	2527	35		
trnG-GCC	+	8905	9693	23	718	48		
atpF	–	11673	12956	145	729	410		
rpoC1	–	20983	23792	432	767	1611		
ycf3	–	44434	46422	124	719	240	751	155
trnL-UAA	+	49502	50079	35	493	50		
trnV-UAC	–	53418	54083	39	590	37		
clpP	–	71722	73848	71	848	291	673	244
petB	+	76740	78184	6	797	642		
petD	+	78392	79615	8	720	496		
rpl16	–	83137	84664	9	1120	399		
rpl2	–	86402	87888	394	662	431		
ndhB	–	96635	98867	775	700	758		
trnI-GAU	+	104478	105489	42	935	35		
trnA-UGC	+	105554	106426	38	800	35		
ndhA	–	121420	123518	553	1007	539		
trnA-UGC	–	135772	136644	38	800	35		
trnI-GAU	–	136709	137720	42	935	35		
ndhB	+	143331	145563	775	700	758		
rpl2	+	154310	155796	394	662	431		

注："+"表示正链；"–"表示负链

【重复序列】　在北乌头叶绿体基因组中，微卫星重复序列的类型以 A/T 为主，有 21 个；其次为 AT/AT，有 10 个，二者合计占所有重复序列总数的 90% 以上；还有 C/G 和 AAT/ATT，各有 1 个（表 2-31-3）。共发现 18 个串联重复序列，满足总长度超过 20bp 且重复单元之间的相似性大于 90% 两个条件（表 2-31-4）。散在重复序列包括回文重复序列和正向重复序列。以 e-value 小于 1E–4 为阈值，北乌头叶绿体基因组散在重复序列包括回文重复序列 13 条、正向重复序列 6 条（表 2-31-5）。

表 2-31-3　北乌头叶绿体基因组微卫星重复序列数量统计

重复单元类型	重复序列个数
A/T	21
C/G	1
AT/AT	10
AAT/ATT	1

表 2-31-4 北乌头叶绿体基因组串联重复序列统计

起点—终点	重复单元大小 /bp	重复单元拷贝数	重复单元一致序列 /bp	重复单元之间的匹配度 /%	插入缺失比例 /%	分值	碱基个数				熵（0—2）
							A	C	G	T	
4930—4956	13	2.1	13	100	0	54	37	7	7	48	1.59
5187—5224	19	2.0	19	94	0	67	42	2	10	44	1.52
8191—8228	19	2.0	19	100	0	76	57	10	15	15	1.64
13288—13325	20	1.9	20	100	0	76	31	5	28	34	1.80
23128—23167	20	2.0	20	100	0	80	40	15	20	25	1.90
27098—27139	21	2.0	21	90	0	66	28	9	28	33	1.88
48861—48908	23	2.1	23	96	0	87	58	4	8	29	1.46
67573—67608	17	2.1	17	94	0	63	30	16	2	50	1.60
69440—69483	19	2.4	19	92	3	72	63	2	0	34	1.07
70150—70184	18	1.9	18	94	0	61	11	34	5	48	1.63
73047—73072	13	2.0	13	100	0	52	38	0	7	53	1.30
81249—81296	24	2.0	24	91	0	78	25	33	16	25	1.96
94380—94419	15	2.7	15	96	0	71	40	10	32	17	1.83
112629—112659	15	2.1	15	100	0	62	58	0	0	41	0.98
125238—125269	16	2.0	16	100	0	64	62	18	0	18	1.33
128871—128895	12	2.1	12	100	0	50	48	24	0	28	1.52
147779—147818	15	2.7	15	96	0	71	17	32	10	40	1.83
149074—149120	18	2.6	18	93	0	76	34	27	4	34	1.77

表 2-31-5 北乌头叶绿体基因组散在重复序列特征值

重复单元一长度 /bp	重复单元一起点	重复类型	重复单元二长度 /bp	重复单元二起点	重复单元间隔	e-value
72	65088	P	72	65088	−2	7.05E−30
48	79628	P	48	79628	0	8.62E−20
52	40638	D	52	42862	−3	2.01E−16
42	95119	P	42	95119	0	3.53E−16
42	95119	D	42	147036	0	3.53E−16
42	147036	P	42	147036	0	3.53E−16
39	45616	D	39	100556	0	2.26E−14
39	45616	P	39	141602	0	2.26E−14
30	8074	P	30	47362	0	5.93E−09
34	4287	P	34	4287	−2	1.17E−07
31	117246	P	31	117246	−1	1.38E−07
35	8018	P	35	8021	−3	1.02E−06
33	8071	D	33	37402	−3	1.36E−05
31	93075	D	31	93093	−3	1.80E−04
31	93075	P	31	149073	−3	1.80E−04
31	93093	P	31	149091	−3	1.80E−04

续表

重复单元一 长度 /bp	重复单元一 起点	重复类型	重复单元二 长度 /bp	重复单元二 起点	重复单元 间隔	*e*-value
31	149073	D	31	149091	−3	1.80E−04
30	37405	P	30	47362	−3	6.50E−04
30	76105	P	30	76138	−3	6.50E−04

注：P. palindromic repeat，回文重复序列；D. direct repeat，正向重复序列

【高可变区】 为了发现北乌头属物种间的高可变区，采用 K2p 模型计算基因间区的遗传距离（图 2-31-2）。总共 98 个基因间区，其 K2p 值分布于 0.89 ～ 4.49。其中 *accD-psaI*、*rps18-rpl20*、*trnE-UUC-trnT-GGU* 的 K2p 值较高，分别为 4.49、3.80、3.01。由此可见，北乌头属物种在这几个区域的变异较大，可作为潜在的分子标记开发区域。

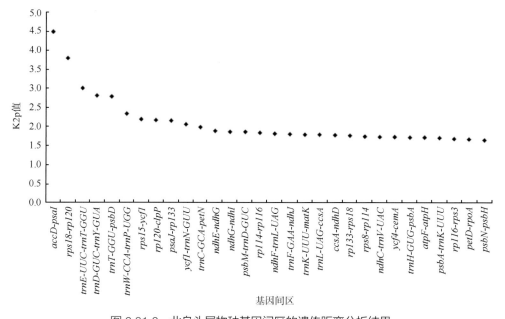

图 2-31-2 北乌头属物种基因间区的遗传距离分析结果

【系统发育】 对来自北乌头属的 17 个物种和 2 个外类群物种（拟南芥和烟草）的 71 个共有蛋白质序列用最大似然法构建系统进化树。其中，高乌头（*A. sinomontanum*）、高帽乌头（*A. longecassidatum*）、*A. pseudolaeve*、赣皖乌头（*A. finetianum*）和 *A. angustius* 5 个物种聚为一支，其余 12 个物种聚为一支。随后，苍山乌头（*A. coreanum*）单分为一支；剩余的 11 个物种，*A. ciliare*、北乌头（*A. kusnezoffii*）、乌头（*A. carmichaelii*）、*A. austrokoreense*、*A. chiisanense* 和高山乌头（*A. monanthum*）6 个物种聚为一支，黄花乌头（*A. contortum*）、黄草乌（*A. vilmorinianum*）、瓜叶乌头（*A. hemsleyanum*）、紫乌头（*A. episcopale*）和马耳山乌头（*A. delavayi*）5 个物种聚为一支，与传统分类结果一致。北乌头与 *A. ciliare* 和乌头（*A. carmichaelii*）的亲缘关系较近，与高乌头（*A. sinomontanum*）等 5 个物种的亲缘关系较远（图 2-31-3）。

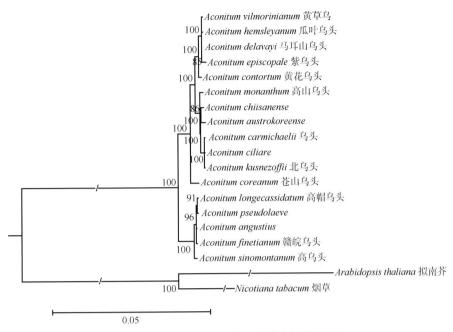

图 2-31-3　北乌头属植物系统发育进化分析

【K_A/K_S 选择压力分析】　以图 2-31-3 的系统进化树作为参考，利用 Hyphy 软件中的 aBSREL 模型基于系统进化树对蛋白质编码基因进行选择压力分析（表 2-31-6）。在紫乌头（*A. episcopale*）中，*clpP*、*matK*、*psbH*、*rpl20* 基因被正向选择；在苍山乌头（*A. contortum*）中，*matK*、*psaJ*、*rpoA* 基因被正向选择；在高山乌头（*A. monanthum*）、黄草乌（*A. vilmorinianum*）、瓜叶乌头（*A. hemsleyanum*）中，*rpl20* 基因被正向选择；在物种 *A. pseudolaeve*、赣皖乌头（*A. finetianum*）中，*rpoC1* 基因被正向选择；在黄花乌头（*A. coreanum*）中，*rpoC2* 基因被正向选择。

表 2-31-6　北乌头属植物 K_A/K_S 选择压力分析

物种	基因	优化的枝长	LRT	*p*-value
A. episcopale	*clpP*	0.0015	186.7076	< 0.0001[*]
	matK	0.0015	97.6222	< 0.0001[*]
	psbH	0.0015	57.2074	< 0.0001[*]
	rpl20	0.0015	18.2071	0.0010
A. contortum	*matK*	0.0006	114.452	< 0.0001[*]
	psaJ	0.0006	22.1173	0.0002
	rpoA	0.0006	262.3197	< 0.0001[*]
A. monanthum	*rpl20*	0.0012	96.3303	< 0.0001[*]
A. vilmorinianum	*rpl20*	0.0001	19.8030	0.0005
A. hemsleyanum	*rpl20*	0.0003	18.7551	0.0008
A. pseudolaeve	*rpoC1*	0.0002	23.5354	0.0001
A. finetianum	*rpoC1*	0.0003	20.7098	0.0003
A. coreanum	*rpoC2*	0.0067	24.9632	< 0.0001[*]

注：LRT. 似然比检验；"*"表示值小于 0.0001

【宏 DNA 条形码的发现及其 PCR 扩增引物设计】　为了发现能够区分北乌头属物种的宏 DNA 条形码序列及其 PCR 扩增引物，利用 ecoPrimers 对北乌头属植物叶绿体基因组序列进行分析。用来设计 PCR 扩增引物的保守区间见表 2-31-7。可以依据区间设计引物，使用这些引物对北乌头 DNA 进行 PCR 扩增，对 PCR 产物进行桑格测序或是高通量测序，通过序列比较和特征分析区分北乌头属的 17 个物种。

表 2-31-7　部分基于 ecoPrimers 发现的引物设计保守区间

编号	保守区间序列	物种拉丁名	GenBank 序列号	保守区间序列起点—终点
1	GAAGGTTCAATTGTCCGAAATGAATTTTT AGAGCCATGTATTTCGAAACATTAAGT TGAAAAAAAA	A. chiisanense	NC_029829	64890—64947
		A. carmichaelii	NC_030761	64724—64781
		A. austrokoreense	NC_031410	64713—64770
		A. ciliare	NC_031420	64784—64841
		A. coreanum	NC_031421	65962—66005
		A. kusnezoffii	NC_031422	64731—64788
		A. monanthum	NC_031423	64666—64723
		A. pseudolaeve	NC_035892	65227—65284
		A. longecassidatum	NC_035894	64999—65056
		A. angustius	NC_036357	65192—65249
		A. finetianum	NC_036358	65178—65235
		A. sinomontanum	NC_036359	66639—66696
		A. vilmorinianum	NC_038094	64742—64799
		A. hemsleyanum	NC_038095	64678—64735
		A. episcopale	NC_038096	63068—63125
		A. delavayi	NC_038097	64764—64821
		A. contortum	NC_038098	64704—64761
2	GTGTGACTATGTTGACTGAAAAAACTTT GAATATTTATGTTATGGACTGAATAAA AGTTT	A. chiisanense	NC_029829	65191—65250
		A. carmichaelii	NC_030761	65017—65076
		A. austrokoreense	NC_031410	65012—65071
		A. ciliare	NC_031420	65079—65138
		A. coreanum	NC_031421	66276—66335
		A. kusnezoffii	NC_031422	65025—65084
		A. monanthum	NC_031423	64966—65025
		A. pseudolaeve	NC_035892	65537—65602
		A. longecassidatum	NC_035894	65303—65368
		A. angustius	NC_036357	65501—65566
		A. finetianum	NC_036358	65502—65567
		A. sinomontanum	NC_036359	66942—67001
		A. vilmorinianum	NC_038094	65049—65108
		A. hemsleyanum	NC_038095	64983—65042
		A. episcopale	NC_038096	69854—69840
		A. delavayi	NC_038097	65072—65131
		A. contortum	NC_038098	65009—65068

参 考 文 献

李雪佩，孟静，张琳娜，等.2018.黄草乌与展毛黄草乌叶绿体基因组结构的比较分析.中药材，（8）：1812-1820.

刘沛.2010.草乌叶药理作用和临床应用分析.中国实用医药，5：141-142.

乌力吉特古斯，白学良，阿拉坦松布尔，等.2006.蒙药草乌叶化学成分及临床研究进展.中草药，3：472-474.

中国科学院《中国植物志》编辑委员会.1996.中国植物志.北京：科学出版社：27，269.

Hao D，Xiao P. 2013. Recent advances in the chemical and biological studies of *Aconitum pharmaceutical* resources. Journal of Chinese Pharmaceutical Sciences，22（3）：209-221.

Inkyu P，Sungyu Y，Goya C，et al. 2017. The complete chloroplast genome sequences of *Aconitum pseudolaeve* and *Aconitum longecassidatum*，and development of molecular markers for distinguishing species in the *Aconitum* subgenus *Lycoctonum*. Molecules，22（11）：2012.

Inkyu P，Wook-Jin K，Sungyu Y，et al. 2017. The complete chloroplast genome sequence of *Aconitum coreanum* and *Aconitum carmichaelii* and comparative analysis with other *Aconitum* species. PLoS One，12（9）：e0184257.

Kong H，Liu W，Yao G，et al. 2017. A comparison of chloroplast genome sequences in *Aconitum*（Ranunculaceae）：a traditional herbal medicinal genus. Peerj，5（25）：e4018.

32 华中五味子

【基本信息】 华中五味子（*Schisandra sphenanthera* Rehd. et Wils.）为木兰科五味子属药用植物。其干燥成熟果实为南五味子中药材。又名西五味子、五梅子，被收载于《中国药典》（2015 年版）。华中五味子分布于河南、山西、陕西、甘肃、江苏、浙江、安徽、江西、湖南、湖北、四川、贵州、云南等地，主产于河南、陕西、甘肃。南五味子含木脂素、挥发油及三萜酸等化学成分。其性温，味酸、甘，归心、肾经，具有收敛固涩、益气生津、补肾宁心的功效。现代研究证明，南五味子具有保护肝脏、抗氧化、镇静等作用，临床用于治疗慢性肝炎、失眠等病症。华中五味子为《国家重点保护野生药材物种名录》中Ⅲ级保护品种。

【叶绿体基因组】 华中五味子的叶绿体基因组序列（GenBank 登录号：NC_037145.1）为典型环状 DNA 分子，总长度为 146 843bp。具有保守的四分状结构，包括一个 LSC 区、一个 SSC 区和一对 IR 区，其长度分别为 95 627bp、18 280bp 和 16 468bp（图 2-32-1）。

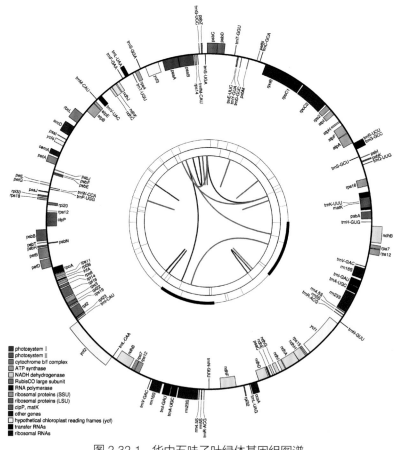

图 2-32-1 华中五味子叶绿体基因组图谱

图上有 4 个环：从中心向外，第一个圆内红色和绿色的弧线分别表示正向和反向重复序列；第二个圆内的短条表示串联重复序列；第三个圆内的短条表示微卫星重复序列；第四个圆是叶绿体基因组基因结构及其位置分布图。不同功能的基因以不同颜色表示

华中五味子叶绿体基因组的整体 G/C 含量为 40%。其 IR 区的 G/C 含量（46%）高于 SSC 区的 G/C 含量（35%）和 LSC 区的 G/C 含量（38%）。

【编码基因】 华中五味子的叶绿体基因组包括蛋白质编码基因 81 个、转运 RNA 编码基因 35 个和核糖体 RNA 编码基因 8 个（表 2-32-1）。其中 9 个蛋白质编码基因（*ndhA*、*atpF*、*ndhB*、*rpoC1*、*rps16*、*petB*、*petD*、*rpl16*、*rpl2*）含有 1 个内含子，2 个蛋白质编码基因（*ycf3*、*clpP*）含 2 个内含子。有 6 个 tRNA 编码基因（*trnA-UGC*、*trnI-GAU*、*trnK-UUU*、*trnG-GCC*、*trnL-UAA*、*trnV-UAC*）含有 1 个内含子（表 2-32-2）。华中五味子叶绿体基因组中蛋白质编码区的长度为 70 693bp，占整个基因组长度的 48.14%。rRNA 基因的长度为 9060bp，占整个基因组长度的 6.17%。而 tRNA 基因的长度为 2620bp，占整个基因组长度的 1.78%。华中五味子叶绿体基因组非编码区主要包括内含子和基因间隔区，其长度占整个基因组长度的 43.91%。

表 2-32-1 华中五味子叶绿体基因组基因列表

基因功能	基因分类	基因名称
rRNA	rRNA genes	*rrn23S*（×2）、*rrn16S*（×2）、*rrn5S*（×2）、*rrn4.5S*（×2）
tRNA	tRNA genes	35 *trn* genes（6 contain an intron）
自我复制	Small subunit of ribosome	*rps11*、*rps12*（×2）、*rps14*、*rps15*、*rps16*、*rps18*、*rps19*、*rps2*、*rps3*、*rps4*、*rps7*（×2）、*rps8*
	Large subunit of ribosome	*rpl14*、*rpl22*、*rpl36*、*rpl23*、*rpl20*、*rpl32*、*rpl2*、*rpl33*、*rpl16*
	DNA dependent RNA polymerase	*rpoC1*、*rpoC2*、*rpoB*、*rpoA*
光合作用	Subunits of NADH-dehydrogenase	*ndhK*、*ndhJ*、*ndhF*、*ndhG*、*ndhE*、*ndhD*、*ndhB*（×2）、*ndhC*、*ndhA*、*ndhH*、*ndhI*
	Subunits of photosystem Ⅰ	*psaI*、*psaC*、*psaB*、*psaA*、*psaJ*
	Subunits of photosystem Ⅱ	*psbA*、*psbB*、*psbC*、*psbD*、*psbE*、*psbF*、*psbH*、*psbI*、*psbJ*、*psbK*、*psbM*、*psbN*、*psbT*、*psbZ*、*ycf3*
	Subunits of cytochrome b/f complex	*petN*、*petA*、*petD*、*petG*、*petB*、*petL*
	Subunits of ATP synthase	*atpI*、*atpE*、*atpA*、*atpB*、*atpH*、*atpF*
其他功能	Large subunit of rubisco	*rbcL*
	Maturase	*matK*
	Translation initiation factor	*infA*
	Protease	*clpP*
	Envelope membrane protein	*cemA*
	Subunit of acetyl-CoA-carboxylase	*accD*
	c-type cytochrome synthesis gene	*ccsA*
未知功能		*ycf4*、*ycf1*、*ycf2*

表 2-32-2　华中五味子叶绿体基因内含子和外显子位置及长度

基因名称	基因编码序列所在链	起始位置	终点位置	长度 /bp				
				第一外显子	第一内含子	第二外显子	第二内含子	第三外显子
trnK-UUU	–	1782	4340	37	2485	37		
rps16	–	5142	6221	40	819	221		
trnG-GCC	+	10458	11308	23	780	48		
atpF	–	13117	14437	145	760	416		
rpoC1	–	22507	25281	453	714	1608		
ycf3	–	44148	46140	124	730	230	756	153
trnL-UAA	+	48793	49360	35	483	50		
trnV-UAC	–	53668	54334	39	591	37		
clpP	–	72251	74222	71	801	294	559	247
petB	+	77101	78509	6	761	642		
petD	+	78674	79897	8	690	526		
rpl16	–	83316	84671	9	945	402		
rpl2	–	86326	87809	391	662	431		
ndhB	–	96161	98395	775	702	758		
trnI-GAU	+	103977	104988	42	935	35		
trnA-UGC	+	105053	105916	38	791	35		
ndhA	–	121866	124024	553	1067	539		
trnA-UGC	–	136556	137419	38	791	35		
trnI-GAU	–	137484	138495	42	935	35		
ndhB	+	144077	146311	775	702	758		

注："+"表示正链；"–"表示负链

【重复序列】　在华中五味子叶绿体基因组中，微卫星重复序列的类型以 A/T 为主，有 29 个；其次为 AT/AT，有 3 个；还有 C/G，有 1 个（表 2-32-3）。共发现 24 个串联重复序列，满足总长度超过 20bp 且重复单元之间的相似性大于 90% 两个条件（表 2-32-4）。散在重复序列包括回文重复序列和正向重复序列。以 *e*-value 小于 1E–4 为阈值，华中五味子叶绿体基因组散在重复序列包括回文重复序列 10 条、正向重复序列 24 条（表 2-32-5）。

表 2-32-3　华中五味子叶绿体基因组微卫星重复序列数量统计

重复单元类型	重复序列个数
A/T	29
C/G	1
AT/AT	3

表 2-32-4 华中五味子叶绿体基因组串联重复序列统计

起点—终点	重复单元大小/bp	重复单元拷贝数	重复单元一致序列/bp	重复单元之间的匹配度/%	插入缺失比例/%	分值	碱基个数				熵（0—2）
							A	C	G	T	
9815—9844	10	2.8	11	90	10	53	16	6	6	70	1.31
24930—24958	14	2.0	15	93	6	51	27	13	17	41	1.87
29626—29654	15	1.9	15	100	0	58	34	6	24	34	1.82
32736—32766	11	2.8	11	95	0	53	29	22	12	35	1.91
47096—47121	13	2.0	13	100	0	52	23	7	15	53	1.67
48315—48345	12	2.6	12	94	0	53	29	16	0	54	1.42
48341—48378	18	2.0	20	90	10	62	13	7	5	73	1.22
52637—52665	13	2.2	13	100	0	58	48	0	6	44	1.29
59479—59537	19	3.1	19	92	0	100	27	23	11	37	1.90
60702—60727	12	2.2	12	100	0	52	50	7	0	42	1.31
61558—61591	15	2.3	15	94	0	59	44	8	5	41	1.60
68690—68723	17	2.0	17	100	0	68	52	17	23	5	1.66
69811—69841	15	2.0	16	93	6	55	25	9	0	64	1.24
70314—70355	21	2.0	21	90	0	66	33	21	11	33	1.90
81477—81525	24	2.0	24	92	0	80	30	30	10	28	1.90
93440—93588	24	6.2	24	93	0	244	32	4	31	30	1.78
94860—94919	15	4.0	15	100	0	120	46	0	26	26	1.53
95905—95934	14	2.1	14	93	0	51	40	20	10	30	1.85
100430—100456	13	2.1	13	100	0	54	22	7	0	70	1.12
111398—111432	18	1.9	18	94	0	61	45	8	14	31	1.75
125751—125781	14	2.2	14	100	0	62	16	0	12	70	1.16
131040—131074	18	1.9	18	94	0	61	31	14	8	45	1.75
142016—142042	13	2.1	13	100	0	54	70	0	7	22	1.12
146538—146567	14	2.1	14	93	0	51	30	10	20	40	1.85

表 2-32-5 华中五味子叶绿体基因组散在重复序列特征值

重复单元一长度/bp	重复单元一起点	重复类型	重复单元二长度/bp	重复单元二起点	重复单元间隔	e-value
67	93493	D	67	93517	−3	3.60E−25
66	93479	D	66	93503	−3	1.38E−24
61	93503	D	61	93527	−3	1.11E−21
57	93439	D	57	93535	−2	4.19E−21
53	7638	P	53	7638	−1	1.19E−20
59	38967	P	59	38967	−3	1.60E−20
48	28750	P	48	28750	0	7.65E−20

续表

重复单元一 长度 /bp	重复单元一 起点	重复类型	重复单元二 长度 /bp	重复单元二 起点	重复单元 间隔	e-value
57	93455	D	57	93503	−3	2.31E−19
45	94859	D	45	94874	0	4.90E−18
53	93439	D	53	93463	−3	4.73E−17
53	93439	D	53	93511	−3	4.73E−17
46	93450	D	46	93546	−1	1.69E−16
47	93450	D	47	93522	−3	1.34E−13
47	93474	D	47	93522	−3	1.34E−13
47	93493	D	47	93541	−3	1.34E−13
41	45321	D	41	100075	−2	9.26E−12
41	45321	P	41	142355	−2	9.26E−12
41	40388	D	41	42612	−3	3.61E−10
41	93503	D	41	93551	−3	3.61E−10
31	66013	P	31	66059	0	1.32E−09
31	93465	D	31	93561	0	1.32E−09
40	59478	D	40	59497	−3	1.34E−09
30	94859	D	30	94889	0	5.26E−09
32	15873	P	32	15917	−1	3.16E−08
31	93441	D	31	93561	−1	1.22E−07
35	128046	P	35	128046	−3	9.08E−07
32	37432	P	32	37432	−2	1.47E−06
34	40398	D	34	42622	−3	3.32E−06
31	93513	D	31	93561	−2	5.50E−06
33	9353	P	33	46892	−3	1.21E−05
31	9355	D	31	37235	−3	1.60E−04
31	93537	D	31	93561	−3	1.60E−04
30	37236	P	30	46892	−3	5.77E−04
30	125733	D	30	127154	−3	5.77E−04

注：P. palindromic repeat，回文重复序列；D. direct repeat，正向重复序列

【系统发育】 对来自五味子族的 7 个物种和 2 个外类群物种（拟南芥和烟草）的 71 个共有蛋白质序列用最大似然法构建系统进化树。其中 2 个五味子属和 5 个八角属分别聚为一支，与传统分类结果一致。华中五味子（*S. sphenanthera*）与五味子（*S. chinensis*）聚为一支，与八角属的亲缘关系较远。在八角属内，少药八角、多花八角、山大茴和另外两个物种（八角茴香、红茴香）的分支节点的 bootstrap 分值较低（＜90%），表明该分支的可信度较低，其亲缘关系有待进一步确定（图 2-32-2）。

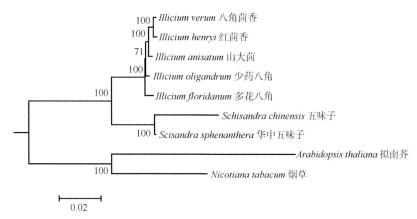

图 2-32-2　五味子族植物系统发育进化分析

参 考 文 献

高建平，王彦涵，乔春峰，等 . 2003. 中药南五味子及其混淆品绿叶五味子果实的 ITS 序列分析 . 中国中药杂志，（8）：17-21.

顾蔚 . 2010. 华中五味子种质资源遗传多样性研究 . 西安：陕西师范大学博士学位论文 .

徐敏 . 2013. 秦岭地区 4 种五味子 RAPD 和 ISSR 遗传多样性分析 . 西安：陕西师范大学硕士学位论文 .

张汝波 . 2007. 华中五味子的化学成分研究 . 昆明：昆明理工大学硕士学位论文 .

Wang X，Liu Y，Niu Y，et al. 2018. The chemical composition and functional properties of essential oils from four species of schisandra growing wild in the Qinling Mountains，China. Molecules，23（7）：E1645.

33 穿 心 莲

【基本信息】 穿心莲［*Andrographis paniculata*（Burm. f.）Nees］为爵床科穿心莲属药用植物。其干燥地上部分为穿心莲中药材。又称一见喜、斩蛇剑,被收载于《中国药典》(2015年版)。穿心莲原产于亚洲热带地区,我国已广为引种。华南及四川、陕西、江苏、贵州、云南等地均有栽培,主产于广东、广西、海南等地。以植株肥壮、带有花、无泥土者为佳。穿心莲主要含有二萜、黄酮、多酚等化学成分。其性寒,味苦,归心、肺、大肠、膀胱经,具有清热解毒、凉血、消肿的功效,为常用的清热解毒中药。现代研究表明,穿心莲具有解热、抗病原微生物、抗炎、增强免疫功能、抑制血小板聚集及抗血栓形成、保肝利胆、抗肿瘤等作用,临床用于治疗上呼吸道感染、细菌性痢疾、婴幼儿肺炎、急性肾盂肾炎等病症。

【叶绿体基因组】 穿心莲的叶绿体基因组序列(GenBank 登录号:NC_022451.2)为典型环状 DNA 分子,总长度为 150 249bp。具有保守的四分状结构,包括一个 LSC 区、一个 SSC 区和一对 IR 区,其长度分别为 82 458bp、17 109 bp 和 25 341bp(图 2-33-1)。

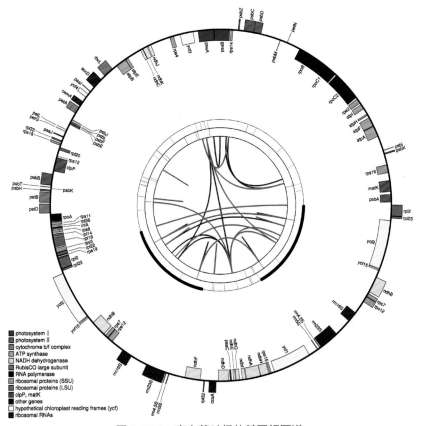

图 2-33-1 穿心莲叶绿体基因组图谱

图上有 4 个环:从中心向外,第一个圆内红色和绿色的弧线分别表示正向和反向重复序列;第二个圆内的短条表示串联重复序列;
第三个圆内的短条表示微卫星重复序列;第四个圆是叶绿体基因组基因结构及其位置分布图。不同功能的基因以不同颜色表示

穿心莲叶绿体基因组的整体 G/C 含量为 38%。其 IR 区的 G/C 含量（44%）高于 SSC 区的 G/C 含量（32%）和 LSC 区的 G/C 含量（36%）。

【编码基因】 穿心莲的叶绿体基因组包括蛋白质编码基因 86 个、转运 RNA 编码基因 37 个和核糖体 RNA 编码基因 8 个（表 2-33-1）。其中 9 个蛋白质编码基因（*rps16*、*atpF*、*rpoC1*、*petB*、*petD*、*rpl16*、*rpl2*、*ndhB*、*ndhA*）含有 1 个内含子，2 个蛋白质编码基因（*clpP*、*ycf3*）含有 2 个内含子。有 6 个 tRNA 编码基因（*trnA-UGC*、*trnI-GAU*、*trnK-UUU*、*trnL-UAA*、*trnV-UAC*、*trnS-CGA*）含有 1 个内含子（表 2-33-2）。穿心莲叶绿体基因组中蛋白质编码区的长度为 78 280bp，占整个基因组长度的 52.10%。rRNA 基因的长度为 9062bp，占整个基因组长度的 6.03%。而 tRNA 基因的长度为 2853bp，占整个基因组长度的 1.90%。穿心莲叶绿体基因组非编码区主要包括内含子和基因间隔区，其长度占整个基因组长度的 39.97%。

表 2-33-1　穿心莲叶绿体基因组基因列表

基因功能	基因分类	基因名称
rRNA	rRNA genes	*rrn23S*（×2）、*rrn16S*（×2）、*rrn5S*（×2）、*rrn4.5S*（×2）
tRNA	tRNA genes	37 *trn* genes（6 contain an intron）
自我复制	Small subunit of ribosome	*rps11*、*rps12*（×2）、*rps14*、*rps15*、*rps16*、*rps18*、*rps19*、*rps2*、*rps3*、*rps4*、*rps7*（×2）、*rps8*
	Large subunit of ribosome	*rpl14*、*rpl16*、*rpl2*（×2）、*rpl20*、*rpl22*、*rpl23*（×2）、*rpl32*、*rpl33*、*rpl36*
	DNA dependent RNA polymerase	*rpoA*、*rpoB*、*rpoC1*、*rpoC2*
光合作用	Subunits of NADH-dehydrogenase	*ndhA*、*ndhB*（×2）、*ndhC*、*ndhD*、*ndhE*、*ndhF*、*ndhG*、*ndhH*、*ndhI*、*ndhJ*、*ndhK*
	Subunits of photosystem Ⅰ	*psaA*、*psaB*、*psaC*、*psaI*、*psaJ*
	Subunits of photosystem Ⅱ	*psbA*、*psbB*、*psbC*、*psbD*、*psbE*、*psbF*、*psbH*、*psbI*、*psbJ*、*psbK*、*psbL*、*psbM*、*psbT*、*psbZ*、*ycf3*
	Subunits of cytochrome b/f complex	*petA*、*petB*、*petD*、*petG*、*petL*、*petN*
	Subunits of ATP synthase	*atpA*、*atpB*、*atpE*、*atpF*、*atpH*、*atpI*
	Large subunit of rubisco	*rbcL*
其他功能	Translational initiation factor	*infA*
	Maturase	*matK*
	Protease	*clpP*
	Envelope membrane protein	*cemA*
	Subunit of acetyl-CoA-carboxylase	*accD*
	c-type cytochrome synthesis gene	*ccsA*
未知功能		*ycf1*、*ycf15*（×2）、*ycf2*（×2）、*ycf4*

表 2-33-2 穿心莲叶绿体基因内含子和外显子位置及长度

基因名称	基因编码序列所在链	起始位置	终点位置	长度 /bp				
				第一外显子	第一内含子	第二外显子	第二内含子	第三外显子
trnK-UUU	–	1603	4107	37	2432	36		
rps16	–	4441	5559	40	852	227		
trnS-CGA	+	8470	9228	32	667	60		
atpF	–	11158	12439	145	727	410		
rpoC1	–	20024	22871	430	784	1634		
ycf3	–	41391	43297	126	698	228	702	153
trnL-UAA	+	45987	46564	35	493	50		
trnV-UAC	–	50239	50881	38	570	35		
clpP	–	68499	70413	71	690	294	634	226
petB	+	73333	74719	6	739	642		
petD	+	74900	76112	8	730	475		
rpl16	–	79546	80834	9	881	399		
rpl2	–	82460	83941	391	657	434		
ndhB	–	92550	94761	775	679	758		
trnI-GAU	+	99979	100990	36	919	57		
trnA-UGC	+	101055	101939	37	812	36		
ndhA	–	116415	118484	553	1338	179		
trnA-UGC	–	130770	131654	37	812	36		
trnI-GAU	–	131719	132730	36	919	57		
ndhB	+	137948	140159	775	679	758		
rpl2	+	148768	150249	391	657	434		

注："+"表示正链；"–"表示负链

【重复序列】　在穿心莲叶绿体基因组中，微卫星重复序列的类型仅有 A/T，为 32 个（表 2-33-3）。共发现 12 个串联重复序列，满足总长度超过 20bp 且重复单元之间的相似性大于 90% 两个条件（表 2-33-4）。散在重复序列包括回文重复序列和正向重复序列。以 e-value 小于 1E–4 为阈值，穿心莲叶绿体基因组散在重复序列包括回文重复序列 20 条、正向重复序列 15 条（表 2-33-5）。

表 2-33-3 穿心莲叶绿体基因组微卫星重复序列数量统计

重复单元类型	重复序列个数
A/T	32

表 2-33-4　穿心莲叶绿体基因组串联重复序列统计

起点—终点	重复单元大小 /bp	重复单元拷贝数	重复单元一致序列 /bp	重复单元之间的匹配度 /%	插入缺失比例 /%	分值	碱基个数 A	C	G	T	熵（0—2）
6146—6177	16	2.0	16	93	0	55	40	12	15	31	1.85
45582—45610	14	2.1	14	100	0	58	34	13	13	37	1.85
57706—57742	16	2.2	17	95	4	67	45	18	13	21	1.84
58668—58711	21	2.1	21	95	0	79	31	20	13	34	1.92
66333—66362	14	2.1	14	93	0	51	33	10	13	43	1.77
66918—66942	13	1.9	13	100	0	50	88	4	8	0	0.64
73929—73963	17	2.1	17	100	0	70	22	17	5	54	1.64
105173—105264	31	3.0	31	96	0	166	40	22	9	27	1.85
121331—121360	14	2.1	15	93	6	53	13	20	13	53	1.72
123963—123996	15	2.3	15	94	0	59	23	11	26	38	1.89
124401—124427	13	2.1	13	100	0	54	40	0	0	59	0.98
127445—127536	31	3.0	31	96	0	166	27	9	22	40	1.85

表 2-33-5　穿心莲叶绿体基因组散在重复序列特征值

重复单元一长度 /bp	重复单元一起点	重复类型	重复单元二长度 /bp	重复单元二起点	重复单元间隔	e-value
57	0	P	57	82402	0	3.06E–25
61	105172	D	61	105203	−2	1.97E–23
61	105172	P	61	127444	−2	1.97E–23
61	105203	P	61	127475	−2	1.97E–23
61	127444	D	61	127475	−2	1.97E–23
50	105183	D	50	105214	−1	7.51E–19
50	105183	P	50	127444	−1	7.51E–19
50	105214	P	50	127475	−1	7.51E–19
40	62160	P	40	62160	0	5.25E–15
41	72708	P	41	72708	−1	1.61E–13
41	96359	D	41	116991	−1	1.61E–13
41	116991	P	41	136308	−1	1.61E–13
39	42511	D	39	116993	−1	2.46E–12
39	42511	D	39	96361	−2	1.40E–10
39	42511	P	39	136308	−2	1.40E–10
30	7688	P	30	43972	0	5.51E–09
35	37596	D	35	39820	−3	9.50E–07

续表

重复单元一长度 /bp	重复单元一起点	重复类型	重复单元二长度 /bp	重复单元二起点	重复单元间隔	e-value
35	93349	D	35	116996	−3	9.50E−07
35	116996	P	35	139324	−3	9.50E−07
33	89753	P	33	89753	−3	1.27E−05
33	89753	D	33	142922	−3	1.27E−05
33	142922	P	33	142922	−3	1.27E−05
30	105172	D	30	105234	−2	2.16E−05
30	105172	P	30	127444	−2	2.16E−05
30	105234	P	30	127506	−2	2.16E−05
30	110622	P	30	110622	−2	2.16E−05
30	127444	D	30	127506	−2	2.16E−05
31	7687	D	31	34552	−3	6.07E−04
30	9196	D	30	35391	−3	6.04E−04
30	34553	P	30	43972	−3	6.04E−04
30	74020	P	30	116994	−3	6.04E−04
30	87150	D	30	87192	−3	6.04E−04
30	87150	P	30	145486	−3	6.04E−04
30	87192	P	30	145528	−3	6.04E−04
30	145486	D	30	145528	−3	6.04E−04

注：P. palindromic repeat，回文重复序列；D. direct repeat，正向重复序列

【系统发育】 对来自爵床科的 3 个物种和 2 个外类群物种（拟南芥和烟草）的 74 个共有蛋白质序列用最大似然法构建系统进化树。其中，穿心莲首先分出来，形成单支。随后，黄花恋岩花（ *E. lofouensis* ）与马蓝（ *S. cusia* ）聚为一支。该进化树各分支节点的 bootstrap 分值均较高（＞ 90%），表明该分类结果的可信度较高（图 2-33-2）。

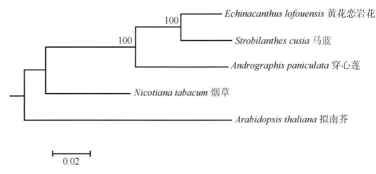

图 2-33-2　爵床科植物系统发育进化分析

参 考 文 献

陈田，毛夷冬，马年，等 . 2019. 穿心莲内酯及其衍生物抗肠道病毒效果评价 . 中国药师，22（4）：635-639.

高俊丽 . 2016. 不同生长期穿心莲化学成分及相关酶活性变化规律的研究 . 广州：广州中医药大学硕士学位论文 .

刘红英，王协奇，袁丽娜，等 . 2019. 穿心莲内酯对人肝癌细胞 MHCC97H 增殖的影响及其机制研究 . 广州中医药大学学报，36（3）：395-402.

秦秀秀 . 2017. 吴茱萸、穿心莲等中药材化学成分分离纯化方法研究 . 聊城：聊城大学硕士学位论文 .

王露露，吴萌萌，董静，等 . 2018. 穿心莲内酯联合平阳霉素对人口腔鳞癌细胞 SCC-9 凋亡的影响 . 安徽医药，22（12）：2315-2318.

王忠玲，唐文哲，林芳荣 . 2019. 穿心莲内酯抑制宫颈癌 HeLa 细胞生长和迁徙的研究 . 中国药师，22（4）：614-618.

张晓，唐力英，吴宏伟，等 . 2018. 穿心莲现代研究进展 . 中国实验方剂学杂志，24（18）：222-234.

34 厚　朴

【基本信息】　厚朴（*Magnolia officinalis* Rehd. et Wils.）为木兰科厚朴属药用植物。其干燥干皮、根皮及枝皮为厚朴中药材。又名川朴、温朴、紫油厚朴，被收载于《中国药典》（2015年版）。厚朴分布于四川、重庆、湖北、贵州、陕西、浙江、福建、江西等地，主产于四川、湖北、陕西、重庆等地的称为川朴，产于浙江、福建、江西等地的称为温朴。其中湖北西南部所产厚朴，其皮厚肉细、油性大、断面紫红色、有亮星、香气浓厚、嚼之无渣、味辣而甜，又称为紫油厚朴。厚朴主要含有挥发油、酚类和生物碱等化学成分。其性温，味苦、辛，归脾、胃、肺、大肠经，具有燥湿消痰、下气除满的功效。现代研究表明，厚朴具有中枢抑制、肌肉松弛、调节平滑肌、抗溃疡和抗菌等作用，临床用于治疗食道及胃肠神经官能症、急性肠炎等症。厚朴花是国家卫生健康委员会公布的可用于保健食品的中药。

【叶绿体基因组】　厚朴的叶绿体基因组序列（GenBank 登录号：NC_020317.1）为典型环状 DNA 分子，总长度为 160 104bp。具有保守的四分状结构，包括一个 LSC 区、一个 SSC 区和一对 IR 区，其长度分别为 88 185bp、62 395bp 和 4762bp（图 2-34-1）。厚朴

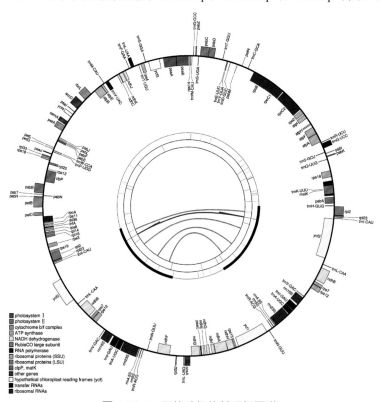

图 2-34-1　厚朴叶绿体基因组图谱

图上有 4 个环：从中心向外，第一个圆内红色和绿色的弧线分别表示正向和反向重复序列；第二个圆内的短条表示串联重复序列；第三个圆内的短条表示微卫星重复序列；第四个圆是叶绿体基因组基因结构及其位置分布图。不同功能的基因以不同颜色表示

叶绿体基因组的整体 G/C 含量为 39%。其 IR 区的 G/C 含量（39%）低于 SSC 区的 GC 含量（42%），但高于 LSC 区的 G/C 含量（38%）。

【编码基因】　厚朴的叶绿体基因组包括蛋白质编码基因 84 个、转运 RNA 编码基因 37 个和核糖体 RNA 编码基因 8 个（表 2-34-1）。其中 8 个蛋白质编码基因（*atpF*、*ndhA*、*ndhB*、*petB*、*rpl2*、*rpoC1*、*ycf3*、*rps16*）有 1 个内含子，2 个蛋白质编码基因（*ycf3*、*clpP*）有 2 个内含子。有 6 个 tRNA 编码基因（*trnA-UGC*、*trnG-UCC*、*trnI-GAU*、*trnK-UUU*、*trnL-UAA*、*trnV-UAC*）含有 1 个内含子（表 2-34-2）。厚朴叶绿体基因组中蛋白质编码区的长度为 78 305bp，占整个基因组长度的 48.91%。rRNA 基因的长度为 9046bp，占整个基因组长度的 5.65%。而 tRNA 基因的长度为 2853bp，占整个基因组长度的 1.78%。厚朴叶绿体基因组非编码区主要包括内含子和基因间隔区，其长度占整个基因组长度的 43.66%。

表 2-34-1　厚朴叶绿体基因组基因列表

基因功能	基因分类	基因名称
rRNA	rRNA genes	*rrn16S*（×2）、*rrn23S*（×2）、*rrn4.5S*（×2）、*rrn5S*（×2）
tRNA	tRNA genes	37 *trn* genes（6 contain an intron）
自我复制	Small subunit of ribosome	*rps11*、*rps12*（×2）、*rps14*、*rps15*、*rps16*、*rps18*、*rps19*、*rps2*、*rps3*、*rps4*、*rps7*（×2）、*rps8*
	Large subunit of ribosome	*rpl14*、*rpl16*、*rpl2*（×2）、*rpl20*、*rpl23*（×2）、*rpl32*、*rpl33*、*rpl36*
	DNA dependent RNA polymerase	*rpoA*、*rpoB*、*rpoC1*、*rpoC2*
光合作用	Subunits of NADH-dehydrogenase	*ndhA*、*ndhB*（×2）、*ndhC*、*ndhD*、*ndhE*、*ndhF*、*ndhG*、*ndhH*、*ndhI*、*ndhJ*、*ndhK*
	Subunits of photosystem Ⅰ	*psaA*、*psaB*、*psaC*、*psaI*、*psaJ*
	Subunits of photosystem Ⅱ	*psbA*、*psbB*、*psbC*、*psbD*、*psbE*、*psbF*、*psbH*、*psbI*、*psbJ*、*psbK*、*psbL*、*psbM*、*psbN*、*psbT*、*psbZ*、*ycf3*
	Subunits of cytochrome b/f complex	*petA*、*petB*、*petD*、*petG*、*petL*、*petN*
	Subunits of ATP synthase	*atpA*、*atpB*、*atpE*、*atpF*、*atpH*、*atpI*
	Large subunit of rubisco	*rbcL*
其他功能	Translational initiation factor	*infA*
	Maturase	*matK*
	Protease	*clpP*
	Envelope membrane protein	*cemA*
	Subunit of acetyl-CoA-carboxylase	*accD*
	c-type cytochrome synthesis gene	*ccsA*
未知功能		*ycf1*、*ycf2*（×2）、*ycf4*

表 2-34-2　厚朴叶绿体基因内含子和外显子位置及长度

基因名称	基因编码序列所在链	起始位置	终点位置	长度 /bp				
				第一外显子	第一内含子	第二外显子	第二内含子	第三外显子
trnK-UUU	–	1824	4387	37	2492	35		
rps16	–	5014	6126	42	825	246		
trnG-UCC	+	10067	10907	24	769	48		
atpF	–	12870	14136	145	712	410		
rpoC1	–	22125	24904	432	734	1614		
ycf3	–	45172	47140	124	734	232	728	151
trnL-UAA	+	49743	50318	35	491	50		
trnV-UAC	–	54948	55607	39	584	37		
clpP	–	73984	75998	71	781	291	628	244
petB	+	78885	80316	6	784	642		
rpl2	–	88248	89724	385	661	431		
ndhB	–	98892	101124	775	700	758		
trnI-GAU	+	106692	107704	42	936	35		
trnA-UGC	+	107769	108641	38	800	35		
ndhA	–	125119	127317	553	1107	539		
trnA-UGC	–	139649	140521	38	800	35		
trnI-GAU	–	140586	141598	42	936	35		
ndhB	+	147166	149398	775	700	758		
rpl2	+	158567	160043	385	661	431		

注："+"表示正链；"–"表示负链

【重复序列】　在厚朴叶绿体基因组中，微卫星重复序列的类型以 A/T 为主，有 36 个；其次为 AT/AT，有 2 个（表 2-34-3）。共发现 15 个串联重复序列，满足总长度超过 20bp 且重复单元之间的相似性大于 90% 两个条件（表 2-34-4）。散在重复序列包括回文重复序列和正向重复序列。以 *e*-value 小于 1E–4 为阈值，厚朴散在重复序列包括回文重复序列 15 条、正向重复序列 10 条（表 2-34-5）。

表 2-34-3　厚朴叶绿体基因组微卫星重复序列数量统计

重复单元类型	重复序列个数
A/T	36
AT/AT	2

表 2-34-4　厚朴叶绿体基因组串联重复序列统计

起点—终点	重复单元大小 /bp	重复单元拷贝数	重复单元一致序列 /bp	重复单元之间的匹配度 /%	插入缺失比例 /%	分值	碱基个数				熵（0—2）
							A	C	G	T	
1296—1322	13	2.1	13	100	0	54	70	7	0	22	1.12
13079—13104	13	2.0	13	100	0	52	30	23	0	46	1.53
30917—30950	13	2.6	13	95	0	59	52	11	0	35	1.38
30920—30961	11	3.6	11	90	6	57	54	7	2	35	1.41
46219—46244	13	2.0	13	100	0	52	46	15	0	38	1.46
52537—52567	16	2.0	15	93	6	53	54	6	6	32	1.51
54460—54492	15	2.1	16	94	5	59	18	0	9	72	1.10
65168—65204	10	3.8	10	92	3	58	48	2	0	48	1.15
79494—79565	36	2.0	36	100	0	144	41	13	5	38	1.68
89272—89328	24	2.4	24	96	0	105	31	8	24	35	1.86
97058—97083	13	2.0	13	100	0	52	23	0	0	76	0.78
123286—123315	15	2.0	15	93	0	51	43	10	0	46	1.37
125503—125527	12	2.1	12	100	0	50	32	16	8	44	1.76
137499—137524	13	2.0	13	100	0	52	76	0	0	23	0.78
145254—145310	24	2.4	24	96	0	105	35	24	8	31	1.86

表 2-34-5　厚朴叶绿体基因组散在重复序列特征值

重复单元一长度 /bp	重复单元一起点	重复类型	重复单元二长度 /bp	重复单元二起点	重复单元间隔	e-value
53	36853	D	53	39077	−3	5.10E−17
38	27423	P	38	27423	0	8.67E−14
36	79493	D	36	79529	0	1.39E−12
34	112758	P	34	112758	0	2.22E−11
39	41547	D	39	96701	−2	1.44E−10
39	41547	P	39	137841	−2	1.44E−10
41	71949	P	41	71949	−3	3.90E−10
35	92124	P	35	92124	−1	5.82E−10
35	92124	D	35	142422	−1	5.82E−10
35	142422	P	35	142422	−1	5.82E−10
40	89268	D	40	89292	−3	1.44E−09
40	89268	P	40	145249	−3	1.44E−09
40	89292	P	40	145273	−3	1.44E−09
40	145249	D	40	145273	−3	1.44E−09
33	44501	P	33	44501	−1	8.78E−09
37	5469	P	37	5469	−3	7.27E−08

续表

重复单元一 长度 /bp	重复单元一 起点	重复类型	重复单元二 长度 /bp	重复单元二 起点	重复单元 间隔	e-value
34	54344	P	34	54344	−2	1.12E−07
35	34417	P	35	34417	−3	9.80E−07
31	7489	P	31	42992	−2	5.94E−06
33	36879	D	33	39103	−3	1.31E−05
30	113179	P	30	113222	−2	2.22E−05
32	7905	D	32	9303	−3	4.75E−05
32	33827	P	32	42992	−3	4.75E−05
31	7489	D	31	33828	−3	1.72E−04
30	8983	D	30	34633	−3	6.23E−04

注：P. palindromic repeat，回文重复序列；D. direct repeat，正向重复序列

【高可变区】 为了发现木兰属物种间的高可变区，采用 K2p 模型计算基因间区的遗传距离（图 2-34-2）。总共 95 个基因间区，其 K2p 值分布于 0.92 ～ 4.15。其中 *psbE-petL*、*rpl32-trnL-UAG*、*petA-psbJ* 的 K2p 值较高，分别为 4.15、2.37、2.03。由此可见，木兰属的几个物种在这几个区域的变异较大，可作为潜在的分子标记开发区域。

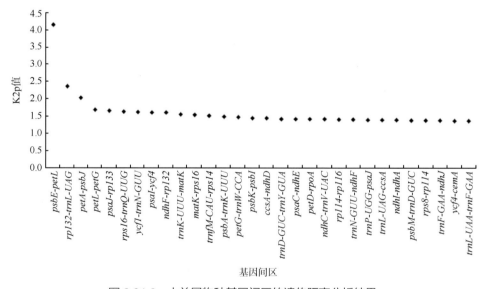

图 2-34-2 木兰属物种基因间区的遗传距离分析结果

【系统发育】 对来自木兰属的 24 个物种和 2 个外类群物种（拟南芥和烟草）的 71 个共有蛋白质序列用最大似然法构建系统进化树。厚朴（*M. officinalis*）与厚朴亚种（*M. officinalis* subsp. *biloba*）聚为一支，与三瓣木兰（*M. tripetala*）的亲缘关系最近，该分支节点的 bootstrap 分值较高（＞ 90%），表明该分支的可信度较高（图 2-34-3）。

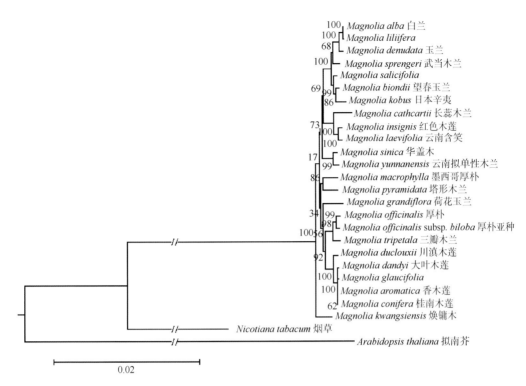

图 2-34-3　木兰属植物系统发育进化分析

【K_A/K_S 选择压力分析】　以图 2-34-3 的系统进化树作为参考，利用 Hyphy 软件中的
aBSREL 模型对蛋白质编码基因进行选择压力分析。结果如表 2-34-6 所示，共发现 7 个基
因受到正向选择：accD、matK、ndhB、rpl32、rpoC1、rbcL、rps8。在 M. cathcartii 中，
accD 基因被正向选择；在 M. kwangsiensis 中，matK 基因被正向选择；在 M. grandiflora 中，
ndhB、rpl32 基因被正向选择；在 M. denudata、M. biondii、M. pyramidata、M. insignis 中，
rpoC1 基因被正向选择；在 M. kobus 中，rbcL、rps8 基因被正向选择。

表 2-34-6　木兰属植物 K_A/K_S 选择压力分析

物种	基因	优化的枝长	LRT	p-value
M. cathcartii	accD	0.0022	35.7981	< 0.0001[*]
M. kwangsiensis	matK	0.0026	12.7390	0.0246
M. grandiflora	ndhB	0.0024	313.4166	< 0.0001[*]
	rpl32	0.0024	36.4757	< 0.0001[*]
M. denudata	rpoC1	0.0006	177.3617	< 0.0001[*]
M. biondii	rpoC1	0.0003	177.6101	< 0.0001[*]
M. pyramidata	rpoC1	0.0018	171.9116	< 0.0001[*]
M. insignis	rpoC1	0.0006	297.4262	< 0.0001[*]
M. kobus	rbcL	0.0011	64.2299	< 0.0001[*]
	rps8	0.0011	21.0235	0.0004

注：LRT. 似然比检验；"*" 表示值小于 0.0001

【宏 DNA 条形码的发现及其 PCR 扩增引物设计】 为了发现能够区分木兰属物种的宏 DNA 条形码序列及其 PCR 扩增引物，利用 ecoPrimers 对木兰属植物叶绿体基因组序列进行分析。用来设计 PCR 扩增引物的保守区间见表 2-34-7。可以依据区间设计引物，使用这些引物对厚朴 DNA 进行 PCR 扩增，对 PCR 产物进行桑格测序或是高通量测序，通过序列比较和特征分析区分木兰属的 24 个物种。

表 2-34-7 部分基于 ecoPrimers 发现的引物设计保守区间

编号	保守区间序列	物种拉丁名	GenBank 序列号	保守区间序列起点—终点
1	TTCACGGATAAATATAGATAGATGTAAAAA TTTGTGGACCCTC	M. kwangsiensis	NC_015892	4544—4586
		M. denudata	NC_018357	4534—4576
		M. officinalis	NC_020316	4565—4607
		M. officinalis subsp. biloba	NC_020317	4562—4604
		M. grandiflora	NC_020318	4535—4575
		M. cathcartii	NC_023234	4523—4565
		M. dealbata	NC_023235	4529—4571
		M. pyramidata	NC_023236	4520—4562
		M. kobus	NC_023237	4528—4570
		M. liliifera	NC_023238	4532—4574
		M. salicifolia	NC_023240	4532—4574
		M. sinica	NC_023241	4523—4565
		M. sprengeri	NC_023242	4528—4570
		M. tripetala	NC_024027	4546—4588
		M. yunnanensis	NC_024545	4518—4560
		M. biondii	NC_034687	4534—4576
		M. insignis	NC_035657	4533—4575
		M. laevifolia	NC_035956	4530—4572
		M. aromatica	NC_037000	4531—4573
		M. conifera	NC_037001	4531—4573
		M. duclouxii	NC_037002	4531—4573
		M. glaucifolia	NC_037003	4529—4571
		M. dandyi	NC_037004	4527—4569
		M. alba	NC_037005	4533—4575
2	AAGAAGTAGGAAAAAAATCTCTGGTTTT CAATAGAAGTACAAACAA	M. kwangsiensis	NC_015892	4868—4896
		M. denudata	NC_018357	4864—4892
		M. officinalis	NC_020316	4897—4925
		M. officinalis subsp. biloba	NC_020317	4898—4926
		M. grandiflora	NC_020318	4862—4890
		M. cathcartii	NC_023234	4855—4883
		M. dealbata	NC_023235	4858—4886
		M. pyramidata	NC_023236	4853—4881
		M. kobus	NC_023237	4859—4887
		M. liliifera	NC_023238	4869—4897
		M. salicifolia	NC_023240	4864—4892
		M. sinica	NC_023241	4852—4880
		M. sprengeri	NC_023242	4857—4885
		M. tripetala	NC_024027	4876—4904
		M. yunnanensis	NC_024545	4849—4877
		M. biondii	NC_034687	4861—4889
		M. insignis	NC_035657	4863—4891
		M. laevifolia	NC_035956	4862—4888
		M. aromatica	NC_037000	4863—4891
		M. conifera	NC_037001	4863—4891
		M. duclouxii	NC_037002	4861—4889
		M. glaucifolia	NC_037003	4861—4889
		M. dandyi	NC_037004	4859—4887
		M. alba	NC_037005	4870—4898

编号	保守区间序列	物种拉丁名	GenBank 序列号	保守区间序列起点—终点
3	AATATAATCAAAGAAGAGGTCTGGCTC	*M. kwangsiensis*	NC_015892	53368—53394
		M. denudata	NC_018357	53465—53491
		M. officinalis	NC_020316	53549—53575
		M. officinalis subsp. *biloba*	NC_020317	53557—53583
		M. grandiflora	NC_020318	53137—53163
		M. cathcartii	NC_023234	53483—53509
		M. dealbata	NC_023235	53499—53525
		M. pyramidata	NC_023236	53521—53547
		M. kobus	NC_023237	53505—53531
		M. liliifera	NC_023238	53481—53507
		M. salicifolia	NC_023240	53504—53530
		M. sinica	NC_023241	53538—53564
		M. sprengeri	NC_023242	53488—53514
		M. tripetala	NC_024027	53518—53544
		M. yunnanensis	NC_024545	53535—53561
		M. biondii	NC_034687	53499—53525
		M. insignis	NC_035657	53507—53533
		M. laevifolia	NC_035956	53506—53532
		M. aromatica	NC_037000	53460—53482
		M. conifera	NC_037001	53462—53484
		M. duclouxii	NC_037002	53487—53513
		M. glaucifolia	NC_037003	53464—53490
		M. dandyi	NC_037004	53459—53485
		M. alba	NC_037005	53482—53508
4	ACCCTTATATATAAGTTCCTATACCCAAATTA	*M. kwangsiensis*	NC_015892	53662—53693
		M. denudata	NC_018357	53759—53790
		M. officinalis	NC_020316	53841—53872
		M. officinalis subsp. *biloba*	NC_020317	53850—53881
		M. grandiflora	NC_020318	53428—53459
		M. cathcartii	NC_023234	53775—53806
		M. dealbata	NC_023235	53793—53824
		M. pyramidata	NC_023236	53813—53844
		M. kobus	NC_023237	53798—53829
		M. liliifera	NC_023238	53774—53805
		M. salicifolia	NC_023240	53797—53828
		M. sinica	NC_023241	53830—53861
		M. sprengeri	NC_023242	53781—53812
		M. tripetala	NC_024027	53811—53842
		M. yunnanensis	NC_024545	53827—53858
		M. biondii	NC_034687	53793—53824
		M. insignis	NC_035657	53801—53832
		M. laevifolia	NC_035956	53799—53830
		M. aromatica	NC_037000	53753—53784
		M. conifera	NC_037001	53755—53786
		M. duclouxii	NC_037002	53779—53810
		M. glaucifolia	NC_037003	53757—53788
		M. dandyi	NC_037004	53752—53783
		M. alba	NC_037005	53775—53806

编号	保守区间序列	物种拉丁名	GenBank 序列号	保守区间序列 起点—终点
5	AATCGACATGACTCGATGAATTGGATGAT TTATAAGATGAATAATTCACATTAACTA ATGTTTTGAACTCATCTATATGAGATAG AACTGAACCGGCTG	M. kwangsiensis	NC_015892	118059—118157
		M. denudata	NC_018357	118295—118393
		M. officinalis	NC_020316	118413—118511
		M. officinalis subsp. biloba	NC_020317	118342—118440
		M. grandiflora	NC_020318	117929—118027
		M. cathcartii	NC_023234	118280—118378
		M. dealbata	NC_023235	118281—118378
		M. pyramidata	NC_023236	118253—118351
		M. kobus	NC_023237	117677—117775
		M. liliifera	NC_023238	117388—117486
		M. salicifolia	NC_023240	118338—118436
		M. sinica	NC_023241	118337—118435
		M. sprengeri	NC_023242	118326—118424
		M. tripetala	NC_024027	118327—118425
		M. yunnanensis	NC_024545	118363—118461
		M. biondii	NC_034687	118246—118344
		M. insignis	NC_035657	118347—118445
		M. laevifolia	NC_035956	118341—118439
		M. aromatica	NC_037000	118264—118362
		M. conifera	NC_037001	118265—118363
		M. duclouxii	NC_037002	118301—118399
		M. glaucifolia	NC_037003	18280—118378
		M. dandyi	NC_037004	18272—118370
		M. alba	NC_037005	18336—118434
6	AACAACAAAAAAGAAATAGTTAAACACA AAATACAAGGTTTCACTTTTCATTATAG TAGATTTTGATAATTCGCGAGATGGGGG	M. kwangsiensis	NC_015892	18241—118324
		M. denudata	NC_018357	18473—118556
		M. officinalis	NC_020316	18592—118675
		M. officinalis subsp. biloba	NC_020317	18520—118603
		M. grandiflora	NC_020318	18107—118190
		M. cathcartii	NC_023234	18461—118544
		M. dealbata	NC_023235	18459—118542
		M. pyramidata	NC_023236	118431—118514
		M. kobus	NC_023237	117855—117909
		M. liliifera	NC_023238	117566—117649
		M. salicifolia	NC_023240	118516—118599
		M. sinica	NC_023241	118515—118598
		M. sprengeri	NC_023242	118501—118584
		M. tripetala	NC_024027	118505—118588
		M. yunnanensis	NC_024545	118541—118624
		M. biondii	NC_034687	118424—118507
		M. insignis	NC_035657	118528—118611
		M. laevifolia	NC_035956	118522—118605
		M. aromatica	NC_037000	118442—118525
		M. conifera	NC_037001	118443—118526
		M. duclouxii	NC_037002	118479—118562
		M. glaucifolia	NC_037003	118458—118541
		M. dandyi	NC_037004	118450—118533
		M. alba	NC_037005	118514—118597

编号	保守区间序列	物种拉丁名	GenBank 序列号	保守区间序列起点—终点
7	AAGAAGTTTATTCGATTATGTATCTCCAAT AGTTATA	*M. kwangsiensis*	NC_015892	118365—118401
		M. denudata	NC_018357	118595—118631
		M. officinalis	NC_020316	118721—118757
		M. officinalis subsp.*biloba*	NC_020317	118645—118681
		M. grandiflora	NC_020318	118235—118271
		M. cathcartii	NC_023234	118604—118640
		M. dealbata	NC_023235	118583—118619
		M. pyramidata	NC_023236	118550—118586
		M. kobus	NC_023237	118004—118040
		M. liliifera	NC_023238	117692—117728
		M. salicifolia	NC_023240	118644—118680
		M. sinica	NC_023241	118635—118671
		M. sprengeri	NC_023242	118625—118661
		M. tripetala	NC_024027	118630—118666
		M. yunnanensis	NC_024545	118661—118697
		M. biondii	NC_034687	118549—118585
		M. insignis	NC_035657	118674—118710
		M. laevifolia	NC_035956	118651—118687
		M. aromatica	NC_037000	118561—118597
		M. conifera	NC_037001	118562—118598
		M. duclouxii	NC_037002	118606—118642
		M. glaucifolia	NC_037003	118585—118621
		M. dandyi	NC_037004	118574—118610
		M. alba	NC_037005	118640—118676
8	ATCATTAAGATTTTTGGAAGATCTGAAAC AAGTATGAACGACAGTAGT	*M. kwangsiensis*	NC_015892	118403—118450
		M. denudata	NC_018357	118633—118680
		M. officinalis	NC_020316	118759—118806
		M. officinalis subsp.*biloba*	NC_020317	118683—118730
		M. grandiflora	NC_020318	118273—118320
		M. cathcartii	NC_023234	118642—118689
		M. dealbata	NC_023235	118621—118668
		M. pyramidata	NC_023236	118588—118635
		M. kobus	NC_023237	118042—118089
		M. liliifera	NC_023238	117730—117777
		M. salicifolia	NC_023240	118682—118729
		M. sinica	NC_023241	118673—118720
		M. sprengeri	NC_023242	118663—118710
		M. tripetala	NC_024027	118668—118715
		M. yunnanensis	NC_024545	118699—118740
		M. biondii	NC_034687	118587—118634
		M. insignis	NC_035657	118712—118759
		M. laevifolia	NC_035956	118689—118736
		M. aromatica	NC_037000	118599—118646
		M. conifera	NC_037001	118600—118647
		M. duclouxii	NC_037002	118644—118691
		M. glaucifolia	NC_037003	118623—118670
		M. dandyi	NC_037004	118612—118659
		M. alba	NC_037005	118678—118725

续表

编号	保守区间序列	物种拉丁名	GenBank 序列号	保守区间序列 起点—终点
9	GGATCCTTGAAACTAATTGATTGAAATATA TATTTTAAGACTTTGCTTTGTAACTCTC CGAATCACTACATAGATTCC	M. kwangsiensis	NC_015892	118461—118538
		M. denudata	NC_018357	118691—118768
		M. officinalis	NC_020316	118818—118894
		M. officinalis subsp. biloba	NC_020317	118741—118818
		M. grandiflora	NC_020318	118331—118408
		M. cathcartii	NC_023234	118700—118777
		M. dealbata	NC_023235	118679—118756
		M. pyramidata	NC_023236	118646—118723
		M. kobus	NC_023237	118100—118177
		M. liliifera	NC_023238	117788—117865
		M. salicifolia	NC_023240	118740—118817
		M. sinica	NC_023241	118731—118808
		M. sprengeri	NC_023242	118721—118798
		M. tripetala	NC_024027	118726—118803
		M. yunnanensis	NC_024545	118757—118834
		M. biondii	NC_034687	118645—118722
		M. insignis	NC_035657	118770—118847
		M. laevifolia	NC_035956	118747—118824
		M. aromatica	NC_037000	118657—118734
		M. conifera	NC_037001	118658—118735
		M. duclouxii	NC_037002	118702—118779
		M. glaucifolia	NC_037003	118681—118758
		M. dandyi	NC_037004	118670—118747
		M. alba	NC_037005	118736—118813
10	TCTTGTTTCGACCCAATCAATAAAAACTC CCCGGATCCCCTTTAGGTCGATATTTAT GTACGAAGAAT	M. kwangsiensis	NC_015892	118540—118607
		M. denudata	NC_018357	118770—118837
		M. officinalis	NC_020316	118896—118963
		M. officinalis subsp. biloba	NC_020317	118820—118887
		M. grandiflora	NC_020318	118410—118477
		M. cathcartii	NC_023234	118779—118846
		M. dealbata	NC_023235	118758—118825
		M. pyramidata	NC_023236	118725—118792
		M. kobus	NC_023237	118179—118246
		M. liliifera	NC_023238	117867—117934
		M. salicifolia	NC_023240	118819—118887
		M. sinica	NC_023241	118810—118877
		M. sprengeri	NC_023242	118800—118867
		M. tripetala	NC_024027	118805—118872
		M. yunnanensis	NC_024545	118836—118903
		M. biondii	NC_034687	118724—118791
		M. insignis	NC_035657	118849—118916
		M. laevifolia	NC_035956	118826—118893
		M. aromatica	NC_037000	118736—118803
		M. conifera	NC_037001	118737—118804
		M. duclouxii	NC_037002	118781—118848
		M. glaucifolia	NC_037003	118760—118827
		M. dandyi	NC_037004	118749—118816
		M. alba	NC_037005	118815—118882

参 考 文 献

陈士林 . 2011. 中国药材产地生态适宜性区划 . 北京：科学出版社 .

国家药典委员会 . 2015. 中华人民共和国药典（2015 年版）一部 . 北京：中国医药科技出版社：251.

荆文光，杜杰，王继永，等 . 2018. 厚朴化学成分研究进展 . 中国现代中药，20（6）：764-774.

赖祯，黄国英，杨滨，等 . 2019. 厚朴不同部位本草考证及研究进展 . 亚太传统医药，（1）：69-72.

盛永成，王晶，张世洋，等 . 2018. 厚朴药理研究进展 . 成都中医药大学学报，41（2）：109-114.

王国强 . 2014. 全国中草药汇编（卷一）. 3 版 . 北京：人民卫生出版社 .

魏担，吴清华，裴瑾，等 . 2019. 厚朴花的本草考证、真伪鉴别、化学成分、药理作用、临床应用及新兴研究 . 中国药房，（1）：140-144.

肖培根 . 2002. 新编中药志（第 3 卷）. 北京：化学工业出版社：612-627.

张万福 . 1998. 现代中药材商品手册 . 北京：中国中医药出版社 .

35 荔 枝

【基本信息】　荔枝（*Litchi chinensis* Sonn.）是无患子科荔枝属植物。其干燥成熟种子为荔枝核中药材。被收载于《中国药典》（2015 年版）。荔枝产于我国西南部、南部和东南部，尤以广东和福建南部栽培最盛。亚洲东南部也有栽培，非洲、美洲和大洋洲都有引种的记录。荔枝核的主要化学成分为挥发油，油中成分有 3- 羟基丁酮，还含有 α- 亚甲环丙基甘氨酸等成分。其性温，味辛、微苦，归肝、胃经，具有行气散结、散寒止痛的功效。现代研究证明，荔枝核具有降血糖、抗氧化、调血脂、抑制乙型肝炎病毒表面抗原、抗突变等作用。

【叶绿体基因组】　荔枝的叶绿体基因组序列（GenBank 登录号：NC_035238）为典型环状 DNA 分子，总长度为 162 524bp。具有保守的四分状结构，包括一个 LSC 区、一个 SSC 区和一对 IR 区，其长度分别为 85 749bp、16 567bp 和 30 104bp（图 2-35-1）。荔枝叶绿体基因组的整体 G/C 含量为 38%。其 IR 区的 G/C 含量（42%）高于 SSC 区的 G/C 含量（32%）和 LSC 区的 G/C 含量（36%）。

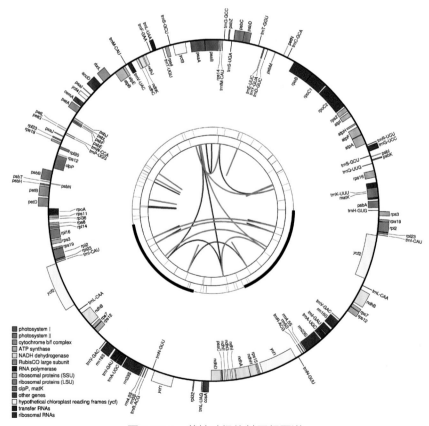

图 2-35-1　荔枝叶绿体基因组图谱

图上有 4 个环：从中心向外，第一个圆内红色和绿色的弧线分别表示正向和反向重复序列；第二个圆内的短条表示串联重复序列；第三个圆内的短条表示微卫星重复序列；第四个圆是叶绿体基因组基因结构及其位置分布图。不同功能的基因以不同颜色表示

【编码基因】 荔枝的叶绿体基因组包括蛋白质编码基因 87 个、转运 RNA 编码基因 37 个和核糖体 RNA 编码基因 8 个（表 2-35-1）。其中 11 个蛋白质编码基因（*rps16*、*atpF*、*rpoC1*、*petB*、*petD*、*rpl16*、*rpl2*、*ndhB*、*ndhA*、*ndhB*、*rpl2*）含有 1 个内含子，2 个蛋白质编码基因（*ycf3*、*clpP*）含有 2 个内含子。有 6 个 tRNA 编码基因（*trnK-UUU*、*trnG-UCC*、*trnL-UAA*、*trnV-UAC*、*trnI-GAU*、*trnA-UGC*）含有 1 个内含子（表 2-35-2）。荔枝叶绿体基因组中蛋白质编码区的长度为 81 672bp，占整个基因组长度的 50.25%。rRNA 基因的长度为 9050bp，占整个基因组长度的 5.57%。而 tRNA 基因的长度为 2792bp，占整个基因组长度的 1.72%。荔枝叶绿体基因组非编码区主要包括内含子和基因间隔区，其长度占整个基因组长度的 42.46%。

表 2-35-1　荔枝叶绿体基因组基因列表

基因功能	基因分类	基因名称
rRNA	rRNA genes	*rrn23S*（×2）、*rrn16S*（×2）、*rrn5S*（×2）、*rrn4.5S*（×2）
tRNA	tRNA genes	37 *trn* genes（6 contain an intron）
自我复制	Large subunit of ribosome	*rpl14*、*rpl16*、*rpl2*（×2）、*rpl20*、*rpl23*（×2）、*rpl32*、*rpl33*、*rpl36*
	DNA dependent RNA polymerase	*rpoA*、*rpoB*、*rpoC1*、*rpoC2*
	Small subunit of ribosome	*rps11*、*rps12*（×2）、*rps14*、*rps15*、*rps16*、*rps18*、*rps19*（×2）、*rps2*、*rps3*（×4）、*rps4*、*rps7*（×2）、*rps8*
光合作用	Subunits of NADH-dehydrogenase	*ndhA*、*ndhB*（×2）、*ndhC*、*ndhD*、*ndhE*、*ndhG*、*ndhH*、*ndhI*、*ndhJ*、*ndhK*
	Subunits of ATP synthase	*atpA*、*atpB*、*atpE*、*atpF*、*atpH*、*atpI*
	Subunits of photosystem Ⅰ	*psaA*、*psaB*、*psaC*、*psaI*、*psaJ*
	Subunits of photosystem Ⅱ	*psbA*、*psbB*、*psbC*、*psbD*、*psbE*、*psbF*、*psbH*、*psbI*、*psbJ*、*psbK*、*psbL*、*psbM*、*psbN*、*psbT*、*psbZ*、*ycf3*
	Subunits of cytochrome b/f complex	*petA*、*petB*、*petD*、*petG*、*petL*、*petN*
	Subunit of rubisco	*rbcL*
其他功能	Subunit of acetyl-CoA-carboxylase	*accD*
	c-type cytochrome synthesis gene	*ccsA*
	Envelop membrane protein	*cemA*
	Protease	*clpP*
	Maturase	*matK*
未知功能		*ycf1*（×2）、*ycf2*（×2）、*ycf4*

表 2-35-2　荔枝叶绿体基因内含子和外显子位置及长度

基因名称	基因编码序列所在链	起始位置	终点位置	长度 /bp				
				第一外显子	第一内含子	第二外显子	第二内含子	第三外显子
trnK-UUU	－	1777	4359	37	2511	35		
rps16	－	5113	6216	40	837	227		

续表

基因名称	基因编码序列所在链	起始位置	终点位置	长度 /bp				
				第一外显子	第一内含子	第二外显子	第二内含子	第三外显子
trnG-UCC	+	9151	9952	23	730	49		
atpF	–	12002	13312	145	756	410		
rpoC1	–	21399	24155	432	714	1611		
ycf3	–	44955	46941	124	735	230	745	153
trnL-UAA	+	49652	50272	35	536	50		
trnV-UAC	–	54045	54718	39	600	35		
clpP	–	72725	74837	71	867	294	655	226
petB	+	77773	79218	6	798	642		
petD	+	79450	80744	8	812	475		
rpl16	–	84234	85683	9	1042	399		
rpl2	–	87387	88874	391	663	434		
ndhB	–	98070	100265	775	672	749		
trnI-GAU	+	105789	106816	37	956	35		
trnA-UGC	+	106881	107793	38	840	35		
ndhA	–	125759	127960	553	1110	539		
trnA-UGC	–	140482	141394	38	840	35		
trnI-GAU	–	141459	142486	37	956	35		
ndhB	+	148010	150205	775	672	749		
rpl2	+	159401	160888	391	663	434		

注："+"表示正链；"–"表示负链

【重复序列】 在荔枝叶绿体基因组中，微卫星重复序列的类型以 A/T 为主，有 49 个；其次为 C/G，有 2 个，二者合计占所有重复序列总数的 90% 以上；还有 AT/AT，有 1 个（表 2-35-3）。共发现 24 个串联重复序列，满足总长度超过 20bp 且重复单元之间的相似性大于 90% 两个条件（表 2-35-4）。散在重复序列包括回文重复序列和正向重复序列。以 *e*-value 小于 1E–4 为阈值，荔枝叶绿体基因组散在重复序列包括回文重复序列 17 条、正向重复序列 13 条（表 2-35-5）。

表 2-35-3 荔枝叶绿体基因组微卫星重复序列数量统计

重复单元类型	重复序列个数
A/T	49
C/G	2
AT/AT	1

表 2-35-4　荔枝叶绿体基因组串联重复序列统计

起点—终点	重复单元大小 /bp	重复单元拷贝数	重复单元一致序列 /bp	重复单元之间的匹配度 /%	插入缺失比例 /%	分值	碱基个数				熵（0—2）
							A	C	G	T	
3619—3660	20	2.1	20	100	0	84	40	9	14	35	1.78
15045—15080	14	2.5	15	95	4	65	22	5	11	61	1.50
53764—53801	19	2.0	19	100	0	76	52	5	21	21	1.66
57441—57486	23	2.0	23	100	0	92	30	17	4	47	1.67
61675—61713	19	2.1	19	95	0	69	58	2	7	30	1.39
69944—69988	15	3.0	15	96	0	81	0	24	0	75	0.80
79685—79738	17	3.2	17	100	0	108	24	16	5	53	1.64
80058—80119	31	2.0	31	96	0	115	35	11	16	37	1.84
83648—83672	13	1.9	13	100	0	50	64	0	4	32	1.12
92103—92154	21	2.5	21	93	0	86	7	23	11	57	1.59
94525—94584	18	3.3	18	97	0	111	26	13	26	33	1.93
96897—96921	12	2.1	12	100	0	50	36	16	8	40	1.77
102853—102890	18	2.1	18	95	0	67	21	10	7	60	1.54
107420—107494	38	2.0	37	94	2	132	33	22	24	20	1.97
112038—112082	22	2.1	22	95	4	83	40	26	20	13	1.89
118333—118364	16	2.0	16	100	0	64	62	6	12	18	1.50
121423—121471	24	2.0	24	96	0	89	51	10	4	34	1.55
127330—127369	20	2.0	20	100	0	80	50	0	20	20	1.76
131346—131386	21	2.0	21	100	0	82	39	0	24	36	1.56
136193—136237	22	2.1	22	95	4	83	13	20	26	40	1.89
140781—140855	38	2.0	37	94	2	132	20	24	22	33	1.97
145385—145422	18	2.1	18	95	0	67	60	7	10	21	1.54
151354—151378	12	2.1	12	100	0	50	40	8	16	36	1.77
153691—153750	18	3.3	18	97	0	111	33	26	13	26	1.93

表 2-35-5　荔枝叶绿体基因组散在重复序列特征值

重复单元一长度 /bp	重复单元一起点	重复类型	重复单元二长度 /bp	重复单元二起点	重复单元间隔	e-value
51	9979	P	51	9979	−1	2.24E−19
48	30466	P	48	30466	−2	9.52E−16
46	94524	D	46	94542	−2	1.40E−14
46	94524	P	46	153686	−2	1.40E−14
46	94542	P	46	153704	−2	1.40E−14
46	153686	D	46	153704	−2	1.40E−14

续表

重复单元一 长度 /bp	重复单元一 起点	重复类型	重复单元二 长度 /bp	重复单元二 起点	重复单元 间隔	e-value
44	77127	P	44	77127	−2	2.04E-13
37	79684	D	37	79701	0	3.93E-13
41	101945	D	41	126335	−3	4.42E-10
41	126335	P	41	146288	−3	4.42E-10
39	46119	D	39	101947	−3	6.07E-09
39	46119	P	39	146288	−3	6.07E-09
30	8490	P	30	47395	0	6.44E-09
34	69943	D	34	69958	−2	1.27E-07
31	80057	D	31	80088	−1	1.50E-07
36	46122	D	36	126340	−3	3.03E-07
35	41080	D	35	43304	−3	1.11E-06
34	92102	D	34	92123	−3	4.07E-06
34	92102	P	34	156117	−3	4.07E-06
34	92123	P	34	156138	−3	4.07E-06
34	156117	D	34	156138	−3	4.07E-06
33	10256	P	33	10256	−3	1.48E-05
30	66170	P	30	66190	−2	2.52E-05
32	8488	D	32	37628	−3	5.39E-05
32	68687	P	32	68691	−3	5.39E-05
31	45447	P	31	45447	−3	1.96E-04
30	37630	P	30	47395	−3	7.06E-04
30	111773	P	30	111777	−3	7.06E-04
30	111773	D	30	136467	−3	7.06E-04
30	136467	P	30	136471	−3	7.06E-04

注：P. palindromic repeat，回文重复序列；D. direct repeat，正向重复序列

【系统发育】 对来自无患子科的 16 个物种和 2 个外类群物种（拟南芥和烟草）的 71 个共有蛋白质序列用最大似然法构建系统进化树。在无患子科内，荔枝（*L. chinensis*）和龙眼（*D. longan*）首先聚为一类；其次，这两个物种和无患子（*S. mukorossi*）聚为一支；最后，栾树（*K. paniculata*）和前述 3 种植物聚为一类。该分支节点的 bootstrap 分值均较高（＞90%），表明该分类结果的可信度较高（图 2-35-2）。

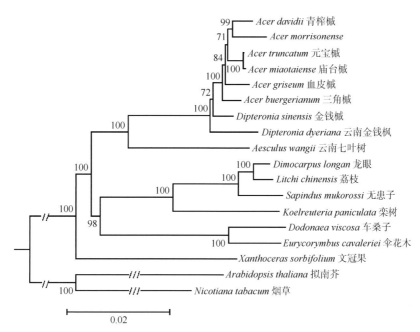

图 2-35-2　无患子科植物系统发育进化分析

参 考 文 献

罗伟生，龚受基，梁荣感，等 .2006. 荔枝核黄酮类化合物体外抗流感病毒作用的研究 . 中国中药杂志，（16）：1379-1380.

孙清明，马文朝，马帅鹏，等 .2011. 荔枝 EST 资源的 SSR 信息分析及 EST-SSR 标记开发 . 中国农业科学，44（19）：4037-4049.

屠鹏飞，罗青，郑俊华 .2002. 荔枝核的化学成分研究 . 中草药，（4）：14-17.

徐多多，姜翔之，高阳，等 .2014. 荔枝核降糖活性部位化学成分的研究（Ⅰ）. 食品科技，39（1）：219-221.

于培良，赵立春，廖夏云，等 .2018. 荔枝核化学成分和药理活性研究进展 . 中国民族民间医药，27（15）：41-46.

喻勤，傅向阳，罗伟生，等 .2013. 荔枝核总黄酮对大鼠肝纤维化 TGF-β/Smad 信号通路的影响 . 中国实验方剂学杂志，19（18）：223-227.

Li J，Yue J，Shoup S. 2006. Phylogenetics of *Acer*（Aceroideae，Sapindaceae）based on nucleotide sequences of two chloroplast non-coding regions. Harvard Papers in Botany，11（1）：101-116.

Li J. 2011. Phylogenetic evaluation of series delimitations in section palmata（*Acer*，Aceroideae，Sapindaceae）based on sequences of nuclear and chloroplast genes. Aliso：A Journal of Systematic and Evolutionary Botany，29（1）：43-49.

Zhang Z，Li C，Li J. 2010. Conflicting phylogenies of section macrantha（*Acer* Aceroideae，Sapindaceae）based on chloroplast and nuclear DNA. Systematic Botany，35（4）：801-810.

36 茴 香

【基本信息】 茴香（*Foeniculum vulgare* Mill.）为伞形科茴香属药用植物。其干燥成熟果实为小茴香中药材。又名西小茴、川谷香，被收载于《中国药典》（2015 年版）。中国各省区都有栽培。药材主产于内蒙古、山西、吉林、辽宁、黑龙江。商品药材以颗粒均匀、质地饱满、色泽黄绿、芳香浓郁、无柄梗者为佳。小茴香含挥发油、脂肪油等化学成分。其性温，味辛，归肝、肾、脾、胃经，具有散寒止痛、理气和胃等功效。现代研究证明，小茴香具有抑菌、调节胃肠功能、保肝、利尿、抗肿瘤、抗突变等作用，临床用于治疗寒疝腹痛、痛经等病症。茴香是国家卫生健康委员会公布的既是食品又是药品的中药，还是常用调味品，幼嫩茎叶可作为蔬菜。

【叶绿体基因组】 茴香的叶绿体基因组序列（GenBank 登录号：NC_029469.1）为典型环状 DNA 分子，总长度为 153 628bp。具有保守的四分状结构，包括一个 LSC 区、一个 SSC 区和一对 IR 区，其长度分别为 86 658bp、31 494bp 和 17 738bp（图 2-36-1）。茴

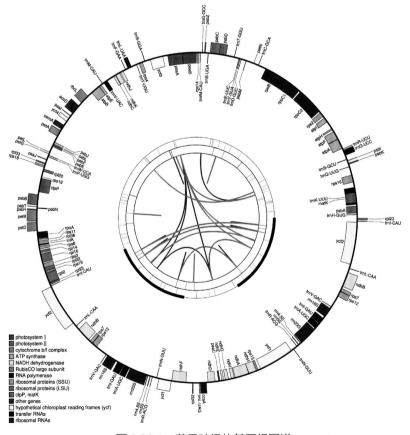

图 2-36-1　茴香叶绿体基因组图谱

图上有 4 个环：从中心向外，第一个圆内红色和绿色的弧线分别表示正向和反向重复序列；第二个圆内的短条表示串联重复序列；第三个圆内的短条表示微卫星重复序列；第四个圆是叶绿体基因组基因结构及其位置分布图。不同功能的基因以不同颜色表示

香叶绿体基因组的整体 G/C 含量为 38%。其 IR 区的 G/C 含量（42%）高于 SSC 区的 G/C 含量（38%）和 LSC 区的 G/C 含量（36%）。

【编码基因】　茴香的叶绿体基因组包括蛋白质编码基因 85 个、转运 RNA 编码基因 37 个和核糖体 RNA 编码基因 8 个（表 2-36-1）。其中 9 个蛋白质编码基因（*atpF*、*ndhA*、*ndhB*、*petB*、*petD*、*rpl16*、*rpl2*、*rpoC1*、*rps16*）含有 1 个内含子，2 个蛋白质编码基因（*ycf3*、*clpP*）含有 2 个内含子。有 6 个 tRNA 编码基因（*trnA-UGC*、*trnG-UCC*、*trnI-GAU*、*trnK-UUU*、*trnL-UAA*、*trnV-UAC*）含有 1 个内含子（表 2-36-2）。茴香叶绿体基因组中蛋白质编码区的长度为 78 307bp，占整个基因组长度的 50.97%。rRNA 基因的长度为 9058bp，占整个基因组长度的 5.90%。tRNA 基因的长度为 2836bp，占整个基因组长度的 1.85%。茴香叶绿体基因组非编码区主要包括内含子和基因间隔区，其长度占整个基因组长度的 47.28%。

表 2-36-1　茴香叶绿体基因组基因列表

基因功能	基因分类	基因名称
rRNA	rRNA genes	*rrn23S*（×2）、*rrn16S*（×2）、*rrn5S*（×2）、*rrn4.5S*（×2）
tRNA	tRNA genes	37 *trn* genes（6 contain an intron）
自我复制	Small subunit of ribosome	*rps11*、*rps12*（×2）、*rps14*、*rps15*、*rps16*、*rps18*、*rps19*、*rps2*、*rps3*、*rps4*、*rps7*（×2）、*rps8*
	Large subunit of ribosome	*rpl14*、*rpl16*、*rpl2*、*rpl20*、*rpl22*、*rpl23*（×2）、*rpl32*、*rpl33*、*rpl36*
	DNA dependent RNA polymerase	*rpoA*、*rpoB*、*rpoC1*、*rpoC2*
光合作用	Subunits of NADH-dehydrogenase	*ndhA*、*ndhB*（×2）、*ndhC*、*ndhD*、*ndhE*、*ndhF*、*ndhG*、*ndhH*、*ndhI*、*ndhJ*、*ndhK*
	Subunits of photosystem Ⅰ	*psaA*、*psaB*、*psaC*、*psaI*、*psaJ*
	Subunits of photosystem Ⅱ	*psbA*、*psbB*、*psbC*、*psbD*、*psbE*、*psbF*、*psbH*、*psbI*、*psbJ*、*psbK*、*psbL*、*psbM*、*psbN*、*psbT*、*psbZ*、*ycf3*
	Subunits of cytochrome b/f complex	*petA*、*petB*、*petD*、*petG*、*petL*、*petN*
	Subunits of ATP synthase	*atpA*、*atpB*、*atpE*、*atpF*、*atpH*、*atpI*
	Large subunit of rubisco	*rbcL*
其他功能	Translational initiation factor	*infA*
	Maturase	*matK*
	Protease	*clpP*
	Envelope membrane protein	*cemA*
	Subunit of acetyl-CoA-carboxylase	*accD*
	c-type cytochrome synthesis gene	*ccsA*
未知功能		*ycf1*（×2）、*ycf2*（×2）、*ycf4*

表 2-36-2　茴香叶绿体基因内含子和外显子位置及长度

基因名称	基因编码序列所在链	起始位置	终点位置	长度 /bp				
				第一外显子	第一内含子	第二外显子	第二内含子	第三外显子
trnK-UUU	–	1932	4520	37	2517	35		
rps16	–	5267	6368	40	865	197		
trnG-UCC	+	9430	10254	23	754	48		
atpF	–	12158	13425	145	722	401		
rpoC1	–	21426	24217	432	755	1605		
ycf3	–	43523	45524	124	724	230	771	153
trnL-UAA	+	48616	49202	35	502	50		
trnV-UAC	–	52827	53457	39	557	35		
clpP	–	70893	72973	71	839	294	648	229
petB	+	75891	77288	6	750	642		
petD	+	77470	78706	8	754	475		
rpl16	–	82202	83549	9	940	399		
rpl2	–	85236	86700	391	640	434		
ndhB	–	94936	97150	775	682	758		
trnI-GAU	+	102691	103709	37	947	35		
trnA-UGC	+	103774	104663	38	817	35		
ndhA	–	121241	123406	553	1074	539		
trnA-UGC	–	135624	136514	38	818	35		
trnI-GAU	–	136579	137597	37	947	35		
ndhB	+	143138	145352	775	682	758		

注："+"表示正链；"–"表示负链

【重复序列】　在茴香叶绿体基因组中，微卫星重复序列的类型以 A/T 为主，其次为 C/G，二者合计占所有重复序列总数的 90% 以上；还有 AT/AT，有 3 个（表 2-36-3）。共发现 19 个串联重复序列，满足总长度超过 20bp 且重复单元之间的相似性大于 90% 两个条件（表 2-36-4）。散在重复序列包括回文重复序列和正向重复序列。以 *e*-value 小于 1E–4 为阈值，茴香散在重复序列包括回文重复序列 26 条、正向重复序列 23 条（表 2-36-5）。

表 2-36-3　茴香叶绿体基因组微卫星重复序列数量统计

重复单元类型	重复序列个数
A/T	42
C/G	4
AT/AT	3

表 2-36-4　茴香叶绿体基因组串联重复序列统计

起点—终点	重复单元大小 /bp	重复单元拷贝数	重复单元一致序列 /bp	重复单元之间的匹配度 /%	插入缺失比例 /%	分值	碱基个数				熵（0—2）
							A	C	G	T	
6477—6504	14	2.0	14	100	0	56	35	21	0	42	1.53
6875—6900	12	2.2	12	100	0	52	50	7	0	42	1.31
14288—14319	12	2.8	12	95	4	57	31	9	18	40	1.83
28213—28241	14	2.1	14	100	0	58	34	0	6	58	1.25
47520—47558	11	3.5	11	100	0	78	38	7	0	53	1.30
47997—48032	17	2.1	17	100	0	72	52	5	5	36	1.48
68812—68861	24	2.1	24	92	0	82	48	8	4	40	1.51
68952—68992	21	2.0	21	90	0	64	26	26	12	34	1.92
75197—75233	19	1.9	19	100	0	74	54	16	8	21	1.68
78806—78834	7	4.3	7	91	8	51	27	13	0	58	1.36
78807—78832	13	2.0	13	100	0	52	23	15	0	61	1.33
90535—90578	15	2.9	15	93	0	70	27	34	13	25	1.93
91783—91920	18	7.7	18	98	0	258	28	5	31	34	1.81
107883—107948	32	2.1	32	97	0	123	40	24	9	25	1.84
111408—111454	19	2.6	19	90	6	71	51	10	6	31	1.62
114538—114577	16	2.5	16	100	0	80	37	5	0	57	1.21
132339—132404	32	2.1	32	97	0	123	25	9	24	40	1.84
148368—148505	18	7.7	18	98	0	258	34	31	5	28	1.81
149710—149753	15	2.9	15	93	0	70	25	13	34	27	1.93

表 2-36-5　茴香叶绿体基因组散在重复序列特征值

重复单元一长度 /bp	重复单元一起点	重复类型	重复单元二长度 /bp	重复单元二起点	重复单元间隔	e-value
7025	104383	P	7025	128878	0	0.00E+00
124	91782	D	124	91800	−3	1.23E−58
124	91782	P	124	148363	−3	1.23E−58
124	91800	P	124	148381	−3	1.23E−58
124	148363	D	124	148381	−3	1.23E−58
106	91782	D	106	91818	−3	5.25E−48
106	91782	P	106	148363	−3	5.25E−48
106	91818	P	106	148399	−3	5.25E−48
106	148363	D	106	148399	−3	5.25E−48
88	91782	D	88	91836	−3	2.05E−37
88	91782	P	88	148363	−3	2.05E−37
88	91836	P	88	148417	−3	2.05E−37
88	148363	D	88	148417	−3	2.05E−37

续表

重复单元一 长度 /bp	重复单元一 起点	重复类型	重复单元二 长度 /bp	重复单元二 起点	重复单元 间隔	e-value
70	91782	D	70	91854	−3	7.04E−27
70	91782	P	70	148363	−3	7.04E−27
70	91854	P	70	148435	−3	7.04E−27
70	148363	D	70	148435	−3	7.04E−27
52	91782	D	52	91872	−3	1.95E−16
52	91782	P	52	148363	−3	1.95E−16
52	91872	P	52	148453	−3	1.95E−16
52	148363	D	52	148453	−3	1.95E−16
45	75259	P	45	75259	−3	2.05E−12
41	98803	D	41	121817	−2	1.01E−11
41	121817	P	41	141443	−2	1.01E−11
34	89338	D	34	89359	0	2.25E−11
34	89338	P	34	150894	0	2.25E−11
34	89359	P	34	150915	0	2.25E−11
34	150894	D	34	150915	0	2.25E−11
37	10026	P	37	56426	−1	3.90E−11
42	44709	D	42	121816	−3	1.06E−10
42	44712	D	42	98805	−3	1.06E−10
42	44712	P	42	141440	−3	1.06E−10
38	30439	P	38	30439	−2	5.56E−10
34	107882	D	34	107914	−1	2.29E−09
34	107882	P	34	132338	−1	2.29E−09
34	107914	P	34	132370	−1	2.29E−09
34	132338	D	34	132370	−1	2.29E−09
30	8771	P	30	46395	0	5.76E−09
33	98811	D	33	121825	−1	8.91E−09
33	121825	P	33	141443	−1	8.91E−09
30	47517	D	30	47528	−1	5.18E−07
35	44715	D	35	95735	−3	9.94E−07
35	44715	P	35	144517	−3	9.94E−07
34	91782	D	34	91890	−3	3.63E−06
34	91782	P	34	148363	−3	3.63E−06
34	91890	P	34	148471	−3	3.63E−06
34	148363	D	34	148471	−3	3.63E−06
31	114196	P	31	114201	−2	6.02E−06
33	8768	D	33	36483	−3	1.33E−05

注：P. palindromic repeat，回文重复序列；D. direct repeat，正向重复序列

【系统发育】　对来自芹亚科的 32 个物种和 2 个外类群物种（拟南芥和烟草）的共有蛋白质序列用最大似然法构建系统进化树。茴香（*F. vulgare*）与莳萝（*A. graveolens*）聚为一支，并一同与欧芹（*P. crispum*）聚为一支，该分支节点的 bootstrap 值较高（＞90%），表明该分类结果可信度高（图 2-36-2）。

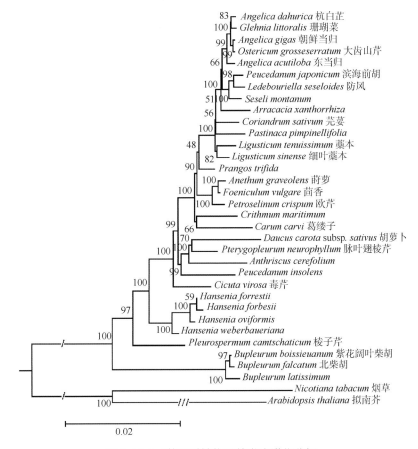

图 2-36-2　芹亚科植物系统发育进化分析

参 考 文 献

付起凤，张艳丽，许树军，等．2008.小茴香化学成分及药理作用的研究进展．中医药信息，25（5）：24-26.

高学敏．2000.中药学（上册）．北京：人民卫生出版社．

郭婷婷，从仁怀，寇秀颖，等．2018.药食同源茴香精油的提取及功能活性研究进展．粮食与油脂，31（10）：4-6.

国家药典委员会．2015.中华人民共和国药典（2015 年版）一部．北京：中国医药科技出版社：47.

国家药典委员会．2010.中华人民共和国药典．北京：中国医药科技出版社．

国家中医药管理局《中华本草》编委会．1999.中华本草（第五册）．上海：上海科学技术出版社．

杨德俊，周仕林，黄宝康．2018.茴香类药材的基原植物考证．时珍国医国药，29（11）：2664-2666.

中国科学院《中国植物志》编辑委员会．1985.中国植物志（第五十五卷，第二分册）．北京：科学出版社．

37 独 蒜 兰

【基本信息】 独蒜兰 [*Pleione bulbocodioides*（Franch.）Rolfe] 为兰科独蒜兰属药用植物。其干燥假鳞茎为山慈菇中药材。被收载于《中国药典》（2015 年版）。独蒜兰分布于中国长江流域及以南的广大地区。山慈菇主要含有菲、联苄，此外还有少量苷、木脂素等化合物。其性凉，味甘、微辛，归肝、脾经，具有清热解毒、化痰散结的功效。现代研究证明，山慈菇具有抗肿瘤、抗血管生成、降压、抗菌作用，以及对乙酰胆碱受体 M3 的阻断作用、对酪氨酸酶的激活作用，临床用于治疗口腔癌、食管癌、胃癌、甲状腺癌、乳腺癌等恶性肿瘤及胃炎、血管瘤、甲状腺瘤、乳腺增生、前列腺增生等疾病。

【叶绿体基因组】 独蒜兰的叶绿体基因组序列（GenBank 登录号：NC_036342.1）为典型环状 DNA 分子，总长度为 159 269bp。具有保守的四分状结构，包括一个 LSC 区、一个 SSC 区和一对 IR 区，其长度分别为 87 124bp、18 711bp 和 26 717bp（图 2-37-1）。独蒜兰叶绿体基因组的整体 G/C 含量为 37%。其 IR 区的 G/C 含量（43%）高于 SSC 区的 G/C 含量（30%）和 LSC 区的 G/C 含量（35%）。

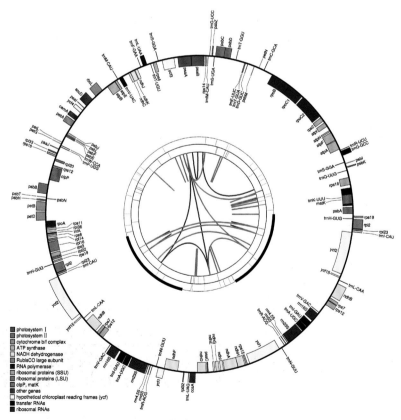

图 2-37-1 独蒜兰叶绿体基因组图谱

图上有 4 个环：从中心向外，第一个圆内红色和绿色的弧线分别表示正向和反向重复序列；第二个圆内的短条表示串联重复序列；第三个圆内的短条表示微卫星重复序列；第四个圆是叶绿体基因组基因结构及其位置分布图。不同功能的基因以不同颜色表示

【编码基因】 独蒜兰的叶绿体基因组包括蛋白质编码基因 89 个、转运 RNA 编码基因 38 个和核糖体 RNA 编码基因 8 个（表 2-37-1）。其中 9 个蛋白质编码基因（*ndhA*、*atpF*、*ndhB*、*rpl2*、*rpoC1*、*rps16*、*petB*、*petD*、*rpl16*）包含 1 个内含子，2 个基因（*ycf3*、*clpP*）包含 2 个内含子。有 6 个 tRNA（*trnK-UUU*、*trnL-UAA*、*trnG-GCC*、*trnV-UAC*、*trnA-UGC*、*trnI-GAU*）含有 1 个内含子（表 2-37-2）。独蒜兰叶绿体基因组中蛋白质编码区的长度为 80 655bp，占整个基因组长度的 50.64%。rRNA 基因的长度为 9050bp，占整个基因组长度的 5.68%。而 tRNA 基因的长度为 2917bp，占整个基因组长度的 1.83%。独蒜兰叶绿体基因组非编码区主要包括内含子和基因间隔区，其长度占整个基因组长度的 41.85%。

表 2-37-1　独蒜兰叶绿体基因组基因列表

基因功能	基因分类	基因名称
rRNA	rRNA genes	*rrn23S*（×2）、*rrn16S*（×2）、*rrn5S*（×2）、*rrn4.5S*（×2）
tRNA	tRNA genes	38 *trn* genes（6 contain an intron）
自我复制	Small subunit of ribosome	*rps2*、*rps18*、*rps8*、*rps4*、*rps7*（×2）、*rps11*、*rps12*（×2）、*rps15*、*rps19*（×2）、*rps3*、*rps14*、*rps16*
	Large subunit of ribosome	*rpl14*、*rpl22*、*rpl36*、*rpl23*（×2）、*rpl20*、*rpl32*、*rpl2*（×2）、*rpl33*、*rpl16*
	DNA dependent RNA polymerase	*rpoC1*、*rpoC2*、*rpoB*、*rpoA*
光合作用	Subunits of NADH-dehydrogenase	*ndhK*、*ndhJ*、*ndhF*、*ndhG*、*ndhE*、*ndhD*、*ndhB*（×2）、*ndhC*、*ndhA*、*ndhH*、*ndhI*
	Subunits of photosystem Ⅰ	*psaI*、*psaC*、*psaB*、*psaA*、*psaJ*
	Subunits of photosystem Ⅱ	*psbZ*、*psbJ*、*psbB*、*psbA*、*psbC*、*psbF*、*psbI*、*psbK*、*psbT*、*psbD*、*psbN*、*psbL*、*psbM*、*psbE*、*psbH*、*ycf3*
	Subunits of cytochrome b/f complex	*petN*、*petA*、*petD*、*petG*、*petB*、*petL*
	Subunits of ATP synthase	*atpI*、*atpE*、*atpA*、*atpB*、*atpH*、*atpF*
	Large subunit of rubisco	*rbcL*
其他功能	Maturase	*matK*
	Translation initiation factor	*infA*
	Protease	*clpP*
	Envelope membrane protein	*cemA*
	Subunit of acetyl-CoA-carboxylase	*accD*
	c-type cytochrome synthesis gene	*ccsA*
未知功能		*ycf4*、*ycf1*（×2）、*ycf2*（×2）、*ycf15*（×2）

表 2-37-2　独蒜兰叶绿基因内含子和外显子位置及长度

基因名称	基因编码序列所在链	起始位置	终点位置	长度 /bp				
				第一外显子	第一内含子	第二外显子	第二内含子	第三外显子
trnK-UUU	−	1438	4323	37	2823	26		
rps16	−	4795	6000	40	918	248		
trnG-GCC	+	9611	10378	23	698	47		
atpF	−	12355	13788	145	879	410		

续表

基因名称	基因编码序列所在链	起始位置	终点位置	长度 /bp				
				第一外显子	第一内含子	第二外显子	第二内含子	第三外显子
rpoC1	–	21254	24060	430	755	1622		
ycf3	–	44042	46035	124	721	230	766	153
trnL-UAA	+	48562	49224	35	578	50		
trnV-UAC	–	53062	53709	39	574	35		
clpP	–	71999	74195	71	920	291	665	250
petB	+	77770	79147	6	730	642		
petD	+	79333	80656	8	820	496		
rpl16	–	84200	85871	9	1264	399		
rpl2	–	87878	89357	391	661	428		
ndhB	–	98538	100769	775	699	758		
trnI-GAU	+	106127	107149	42	946	35		
trnA-UGC	+	107214	108087	38	801	35		
ndhA	–	123866	126132	553	1175	539		
trnA-UGC	–	138308	139181	38	801	35		
trnI-GAU	–	139246	140268	42	946	35		
ndhB	+	145626	147857	775	699	758		
rpl2	+	157038	158517	391	661	428		

注："+"表示正链；"–"表示负链。

【重复序列】 在独蒜兰叶绿体基因组中，微卫星重复序列的类型以 A/T 为主，有 29 个；其次为 AT/ AT，有 4 个；还有 C/G，有 2 个（表 2-37-3）。共发现 19 个串联重复序列，满足总长度超过 20bp 且重复单元之间的相似性大于 90% 两个条件（表 2-37-4）。散在重复序列包括回文重复序列和正向重复序列。以 *e*-value 小于 1E–4 为阈值，独蒜兰叶绿体基因组散在重复序列包括回文重复序列 31 条、正向重复序列 18 条（表 2-37-5）。

表 2-37-3 独蒜兰叶绿体基因组微卫星重复序列数量统计

重复单元类型	重复序列个数
A/T	29
C/G	2
AT/AT	4

表 2-37-4 独蒜兰叶绿体基因组串联重复序列

起点—终点	重复单元大小 /bp	重复单元拷贝数	重复单元一致序列 /bp	重复单元之间的匹配度 /%	插入缺失比例 /%	分值	碱基个数				熵（0—2）
							A	C	G	T	
5138—5174	18	2.1	18	100	0	74	16	21	0	62	1.33
6637—6689	22	2.4	22	96	0	97	49	1	9	39	1.46

起点—终点	重复单元大小 /bp	重复单元拷贝数	重复单元一致序列 /bp	重复单元之间的匹配度 /%	插入缺失比例 /%	分值	碱基个数				熵（0—2）
							A	C	G	T	
9026—9064	14	2.8	14	92	0	60	35	5	15	43	1.69
15934—15958	12	2.1	12	100	0	50	48	0	16	36	1.46
28095—28127	17	1.9	17	93	0	57	15	15	27	42	1.86
32953—32981	14	2.1	14	100	0	58	58	6	6	27	1.50
51991—52026	12	3.0	12	100	0	72	33	0	33	33	1.58
61119—61145	13	2.1	13	100	0	54	44	0	0	55	0.99
67838—67866	14	2.1	14	100	0	58	44	0	20	34	1.52
67841—67874	14	2.4	14	90	0	50	50	0	20	29	1.49
69426—69455	15	2.0	15	100	0	60	13	13	6	66	1.43
70022—70051	15	2.0	15	93	0	51	63	13	16	6	1.50
74305—74339	16	2.2	16	90	5	54	45	2	11	40	1.55
74348—74375	14	2.0	14	100	0	56	42	21	0	35	1.53
82717—82744	14	2.0	14	100	0	56	50	7	14	28	1.69
92566—92676	21	5.1	21	94	3	168	13	27	9	48	1.74
95045—95097	24	2.2	24	100	0	106	33	7	24	33	1.84
117893—117932	20	2.0	20	100	0	80	15	20	45	20	1.86
151298—151350	24	2.2	24	100	0	106	33	24	7	33	1.84

表 2-37-5　独蒜兰叶绿体基因组散在重复序列特征值

重复单元一长度 /bp	重复单元一起点	重复类型	重复单元二长度 /bp	重复单元二起点	重复单元间距	e-value
70	92585	D	70	92606	−1	1.07E−30
70	92585	P	70	153718	−1	1.07E−30
70	92606	P	70	153739	−1	1.07E−30
70	153718	D	70	153739	−1	1.07E−30
59	31	P	59	31	−1	3.80E−24
48	30360	P	48	30360	0	9.00E−20
46	5153	P	46	5153	0	1.44E−18
53	50253	P	53	50253	−3	5.56E−17
53	60892	P	53	60892	−3	5.56E−17
49	92585	D	49	92627	−2	2.38E−16
49	92585	P	49	153718	−2	2.38E−16
49	92627	P	49	153760	−2	2.38E−16
49	153718	D	49	153760	−2	2.38E−16
42	153746	D	42	153767	0	3.69E−16
36	102465	D	36	124447	0	1.51E−12

续表

重复单元一长度 /bp	重复单元一起点	重复类型	重复单元二长度 /bp	重复单元二起点	重复单元间距	e-value
36	124447	P	36	143893	0	1.51E−12
42	45224	D	42	124441	−3	1.14E−10
39	45227	D	39	102462	−2	1.57E−10
39	45227	P	39	143893	−2	1.57E−10
40	95037	D	40	95061	−3	1.57E−09
40	95037	P	40	151293	−3	1.57E−09
40	95061	P	40	151317	−3	1.57E−09
40	151293	D	40	151317	−3	1.57E−09
30	48167	P	30	48167	0	6.19E−09
30	118556	P	30	118556	0	6.19E−09
37	127869	P	37	127869	−3	7.92E−08
34	3457	P	34	3457	−2	1.22E−07
31	6636	D	31	6658	−1	1.44E−07
30	8479	P	30	46656	−1	5.57E−07
30	6096	P	30	6096	−2	2.42E−05
30	8859	P	30	8859	−2	2.42E−05
30	92628	D	30	92649	−2	2.42E−05
30	92628	P	30	153715	−2	2.42E−05
30	92649	P	30	153736	−2	2.42E−05
30	129062	P	30	129062	−2	2.42E−05
32	37253	P	32	46656	−3	5.18E−05
31	6858	P	31	6861	−3	1.88E−04
31	117976	P	31	117984	−3	1.88E−04
30	10348	D	30	38086	−3	6.78E−04
30	29506	P	30	29516	−3	6.78E−04
30	40342	D	30	42566	−3	6.78E−04
30	45239	D	30	102474	−3	6.78E−04
30	45239	D	30	124456	−3	6.78E−04
30	45239	P	30	143890	−3	6.78E−04
30	92583	D	30	92646	−3	6.78E−04
30	92583	P	30	153718	−3	6.78E−04
30	92607	D	30	92649	−3	6.78E−04
30	92607	P	30	153715	−3	6.78E−04
30	92646	P	30	153781	−3	6.78E−04

注：P. palindromic repeat，回文重复序列；D. direct repeat，正向重复序列

【系统发育】 对来自树兰族的 14 个物种和 2 个外类群物种（拟南芥和烟草）的 50 个共有蛋白质序列用最大似然法构建系统进化树。其中，独蒜兰（*P. bulbocodioides*）与白及（*B. striata*）聚为一支，表明二者的亲缘关系很近，其他 12 个物种聚为一支。随后，石斛（*D. nobile*）单独分离出来，剩余 11 个物种又分为两大支，2 个三尖兰属（*M. picturata*、*M. coccinea*）与 2 个卡特兰属（*C. liliputana*、*C. crispata*）植物聚为一支，6 个珊瑚兰属（*C. trifida*、*C. bulbosa*、*C. mertensiana*、*C. wisteriana*、*C. odontorhiza*、*C. macrantha*）与 1 个杜鹃兰属植物（*C. appendiculata*）聚为一支，与传统分类结果一致。该进化树中大部分节点的 bootstrap 分值较高，表明该分类结果的可信度较高（图 2-37-2）。

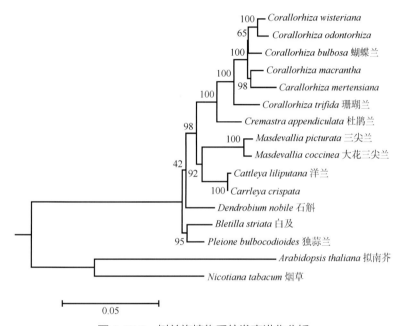

图 2-37-2 树兰族植物系统发育进化分析

参 考 文 献

郎其忠，张本刚 . 2008. "山慈菇" 的本草考证 . 植物分类学报，46（5）：785-792.

董海玲，郭顺星，王春兰，等 . 2007. 山慈菇的化学成分和药理作用研究进展 . 中草药，38（11）：1734-1748.

刘星星，刘宏栋，潘玲玲，等 . 2019. 独蒜兰化学成分及生物活性研究进展 . 江西中医药大学学报，31（2）：106-111.

王超，韩少伟，崔保松，等 . 2014. 独蒜兰的化学成分研究 . 中国中药杂志，39（3）：442-447.

Han S，Wang C，Cui B，et al. 2015. Hepatoprotective activity of glucosyloxybenzyl succinate derivatives from the pseudobulbs of *Pleione bulbocodioides*. Phytochemistry，157：71-81.

Li Y，Zhang F，Wu ZH，et al. 2019. Nitrogen-containing bibenzyls from *Pleione bulbocodioides*：absolute configurations and biological activities. Fitoterapia，102：120-126.

38　莲

【基本信息】　莲(*Nelumbo nucifera* Gaertn.)为睡莲科莲属药用植物。其干燥根茎节部、叶、花托、雄蕊及成熟种子中的干燥幼叶及胚根分别为藕节、荷叶、莲房、莲须、莲子心中药材。被收载于《中国药典》（2015 年版）。莲广布于全国各地，野生或栽培，主产于湖南、湖北、福建等地。莲子含生物碱等化学成分。其性平，味甘、涩，具有补脾止泻、止带、益肾涩精、养心安神的功效。现代研究表明，莲子具有降血压、抗心律失常、抑制血小板聚集、抗氧化及清除活性自由基、抗心肌缺血、松弛平滑肌、强心、抗癌、对脑缺血损伤的保护、改善急性肺损伤及肺纤维化、中枢抑制、降血糖等作用，临床用于治疗脾虚泄泻、带下、遗精、心悸失眠及内科、妇科、儿科病症。

【叶绿体基因组】　莲的叶绿体基因组序列（GenBank 登录号：NC_025339.1）为典型环状 DNA 分子，总长度为 163 330bp。具有保守的四分状结构，包括一个 LSC 区、一个 SSC 区和一对 IR 区，其长度分别为 91 909bp、19 357bp 和 26 032bp（图 2-38-1）。莲叶绿

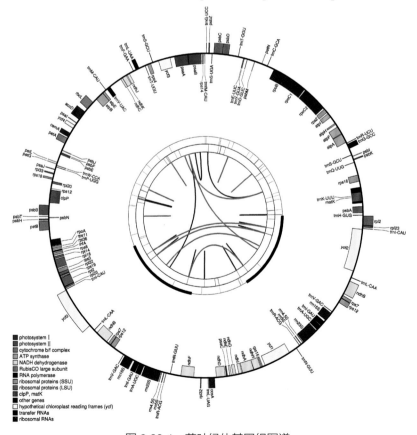

图 2-38-1　莲叶绿体基因组图谱

图上有 4 个环：从中心向外，第一个圆内红色和绿色的弧线分别表示正向和反向重复序列；第二个圆内的短条表示串联重复序列；第三个圆内的短条表示微卫星重复序列；第四个圆是叶绿体基因组基因结构及其位置分布图。不同功能的基因以不同颜色表示

体基因组的整体 GC 含量为 38%。其 IR 区的 G/C 含量（43%）高于 SSC 区的 G/C 含量（32%）和 LSC 区的 G/C 含量（36%）。

【编码基因】 莲的叶绿体基因组包括蛋白质编码基因 83 个、转运 RNA 编码基因 37 个和核糖体 RNA 编码基因 8 个（表 2-38-1）。其中 8 个蛋白质编码基因（*atpF*、*rpl2*、*ndhB*、*rpoC1*、*rps16*、*petB*、*ndhA*、*rpl16*）含有 1 个内含子，另外 2 个蛋白质编码基因（*clpP*、*ycf3*）含有 2 个内含子。有 6 个 tRNA 编码基因（*trnK-UUU*、*trnG-GCC*、*trnL-UAA*、*trnV-VAC*、*trnI-GAU*、*trnA-UGC*）包含 1 个内含子（表 2-38-2）。莲叶绿体基因组中蛋白质编码区的长度为 77 556bp，占整个基因组长度的 47.48%。rRNA 基因的长度为 9034bp，占整个基因组长度的 5.53%。而 tRNA 基因的长度为 2833bp，占整个基因组长度的 1.73%。莲叶绿体基因组非编码区主要包括内含子和基因间隔区，其长度占整个基因组长度的 45.26%。

表 2-38-1　莲叶绿体基因组基因列表

基因功能	基因分类	基因名称
rRNA	rRNA genes	*rrn23S*（×2）、*rrn16S*（×2）、*rrn5S*（×2）、*rrn4.5S*（×2）
tRNA	tRNA genes	37 *trn* genes（6 contain an intron）
自我复制	Small subunit of ribosome	*rps2*、*rps18*、*rps8*、*rps4*、*rps7*（×2）、*rps11*、*rps12*（×2）、*rps15*、*rps19*、*rps3*、*rps14*、*rps16*
	Large subunit of ribosome	*rpl14*、*rpl22*、*rpl36*、*rpl23*（×2）、*rpl20*、*rpl32*、*rpl2*（×2）、*rpl33*、*rpl16*
	DNA dependent RNA polymerase	*rpoC1*、*rpoC2*、*rpoB*、*rpoA*
光合作用	Subunits of NADH-dehydrogenase	*ndhK*、*ndhJ*、*ndhF*、*ndhG*、*ndhE*、*ndhD*、*ndhB*（×2）、*ndhC*、*ndhA*、*ndhH*、*ndhI*
	Subunits of photosystem Ⅰ	*psaI*、*psaC*、*psaB*、*psaA*、*psaJ*
	Subunits of photosystem Ⅱ	*psbZ*、*psbJ*、*psbB*、*psbA*、*psbC*、*psbF*、*psbI*、*psbK*、*psbT*、*psbD*、*psbN*、*psbM*、*psbE*、*psbH*、*ycf3*
	Subunits of cytochrome b/f complex	*petN*、*petA*、*petG*、*petB*、*petL*
	Subunits of ATP synthase	*atpI*、*atpE*、*atpA*、*atpB*、*atpH*、*atpF*
	Large subunit of rubisco	*rbcL*
其他功能	Maturase	*matK*
	Protease	*clpP*
	Translation initiation factor	*infA*
	Envelope membrane protein	*cemA*
	Subunit of acetyl-CoA-carboxylase	*accD*
	c-type cytochrome synthesis gene	*ccsA*
未知功能		*ycf4*、*ycf1*、*ycf2*（×2）

表 2-38-2　莲叶绿体基因内含子和外显子位置及长度

基因名称	基因编码序列所在链	起始位置	终点位置	长度 /bp				
				第一外显子	第一内含子	第二外显子	第二内含子	第三外显子
trnK-UUU	–	2032	4609	37	2506	35		
rps16	–	5520	6624	40	844	221		
trnG-GCC	+	11048	11826	23	708	48		
atpF	–	13767	15070	145	749	410		
rpoC1	–	23171	25974	453	734	1617		
ycf3	–	46706	48704	124	747	230	745	153
trnL-UAA	+	52110	52719	35	525	50		
trnV-UAC	–	57776	58438	38	590	35		
clpP	–	77536	79615	71	815	294	656	244
petB	+	82518	83955	6	790	642		
rpl16	–	88831	90268	9	1030	399		
rpl2	–	91968	93478	412	665	434		
ndhB	–	102685	104917	775	700	758		
trnI-GAU	+	110459	111291	37	761	35		
trnA-UGC	+	111356	112233	38	805	35		
ndhA	–	128770	130684	553	823	539		
trnA-UGC	–	143008	143885	38	805	35		
trnI-GAU	–	143950	144782	37	761	35		
ndhB	+	150324	152556	775	700	758		
rpl2	+	161763	163273	412	665	434		

注："+"表示正链；"–"表示负链

【重复序列】　在莲叶绿体基因组中，微卫星重复序列的类型以 A/T 为主，有 31 个；其次为 C/G，有 3 个；AT/AT 有 2 个；AAT/ATT 有 1 个；AAAAT/ATTTT 有 1 个（表 2-38-3）。共发现 28 个串联重复序列，满足总长度超过 20bp 且重复单元之间的相似性大于 90% 两个条件（表 2-38-4）。散在重复序列包括回文重复序列和正向重复序列。以 e-value 小于 1E–4 为阈值，莲叶绿体基因组散在重复序列包括回文重复序列 19 条、正向重复序列 30 条（表 2-38-5）。

表 2-38-3　莲叶绿体基因组微卫星重复序列数量统计

重复单位类型	重复序列个数
A/T	31
C/G	3
AT/AT	2
AAT/ATT	1
AAAAT/ATTTT	1

表 2-38-4　莲叶绿体基因组串联重复序列统计

起点—终点	重复单元大小 /bp	重复单元拷贝数	重复单元一致序列 /bp	重复单元之间的匹配度 /%	插入缺失比例 /%	分值	碱基个数 A	C	G	T	熵（0—2）
281—347	5	13.4	5	100	0	134	80	0	0	19	0.71
6864—6896	17	1.9	17	100	0	66	66	12	9	12	1.44
14824—14859	18	2.0	18	100	0	72	16	27	5	50	1.68
16778—16821	21	2.1	21	95	0	79	31	11	13	43	1.80
16824—16853	14	2.1	14	100	0	60	20	6	6	66	1.38
16839—16877	18	2.2	18	100	0	78	23	5	10	61	1.48
33019—33044	12	2.2	12	100	0	52	57	42	0	0	0.98
34809—34839	9	3.6	9	91	8	55	67	0	0	32	0.91
34810—34846	17	2.2	17	90	0	56	67	2	2	27	1.17
35617—35641	11	2.3	11	100	0	50	20	8	8	64	1.46
39549—39579	13	2.4	13	100	0	62	12	16	0	70	1.16
52952—52984	16	2.1	16	94	0	57	30	18	9	42	1.81
55938—55972	11	3.1	11	91	4	52	68	5	0	25	1.11
56525—56567	20	2.2	19	95	4	77	51	20	0	27	1.48
57675—57710	18	2.0	18	100	0	72	55	33	5	5	1.46
70047—70075	14	2.1	14	100	0	58	51	0	20	27	1.47
72021—72054	17	2.0	17	100	0	68	35	17	17	29	1.93
72148—72179	10	3.1	10	91	8	55	62	18	0	9	1.52
74719—74748	13	2.2	14	94	5	53	0	3	6	90	0.56
75107—75161	17	3.2	17	97	0	101	52	5	9	32	1.56
75440—75502	31	2.0	31	100	0	126	58	0	6	34	1.23
75585—75625	21	2.0	21	95	0	73	29	26	9	34	1.88
89829—89854	13	2.0	13	100	0	52	23	15	7	53	1.67
90312—90336	6	4.2	6	100	0	50	48	0	16	36	1.46
93236—93266	15	2.1	15	100	0	62	32	19	16	32	1.94
99131—99233	18	5.7	18	97	0	188	33	6	26	33	1.83
115450—115520	37	1.9	37	97	0	133	39	23	12	26	1.86
122269—122321	24	2.2	24	100	0	106	26	9	15	49	1.74

表 2-38-5　莲叶绿体基因组散在重复序列特征值

重复单元一长度 /bp	重复单元一起点	重复类型	重复单元二长度 /bp	重复单元二起点	重复单元间隔	e-value
85	99130	D	85	99148	−2	1.61E−37
85	99130	P	85	156007	−2	1.61E−37
85	99148	P	85	156025	−2	1.61E−37
85	156007	D	85	156025	−2	1.61E−37

续表

重复单元一长度 /bp	重复单元一起点	重复类型	重复单元二长度 /bp	重复单元二起点	重复单元间隔	e-value
74	55971	P	74	55971	0	2.10E–35
70	156022	D	70	156040	0	5.38E–33
62	280	D	62	285	0	3.53E–28
67	99130	D	67	99166	–2	6.86E–27
67	99130	P	67	156007	–2	6.86E–27
67	99166	P	67	156043	–2	6.86E–27
67	156007	D	67	156043	–2	6.86E–27
57	280	D	57	290	0	3.61E–25
52	280	D	52	295	0	3.70E–22
52	156022	D	52	156058	0	3.70E–22
47	280	D	47	300	0	3.79E–19
49	99130	D	49	99184	–2	2.51E–16
49	99130	P	49	156007	–2	2.51E–16
49	99184	P	49	156061	–2	2.51E–16
49	156007	D	49	156061	–2	2.51E–16
42	280	D	42	305	0	3.88E–16
40	70722	P	40	70769	0	6.21E–15
37	280	D	37	310	0	3.97E–13
44	42902	D	44	45126	–3	8.67E–12
38	75106	D	38	75123	–1	1.13E–11
34	156022	D	34	156076	0	2.54E–11
43	81890	P	43	81890	–3	3.23E–11
32	280	D	32	315	0	4.07E–10
32	75439	D	32	75470	0	4.07E–10
41	30924	P	41	30924	–3	4.47E–10
37	115446	D	37	115483	–2	2.38E–09
37	115446	P	37	139720	–2	2.38E–09
37	115483	P	37	139757	–2	2.38E–09
37	139720	D	37	139757	–2	2.38E–09
39	47870	D	39	106594	–3	6.13E–09
39	47870	P	39	148607	–3	6.13E–09
30	9931	P	30	49688	0	6.51E–09
30	18638	P	30	18638	0	6.51E–09
36	96693	D	36	96714	–3	3.06E–07
36	96693	P	36	158490	–3	3.06E–07

续表

重复单元一 长度 /bp	重复单元一 起点	重复类型	重复单元二 长度 /bp	重复单元二 起点	重复单元 间隔	e-value
36	96714	P	36	158511	−3	3.06E−07
36	158490	D	36	158511	−3	3.06E−07
30	122267	D	30	122291	−1	5.86E−07
31	280	D	31	320	−2	6.81E−06
31	99130	D	31	99202	−2	6.81E−06
31	99130	P	31	156007	−2	6.81E−06
31	99202	P	31	156079	−2	6.81E−06
31	156007	D	31	156079	−2	6.81E−06
33	136254	D	33	136281	−3	1.50E−05
32	9926	D	32	39664	−3	5.45E−05

注：P. palindromic repeat，回文重复序列；D. direct repeat，正向重复序列

【系统发育】 对来自睡莲科的 12 个物种和 2 个外类群物种（拟南芥和烟草）的 75 个共有蛋白质序列用最大似然法构建系统进化树。莲属植物莲（*N. nucifera*）与其他物种分开，单独为一支。随后，3 个萍蓬草属（*N. longifolia*、*N. advena*、*N. pumila*）与其他物种分开，聚为一支。剩余 8 个物种中，2 个合瓣莲属物种（*B. kunstleri*、*B. longifolia*）与其他物种分开聚为一支，2 个睡莲属物种（*N. mexicana*、*N. alba*）和 4 个物种（*N. capensis*、*N. jamesoniana*、*V. cruziana*、*E. ferox*）聚为一支，不过该节点的 bootstrap 分值较低，表明这 4 个物种的分类结果并不明确，见图 2-38-2。

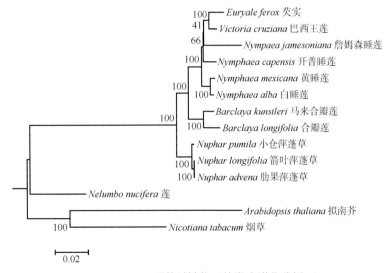

图 2-38-2 睡莲科植物系统发育进化分析

参 考 文 献

Chen G，Zhu M，Guo M. 2018. Research advances in traditional and modern use of *Nelumbo nucifera*：phytochemicals，health promoting activities and beyond. Crit Rev Food Sci Nutr，59：1-21.

Rajput MA，Khan RA，Assad T. 2017. Anti-epileptic activity of *Nelumbo nucifera* fruit. Metab Brain Dis，32（6）：1883-1887.

Sharma BR，Gautam LN，Adhikari D，et al. 2017. A comprehensive review on chemical profiling of *Nelumbo nucifera*：potential for drug development. Phytother Res，31（1）：3-26.

Song YR，Han AR，Lim TG，et al. 2015. Isolation，purification，and characterization of novel polysaccharides from lotus（*Nelumbo nucifera*）leaves and their immunostimulatory effects. Int J Bid Macromol，128：546-555.

Wu Z，Gui S，Quan Z，et al. 2014. A precise chloroplast genome of *Nelumbo nucifera*（Nelumbonaceae）evaluated with Sanger，Illumina MiSeq，and PacBio RS Ⅱ sequencing platforms：insight into the plastid evolution of basal eudicots. BMC Plant Biol，14：289.

39 粗茎秦艽

【基本信息】　粗茎秦艽（*Gentiana crassicaulis* Duthie ex Burk.）为龙胆科龙胆属药用植物。其干燥根为秦艽中药材。又名麻花艽、西秦艽、左秦艽，被收载于《中国药典》（2015年版）。粗茎秦艽分布于甘肃、四川、西藏、青海、内蒙古等地。药材以根罗纹交纠、黄白色、质实、气味浓厚者为佳。秦艽主要含有龙胆苦苷、獐牙菜苦苷、獐牙菜苷等裂环烯醚萜苷，此外还有黄酮、三萜、香豆素、生物碱、挥发油、多糖等多种化学成分。其味辛、苦，性平，归胃、肝、胆经，具有祛风湿、清湿热、止痹痛、退虚热的功效。现代研究证明，秦艽具有抗炎、抗过敏、抗流感病毒、抗肿瘤、镇痛、降血压等药理作用，临床用于肝胆系统炎症、中耳炎、尿道感染、带状疱疹等病症。被收载于《国家重点保护野生药材物种名录》，保护级别为Ⅲ级。

【叶绿体基因组】　粗茎秦艽的叶绿体基因组序列（GenBank 登录号：NC_027442.1）为典型环状 DNA 分子，总长度为 148 776bp。具有保守的四分状结构，包括一个 LSC 区、一个 SSC 区和一对 IR 区，其长度分别为 81 163bp、17 069bp 和 25 272bp（图 2-39-1）。

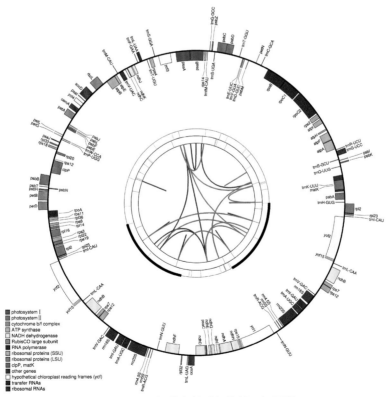

图 2-39-1　粗茎秦艽叶绿体基因组图谱

图上有 4 个环：从中心向外，第一个圆内红色和绿色的弧线分别表示正向和反向重复序列；第二个圆内的短条表示串联重复序列；第三个圆内的短条表示微卫星重复序列；第四个圆是叶绿体基因组基因结构及其位置分布图。不同功能的基因以不同颜色表示

粗茎秦艽叶绿体基因组的整体 G/C 含量为 38%。其 IR 区的 G/C 含量（43%）高于 SSC 区的 G/C 含量（32%）和 LSC 区的 G/C 含量（35%）。

【编码基因】 粗茎秦艽的叶绿体基因组包括蛋白质编码基因 85 个、转运 RNA 编码基因 31 个和核糖体 RNA 编码基因 8 个（表 2-39-1）。其中 10 个蛋白质编码基因（*atpF*、*rpoC1*、*petB*、*petD*、*rpl16*、*rpl2*、*ndhB*、*ndhA*、*ndhB*、*rpl2*）含有 1 个内含子，2 个蛋白质编码基因（*ycf3*、*clpP*）含 2 个内含子。有 6 个 tRNA 编码基因（*trnK-UUU*、*trnG-UCC*、*trnL-UAA*、*trnV-UAC*、*trnI-GAU*、*trnA-UGC*）包含 1 个内含子（表 2-39-2）。粗茎秦艽叶绿体基因组中蛋白质编码区的长度为 78 487bp，占整个基因组长度的 52.76%。rRNA 基因的长度为 9054bp，占整个基因组长度的 6.09%。而 tRNA 基因的长度为 2841bp，占整个基因组长度的 1.91%。粗茎秦艽叶绿体基因组非编码区主要包括内含子和基因间隔区，其长度占整个基因组长度的 39.24%。

表 2-39-1 粗茎秦艽叶绿体基因组基因列表

基因功能	基因分类	基因名称
rRNA	rRNA genes	*rrn23S*（×2）、*rrn16S*（×2）、*rrn5S*（×2）、*rrn4.5S*（×2）
tRNA	tRNA genes	31 *trn* genes（6 contain an intron）
自我复制	Small subunit of ribosome	*rps11*、*rps12*（×2）、*rps14*、*rps15*、*rps18*、*rps19*、*rps2*、*rps3*、*rps4*、*rps7*（×2）、*rps8*
	Large subunit of ribosome	*rpl14*、*rpl16*、*rpl2*（×2）、*rpl20*、*rpl22*、*rpl23*（×2）、*rpl32*、*rpl33*、*rpl36*
	DNA dependent RNA polymerase	*rpoA*、*rpoB*、*rpoC1*、*rpoC2*
光合作用	Subunits of NADH-dehydrogenase	*ndhA*、*ndhB*（×2）、*ndhC*、*ndhD*、*ndhE*、*ndhF*、*ndhG*、*ndhH*、*ndhI*、*ndhJ*、*ndhK*
	Subunits of photosystem Ⅰ	*psaA*、*psaB*、*psaC*、*psaI*、*psaJ*
	Subunits of photosystem Ⅱ	*psbA*、*psbB*、*psbC*、*psbD*、*psbE*、*psbF*、*psbH*、*psbI*、*psbJ*、*psbK*、*psbL*、*psbM*、*psbN*、*psbT*、*psbZ*、*ycf3*
	Subunits of cytochrome b/f complex	*petN*、*petA*、*petD*、*petG*、*petB*、*petL*
	Subunits of ATP synthase	*atpA*、*atpB*、*atpE*、*atpF*、*atpH*、*atpI*
	Large subunit of rubisco	*rbcL*
其他功能	Maturase	*matK*
	Protease	*clpP*
	Envelope membrane protein	*cemA*
	Subunit of acetyl-CoA-carboxylase	*accD*
	c-type cytochrome synthesis gene	*ccsA*
未知功能		*ycf1*、*ycf15*（×2）、*ycf2*（×2）、*ycf4*

表 2-39-2 粗茎秦艽叶绿体基因内含子和外显子位置及长度

基因名称	基因编码序列所在链	起始位置	终点位置	长度 /bp				
				第一外显子	第一内含子	第二外显子	第二内含子	第三外显子
trnK-UUU	−	1741	4313	37	2501	35		
trnG-UCC	+	7353	8113	23	690	48		

续表

基因名称	基因编码序列所在链	起始位置	终点位置	长度 /bp				
				第一外显子	第一内含子	第二外显子	第二内含子	第三外显子
atpF	−	10056	11371	160	743	413		
rpoC1	−	19130	21935	430	748	1628		
ycf3	−	41248	43231	124	739	230	738	153
trnL-UAA	+	45862	46324	37	376	50		
trnV-UAC	−	49394	50064	38	596	37		
clpP	−	67526	69545	71	755	290	659	245
petB	+	72487	73839	6	705	642		
petD	+	74064	75309	8	763	475		
rpl16	−	78510	79679	9	762	399		
rpl2	−	81337	82817	397	653	431		
ndhB	−	91413	93628	775	683	758		
trnI-GAU	+	98631	99633	37	931	35		
trnA-UGC	+	99703	100589	38	814	35		
ndhA	−	115328	117295	562	867	539		
trnA-UGC	−	129352	130238	38	814	35		
trnI-GAU	−	130308	131310	37	931	35		
ndhB	+	136313	138528	775	683	758		
rpl2	+	147124	148604	397	653	431		

注："+"表示正链；"−"表示负链

【重复序列】 在粗茎秦艽叶绿体基因组中，微卫星重复序列的类型以 A/T 为主，有 27 个；其次为 AT/AT，有 1 个（表 2-39-3）。共发现 24 个串联重复序列，满足总长度超过 20bp 且重复单元之间的相似性大于 90% 两个条件（表 2-39-4）。散在重复序列包括回文重复序列和正向回复序列两种类型。以 *e*-value 小于 1E–4 为阈值，粗茎秦艽叶绿体基因组散在重复序列包括回文重复序列 16 条、正向重复序列 15 条（表 2-39-5）。

表 2-39-3 粗茎秦艽叶绿体基因组微卫星重复序列数量统计

重复单元类型	重复序列个数
A/T	27
AT/AT	1

表 2-39-4 粗茎秦艽叶绿体基因组串联重复序列统计

起点—终点	重复单元大小 /bp	重复单元拷贝数	重复单元一致序列 /bp	重复单元之间的匹配度 /%	插入缺失比例 /%	分值	碱基个数				熵（0—2）
							A	G	C	T	
118—184	26	2.6	26	95	4	118	14	8	1	74	1.13
303—328	13	2.0	13	100	0	52	46	7	0	46	1.31
7401—7425	12	2.1	12	100	0	50	52	0	24	24	1.48

续表

起点—终点	重复单元大小 /bp	重复单元拷贝数	重复单元一致序列 /bp	重复单元之间的匹配度 /%	插入缺失比例 /%	分值	碱基个数				熵（0—2）
							A	G	C	T	
13822—13849	14	2.0	14	100	0	56	35	14	7	42	1.73
25591—25615	12	2.1	12	100	0	50	32	0	32	36	1.58
29197—29224	14	2.0	14	100	0	56	35	0	14	50	1.43
29693—29740	24	2.0	24	91	0	78	47	2	14	35	1.56
29978—30002	13	1.9	13	100	0	50	32	20	8	40	1.81
34825—34851	12	2.2	12	100	0	54	44	0	0	55	0.99
34871—34899	13	2.2	13	100	0	58	55	0	6	37	1.27
46410—46439	15	2.0	15	93	0	51	20	10	6	63	1.47
56902—56931	15	1.9	16	93	6	53	40	6	0	53	1.27
57222—57246	8	3.1	8	100	0	50	24	0	24	52	1.48
62695—62719	12	2.1	12	100	0	50	64	8	8	20	1.46
65033—65062	15	2.0	15	100	0	60	13	26	6	53	1.64
65345—65380	9	4.0	9	96	0	63	44	8	36	11	1.70
65566—65606	21	2.0	21	90	0	64	34	26	7	31	1.84
69970—69997	14	2.0	14	100	0	56	35	14	7	42	1.73
88421—88476	15	3.7	15	100	0	112	39	5	14	41	1.68
88465—88504	18	2.2	18	95	0	71	32	7	25	35	1.84
103825—103887	31	2.0	31	90	0	99	42	22	9	25	1.83
126054—126116	31	2.0	31	90	0	99	25	9	22	42	1.83
141437—141476	18	2.2	18	95	0	71	35	25	7	32	1.84
141465—141520	15	3.7	15	100	0	112	41	14	5	39	1.68

表 2-39-5　粗茎秦艽叶绿体基因组散在重复序列特征值

重复单元一长度 /bp	重复单元一起点	重复类型	重复单元二长度 /bp	重复单元二起点	重复单元间隔	e-value
41	88420	D	41	88435	0	1.29E−15
41	88420	P	41	141464	0	1.29E−15
41	88435	P	41	141479	0	1.29E−15
41	141464	D	41	141479	0	1.29E−15
38	42404	D	38	95264	0	8.24E−14
38	42404	P	38	134638	0	8.24E−14
44	12686	P	44	12686	−2	1.71E−13
41	117	D	41	143	−2	9.50E−12
39	95264	D	39	115906	−2	1.37E−10
39	115906	P	39	134637	−2	1.37E−10
32	8420	P	32	120780	0	3.37E−10
41	42401	D	41	115903	−3	3.71E−10
38	37283	D	38	39507	−2	5.21E−10

续表

重复单元一长度 /bp	重复单元一起点	重复类型	重复单元二长度 /bp	重复单元二起点	重复单元间隔	e-value
38	92209	D	38	115906	−3	1.88E−08
38	115906	P	38	137693	−3	1.88E−08
31	65344	D	31	65353	−1	1.26E−07
30	250	P	30	250	−2	2.11E−05
32	6722	P	32	43795	−3	4.52E−05
32	34108	P	32	43798	−3	4.52E−05
32	103824	D	32	103855	−3	4.52E−05
32	103824	P	32	126053	−3	4.52E−05
32	103855	P	32	126084	−3	4.52E−05
32	126053	D	32	126084	−3	4.52E−05
31	150	P	31	6938	−3	1.64E−04
30	8082	D	30	34981	−3	5.92E−04
30	88416	D	30	88446	−3	5.92E−04
30	88416	P	30	141464	−3	5.92E−04
30	88446	P	30	141494	−3	5.92E−04
30	92219	D	30	115916	−3	5.92E−04
30	115916	P	30	137691	−3	5.92E−04
30	141460	D	30	141490	−3	5.92E−04

注：P. palindromic repeat，回文重复序列；D. direct repeat，正向重复序列

【高可变区】　为了发现龙胆属物种间的高可变区，采用 K2p 模型计算基因间区的遗传距离（图 2-39-2）。总共有 46 个基因间区，其 K2p 值分布于 1.14 ～ 7.40。其中 *ndhB-rps7*、*accD-psaI*、*petN-psbM* 的 K2p 值较高，分别为 7.40、6.17、4.99。由此可见，龙胆属的几个物种在这几个区域的变异较大，可作为潜在的分子标记开发区域。

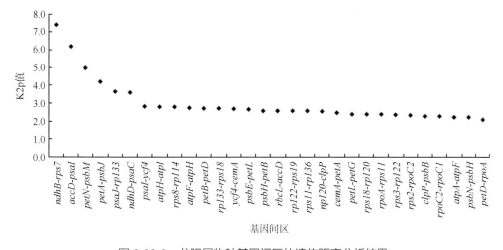

图 2-39-2　龙胆属物种基因间区的遗传距离分析结果

【系统发育】 对来自龙胆属的 11 个物种和 2 个外类群物种（拟南芥和烟草）的 61 个共有蛋白质序列用最大似然法构建系统进化树。在龙胆属内，秦艽（*G. macrophylla*）、麻花艽（*G. straminea*）、粗茎秦艽（*G. crassicaulis*）和西藏秦艽（*G. tibetica*）4 个物种聚为一支，短柄龙胆（*G. stipitata*）单独聚为一支，其余 6 个物种天蓝龙胆（*G. caelestis*）、喜温龙胆（*G. ornata*）、山景龙胆（*G. oreodoxa*）、六叶龙胆（*G. hexaphylla*）、倒锥花龙胆（*G. obconica*）和蓝玉簪龙胆（*G. veitchiorum*）聚为一支。粗茎秦艽与西藏秦艽的亲缘关系最近。该进化树各分支节点的 bootstrap 分值均较高（＞90%），表明该分类结果的可信度较高（图 2-39-3）。

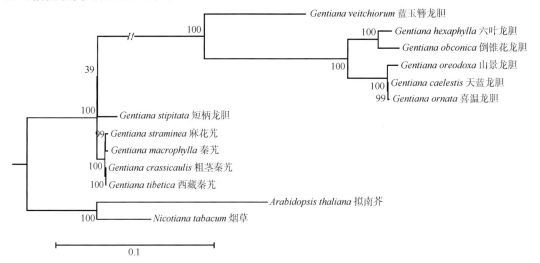

图 2-39-3 龙胆属植物系统发育进化分析

【K_A/K_S 选择压力分析】 以图 2-39-3 的系统进化树作为参考，利用 Hyphy 软件中的 aBSREL 模型对蛋白质编码基因进行选择压力分析。结果如表 2-39-6 所示，在物种 *G. stipitata* 中，*atpA*、*clpP*、*petB*、*rpoB*、*rpoC1* 5 个基因被正向选择；在物种 *G. macrophylla* 中，*accD* 基因被正向选择；在物种 *G. straminea* 中，*clpP*、*rps11* 2 个基因被正向选择；在物种 *G. ornata* 中，*atpF* 基因被正向选择。

表 2-39-6 龙胆属植物 K_A/K_S 选择压力分析

物种	基因	优化的枝长	LRT	p-value
G. macrophylla	*accD*	0.0014	78.7138	＜ 0.0001[*]
G. stipitata	*atpA*	0.0130	13.6755	0.0077
	clpP	0.0130	141.1050	＜ 0.0001[*]
	petB	0.0130	12.3054	0.0153
	rpoB	0.0130	710.1601	＜ 0.0001[*]
	rpoC1	0.0130	182.2470	＜ 0.0001[*]
G. ornata	*atpF*	0.0008	162.5339	＜ 0.0001[*]
G. straminea	*clpP*	0.0016	127.3924	＜ 0.0001[*]
	rps11	0.0016	40.5975	＜ 0.0001[*]

注：LRT. 似然比检验；"*"表示值小于 0.0001

参 考 文 献

国家药典委员会 . 2015. 中华人民共和国药典（2015 年版）一部 . 北京：中国医药科技出版社：76.

国家中医药管理局《中华本草》编委会 . 1999. 中华本草（第 7 卷）. 上海：上海科学技术出版社：169-186.

肖培根 . 2002. 新编中药志（第 1 卷）. 北京：化学工业出版社：212-229.

Zhang DJ. 2011. DNA molecular identification of botanical origin in Chinese Herb Qingjiao. Journal of Anhui Agricultural Sciences，12（9）：1286-1290.

40 海 金 沙

【基本信息】　海金沙 [*Lygodium japonicum*（Thunb.）Sw.] 为海金沙科海金沙属药用植物。其干燥成熟孢子为海金沙中药材。又名海金砂、座转藤，被收载于《中国药典》（2015年版）。海金沙分布于长江流域及其以南各地，主产于湖北、湖南、广东、浙江、江苏等地。海金沙药材以身干、色黄棕、质轻、能浮水、无泥沙杂质、引燃有火焰声响者为优质药材。海金沙含有脂肪酸、有机酸等化学成分。其性寒，味甘、咸，归膀胱、小肠经，具有清利湿热、通淋止痛的功效。现代研究证明，海金沙具有抗菌、利尿、利胆、抗炎、镇痛、激活毛囊及抑制雄性激素等作用，临床用于治疗尿路感染、尿路结石、白浊、白带、肝炎、肾炎水肿、咽喉肿痛、疟腮、肠炎、痢疾、皮肤湿疹、带状疱疹等病症。

【叶绿体基因组】　海金沙的叶绿体基因组（GenBank 登录号：NC_022136.1）为典型环状 DNA 分子，总长度为 157 260bp。具有保守的四分状结构，包括一个 LSC 区、一个 SSC 区和一对 IR 区，其长度分别为 85 447bp、21 629bp 和 25 092bp（图 2-40-1）。海金沙

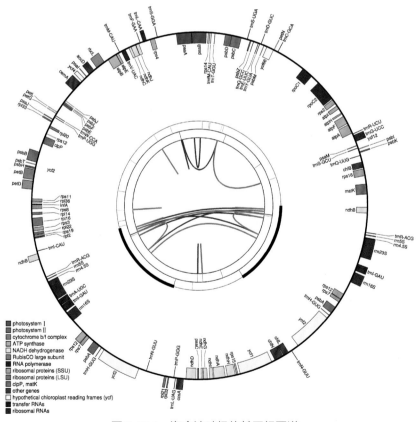

图 2-40-1　海金沙叶绿体基因组图谱

图上有 4 个环：从中心向外，第一个圆内红色和绿色的弧线分别表示正向和反向重复序列；第二个圆内的短条表示串联重复序列；第三个圆内的短条表示微卫星重复序列；第四个圆是叶绿体基因组基因结构及其位置分布图。不同功能的基因以不同颜色表示

叶绿体基因组的整体 G/C 含量为 41%。其 IR 区的 G/C 含量（45%）高于 SSC 区的 G/C 含量（36%）和 LSC 区的 G/C 含量（39%）。

【编码基因】 海金沙的叶绿体基因组包括蛋白质编码基因 83 个、转运 RNA 编码基因 31 个和核糖体 RNA 编码基因 8 个（表 2-40-1）。其中 8 个蛋白质编码基因（*rps16*、*atpF*、*ycf66*、*clpP*、*petB*、*petD*、*rpl16*、*ndhA*）含有 1 个内含子。有 5 个 tRNA 编码基因（*trnA-UGC*、*trnG-UCC*、*trnI-GAU*、*trnL-CAA*、*trnV-UAC*）含有 1 个内含子（表 2-40-2）。海金沙叶绿体基因组中蛋白质编码区的长度为 78 834bp，占整个基因组长度的 50.13%。rRNA 基因的长度为 9090bp，占整个基因组长度的 5.78%。而 tRNA 基因的长度为 2460bp，占整个基因组长度的 1.56%。海金沙叶绿体基因组非编码区主要包括内含子和基因间隔区，其长度占整个基因组长度的 42.53%。

表 2-40-1　海金沙叶绿体基因组基因列表

基因功能	基因分类	基因名称
rRNA	rRNA genes	*rrn23S*（×2）、*rrn16S*（×2）、*rrn5S*（×2）、*rrn4.5S*（×2）
tRNA	tRNA genes	31 *trn* genes（5 contain an intron）
自我复制	Small subunit of ribosome	*rps2*、*rps8*、*rps4*、*rps7*（×2）、*rps11*、*rps12*（×2）、*rps15*、*rps19*、*rps3*、*rps14*、*rps16*
	Large subunit of ribosome	*rpl14*、*rpl36*、*rpl20*、*rpl32*、*rpl2*、*rpl33*、*rpl16*、*rpl22*
	DNA dependent RNA polymerase	*rpoC1*、*rpoC2*
光合作用	Subunits of NADH-dehydrogenase	*ndhK*、*ndhJ*、*ndhG*、*ndhE*、*ndhD*、*ndhB*（×2）、*ndhC*、*ndhA*、*ndhH*、*ndhI*
	Subunits of photosystem Ⅰ	*psaI*、*psaC*、*psaB*、*psaA*、*psaJ*、*psaM*
	Subunits of photosystem Ⅱ	*psbZ*、*psbJ*、*psbB*、*psbA*（×2）、*psbC*、*psbF*、*psbI*、*psbK*、*psbT*、*psbD*、*psbL*、*psbM*、*psbE*、*psbH*
	Subunits of cytochrome b/f complex	*petN*、*petA*、*petD*、*petG*、*petB*、*petL*
	Subunits of ATP synthase	*atpI*、*atpE*、*atpA*、*atpB*、*atpH*、*atpF*
	Large subunit of rubisco	*rbcL*
其他功能	Maturase	*matK*
	Protease	*clpP*
	Envelope membrane protein	*cemA*
	Subunit of acetyl-CoA-carboxylase	*accD*
	c-type cytochrome synthesis gene	*ccsA*
	Light-independent protochlorophyllide reductase subunit	*chlB*、*chlL*、*chlN*
未知功能		*ycf4*、*ycf1*、*ycf12*、*ycf2*（×3）、*ycf66*

表 2-40-2　海金沙叶绿体基因内含子和外显子位置及长度

基因名称	基因编码序列所在链	起始位置	终点位置	长度 /bp		
				第一外显子	第一内含子	第二外显子
rps16	−	4368	5414	42	798	207
trnG-UCC	+	9476	10420	23	874	48
atpF	−	12361	13577	127	680	410

续表

基因名称	基因编码序列所在链	起始位置	终点位置	长度 /bp		
				第一外显子	第一内含子	第二外显子
ycf66	–	27855	28972	106	641	371
trnL-CAA	+	47214	47791	34	492	52
trnV-UAC	+	50651	51333	37	611	35
clpP	–	68369	69447	212	611	256
petB	+	73414	74890	6	829	642
petD	+	75108	76303	8	713	475
rpl16	+	80430	81648	9	805	405
trnA-UGC	–	93058	93913	38	783	35
trnI-GAU	–	93981	94998	43	940	35
ndhA	–	120354	122075	244	918	560
trnI-GAU	+	147711	148728	43	940	35

注："+"表示正链；"–"表示负链

【重复序列】 在海金沙叶绿体基因组中，微卫星重复序列的类型以 A/T 为主，有 10 个；其次为 C/G，有 6 个；还有 AT/AT，有 2 个（表 2-40-3）。共发现 6 个串联重复序列，满足总长度超过 30bp 且重复单元之间的相似性大于 90% 两个条件（表 2-40-4）。散在重复序列包括回文重复序列和正向重复序列。以 *e*-value 小于 1E–4 为阈值，海金沙叶绿体基因组散在重复序列包括回文重复序列 20 条、正向重复序列 16 条（表 2-40-5）。

表 2-40-3 海金沙叶绿体基因组微卫星重复序列数量统计

重复单元类型	重复序列个数
A/T	10
C/G	6
AT/AT	2

表 2-40-4 海金沙叶绿体基因组串联重复序列统计

起点—终点	重复单元大小 /bp	重复单元拷贝数	重复单元一致序列 /bp	重复单元之间的匹配度 /%	插入缺失比例 /%	分值	碱基个数				熵 （0—2）
							A	C	G	T	
29808—29843	18	2.0	18	100	0	72	61	5	16	16	1.53
45825—45903	38	2.1	38	100	0	158	32	22	12	31	1.92
88406—88619	54	4.0	54	100	0	428	26	20	18	35	1.95
117691—117751	15	4.0	15	91	2	95	27	22	6	42	1.78
126495—126530	13	2.8	13	95	0	63	11	22	2	63	1.39
154090—154303	54	4.0	54	100	0	428	35	18	20	26	1.95

表 2-40-5 海金沙叶绿体基因组散在重复序列特征值

重复单元一 长度 /bp	重复单元一 起点	重复类型	重复单元二 长度 /bp	重复单元二 起点	重复单元 间隔	e-value
160	88405	D	160	88459	0	3.26E-87
160	88405	P	160	154089	0	3.26E-87
160	88459	P	160	154143	0	3.26E-87
160	154089	D	160	154143	0	3.26E-87
106	88405	D	106	88513	0	1.06E-54
106	88405	P	106	154089	0	1.06E-54
106	88513	P	106	154197	0	1.06E-54
106	154089	D	106	154197	0	1.06E-54
78	53889	P	78	53889	0	7.61E-38
52	88405	D	52	88567	0	3.43E-22
52	88405	P	52	154089	0	3.43E-22
52	88567	P	52	154251	0	3.43E-22
52	154089	D	52	154251	0	3.43E-22
55	87460	P	55	96298	−3	3.8E-18
55	87460	D	55	146355	−3	3.8E-18
55	96298	D	55	155193	−3	3.8E-18
55	146355	P	55	155193	−3	3.8E-18
41	45824	D	41	45862	0	1.44E-15
44	87471	P	44	96298	−2	1.91E-13
44	87471	D	44	146366	−2	1.91E-13
44	146366	P	44	155193	−2	1.91E-13
36	86631	P	36	86631	0	1.47E-12
36	86631	D	36	156041	0	1.47E-12
36	156041	P	36	156041	0	1.47E-12
41	117695	D	41	117710	−3	4.14E-10
30	80095	P	30	80095	0	6.03E-09
33	87482	P	33	96298	−1	9.33E-09
33	87482	D	33	146377	−1	9.33E-09
33	146377	P	33	155193	−1	9.33E-09
37	119460	P	37	119465	−3	7.72E-08
31	89928	P	31	89928	−1	1.4E-07
31	89928	D	31	152749	−1	1.4E-07
31	152749	P	31	152749	−1	1.4E-07
32	8450	P	32	32084	−3	5.05E-05
30	32083	D	30	45541	−3	6.61E-04
30	38696	D	30	40932	−3	6.61E-04

注：P. palindromic repeat，回文重复序列；D. direct repeat，正向重复序列

【系统发育】 对来自水龙骨目的 28 个物种和 2 个外类群物种（拟南芥和烟草）的 24 个共有蛋白质序列用最大似然法构建系统进化树。结果显示，海金沙属植物海金沙与莎草蕨属植物的亲缘关系较近。该进化树大部分分支节点的 bootstrap 分值均较高（＞80%），表明该分类结果的可信度较高（图 2-40-2）。

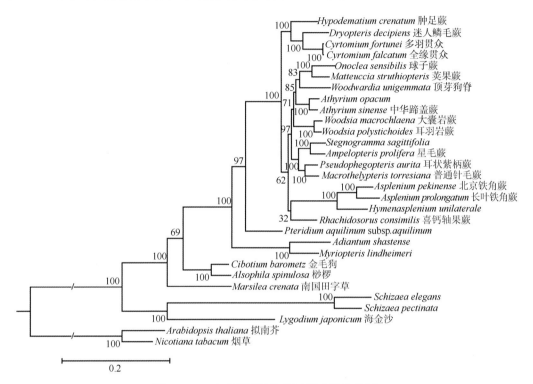

图 2-40-2　水龙骨目植物系统发育进化分析

参 考 文 献

国家药典委员会 . 2015. 中华人民共和国药典（2015 年版）一部 . 北京：中国医药科技出版社：294.

王辉，吴娇，徐雪荣，等 . 2011. 海金沙的化学成分和药理活性研究进展 . 中国野生植物资源，30（2）：1-4.

曾莉莉，王用平，魏德生，等 . 1998. 海金沙的引种及栽培 . 中草药，29（7）：482-484.

张雷红，殷志琦，叶文才，等 . 2005. 海金沙草化学成分的研究 . 中国中药杂志，30（19）：1522-1524.

Cho HJ，Bae WJ，Kim S J，et al. 2014. The inhibitory effect of an ethanol extract of the spores of *Lygodium japonicum* on ethylene glycol-induced kidney calculi in rats. Urolithiasis，42（4）：309-315.

Cho YC，Kim BR，Le HTT，et al. 2017. Anti-inflammatory effects on murine macrophages of ethanol extracts of *Lygodium japonicum* spores via inhibition of NF-κB and p38. Molecular Medicine Reports，16（4）：4362-4370.

Gao L，Wang B，Wang ZW，et al. 2013. Plastome sequences of *Lygodium japonicum* and *Marsilea crenata* reveal the genome organization transformation from basal ferns to core leptosporangiates. Genome Biology and Evolution，5（7）：1403-1407.

41 胡 桃

【基本信息】 胡桃（*Juglans regia* L.）为胡桃科胡桃属药用植物。其干燥成熟种子为核桃仁中药材。又名胡桃仁、胡桃肉、核桃，被收载于《中国药典》（2015 年版）。胡桃在全国广泛栽培，主产于河北、山西、山东、云南、陕西等地。药材以个大、饱满、断面色白或乳白色、富油性者为佳。核桃仁富含不饱和脂肪酸、亚油酸、油酸、多种维生素等成分。其性温，味甘，归肾、肺、大肠经，具有补肾、温肺、润肠的功效。现代研究证明，核桃仁具有抗氧化、抗衰老、抗肿瘤、健脑益智等作用，临床用于治疗腰膝酸软、大便干结、痴呆等病症。

【叶绿体基因组】 胡桃的叶绿体基因组序列（GenBank 登录号：NC_028617.1）为典型环状 DNA 分子，总长度为 160 537bp。具有保守的四分状结构，包括一个 LSC 区、一个 SSC 区和一对 IR 区，其长度分别为 90 058bp、18 411bp 和 26 034bp（图 2-41-1）。胡

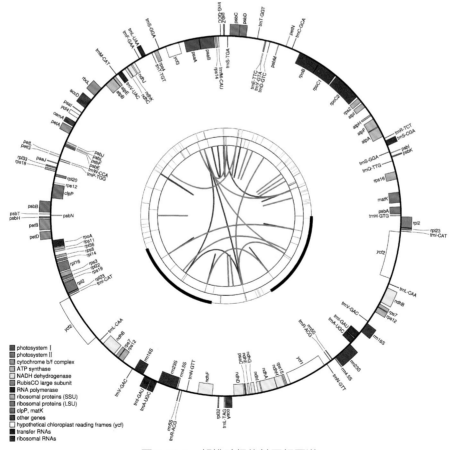

图 2-41-1　胡桃叶绿体基因组图谱

图上有 4 个环：从中心向外，第一个圆内红色和绿色的弧线分别表示正向和反向重复序列；第二个圆内的短条表示串联重复序列；第三个圆内的短条表示微卫星重复序列；第四个圆是叶绿体基因组基因结构及其位置分布图。不同功能的基因以不同颜色表示

桃叶绿体基因组的整体 G/C 含量为 36.68%。其 IR 区的 G/C 含量（37.14%）低于 SSC 区的 GC 含量（42.86%），但高于 LSC 区的 G/C 含量（35.68%）。

【基因编码】 胡桃的叶绿体基因组包括蛋白质编码基因 84 个、转运 RNA 编码基因 36 个和核糖体 RNA 编码基因 8 个（表 2-41-1）。其中 5 个蛋白质编码基因（*atpF*、*ndhA*、*ndhB*、*rpl2*、*rpoC1*）含有 1 个内含子，2 个蛋白质编码基因（*clpP*、*ycf3*）含有 2 个内含子。有 6 个 tRNA 编码基因（*trnK-UUU*、*trnS-CGA*、*trnL-UAA*、*trnV-UAC*、*trnE-UUC*、*trnA-UGC*）含有 1 个内含子（表 2-41-2）。胡桃叶绿体基因组中蛋白质编码区的长度为 78 919bp，占整个基因组长度的 49.16%。rRNA 基因的长度为 10 296bp，占整个基因组长度的 6.41%。而 tRNA 基因的长度为 2339bp，占整个基因组长度的 1.46%。胡桃叶绿体基因组非编码区主要包括内含子和基因间隔区，其长度占整个基因组长度的 42.97%。

表 2-41-1 胡桃叶绿体基因组基因列表

基因功能	基因分类	基因名称
rRNA	rRNA genes	*rrn23S*（×2）、*rrn16S*（×2）、*rrn5S*（×2）、*rrn4.5S*（×2）
tRNA	tRNA genes	36 *trn* genes（6 contain an intron）
自我复制	Large subunit of ribosome	*rpl14*、*rpl16*、*rpl2*（×2）、*rpl20*、*rpl22*、*rpl23*（×2）、*rpl32*、*rpl33*、*rpl36*
	DNA dependent RNA polymerase	*rpoA*、*rpoB*、*rpoC1*、*rpoC2*
	Small subunit of ribosome	*rps11*、*rps12*（×2）、*rps14*、*rps15*、*rps16*、*rps18*、*rps19*、*rps2*、*rps3*、*rps4*、*rps7*（×2）、*rps8*
光合作用	Subunits of ATP synthase	*atpA*、*atpB*、*atpE*、*atpF*、*atpH*、*atpI*
	Subunits of photosystem Ⅰ	*psaA*、*psaB*、*psaC*、*psaI*、*psaJ*
	Subunits of photosystem Ⅱ	*psbA*（×2）、*psbB*、*psbC*、*psbD*、*psbE*、*psbF*、*psbI*、*psbJ*、*psbK*、*psbL*、*psbM*、*psbN*、*psbT*、*psbZ*、*ycf3*
	Subunits of NADH-dehydrogenase	*ndhA*、*ndhB*（×2）、*ndhC*、*ndhD*、*ndhE*、*ndhF*、*ndhG*、*ndhH*、*ndhI*、*ndhJ*、*ndhK*
	Subunits of cytochrome b/f complex	*petA*、*petB*、*petD*、*petG*、*petL*、*petN*
	Subunit of rubisco	*rbcL*
其他功能	Subunit of acetyl-CoA-carboxylase	*accD*
	c-type cytochrome synthesis gene	*ccsA*
	Envelop membrane protein	*cemA*
	Protease	*clpP*
	Maturase	*matK*
未知功能		*ycf1*、*ycf2*（×2）、*ycf4*

表 2-41-2 胡桃叶绿体基因内含子和外显子位置及长度

基因名称	基因编码序列所在链	起始位置	终点位置	长度 /bp				
				第一外显子	第一内含子	第二外显子	第二内含子	第三外显子
trnK-UUU	−	1633	4254	37	2550	35		
trnS-CGA	+	10241	11028	32	695	61		
atpF	−	13309	14616	145	753	410		

基因名称	基因编码序列所在链	起始位置	终点位置	长度 /bp				
				第一外显子	第一内含子	第二外显子	第二内含子	第三外显子
rpoC1	–	22887	25791	432	856	1617		
ycf3	–	47114	49140	124	724	230	796	153
trnL-UAA	+	52248	52857	35	525	50		
trnV-UAC	–	56408	57098	38	618	35		
clpP	–	75736	77777	71	845	294	606	226
rpl2	–	90134	91643	391	685	434		
ndhB	–	100464	102688	775	686	764		
trnE-UUC	+	108082	109108	32	955	40		
trnA-UGC	+	109173	110051	37	806	36		
ndhA	–	125722	127969	553	1156	539		
trnA-UGC	–	140546	141424	37	806	36		
trnE-UUC	–	141489	142515	32	955	40		
ndhB	+	147909	150133	775	686	764		
rpl2	+	158954	160463	391	685	434		

注："+"表示正链；"–"表示负链

【重复序列】 在胡桃叶绿体基因组中，微卫星重复序列的类型以 A/T 为主，其次为 AT/ AT，二者合计占所有重复序列总数的 90% 以上（表2-41-3）。共发现 33 个串联重复序列，满足总长度超过 20bp 且重复单元之间的相似性大于 90% 两个条件（表2-41-4）。散在重复序列主要有回文重复序列和正向重复序列两种类型。以 *e*-value 小于 1E–4 为阈值，散在重复序列包括回文重复序列 22 条、正向重复序列 14 条（表2-41-5）。

表 2-41-3 胡桃叶绿体基因组微卫星重复序列数量统计

重复单元类型	重复序列个数
A/T	62
C/G	1
AT/AT	7
AAT/ATT	2

表 2-41-4 胡桃叶绿体基因组串联重复序列统计

起点—终点	重复单元大小 /bp	重复单元拷贝数	重复单元一致序列 /bp	重复单元之间的匹配度 /%	插入缺失比例 /%	分值	碱基个数				熵 (0—2)
							A	C	G	T	
16—48	16	2.1	16	94	0	57	33	0	18	48	1.48
9491—9541	14	3.7	14	92	2	77	29	1	0	68	1.00
11161—11203	21	2.0	23	90	9	72	48	4	4	41	1.44
11227—11264	19	2.0	19	94	0	67	44	2	5	47	1.39

续表

起点—终点	重复单元大小 /bp	重复单元拷贝数	重复单元一致序列 /bp	重复单元之间的匹配度 /%	插入缺失比例 /%	分值	碱基个数				熵（0—2）
							A	C	G	T	
11590—11626	20	1.9	20	94	5	67	67	0	5	27	1.12
17536—17565	14	2.1	14	93	0	51	46	10	20	23	1.80
19521—19550	15	2.0	15	100	0	60	46	0	33	20	1.51
32021—32057	17	2.2	17	100	0	74	35	5	10	48	1.61
33473—33508	18	2.0	18	100	0	72	66	5	5	22	1.34
34596—34655	20	3.0	20	100	0	120	35	5	0	60	1.19
34672—34696	13	1.9	13	100	0	50	44	0	0	56	0.99
35881—35915	15	2.3	15	95	0	61	68	0	14	17	1.21
40035—40061	14	1.9	14	100	0	54	29	11	7	51	1.64
40727—40757	10	3.1	10	95	0	53	58	0	0	41	0.98
40962—41021	30	2.0	30	100	0	120	50	0	26	23	1.50
46444—46477	17	2.0	17	100	0	68	23	17	11	47	1.81
54010—54047	19	2.0	19	100	0	76	63	0	0	36	0.95
56060—56093	17	2.0	17	94	0	59	50	2	5	41	1.42
60124—60149	13	2.0	13	100	0	52	38	0	15	46	1.46
62081—62107	13	2.1	13	100	0	54	40	7	22	29	1.81
65725—66152	214	2.0	214	100	0	856	30	11	18	40	1.85
71176—71212	19	1.9	19	94	0	65	45	0	10	43	1.39
78113—78148	17	2.1	17	100	0	72	63	5	11	19	1.46
99565—99605	20	2.0	20	95	0	73	41	17	9	31	1.82
104561—104586	12	2.2	12	100	0	52	7	7	0	84	0.77
105082—105119	18	2.1	18	95	0	67	28	5	5	60	1.40
113270—113330	31	2.0	31	93	0	104	37	24	9	27	1.87
116089—116118	15	2.0	15	100	0	60	73	0	6	20	1.05
137267—137327	31	2.0	31	93	0	104	27	9	24	37	1.87
145478—145515	18	2.1	18	95	0	67	60	5	5	28	1.40
146011—146036	12	2.2	12	100	0	52	84	0	7	7	0.77
150992—151032	20	2.0	20	95	0	73	31	9	17	41	1.82
155664—155715	21	2.5	21	90	0	86	59	9	21	9	1.57

表 2-41-5　胡桃叶绿体基因组散在重复序列特征值

重复单元一长度 /bp	重复单元一起点	重复类型	重复单元二长度 /bp	重复单元二起点	重复单元间隔	e-value
214	65724	D	214	65938	0	1.05E–119
44	80116	P	44	80116	0	2.34E–17
40	34595	D	40	34615	0	6.00E–15

续表

重复单元一 长度 /bp	重复单元一 起点	重复类型	重复单元二 长度 /bp	重复单元二 起点	重复单元 间隔	e-value
39	104344	D	39	126298	0	2.40E−14
39	126298	P	39	146213	0	2.40E−14
38	14786	P	38	14786	0	9.59E−14
47	43198	D	47	45422	−3	1.60E−13
37	6608	P	37	6608	−1	4.26E−11
42	48328	D	42	104346	−3	1.16E−10
42	48328	P	42	146208	−3	1.16E−10
41	123076	P	41	123079	−3	4.31E−10
40	48325	D	40	126297	−3	1.60E−09
30	40961	D	30	40991	0	6.29E−09
34	29863	P	34	29863	−2	1.24E−07
36	9322	P	36	50112	−3	2.96E−07
31	121391	P	31	121394	−2	6.58E−06
30	13262	P	30	13262	−2	2.46E−05
30	16462	P	30	16462	−2	2.46E−05
30	40724	P	30	40724	−2	2.46E−05
30	48340	D	30	104358	−2	2.46E−05
30	48340	P	30	146208	−2	2.46E−05
30	113269	D	30	113300	−2	2.46E−05
30	113269	P	30	137266	−2	2.46E−05
30	113300	P	30	137297	−2	2.46E−05
30	137266	D	30	137297	−2	2.46E−05
32	94883	D	32	94904	−3	5.26E−05
32	94883	P	32	155660	−3	5.26E−05
32	94904	P	32	155681	−3	5.26E−05
32	155660	D	32	155681	−3	5.26E−05
31	9317	D	31	39812	−3	1.91E−04
31	36261	P	31	36261	−3	1.91E−04
30	9497	D	30	9511	−3	6.89E−04
30	25112	P	30	126708	−3	6.89E−04
30	31785	P	30	31789	−3	6.89E−04
30	36267	P	30	63930	−3	6.89E−04
30	39816	P	30	50119	−3	6.89E−04

注：P. palindromic repeat，回文重复序列；D. direct repeat，正向重复序列

【高可变区】　为了发现胡桃属物种间的高可变区，采用 K2p 模型计算基因间区的遗传距离（图 2-41-2）。共有 73 个基因间区，其 K2p 值分布于 0.81 ～ 6.57。其中 *petN-psbM*、*rps15-ycf1*、*trnC-GCA-petN* 的 K2p 值较高，分别为 6.57、1.46、1.40。由此可见，胡桃属物种在这几个区域的变异较大，可作为潜在的分子标记开发区域。

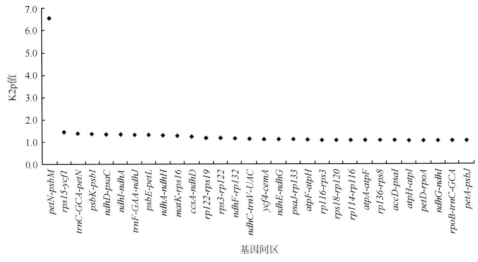

图 2-41-2　胡桃属物种基因间区的遗传距离分析结果

【系统发育】　对来自胡桃属的 9 个物种和 2 个外类群物种（拟南芥和烟草）的 76 个共有蛋白质序列用最大似然法构建系统进化树。其中胡桃（*J. regia*）最先从属中分离出来，*J. nigra*、*J. cinerea*、*J. majar*、*J. hindsii* 4 个物种聚为一支，泡核桃（*J. sigillata*）、麻核桃（*J. hopeiensis*）、胡桃楸（*J. mandshurica*）和野核桃（*J. cathayensis*）4 个物种聚为一支。该进化树大部分分支节点的 bootstrap 值均较高（＞90%），表明该进化树的可信度较高（图 2-41-3）。

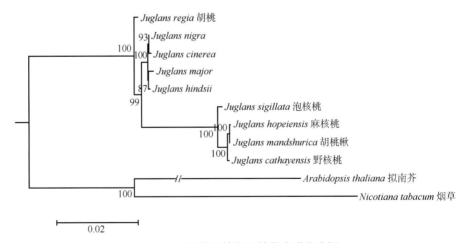

图 2-41-3　胡桃属植物系统发育进化分析

【*K*~A~/*K*~S~ 选择压力分析】　以图 2-41-3 的系统进化树作为参考，利用 Hyphy 软件中的 aBSREL 模型对蛋白质编码基因进行选择压力分析，结果如表 2-41-6 所示。共发现 1 个胡桃基因受到正向选择：*ndhA*。在物种 *J. major* 中，*atpF*、*ndhB* 2 个基因被正向选择。

表 2-41-6　胡桃属植物 K_A/K_S 选择压力分析

物种	基因	优化的枝长	LRT	*p*-value
J. major	*atpF*	0.0012	45.2260	< 0.0001*
	ndhB	0.0012	181.5231	< 0.0001*
J. regia	*ndhA*	0.0010	201.8539	< 0.0001*

注：LRT. 似然比检验；"*"表示值小于 0.0001

参 考 文 献

国家药典委员会 . 2015. 中华人民共和国药典（2015 年版）一部 . 北京：中国医药科技出版社：277.

国家中医药管理局《中华本草》编委会 . 1999. 中华本草（第七卷）. 上海：上海科学技术出版社：622-627.

南京中医药大学 . 2006. 中药大辞典（下册）. 2 版 . 上海：上海科学技术出版社 .

王筠默 . 2006. 中药研究与临床应用 . 上海：上海中医药大学出版社：571.

肖培根 . 2002. 新编中药志（第一卷）. 北京：化学工业出版社：766.

42 黄　连

【基本信息】　黄连（*Coptis chinensis* Franch.）为毛茛科黄连属药用植物。其干燥根茎为黄连中药材。被收载于《中国药典》（2015 年版）。黄连分布于四川、贵州、湖北、陕西等地，可见野生与栽培种。生物碱是药材黄连最主要的化学成分。其性寒，味苦，归心、脾、胃、肝、胆、大肠经，具清热燥湿、泻火解毒的功效。现代研究证明，黄连具有保护肝脏、抗氧化、镇静等作用，临床用于治疗细菌性痢疾、伤寒、肺结核、流行性脑脊髓膜炎等病症。

【叶绿体基因组】　黄连的叶绿体基因组序列（GenBank 登录号：NC_036485.1）为典型环状 DNA 分子，总长度为 155 484bp。具有保守的四分状结构，包括一个 LSC 区、一个 SSC 区和一对 IR 区，其长度分别为 84 582bp、17 384bp 和 26 759bp（图 2-42-1）。黄

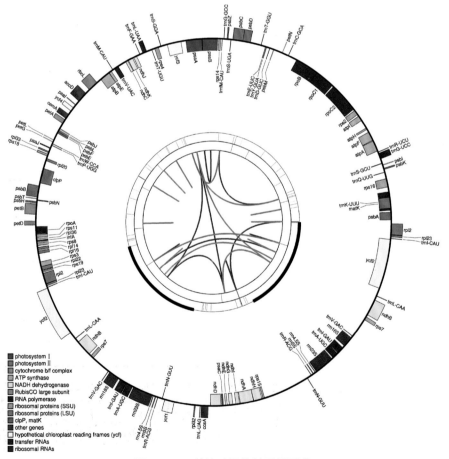

图 2-42-1　黄连叶绿体基因组图谱

图上有 4 个环：从中心向外，第一个圆内红色和绿色的弧线分别表示正向和反向重复序列；第二个圆内的短条表示串联重复序列；第三个圆内的短条表示微卫星重复序列；第四个圆是叶绿体基因组基因结构及其位置分布图。不同功能的基因以不同颜色表示

连叶绿体基因组的整体 G/C 含量为 38%。其 IR 区的 G/C 含量（43%）高于 SSC 区的 G/C 含量（32%）和 LSC 区的 G/C 含量（36%）。

【编码基因】　黄连的叶绿体基因组包括蛋白质编码基因 83 个、转运 RNA 编码基因 36 个和核糖体 RNA 编码基因 8 个（表 2-42-1）。其中 8 个蛋白质编码基因（*rps16*、*atpF*、*rpoC1*、*petB*、*rpl2*、*ndhB*、*ycf1*、*ndhA*）含有 1 个内含子，2 个蛋白质编码基因（*ycf3*、*clpP*）含有 2 个内含子。有 6 个 tRNA 编码基因（*trnK-UUU*、*trnG-UCC*、*trnL-UAA*、*trnV-UAC*、*trnI-GAU*、*trnA-UGC*）含有 1 个内含子（表 2-42-2）。黄连叶绿体基因组中蛋白质编码区的长度为 71 733bp，占整个基因组长度的 46.14%。rRNA 基因的长度为 9058bp，占整个基因组长度的 5.82%。而 tRNA 基因的长度为 2760bp，占整个基因组长度的 1.78%。黄连叶绿体基因组非编码区主要包括内含子和基因间隔区，其长度占整个基因组长度的 46.26%。

表 2-42-1　黄连叶绿体基因组基因列表

基因功能	基因分类	基因名称
rRNA	rRNA genes	*rrn23S*（×2）、*rrn16S*（×2）、*rrn5S*（×2）、*rrn4.5S*（×2）
tRNA	tRNA genes	36 *trn* genes（6 contain an intron）
自我复制	Large subunit of ribosome	*rpl14*、*rpl16*、*rpl2*（×2）、*rpl20*、*rpl22*、*rpl23*（×2）、*rpl32*、*rpl33*、*rpl36*
	DNA dependent RNA polymerase	*rpoA*、*rpoB*、*rpoC1*、*rpoC2*
	Small subunit of ribosome	*rps11*、*rps14*、*rps15*、*rps16*、*rps18*、*rps19*、*rps2*、*rps3*、*rps4*、*rps7*（×2）、*rps8*
光合作用	Subunits of ATP synthase	*atpA*、*atpB*、*atpE*、*atpF*、*atpH*、*atpI*
	Subunits of photosystem Ⅰ	*psaA*、*psaB*、*psaC*、*psaI*、*psaJ*
	Subunits of photosystem Ⅱ	*psbA*、*psbB*、*psbC*、*psbD*、*psbE*、*psbF*、*psbH*、*psbI*、*psbJ*、*psbK*、*psbL*、*psbM*、*psbN*、*psbT*、*psbZ*、*ycf3*
	Subunits of NADH-dehydrogenase	*ndhA*、*ndhB*（×2）、*ndhC*、*ndhD*、*ndhE*、*ndhG*、*ndhH*、*ndhI*、*ndhJ*、*ndhK*
	Subunits of cytochrome b/f complex	*petA*、*petB*、*petD*、*petG*、*petL*、*petN*
	Subunit of rubisco	*rbcL*
其他功能	Subunit of acetyl-CoA-carboxylase	*accD*
	c-type cytochrome synthesis gene	*ccsA*
	Envelop membrane protein	*cemA*
	Protease	*clpP*
	Translational initiation factor	*infA*
	Maturase	*matK*
未知功能		*ycf1*（×2）、*ycf2*（×2）、*ycf4*

表 2-42-2　黄连叶绿体基因内含子和外显子位置及长度

基因名称	基因编码序列所在链	起始位置	终点位置	长度 /bp				
				第一外显子	第一内含子	第二外显子	第二内含子	第三外显子
trnK-UUU	−	1595	4169	37	2575	35		
rps16	−	4786	5951	40	1166	230		
trnG-UCC	+	8711	9502	23	723	48		

续表

基因名称	基因编码序列所在链	起始位置	终点位置	长度 /bp				
				第一外显子	第一内含子	第二外显子	第二内含子	第三外显子
atpF	–	11426	12688	145	1263	410		
rpoC1	–	20730	23534	432	2805	1602		
ycf3	–	43273	45248	124	1069	230	1137	153
trnL-UAA	+	48276	48868	35	510	50		
trnV-UAC	–	52716	53379	39	664	35		
clpP	–	70411	72437	71	1157	291	1161	244
petB	+	75320	76726	6	761	642		
rpl2	–	84742	86240	403	1499	473		
ndhB	–	95346	97582	775	2237	758		
trnI-GAU	+	103161	104177	37	947	35		
trnA-UGC	+	104237	105109	38	802	35		
ycf1	+	109921	111336	771	32	615		
ndhA	–	120583	122432	553	1850	539		
ycf1	–	125685	130115	771	4431	3630		
trnA-UGC	–	134927	135799	38	873	35		
trnI-GAU	–	135859	136875	37	1017	35		
ndhB	+	142454	144690	775	706	758		
rpl2	+	153796	155294	403	625	473		

注："+"表示正链；"–"表示负链

【重复序列】 在黄连叶绿体基因组中，微卫星重复序列的类型以 A/T 为主，有 48 个；其次为 AT/AT，有 5 个（表 2-42-3）。共发现 8 个串联重复序列，满足总长度超过 20bp 且重复单元之间的相似性大于 90% 两个条件（表 2-42-4）。散在重复序列主要有回文重复序列和正向重复序列两种类型。以 *e*-value 小于 1E–4 为阈值，黄连叶绿体基因组散在重复序列包括回文重复序列 17 条、正向重复序列 23 条（表 2-42-5）。

表 2-42-3 黄连叶绿体基因组微卫星重复序列数量统计

重复单元类型	重复序列个数
A/T	48
AT/AT	5

表 2-42-4 黄连叶绿体基因组串联重复序列统计

起点—终点	重复单元大小 /bp	重复单元拷贝数	重复单元一致序列 /bp	重复单元之间的匹配度 /%	插入缺失比例 /%	分值	碱基个数				熵（0—2）
							A	C	G	T	
6608—6644	18	2.1	18	100	0	74	29	10	21	37	1.88
12754—12781	14	2.0	14	100	0	56	21	7	0	71	1.09
26839—26885	21	2.2	21	92	0	76	34	8	23	34	1.85

续表

起点—终点	重复单元 大小 /bp	重复单元 拷贝数	重复单元一 致序列 /bp	重复单元之间 的匹配度 /%	插入缺失 比例 /%	分值	碱基个数				熵 （0—2）
							A	C	G	T	
58238—58271	17	2.0	17	94	0	59	55	0	5	38	1.24
66676—66712	17	2.1	18	90	5	58	32	10	5	51	1.60
79776—79822	24	2.0	24	91	0	76	21	34	19	25	1.96
91827—91887	18	3.6	18	91	6	92	32	6	24	36	1.81
148149—148209	18	3.6	18	91	6	92	36	24	6	32	1.81

表 2-42-5　黄连叶绿体基因组散在重复序列特征值

重复单元一 长度 /bp	重复单元一 起点	重复类型	重复单元二 长度 /bp	重复单元二 起点	重复单元 间隔	e-value
74	64402	P	74	64402	0	1.91E–35
66	78171	P	66	78171	–2	2.41E–26
44	95209	P	44	95209	0	2.20E–17
44	95209	D	44	144782	0	2.20E–17
44	144782	P	44	144782	0	2.20E–17
39	44446	D	39	99248	0	2.25E–14
39	44446	P	39	140748	0	2.25E–14
37	44449	D	37	121164	0	3.60E–13
46	39487	D	46	41711	–3	5.63E–13
36	99251	D	36	121164	0	1.44E–12
36	121164	P	36	140748	0	1.44E–12
44	39495	D	44	41719	–3	7.86E–12
35	57932	P	35	57932	–1	6.05E–10
31	125398	D	31	125399	0	1.47E–09
39	174	D	39	175	–3	5.55E–09
30	8036	P	30	46180	0	5.90E–09
30	125398	D	30	125400	0	5.90E–09
38	125341	D	38	125449	–3	2.05E–08
31	91838	D	31	91856	–1	1.37E–07
31	91838	P	31	148148	–1	1.37E–07
31	91856	P	31	148166	–1	1.37E–07
31	148148	D	31	148166	–1	1.37E–07
30	125397	D	30	125400	–1	5.31E–07
34	4400	P	34	4406	–3	3.72E–06
30	183	P	30	185	–2	2.31E–05
30	184	P	30	185	–2	2.31E–05
30	125352	D	30	125460	–2	2.31E–05
30	125396	D	30	125400	–2	2.31E–05
32	8034	D	32	36229	–3	4.94E–05
32	125398	D	32	125403	–3	4.94E–05

续表

重复单元一 长度/bp	重复单元一 起点	重复类型	重复单元二 长度/bp	重复单元二 起点	重复单元 间隔	e-value
31	183	P	31	183	−3	1.79E–04
31	125398	D	31	125404	−3	1.79E–04
30	172	D	30	125403	−3	6.46E–04
30	173	D	30	125403	−3	6.46E–04
30	174	D	30	125403	−3	6.46E–04
30	184	D	30	185	−3	6.46E–04
30	184	P	30	186	−3	6.46E–04
30	36231	P	30	46180	−3	6.46E–04
30	52364	P	30	52368	−3	6.46E–04
30	125398	D	30	125405	−3	6.46E–04

注：P. palindromic repeat，回文重复序列；D. direct repeat，正向重复序列

【系统发育】 对来自毛茛科的 25 个物种和 2 个外类群物种（拟南芥和烟草）的 79 个共有蛋白质序列用最大似然法构建系统进化树。首先，*H. canadensis* 先分出来，随后，2 个黄连属物种（*C. quinquesecta*、*C. chinensis*）分出来。之后，12 个乌头属植物和 *G. gymnandrum* 聚为一支，其余 9 个物种（*Megaleranthis*、唐松草属、金莲花属、罂粟莲花属、铁线莲属）聚为一支，与传统分类结果一致。黄连属与其他植物的亲缘关系均较远（图 2-42-2）。

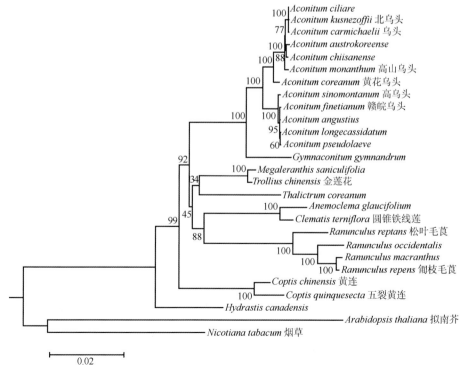

图 2-42-2 毛茛科植物系统发育进化分析

参 考 文 献

盖晓红，刘素香，任涛，等 . 2018. 黄连的化学成分及药理作用研究进展 . 中草药，49（20）：208-216.

李峰 . 2007. 黄连的化学成分及质量标准的研究 . 成都：四川大学硕士学位论文 .

李志峰，王琦，冯育林，等 . 2012. 黄连的化学成分研究 . 中草药，21（7）：1273-1275.

舒华，向丽华 . 2004. 黄连药理作用及临床应用 . 西部中医药，17（12）：5-6.

王萌 . 2009. 常用中药川黄柏和黄连化学成分及生物活性比较研究 . 北京：中国协和医科大学硕士学位论文 .

Doh EJ，Lee MY，Ko BS，et al. 2014. Differentiating *Coptis chinensis* from *Coptis japonica* and other *Coptis* species used in coptidis rhizoma based on partial trnL-F intergenic spacer sequences. Genes & Genomics，36（3）：345-354.

He Y，Xiao H，Deng C，et al. 2017. Complete chloroplast genome sequence of *Coptis chinensis* Franch. and its evolutionary history. BioMed Research International，（1）：1-7.

43 黄 芩

【基本信息】 黄芩（*Scutellaria baicalensis* Georgi）为唇形科黄芩属药用植物。其干燥根为黄芩中药材。又名腐肠、内虚、子芩，被收载于《中国药典》（2015 年版）。黄芩分布于黑龙江、吉林、辽宁、内蒙古、河北、河南、山西、山东、甘肃、陕西等地，主产于山东、河北、山西，以承德野生"热河黄芩"为道地。黄芩为国家三级重点保护野生药材。药材以条长根头少、质坚实、色黄、空心少者为佳。其性寒，味苦，归肺、胆、脾、大肠、小肠经，具有清热燥湿、泻火解毒、止血、安胎的功效。黄芩主要含黄芩素、黄芩苷、汉黄芩素、汉黄芩苷、黄芩新素等多种黄酮成分，β-谷甾醇、豆甾醇、菜油甾醇等甾醇化学成分。现代研究证明，黄芩具有抗病原微生物、抗炎、抗毒素、抗免疫反应、保肝利胆、降脂、抗自由基损伤等作用，临床应用于治疗细菌性痢疾、急性胃肠炎、阿米巴痢疾等胃肠道疾病。

【叶绿体基因组】 黄芩的叶绿体基因组序列（GenBank 登录号：NC_027262.1）为典型环状 DNA 分子，总长度为 152 731bp。具有保守的四分状结构，包括一个 LSC 区、一个 SSC 区和一对 IR 区，其长度分别为 83 949bp、17 474bp 和 25 654bp（图 2-43-1）。黄

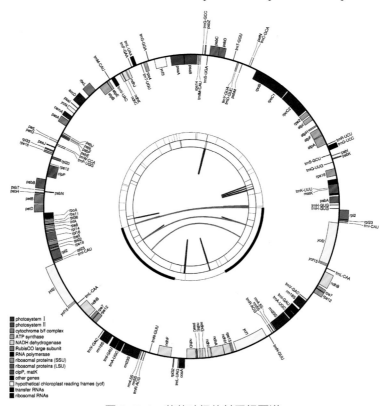

图 2-43-1 黄芩叶绿体基因组图谱

图上有 4 个环：从中心向外，第一个圆内红色和绿色的弧线分别表示正向和反向重复序列；第二个圆内的短条表示串联重复序列；第三个圆内的短条表示微卫星重复序列；第四个圆是叶绿体基因组基因结构及其位置分布图。不同功能的基因以不同颜色表示

芩叶绿体基因组的整体 G/C 含量为 38%。其 IR 区的 G/C 含量（43%）高于 SSC 区的 G/C 含量（33%）和 LSC 区的 G/C 含量（36%）。

【编码基因】　黄芩的叶绿体基因组包括蛋白质编码基因 87 个、转运 RNA 编码基因 37 个和核糖体 RNA 编码基因 8 个（表 2-43-1）。其中 9 个蛋白质编码基因（*rps16*、*atpF*、*rpoC1*、*petB*、*petD*、*rpl16*、*rpl2*、*ndhB*、*ndhA*）含有 1 个内含子，2 个蛋白质编码基因（*ycf3*、*clpP*）含有 2 个内含子。有 6 个 tRNA 编码基因（*trnA-UGC*、*trnG-UCC*、*trnI-GAU*、*tunK-UUU*、*trnL-UAA*、*trnV-UAC*）含有 1 个内含子（表 2-43-2）。黄芩叶绿体基因组中蛋白质编码区的长度为 79 387bp，占整个基因组长度的 51.98%。rRNA 基因的长度为 9062bp，占整个基因组长度的 5.93%。而 tRNA 基因的长度为 2763bp，占整个基因组长度的 1.81%。黄芩叶绿体基因组非编码区主要包括内含子和基因间隔区，其长度占整个基因组长度的 40.28%。

表 2-43-1　黄芩叶绿体基因组基因列表

基因功能	基因分类	基因名称
rRNA	rRNA genes	*rrn16S*（×2）、*rrn23S*（×2）、*rrn4.5S*（×2）、*rrn5S*（×2）
tRNA	tRNA genes	37 *trn* genes（6 contain an intron）
自我复制	Small subunit of ribosome	*rps11*、*rps12*（×2）、*rps14*、*rps15*、*rps16*、*rps18*、*rps19*、*rps2*、*rps3*、*rps4*、*rps7*（×2）、*rps8*
	Large subunit of ribosome	*rpl14*、*rpl16*、*rpl2*（×2）、*rpl20*、*rpl22*、*rpl23*（×2）、*rpl32*、*rpl33*、*rpl36*
	DNA dependent RNA polymerase	*rpoA*、*rpoB*、*rpoC1*、*rpoC2*
光合作用	Subunits of NADH-dehydrogenase	*ndhA*、*ndhB*（×2）、*ndhC*、*ndhD*、*ndhE*、*ndhF*、*ndhG*、*ndhH*、*ndhI*、*ndhJ*、*ndhK*
	Subunits of photosystem Ⅰ	*psaA*、*psaB*、*psaC*、*psaI*、*psaJ*
	Subunits of photosystem Ⅱ	*psbA*、*psbB*、*psbC*、*psbD*、*psbE*、*psbF*、*psbH*、*psbI*、*psbJ*、*psbK*、*psbL*、*psbM*、*psbN*、*psbT*、*psbZ*、*ycf3*
	Subunits of cytochrome b/f complex	*petA*、*petB*、*petD*、*petG*、*petL*、*petN*
	Subunits of ATP synthase	*atpA*、*atpB*、*atpE*、*atpF*、*atpH*、*atpI*
	Large subunit of rubisco	*rbcL*
其他功能	Translational initiation factor	*infA*
	Maturase	*matK*
	Protease	*clpP*
	Envelope membrane protein	*cemA*
	Subunit of acetyl-CoA-carboxylase	*accD*
	c-type cytochrome synthesis gene	*ccsA*
未知功能		*ycf1*、*ycf15*（×2）、*ycf2*（×2）、*ycf4*

表 2-43-2　黄芩叶绿体基因内含子和外显子位置及长度

基因名称	基因编码序列所在链	起始位置	终点位置	长度 /bp				
				第一外显子	第一内含子	第二外显子	第二内含子	第三外显子
trnK-UUU	–	1858	4431	37	2502	35		
rps16	–	4966	6137	42	905	225		
trnG-UCC	+	9154	9906	23	682	48		
atpF	–	11900	13136	145	682	410		
rpoC1	–	20970	23808	430	784	1625		
ycf3	–	42430	44356	129	703	230	714	151
trnL-UAA	+	47348	47923	37	489	50		
trnV-UAC	–	51478	52130	36	580	37		
clpP	–	69622	71562	71	728	294	622	226
petB	+	74487	75857	6	723	642		
petD	+	76046	77197	8	669	475		
rpl16	–	80620	81929	9	902	399		
rpl2	–	83632	85113	391	657	434		
ndhB	–	93826	96037	775	679	758		
trnI-GAU	+	101310	102329	37	948	35		
trnA-UGC	+	102394	103275	38	808	36		
ndhA	–	118112	120225	553	1022	539		
trnA-UGC	–	132547	133428	38	808	36		
trnI-GAU	–	133493	134512	37	948	35		
ndhB	+	139785	141996	775	679	758		
rpl2	+	150709	152190	391	657	434		

注："+"表示正链；"–"表示负链

【重复序列】　在黄芩叶绿体基因组中，微卫星重复序列的类型以 A/T 为主，有 22 个；其次为 C/G，有 6 个；还有 AT/ AT，有 2 个（表 2-43-3）。共发现 37 个串联重复序列，满足总长度超过 20bp 且重复单元之间的相似性大于 90% 两个条件（表 2-43-4）。散在重复序列包括回文重复序列和正向重复序列。以 e-value 小于 1E–4 为阈值，黄芩叶绿体基因组散在重复序列包括回文重复序列 6 条、正向重复序列 43 条（表 2-43-5）。

表 2-43-3　黄芩叶绿体基因组微卫星重复序列数量统计

重复单元类型	重复序列个数
A/T	22
C/G	6
AT/AT	2

表 2-43-4　黄芩叶绿体基因组串联重复序列统计

起点—终点	重复单元大小 /bp	重复单元拷贝数	重复单元一致序列 /bp	重复单元之间的匹配度 /%	插入缺失比例 /%	分值	碱基个数				熵（0—2）
							A	C	G	T	
4544—4582	18	2.2	18	90	4	62	74	10	0	15	1.07
4552—4588	18	2.1	18	94	0	65	67	5	2	24	1.25
6389—6663	150	1.8	150	100	0	550	32	14	12	41	1.83
6746—6774	15	1.9	15	100	0	58	48	0	24	27	1.51
7360—7488	63	2.0	63	100	0	258	26	9	24	40	1.85
8245—8392	74	2.0	73	98	1	287	30	12	12	44	1.79
10054—10124	37	1.9	37	100	0	142	50	16	18	14	1.78
15532—15571	19	2.1	19	90	9	64	42	10	5	42	1.60
31891—32026	65	2.1	65	98	0	263	32	11	22	33	1.89
41958—42061	54	1.9	54	98	0	199	40	20	8	30	1.82
42264—42361	50	2.0	48	96	4	178	46	8	12	32	1.71
46330—46438	52	2.1	52	98	0	209	33	14	14	37	1.87
46433—46468	12	3.0	12	91	0	54	41	16	2	38	1.63
46687—46713	13	2.1	13	100	0	54	48	22	0	29	1.51
50848—50878	16	1.9	16	100	0	62	45	25	0	29	1.54
58942—58973	16	2.0	16	100	0	64	25	18	18	37	1.94
59779—59823	21	2.1	21	91	0	72	28	22	15	33	1.95
63458—63575	53	2.2	54	90	4	186	49	15	4	31	1.64
66496—66595	50	2.0	48	94	3	173	30	17	23	30	1.96
67647—67687	21	2.0	21	95	0	73	31	24	7	36	1.83
79971—80032	30	2.1	30	100	0	124	33	3	11	51	1.54
81172—81314	77	1.9	77	100	0	286	23	19	14	41	1.89
83464—83577	57	2.0	57	100	0	228	28	12	17	42	1.85
85701—85740	20	2.0	20	90	0	62	47	5	0	27	1.70
90733—90857	60	2.1	60	98	0	241	28	14	24	32	1.94
98498—98556	28	2.1	28	100	0	118	37	10	11	40	1.76
106509—106568	31	1.9	31	93	0	102	38	23	10	28	1.87
111964—112620	338	1.9	338	100	0	1314	37	17	14	30	1.90
121758—122151	207	1.9	207	96	0	725	32	12	16	37	1.87
125368—125410	13	3.2	13	90	6	68	0	18	0	81	0.69
125368—125410	14	3.1	14	93	3	70	0	18	0	81	0.69
126632—126667	18	2.0	18	100	0	72	27	5	33	33	1.80
129254—129313	31	1.9	31	93	0	102	28	10	23	38	1.87
137266—137324	28	2.1	28	100	0	118	40	11	10	37	1.76
144965—145089	60	2.1	60	98	0	241	32	24	14	28	1.94
150082—150121	20	2.0	20	90	0	62	27	20	5	47	1.70
152272—152333	32	1.9	32	100	0	124	38	16	14	30	1.88

表 2-43-5　黄芩叶绿体基因组散在重复序列特征值

重复单元一长度 /bp	重复单元一起点	重复类型	重复单元二长度 /bp	重复单元二起点	重复单元间隔	e-value
319	111963	D	319	112301	0	5.75E−183
150	121794	D	150	122001	−1	1.45E−78
125	6388	D	125	6538	0	3.63E−66
126	50	P	126	83520	−2	6.43E−62
126	50	D	126	152175	−2	6.43E−62
118	58	P	118	83520	−1	2.10E−59
118	58	D	118	152183	−1	2.10E−59
86	32342	D	86	32343	0	1.10E−42
85	32342	D	85	32344	0	4.38E−42
84	32342	D	84	32345	0	1.75E−41
83	32342	D	83	32346	0	7.01E−41
82	32342	D	82	32347	0	2.81E−40
85	171	D	85	152329	−1	1.12E−39
81	32342	D	81	32348	0	1.12E−39
80	32342	D	80	32349	0	4.49E−39
79	32342	D	79	32350	0	1.80E−38
78	32342	D	78	32351	0	7.18E−38
77	32342	D	77	32352	0	2.87E−37
76	32342	D	76	32353	0	1.15E−36
75	32342	D	75	32354	0	4.60E−36
74	32342	D	74	32355	0	1.84E−35
73	32342	D	73	32356	0	7.35E−35
72	32342	D	72	32357	0	2.94E−34
71	32342	D	71	32358	0	1.18E−33
70	32342	D	70	32359	0	4.71E−33
69	32342	D	69	32360	0	1.88E−32
68	32342	D	68	32361	0	7.53E−32
71	31890	D	71	31955	−1	2.51E−31
67	8244	D	67	8318	0	3.01E−31
67	32342	D	67	32362	0	3.01E−31
66	7359	D	66	7422	0	1.21E−30
66	32342	D	66	32363	0	1.21E−30
66	81171	D	66	81248	−1	1.21E−30
65	32342	D	65	32364	0	4.82E−30
64	32342	D	64	32365	0	1.93E−29
63	32342	D	63	32366	0	7.71E−29
62	32342	D	62	32367	0	3.08E−28
65	90732	D	65	90792	−1	9.40E−28
65	90732	P	65	144964	−1	9.40E−28
65	90792	P	65	145024	−1	9.40E−28
65	144964	D	65	145024	−1	9.40E−28

续表

重复单元一 长度 /bp	重复单元一 起点	重复类型	重复单元二 长度 /bp	重复单元二 起点	重复单元间隔	e-value
61	32342	D	61	32368	0	1.23E–27
60	32342	D	60	32369	0	4.94E–27
59	32342	D	59	32370	0	1.97E–26
58	119	P	58	83462	0	7.90E–26
58	32342	D	58	32371	0	7.90E–26
57	32342	D	57	32372	0	3.16E–25
57	83463	D	57	83520	0	3.16E–25
57	83463	P	57	152244	0	3.16E–25

注：P. palindromic repeat，回文重复序列；D. direct repeat，正向重复序列

【系统发育】　对来自唇形科的 32 个物种和 2 个外类群物种（拟南芥和烟草）的 69 个共有蛋白质序列用最大似然法构建系统进化树。黄芩属 3 个物种（*S. baicalensis*、*S. insignis*、*S. lateriflora*）聚在一起，且该分支的 bootstrap 值较高，表明可信度高（图 2-43-2）。

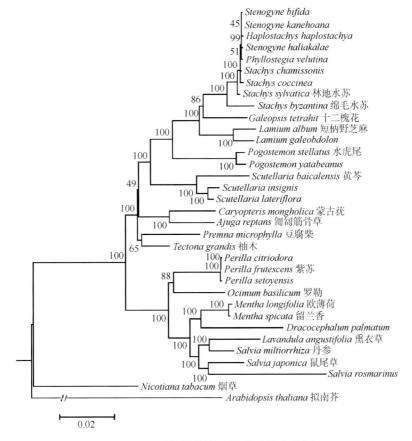

图 2-43-2　唇形科植物系统发育进化分析

参 考 文 献

关晓燕，杨洁 . 2006. 黄芩药理研究概况 . 中医药信息，23（4）：21-23.

国家药典委员会 . 2015. 中华人民共和国药典（2015 年版）一部 . 北京：中国医药科技出版社：301.

王国强 . 2014. 全国中草药汇编（卷一）. 北京：人民卫生出版社：538-541.

肖培根 . 2002. 新编中药志（第一卷）. 北京：化学工业出版社：862-875.

肖意川，张许，柯培雄，等 . 2018. 黄芩苷在心血管疾病中的药理作用研究新进展 . 广东医学，39（24）：3587-3590.

袁昌齐 . 2000. 天然药物资源开发利用 . 南京：江苏科学技术出版社：360-363.

赵发全，崔元璐，范祥 . 2019. 黄芩苷抗脑缺血药理学研究进展 . 中国药理学通报，（2）：159-163.

44 黄　精

【基本信息】　　黄精（*Polygonatum sibiricum* Red.）为百合科黄精属药用植物。其干燥根茎为黄精中药材。又名老虎姜、鸡头姜、野姜，被收载于《中国药典》（2015 年版）。黄精分布于华北、东北、华中及陕西、甘肃、宁夏、四川、重庆、贵州、山东、安徽、浙江等地。商品药材主要来源于野生。主产于河北、内蒙古、湖南、贵州等地，也有进口。黄精中主要含多糖、甾体皂苷、黄酮、生物碱、木脂素和醌类化学成分。其性甘，味平，归脾、肺、肾经，具有补气养阴、健脾、润肺、益肾的功效。现代研究证明，黄精具有增强免疫功能、降血压、降血糖、降血脂、抗衰老、抗菌、抗病毒作用，临床用于治疗咳嗽、高血压、骨膜炎、神经衰弱、白细胞减少症、近视眼、手足癣等病症。黄精是国家卫生健康委员会公布的既是食品又是药品的中药。

【叶绿体基因组】　　黄精的叶绿体基因组序列（GenBank 登录号：NC_029485.1）为典型环状 DNA 分子，总长度为 152 891bp。具有保守的四分状结构，包括一个 LSC 区、一个 SSC 区和一对 IR 区，其长度分别为 81 470bp、18 519bp 和 26 451bp（图 2-44-1）。黄

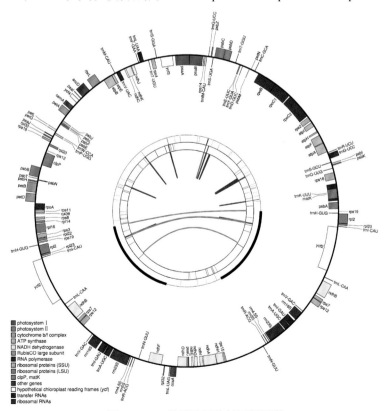

图 2-44-1　黄精叶绿体基因组图谱

图上有 4 个环：从中心向外，第一个圆内红色和绿色的弧线分别表示正向和反向重复序列；第二个圆内的短条表示串联重复序列；第三个圆内的短条表示微卫星重复序列；第四个圆是叶绿体基因组基因结构及其位置分布图。不同功能的基因以不同颜色表示

精叶绿体基因组的整体 G/C 含量为 38%。其 IR 区的 G/C 含量（43%）高于 SSC 区的 G/C 含量（32%）和 LSC 区的 G/C 含量（36%）。

【编码基因】 黄精的叶绿体基因组包括蛋白质编码基因 84 个、转运 RNA 编码基因 38 个和核糖体 RNA 编码基因 8 个（表 2-44-1）。其中 6 个蛋白质编码基因（*atpF*、*ndhA*、*ndhB*、*rpl2*、*rpoC1*、*rps16*）含 1 个内含子，2 个蛋白质编码基因（*clpP*、*ycf3*）含有 2 个内含子。有 6 个 tRNA 编码基因（*trnK-UUU*、*trnT-CGU*、*trnC-ACA*、*trnE-UUC*、*trnA-UGC*、*trnE-UUC*）含有 1 个内含子（表 2-44-2）。黄精叶绿体基因组中蛋白质编码区的长度为 73 600bp，占整个基因组长度的 48.14%。rRNA 基因的长度为 9060bp，占整个基因组长度的 5.93%。而 tRNA 基因的长度为 2913bp，占整个基因组长度的 1.91%。黄精叶绿体基因组非编码区主要包括内含子和基因间隔区，其长度占整个基因组长度的 44.02%。

表 2-44-1 黄精叶绿体基因组基因列表

基因功能	基因分类	基因名称
rRNA	rRNA genes	*rrn23S*（×2）、*rrn16S*（×2）、*rrn5S*（×2）、*rrn4.5S*（×2）
tRNA	tRNA genes	38 *trn* genes（6 contain an intron）
自我复制	Small subunit of ribosome	*rps2*、*rps18*、*rps8*、*rps4*、*rps7*（×2）、*rps11*、*rps12*（×2）、*rps15*、*rps19*（×2）、*rps3*、*rps14*、*rps16*
	Large subunit of ribosome	*rpl14*、*rpl36*、*rpl23*（×2）、*rpl20*、*rpl32*、*rpl2*（×2）、*rpl33*、*rpl16*
	DNA dependent RNA polymerase	*rpoC1*、*rpoC2*、*rpoB*、*rpoA*
光合作用	Subunits of NADH-dehydrogenase	*ndhK*、*ndhJ*、*ndhF*、*ndhG*、*ndhE*、*ndhD*、*ndhB*（×2）、*ndhC*、*ndhA*、*ndhH*、*ndhI*
	Subunits of photosystem Ⅰ	*psaI*、*psaC*、*psaB*、*psaA*、*psaJ*
	Subunits of photosystem Ⅱ	*psbZ*、*psbJ*、*psbB*、*psbA*、*psbC*、*psbF*、*psbI*、*psbK*、*psbT*、*psbD*、*psbN*、*psbL*、*psbM*、*psbE*、*psbH*、*ycf3*
	Subunits of cytochrome b/f complex	*petN*、*petA*、*petD*、*petG*、*petB*、*petL*
	Subunits of ATP synthase	*atpI*、*atpE*、*atpA*、*atpB*、*atpH*、*atpF*
	Large subunit of rubisco	*rbcL*
其他功能	Maturase	*matK*
	Protease	*clpP*
	Envelope membrane protein	*cemA*
	Subunit of acetyl-CoA-carboxylase	*accD*
	c-type cytochrome synthesis gene	*ccsA*
	Translation initiation factor IF1	*infA*
未知功能		*ycf4*、*ycf2*（×2）

表 2-44-2　黄精叶绿体基因内含子和外显子位置及长度

基因名称	基因编码序列所在链	起始位置	终点位置	长度 /bp				
				第一外显子	第一内含子	第二外显子	第二内含子	第三外显子
trnK-UUU	−	1590	4287	38	2624	36		
rps16	−	4943	6062	40	871	209		
trnT-CGU	+	8250	9056	34	728	45		
atpF	−	11008	12337	145	775	410		
rpoC2	−	15873	20021	4014	30	105		
rpoC1	−	20198	22984	432	738	1617		
ycf3	−	40463	42456	126	749	228	738	153
trnC-ACA	−	49280	49949	39	575	56		
clpP	−	67093	69163	71	854	294	602	250
rpl2	−	81854	83336	388	664	431		
ndhB	−	92648	94874	775	694	758		
trnE-UUC	+	100491	101502	32	940	40		
trnA-UGC	+	101567	102463	37	824	36		
ndhA	−	117534	119616	559	985	539		
trnA-UGC	−	131899	132795	37	824	36		
trnE-UUC	−	132860	133871	32	940	40		
ndhB	+	139488	141714	775	694	758		
rpl2	+	151026	152508	388	664	431		

注："+"表示正链；"−"表示负链

【重复序列】　在黄精叶绿体基因组中，微卫星重复序列的类型以 A/T 为主，其次为 AT/ AT，二者合计占所有重复序列总数的 90% 以上（表 2-44-3）。共发现 51 个串联重复序列，满足总长度超过 20bp 且重复单元之间的相似性大于 90% 两个条件（表 2-44-4）。散在重复序列主要有回文重复序列和正向重复序列两种类型。以 *e*-value 小于 1E–4 为阈值，散在重复序列包括回文重复序列 9 条、正向重复序列 40 条（表 2-44-5）。

表 2-44-3　黄精叶绿体基因组微卫星重复序列数量统计

重复单元类型	重复序列个数
A/T	36
AC/GT	1
AT/AT	6

表 2-44-4　黄精叶绿体基因组串联重复序列统计

起点—终点	重复单元大小 /bp	重复单元拷贝数	重复单元一致序列 /bp	重复单元之间的匹配度 /%	插入缺失比例 /%	分值	碱基个数				熵 (0—2)
							A	C	G	T	
1728—1875	70	2.1	70	97	2	282	43	20	12	24	1.86
3673—3818	1	146.0	1	100	0	292	100	0	0	0	0.00

续表

起点—终点	重复单元大小 /bp	重复单元拷贝数	重复单元一致序列 /bp	重复单元之间的匹配度 /%	插入缺失比例 /%	分值	碱基个数				熵（0—2）
							A	C	G	T	
4672—4711	19	2.1	19	95	0	71	55	7	0	37	1.29
6878—6902	12	2.1	12	100	0	50	44	8	8	40	1.63
8683—8743	30	2.0	30	100	0	122	29	13	19	37	1.90
9117—9182	31	2.1	31	100	0	132	36	27	0	36	1.57
12307—12803	249	2.0	249	100	0	994	33	14	14	37	1.86
14876—14929	25	2.2	25	100	0	108	33	11	0	55	1.35
15669—15736	33	2.1	33	97	0	127	45	5	4	44	1.48
29813—30110	154	1.9	154	100	0	596	30	19	17	32	1.95
30792—30892	2	50.5	2	100	0	202	0	0	49	50	1.00
30892—31020	2	64.5	2	100	0	258	49	0	0	50	1.00
42864—42893	15	2.0	15	93	0	51	43	0	36	20	1.52
43332—43424	45	2.1	45	100	0	186	15	23	22	38	1.92
44166—44235	32	2.2	32	94	2	124	37	11	12	38	1.80
44908—45206	154	1.9	154	100	0	598	36	12	22	28	1.91
46342—46481	69	2.0	69	100	0	280	40	8	21	29	1.83
50252—50366	57	2.0	57	100	0	230	33	7	22	38	1.77
50258—50384	57	2.2	57	92	0	209	31	5	21	41	1.76
54337—54363	14	1.9	14	100	0	54	62	7	14	14	1.51
54348—54704	180	2.0	180	100	0	714	33	15	17	32	1.92
58067—58096	10	3.1	10	90	9	53	63	6	0	30	1.20
58355—58388	13	2.6	13	100	0	68	29	8	0	61	1.26
65026—65069	21	2.1	21	91	0	70	31	25	11	31	1.91
66809—67108	152	2.0	152	100	0	600	38	13	13	35	1.83
68760—68846	40	2.2	40	100	0	174	33	17	16	33	1.92
72419—72556	70	2.0	70	98	0	267	31	13	20	34	1.91
76642—76690	24	2.0	24	92	0	80	28	32	12	26	1.92
77886—77926	20	2.0	21	90	4	66	51	0	9	39	1.35
79174—79240	33	2.0	33	100	0	134	41	13	14	29	1.85
79546—79582	19	1.9	19	94	0	65	27	5	2	64	1.28
80757—80799	20	2.2	20	100	0	86	25	18	0	55	1.42
81114—81295	89	2.0	89	100	0	364	30	21	12	34	1.91
83924—83973	21	2.3	23	90	10	79	46	8	22	24	1.78
85804—86234	144	3.0	144	91	4	644	28	19	23	27	1.98
85857—86270	141	2.9	141	90	4	604	29	19	24	27	1.98
86694—86804	21	5.1	21	92	3	168	13	26	9	50	1.72

续表

起点—终点	重复单元大小 /bp	重复单元拷贝数	重复单元一致序列 /bp	重复单元之间的匹配度 /%	插入缺失比例 /%	分值	碱基个数 A	C	G	T	熵（0—2）
89161—89213	24	2.2	24	96	0	97	33	9	22	33	1.86
95069—95193	62	2.0	63	96	3	236	20	19	18	41	1.90
115956—115997	18	2.3	18	100	0	84	38	7	4	50	1.51
122504—122602	46	2.2	46	98	0	189	43	6	9	41	1.61
124803—124906	43	2.4	43	91	1	165	15	20	13	50	1.77
125143—125171	15	1.9	15	100	0	58	34	6	6	51	1.55
125330—125373	19	2.3	19	100	0	88	25	25	6	43	1.79
126387—126440	27	2.0	27	100	0	108	3	37	3	55	1.35
139169—139293	62	2.0	62	96	3	234	41	18	19	20	1.90
145149—145201	24	2.2	24	96	0	97	33	22	9	33	1.86
147558—147668	21	5.1	21	92	3	168	50	9	26	13	1.72
148092—148515	141	3.0	141	90	4	606	27	24	19	29	1.98
148128—148558	144	3.0	144	91	4	644	27	23	19	29	1.98
150389—150438	21	2.3	21	90	10	75	24	22	8	46	1.78

表 2-44-5　黄精叶绿体基因组散在重复序列特征值

重复单元一长度 /bp	重复单元一起点	重复类型	重复单元二长度 /bp	重复单元二起点	重复单元间隔	e-value
248	12306	D	248	12555	0	3.22E−140
246	30776	D	246	30778	−3	3.41E−131
227	30791	D	227	30793	−1	9.63E−125
225	30791	D	225	30795	−2	5.13E−121
223	30791	D	223	30797	−3	1.78E−117
178	28242	D	178	28596	0	4.48E−98
177	54347	D	177	54527	0	1.79E−97
171	13065	D	171	13456	0	7.34E−94
148	66808	D	148	66960	0	5.17E−85
146	85803	D	146	85947	0	8.27E−79
146	85803	P	146	148268	0	8.27E−79
146	85947	P	146	148412	0	8.27E−79
146	148268	D	146	148412	0	8.27E−79
145	3672	D	145	3673	0	3.31E−78
145	44907	D	145	45061	0	3.31E−78
144	3672	D	144	3674	0	1.32E−77
144	29812	D	144	29966	0	1.32E−77
143	3672	D	143	3675	0	5.29E−77

续表

重复单元一 长度 /bp	重复单元一 起点	重复类型	重复单元二 长度 /bp	重复单元二 起点	重复单元 间隔	e-value
142	3672	D	142	3676	0	2.12E–76
141	3672	D	141	3677	0	8.47E–76
140	3672	D	140	3678	0	3.39E–75
139	3672	D	139	3679	0	1.35E–74
138	3672	D	138	3680	0	5.42E–74
137	3672	D	137	3681	0	2.17E–73
136	3672	D	136	3682	0	8.67E–73
135	3672	D	135	3683	0	3.47E–72
146	3672	D	146	3684	–3	1.13E–71
146	3672	D	146	3685	–3	1.13E–71
134	60	P	134	81379	0	1.39E–71
145	3672	D	145	3686	–3	4.44E–71
144	3672	D	144	3687	–3	1.74E–70
143	3672	D	143	3688	–3	6.82E–70
142	3672	D	142	3689	–3	2.67E–69
141	3672	D	141	3690	–3	1.05E–68
129	86000	D	129	86141	0	1.42E–68
129	86000	P	129	148091	0	1.42E–68
129	86141	P	129	148232	0	1.42E–68
129	148091	D	129	148232	0	1.42E–68
140	3672	D	140	3691	–3	4.09E–68
128	30891	P	128	30891	0	5.68E–68
128	30892	P	128	30892	0	5.68E–68
139	3672	D	139	3692	–3	1.60E–67
127	30891	D	127	30893	0	2.27E–67
138	3672	D	138	3693	–3	6.27E–67
126	30891	P	126	30891	0	9.09E–67
126	30894	P	126	30894	0	9.09E–67
137	3672	D	137	3694	–3	2.45E–66
125	30891	D	125	30895	0	3.64E–66
136	3672	D	136	3695	–3	9.60E–66

注：P. palindromic repeat，回文重复序列；D. direct repeat，正向重复序列

【高可变区】 为了发现黄精属物种间的高可变区，采用 K2p 模型计算基因间区的遗传距离（图 2-44-2）。共有 114 个基因间区。其 K2p 值分布于 0.63 ～ 27.79。其中 *petN-*

psbM、*trnE-UUC-trnT-GGU*、*rps16-trnQ-UUG* 的 K2p 值 较 高，分 别 为 27.79、18.10、17.86。这说明黄精属物种在这几个区域的变异较大，可作为潜在的分子标记开发区域。

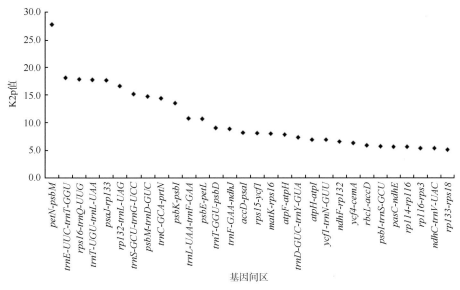

图 2-44-2　黄精属物种基因间区的遗传距离分析结果

【系统发育】　对来自黄精属的 4 个物种和 2 个外类群物种（拟南芥和烟草）的 77 个共有蛋白质序列用最大似然法构建系统进化树。其中多花黄精（*P. cyrtonema*）单独为一支，与其他物种的亲缘关系较远。随后，狭叶黄精（*P. stenophyllum*）单独分出一支，黄精（*P. sibiricum*）和轮叶黄精（*P. verticillatum*）聚为一支，bootstrap 分值为 95%，表明该分支的可信度较高（图 2-44-3）。

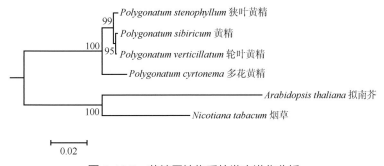

图 2-44-3　黄精属植物系统发育进化分析

【K_A/K_S 选择压力分析】　以图 2-44-3 的系统进化树作为参考，利用 Hyphy 软件中的 aBSREL 模型对蛋白质编码基因进行选择压力分析（表 2-44-6）。共发现 1 个黄精基因受到正向选择：*rpoA*。在 *P. cyrtonema* 中，*accD*、*atpF*、*ccsA*、*matK*、*ndhF*、*psbK*、*rpoB*、*rpl33*、*rpoC2*、*rps18* 10 个基因受到正向选择；在物种 *P. stenophyllum* 中，*rpl16*、*rpoC1*、*rpoC2*、*rps12* 4 个基因被正向选择。

表 2-44-6　黄精属植物 K_A / K_S 选择压力分析

物种	基因	优化的枝长	LRT	*p*-value
P. cyrtonema	*accD*	0.0136	38.6067	＜ 0.0001*
	atpF	0.0136	10.5607	0.0123
	ccsA	0.0136	9.6125	0.0199
	matK	0.0136	17.4384	0.0004
	ndhF	0.0136	82.0211	＜ 0.0001*
	psbK	0.0136	12.2948	0.0051
	rpoB	0.0136	7.5465	0.0486
	rpl33	0.0136	24.9922	＜ 0.0001*
	rpoC2	0.0136	511.7858	＜ 0.0001*
	rps18	0.0136	23.1569	＜ 0.0001*
P. stenophyllum	*rpl16*	0.0025	11.9385	0.0061
	rpoC1	0.0025	178.2717	＜ 0.0001*
	rpoC2	0.0025	163.7103	＜ 0.0001*
	rps12	0.0025	57.0408	＜ 0.0001*
P. sibiricum	*rpoA*	0.0009	65.3501	＜ 0.0001*

注：LRT. 似然比检验；"*"表示值小于 0.0001

参 考 文 献

陈晔，孙晓生 . 2010. 黄精的药理研究进展 . 传统中药研究与临床药理，21（3）：328.

国家药典委员会 . 2015. 中华人民共和国药典（2015 年版）一部 . 北京：中国医药科技出版社：306.

国家中医药管理局《中华本草》编委会 . 1999. 中华本草 . 第 8 册 . 上海：上海科学技术出版社：142-148.

陆善旦，黄辉，赵胜德，等 . 2000. 野生中药材栽培技术 . 上海：上海科学普及出版社：100.

王冬梅，朱玮，张存莉，等 . 2006. 黄精化学成分及其生物活性 . 西北林学院学报，21（2）：142-145.

王筠默 . 2006. 中药研究与临床应用 . 上海：上海中医药大学出版社：665.

45 黄 檗

【基本信息】 黄檗（*Phellodendron amurense* Rupr.）为芸香科黄檗属药用植物。其干燥树皮为关黄柏中药材。又名黄柏、黄菠萝，被收载于《中国药典》（2015年版）。黄檗分布于黑龙江、辽宁、吉林、河北、北京、山西、内蒙古、河南、宁夏等地，主产于黑龙江、吉林、辽宁等地。药材以皮厚、色鲜黄、无栓皮者为佳。关黄柏含有生物碱、酚类、甾醇等化学成分。其性寒、味苦，归肾、膀胱经，具有清热解毒、泻火除蒸、解毒疗疮的功效。现代研究表明，关黄柏具有抗菌、抗炎、止泻、抗应激性溃疡、抗氧化、抗癌、抗病毒、抗心律失常、解热、降压、降血糖等作用，临床用于治疗湿热黄疸、筋骨疼痛、消渴症等病症。黄檗被列为中国稀有濒危植物，保护级别为Ⅲ级；也被列为珍稀濒危常用中药物种保护名单，保护级别为Ⅱ级。

【叶绿体基因组】 黄檗的叶绿体基因组序列（GenBank登录号：NC_035551.1）为典型环状DNA分子，总长度为158 442bp。具有保守的四分状结构，包括一个LSC区、一个SSC区和一对IR区，其长度分别为86 159bp、18 283bp、27 000bp（图2-45-1）。黄

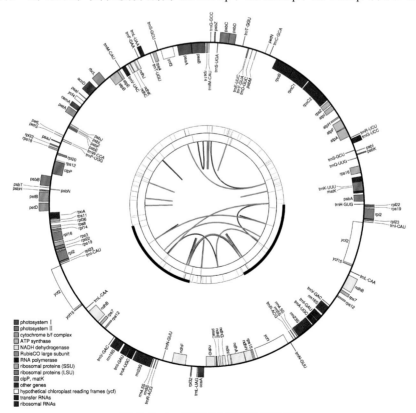

图 2-45-1 黄檗叶绿体基因组图谱

图上有4个环：从中心向外，第一个圆内红色和绿色的弧线分别表示正向和反向重复序列；第二个圆内的短条表示串联重复序列；第三个圆内的短条表示微卫星重复序列；第四个圆是叶绿体基因组基因结构及其位置分布图。不同功能的基因以不同颜色表示

檗叶绿体基因组的整体 G/C 含量为 38%。其 IR 区的 G/C 含量（43%）高于 SSC 区的 G/C 含量（33%）和 LSC 区的 G/C 含量（37%）。

【编码基因】 黄檗的叶绿体基因组包括蛋白质编码基因 87 个、转运 RNA 编码基因 37 个和核糖体 RNA 编码基因 8 个（表 2-45-1）。其中 9 个蛋白质编码基因（*rps16*、*atpF*、*rpoC1*、*petB*、*petD*、*rpl16*、*rpl2*、*ndhB*、*ndhA*）含有 1 个内含子，2 个蛋白质编码基因（*clpP*、*ycf3*）含有 2 个内含子。6 个 tRNA 编码基因（*trnK-UUU*、*trnG-UCC*、*trnL-UAA*、*trnV-UAC*、*trnI-GAU*、*trnA-UGC*）含 1 个内含子（表 2-45-2）。黄檗叶绿体基因组中蛋白质编码区的长度为 79 093bp，占整个基因组长度的 49.92%。rRNA 基因的长度为 9056bp，占整个基因组长度的 5.72%。而 tRNA 基因的长度为 2859bp，占整个基因组长度的 1.80%。黄檗叶绿体基因组非编码区主要包括内含子和基因间隔区，其长度占整个基因组长度的 42.56%。

表 2-45-1 黄檗叶绿体基因组基因列表

基因功能	基因分类	基因名称
rRNA	rRNA genes	*rrn23S*（×2）、*rrn16S*（×2）、*rrn5S*（×2）、*rrn4.5S*（×2）
tRNA	tRNA genes	37 *trn* genes（6 contain an intron）
自我复制	Small subunit of ribosome	*rps11*、*rps12*（×2）、*rps14*、*rps15*、*rps16*、*rps18*、*rps19*（×2）、*rps2*、*rps3*、*rps4*、*rps7*（×2）、*rps8*
	Large subunit of ribosome	*rpl14*、*rpl16*、*rpl2*（×2）、*rpl20*、*rpl22*（×2）、*rpl23*（×2）、*rpl32*、*rpl33*、*rpl36*
	DNA dependent RNA polymerase	*rpoA*、*rpoB*、*rpoC1*、*rpoC2*
光合作用	Subunits of NADH-dehydrogenase	*ndhA*、*ndhB*（×2）、*ndhC*、*ndhD*、*ndhE*、*ndhG*、*ndhH*、*ndhI*、*ndhJ*、*ndhK*
	Subunits of photosystem Ⅰ	*psaA*、*psaB*、*psaC*、*psaI*、*psaJ*
	Subunits of photosystem Ⅱ	*psbA*、*psbB*、*psbC*、*psbD*、*psbE*、*psbF*、*psbH*、*psbI*、*psbJ*、*psbK*、*psbL*、*psbM*、*psbN*、*psbT*、*psbZ*、*ycf3*
	Subunits of cytochrome b/f complex	*petA*、*petB*、*petD*、*petG*、*petL*、*petN*
	Subunits of ATP synthase	*atpA*、*atpB*、*atpE*、*atpF*、*atpH*、*atpI*
	Large subunit of rubisco	*rbcL*
其他功能	Maturase	*matK*
	Protease	*clpP*
	Envelope membrane protein	*cemA*
	Subunit of acetyl-CoA-carboxylase	*accD*
	c-type cytochrome synthesis gene	*ccsA*
未知功能		*ycf4*、*ycf1*、*ycf15*（×2）、*ycf2*（×2）

表 2-45-2　黄檗叶绿体基因内含子和外显子位置及长度

基因名称	基因编码序列所在链	起始位置	终点位置	长度 /bp				
				第一外显子	第一内含子	第二外显子	第二内含子	第三外显子
trnK-UUU	–	1834	4426	37	2518	38		
rps16	–	4943	6108	42	899	225		
trnG-UCC	+	9684	10472	23	717	49		
atpF	–	12534	13880	145	792	410		
rpoC1	–	22031	24876	422	806	1618		
ycf3	–	45119	47117	129	735	228	754	153
trnL-UAA	+	49791	50427	35	552	50		
trnV-UAC	–	53283	53943	39	585	37		
clpP	–	72334	74423	71	854	291	648	226
petB	+	77343	78746	6	756	642		
petD	+	78969	80189	8	738	475		
rpl16	–	83595	85033	9	1028	402		
rpl2	–	86760	88277	391	693	434		
ndhB	–	97421	99634	775	681	758		
trnI-GAU	+	105180	106213	42	957	35		
trnA-UGC	+	106278	107153	38	803	35		
ndhA	–	122903	125138	553	1144	539		
trnA-UGC	–	137418	138293	38	803	35		
trnI-GAU	–	138358	139391	42	957	35		
ndhB	+	144937	147150	775	681	758		
rpl2	+	156294	157811	391	693	434		

注："+"表示正链；"–"表示负链

【重复序列】　在黄檗叶绿体基因组中，微卫星重复序列的类型以 A/T 为主，有 80 个；其次为 C/ G，有 2 个；AT/AT，有 1 个（表 2-45-3）。共发现 24 个串联重复序列，满足总长度超过 20bp 且重复单元之间的相似性大于 90% 两个条件（表 2-45-4）。散在重复序列主要有回文重复序列和正向重复序列两种类型。以 e-value 小于 1E–4 为阈值，黄檗叶绿体基因组散在重复序列包括回文重复序列 21 条、正向重复序列 13 条（表 2-45-5）。

表 2-45-3　黄檗叶绿体基因组微卫星重复序列数量统计

重复单元类型	重复序列个数
A/T	80
C/G	2
AT/AT	1

表 2-45-4　黄檗叶绿体基因组串联重复序列统计

起点—终点	重复单元大小 /bp	重复单元拷贝数	重复单元一致序列 /bp	重复单元之间的匹配度 /%	插入缺失比例 /%	分值	碱基个数				熵（0—2）
							A	C	G	T	
9474—9505	15	2.1	15	94	0	55	37	0	3	59	1.13
29985—30022	19	2.0	19	90	10	60	21	10	15	52	1.72
30314—30348	17	2.1	17	100	0	70	34	17	5	42	1.73
31357—31386	15	2.0	15	100	0	60	20	20	13	46	1.83
38789—38817	2	14.5	2	100	0	58	51	0	0	48	1.00
58560—58599	19	2.1	19	100	0	80	22	5	15	57	1.57
65856—65903	21	2.3	21	96	0	87	45	14	16	22	1.84
69080—69108	14	2.1	14	100	0	58	6	27	0	65	1.18
69879—69914	17	2.1	17	100	0	72	47	5	11	36	1.63
83065—83090	13	2.0	13	100	0	52	23	23	15	38	1.92
85159—85185	13	2.1	13	100	0	54	25	14	29	29	1.95
87312—87357	23	2.0	23	100	0	92	47	17	8	26	1.76
93908—93961	18	3.0	18	97	0	99	29	9	27	33	1.88
101698—101731	17	2.0	17	94	0	59	5	8	0	85	0.75
102231—102268	18	2.1	18	95	0	67	21	10	7	60	1.54
110378—110439	32	1.9	32	96	0	115	38	24	9	27	1.86
113152—113200	24	2.0	24	100	0	98	55	4	16	24	1.59
113140—113175	17	2.1	17	100	0	72	50	5	22	22	1.70
116515—116562	23	2.1	23	100	0	96	50	8	4	37	1.52
134132—134193	32	1.9	32	96	0	115	27	9	24	38	1.86
142303—142340	18	2.1	18	95	0	67	60	7	10	21	1.54
142840—142873	17	2.0	17	94	0	59	85	0	8	5	0.75
150610—150663	18	3.0	18	97	0	99	33	27	9	29	1.88
157214—157259	23	2.0	23	100	0	92	26	8	17	47	1.76

表 2-45-5　黄檗叶绿体基因组散在重复序列特征值

重复单元一长度 /bp	重复单元一起点	重复类型	重复单元二长度 /bp	重复单元二起点	重复单元间隔	e-value
73	41259	D	73	43483	−3	1.33E−28
57	59688	D	57	59769	−1	5.81E−23
40	76709	P	40	76709	0	5.84E−15
38	59646	D	38	59739	0	9.34E−14
36	101316	D	36	123484	0	1.50E−12
36	111164	P	36	111164	0	1.50E−12
36	111164	D	36	133370	0	1.50E−12
36	123484	P	36	143218	0	1.50E−12

重复单元一 长度 /bp	重复单元一 起点	重复类型	重复单元二 长度 /bp	重复单元二 起点	重复单元间隔	e-value
36	133370	P	36	133370	0	1.50E–12
40	93907	D	40	93925	–2	4.10E–11
40	93907	P	40	150605	–2	4.10E–11
40	93925	P	40	150623	–2	4.10E–11
40	150605	D	40	150623	–2	4.10E–11
30	70284	P	30	70284	0	6.12E–09
30	79570	P	30	79570	0	6.12E–09
36	38785	P	36	38785	–2	8.48E–09
34	110377	D	34	110409	–2	1.21E–07
34	110377	P	34	134127	–2	1.21E–07
34	110409	P	34	134159	–2	1.21E–07
34	134127	D	34	134159	–2	1.21E–07
33	38783	P	33	38788	–2	4.55E–07
30	8607	P	30	47590	–1	5.51E–07
35	38780	D	35	38782	–3	1.06E–06
32	5344	P	32	5344	–2	1.71E–06
33	31338	P	33	31341	–3	1.41E–05
33	38781	P	33	38788	–3	1.41E–05
30	39366	P	30	39402	–2	2.40E–05
32	8605	D	32	37821	–3	5.13E–05
32	38785	P	32	38793	–3	5.13E–05
31	116514	D	31	116537	–3	1.86E–04
31	116635	P	31	116638	–3	1.86E–04
30	366	P	30	101703	–3	6.71E–04
30	366	D	30	142837	–3	6.71E–04
30	38782	P	30	38788	–3	6.71E–04

注：P. palindromic repeat，回文重复序列；D. direct repeat，正向重复序列

【系统发育】　对来自芸香科的 18 个物种和 2 个外类群物种（拟南芥和烟草）的 79 个共有蛋白质序列用最大似然法构建系统进化树。其中黄檗属黄檗（*P. amurense*）与花椒属 4 个物种花椒（*Z. bungeanum*）、胡椒木（*Z. piperitum*）、青花椒（*Z. schinifolium*）、野花椒（*Z. simulans*）聚为一支。这表明黄檗与花椒属的亲缘关系较近。该分支节点的 bootstrap 分值均较高（＞ 90%），表明该分类结果的可信度较高（图 2-45-2）。

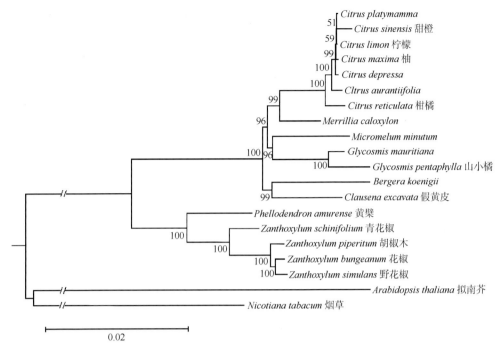

图 2-45-2　芸香科植物系统发育进化分析

参 考 文 献

何佳佳，廉莲．2015.HPLC 同时测定关黄柏中多组分化学成分含量的方法研究．辽宁科技学院学报，17（4）：33-35.

李嘉诚，吴岚，蔡同凯，等．2018.黄柏化学成分及其药理作用研究进展．药学实践杂志，36（5）：389-391+398.

李先宽，冯杉，郑艳超，等．2019.黄柏与关黄柏的化学成分及生物活性研究进展．药物评价研究，42（5）：1033-1037.

王秋红．2015.关黄柏多糖对小鼠免疫功能的影响//中国免疫学会．第十届全国免疫学学术大会汇编．北京：1.

46 构　树

【基本信息】　构树 [*Broussonetia papyrifera*（Linnaeus）L'Heritier ex Ventenat] 为桑科构树属药用植物。其干燥果实为楮实子中药材。又名褚桃、褚、谷桑、谷树，被收载于《中国药典》（2015 年版）。构树在我国南北各地均有分布，锡金、缅甸、泰国、越南、马来西亚、日本、朝鲜也有分布。其性寒，味甘，归肝、肾经，具有补肾清肝、明目、利尿的功效。楮实子富含生物碱、皂苷、黄酮类、氨基酸等小分子成分化学物，大分子成分以多糖等为主。现代研究证明，楮实子有改善记忆、保护神经元、增强免疫力和降血脂等作用，现代临床用于治疗肝炎、腰膝冷痛、畏寒肢冷等症。

【叶绿体基因组】　构树的叶绿体基因组序列（GenBank 登录号：NC_035569）为典型环状 DNA 分子，总长度为 160 239bp。具有保守的四分状结构，包括一个 LSC 区、一个 SSC 区和一对 IR 区，其长度分别为 88 621bp、19 918bp 和 25 850bp（图 2-46-1）。构

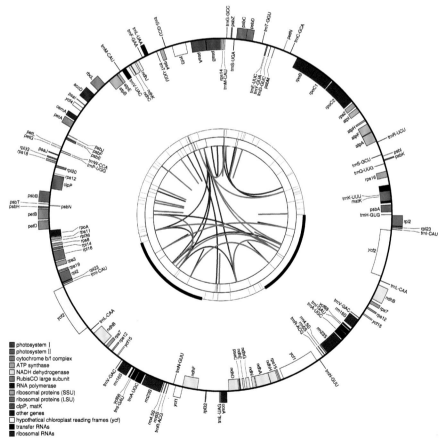

图 2-46-1　构树叶绿体基因组图谱

图上有 4 个环；从中心向外，第一个圆内红色和绿色的弧线分别表示正向和反向重复序列；第二个圆内的短条表示串联重复序列；第三个圆内的短条表示微卫星重复序列；第四个圆是叶绿体基因组基因结构及其位置分布图。不同功能的基因以不同颜色表示

树叶绿体基因组的整体 G/C 含量为 36%。其 IR 区的 G/C 含量（43%）高于 SSC 区的 G/C 含量（28%）和 LSC 区的 G/C 含量（33%）。

【编码基因】 构树的叶绿体基因组包括蛋白质编码基因 87 个、转运 RNA 编码基因 36 个和核糖体 RNA 编码基因 8 个（表 2-46-1）。其中 11 个蛋白质编码基因（*rps16*、*atpF*、*rpoC1*、*petB*、*petD*、*rpl16*、*rpl2*、*ndhB*、*ndhA*、*ndhB*、*rpl2*）含有 1 个内含子，2 个蛋白质编码基因（*ycf3*、*clpP*）含有 2 个内含子。有 5 个 tRNA 编码基因（*trnK-UUU*、*trnL-UAA*、*trnI-GAC*、*trnI-GAU*、*trnA-UGC*）含有 1 个内含子（表 2-46-2）。构树叶绿体基因组中蛋白质编码区的长度为 80 091bp，占整个基因组长度的 49.98%。rRNA 基因的长度为 9051bp，占整个基因组长度的 5.65%。而 tRNA 基因的长度为 2779bp，占整个基因组长度的 1.73%。构树叶绿体基因组非编码区主要包括内含子和基因间隔区，其长度占整个基因组长度的 42.64%。

表 2-46-1 构树叶绿体基因组基因列表

基因功能	基因分类	基因名称
rRNA	rRNA genes	*rrn23S*（×2）、*rrn16S*（×2）、*rrn5S*（×2）、*rrn4.5S*（×2）
tRNA	tRNA genes	36 *trn* genes（5 contain an intron）
自我复制	Large subunit of ribosome	*rpl14*、*rpl16*、*rpl2*（×2）、*rpl20*、*rpl23*（×2）、*rpl32*、*rpl33*、*rpl36*
	DNA dependent RNA polymerase	*rpoA*、*rpoB*、*rpoC1*、*rpoC2*
	Small subunit of ribosome	*rps11*、*rps12*（×2）、*rps14*、*rps15*、*rps16*、*rps18*、*rps19*、*rps2*、*rps3*、*rps4*、*rps7*（×2）、*rps8*
光合作用	Subunits of ATP synthase	*atpA*、*atpB*、*atpE*、*atpF*、*atpH*、*atpI*
	Subunits of photosystem Ⅰ	*psaA*、*psaB*、*psaC*、*psaI*、*psaJ*
	Subunits of photosystem Ⅱ	*psbA*、*psbB*、*psbC*、*psbD*、*psbE*、*psbF*、*psbH*、*psbI*、*psbJ*、*psbK*、*psbM*、*psbN*、*psbT*、*psbZ*、*ycf3*
	Subunits of NADH-dehydrogenase	*ndhA*、*ndhB*（×2）、*ndhC*、*ndhD*、*ndhE*、*ndhF*、*ndhG*、*ndhH*、*ndhI*、*ndhJ*、*ndhK*
	Subunits of cytochrome b/f complex	*petA*、*petB*、*petD*、*petG*、*petL*、*petN*
	Subunit of rubisco	*rbcL*
其他功能	Subunit of acetyl-CoA-carboxylase	*accD*
	c-type cytochrome synthesis gene	*ccsA*
	Envelop membrane protein	*cemA*
	Protease	*clpP*
	Maturase	*matK*
未知功能		*ycf1*（×2）、*ycf15*（×2）、*ycf2*（×2）、*ycf4*、*ycf68*（×2）

表 2-46-2 构树叶绿体基因内含子和外显子位置及长度

基因名称	基因编码序列所在链	起始位置	终点位置	长度 /bp				
				第一外显子	第一内含子	第二外显子	第二内含子	第三外显子
trnK-UUU	–	1769	4420	37	2576	39		
rps16	–	5527	6441	48	642	225		

续表

基因名称	基因编码序列所在链	起始位置	终点位置	长度 /bp				
				第一外显子	第一内含子	第二外显子	第二内含子	第三外显子
atpF	–	12577	13887	160	741	410		
rpoC1	–	22127	24999	430	803	1640		
ycf3	–	45339	47430	124	823	230	762	153
trnL-UAA	+	51087	51687	37	514	50		
trnV-UAC	–	54996	55684	39	615	35		
clpP	–	74283	76354	71	797	291	687	226
petB	+	79297	80733	6	777	654		
petD	+	80935	82164	9	744	477		
rpl16	–	85456	86924	9	1061	399		
rpl2	–	88685	90194	391	685	434		
ndhB	–	98956	101173	775	685	758		
trnI-GAU	+	106644	107663	42	943	35		
trnA-UGC	+	107728	108622	38	822	35		
ndhA	–	125593	127762	553	1084	533		
trnA-UGC	–	140240	141134	38	822	35		
trnI-GAU	–	141199	142218	42	943	35		
ndhB	+	147689	149906	775	685	758		
rpl2	+	158668	160177	391	685	434		

注："+"表示正链；"–"表示负链

【重复序列】 在构树叶绿体基因组中，微卫星重复序列的类型以 A/T 为主，有 54 个；其次为 AT/AT，有 1 个（表 2-46-3）。共发现 31 个串联重复序列，满足总长度超过 20bp 且重复单元之间的相似性大于 90% 两个条件（表 2-46-4）。散在重复序列包括回文重复序列和正向重复序列。以 e-value 小于 1E–4 为阈值，构树叶绿体基因组散在重复序列包括回文重复序列 26 条、正向重复序列 21 条（表 2-46-5）。

表 2-46-3 构树叶绿体基因组微卫星重复序列数量统计

重复单元类型	重复序列个数
A/T	54
AT/AT	1

表 2-46-4 构树叶绿体基因组串联重复序列统计

起点—终点	重复单元大小 /bp	重复单元拷贝数	重复单元一致序列 /bp	重复单元之间的匹配度 /%	插入缺失比例 /%	分值	碱基个数				熵 (0—2)
							A	C	G	T	
8777—8802	13	2.0	13	100	0	52	38	7	0	53	1.30
19696—19729	18	1.9	17	94	5	59	23	2	2	70	1.15
34581—34652	24	3.0	24	100	0	144	25	8	4	62	1.41

续表

起点—终点	重复单元大小 /bp	重复单元拷贝数	重复单元一致序列 /bp	重复单元之间的匹配度 /%	插入缺失比例 /%	分值	碱基个数 A	C	G	T	熵（0—2）
39018—39080	26	2.4	27	91	2	101	61	1	3	33	1.21
48607—48637	15	2.1	15	93	0	53	41	16	12	29	1.85
49414—49439	11	2.4	11	100	0	52	57	0	7	34	1.27
49537—49579	22	2.0	22	95	0	77	44	6	2	46	1.43
49567—49598	13	2.4	13	94	5	55	50	0	0	50	1.00
51512—51538	13	2.1	13	100	0	54	59	14	0	25	1.36
53308—53345	12	3.2	12	100	0	76	42	0	15	42	1.47
54619—54654	18	2.0	18	100	0	72	44	11	5	38	1.63
55772—55806	17	2.1	17	100	0	70	17	5	22	54	1.64
62791—62822	16	2.0	16	93	0	55	43	12	3	40	1.58
62817—62849	11	3.1	11	95	4	59	33	0	9	57	1.30
62820—62854	11	3.5	10	92	7	54	37	0	8	54	1.31
62931—62965	18	1.9	18	94	0	61	42	5	5	45	1.51
62954—62983	15	2.0	15	100	0	60	46	6	6	40	1.56
71157—71212	26	2.2	26	100	0	112	35	26	10	26	1.89
73829—73859	15	2.1	15	100	0	62	41	12	6	38	1.69
81192—81218	13	2.1	13	100	0	54	33	14	0	51	1.43
95874—95912	18	2.2	18	100	0	78	33	5	25	35	1.78
103967—103995	13	2.2	13	100	0	58	48	0	20	31	1.50
108294—108337	15	2.9	15	96	0	79	38	27	6	27	1.82
118202—118227	11	2.4	11	100	0	52	34	0	0	65	0.93
118641—118670	15	2.0	15	100	0	60	53	0	0	46	1.00
119843—119872	13	2.4	13	94	5	53	60	0	0	40	0.97
123448—123480	14	2.4	14	100	0	66	45	9	6	39	1.61
130643—130672	15	2.0	15	100	0	60	46	0	13	40	1.43
140525—140568	15	2.9	15	96	0	79	27	6	27	38	1.82
144867—144895	13	2.2	13	100	0	58	31	20	0	48	1.50
152950—152988	18	2.2	18	100	0	78	35	25	5	33	1.78

表 2-46-5　构树叶绿体基因组散在重复序列特征值

重复单元一长度 /bp	重复单元一起点	重复类型	重复单元二长度 /bp	重复单元二起点	重复单元间隔	e-value
59	74668	P	59	74668	−1	3.85E−24
58	345	P	58	345	−2	1.29E−21
50	119494	P	50	119494	0	5.70E−21
53	56154	P	53	56154	−1	1.42E−20
48	34580	D	48	34604	0	9.11E−20
45	78669	P	45	78669	−1	7.88E−16

续表

重复单元一 长度 /bp	重复单元一 起点	重复类型	重复单元二 长度 /bp	重复单元二 起点	重复单元 间隔	e-value
38	75593	P	38	75593	0	9.56E−14
36	46522	D	36	102847	0	1.53E−12
36	46522	P	36	145978	0	1.53E−12
44	41460	D	44	43684	−3	8.34E−12
38	102844	D	38	126165	−2	6.05E−10
38	126165	P	38	145979	−2	6.05E−10
40	38827	P	40	38831	−3	1.59E−09
37	71156	D	37	71182	−2	2.29E−09
39	126324	P	39	126327	−3	5.90E−09
30	8883	P	30	48398	0	6.26E−09
30	69884	P	30	69884	0	6.26E−09
36	31688	P	36	31688	−2	8.67E−09
38	46519	D	38	126165	−3	2.18E−08
34	53299	D	34	53311	−3	3.95E−06
30	50559	D	30	118409	−2	2.45E−05
30	108292	D	30	108307	−2	2.45E−05
30	108292	P	30	140524	−2	2.45E−05
30	108307	P	30	140539	−2	2.45E−05
30	140523	D	30	140538	−2	2.45E−05
32	8881	D	32	38025	−3	5.24E−05
32	93447	D	32	93468	−3	5.24E−05
32	93447	P	32	155361	−3	5.24E−05
32	93468	P	32	155382	−3	5.24E−05
32	155361	D	32	155382	−3	5.24E−05
31	33989	P	31	33989	−3	1.90E−04
31	34573	D	31	34621	−3	1.90E−04
31	85891	D	31	102842	−3	1.90E−04
31	85891	P	31	145988	−3	1.90E−04
31	100203	P	31	100203	−3	1.90E−04
31	100203	D	31	148627	−3	1.90E−04
31	148627	P	31	148627	−3	1.90E−04
30	10448	D	30	39214	−3	6.87E−04
30	38027	P	30	48398	−3	6.87E−04
30	46516	D	30	99749	−3	6.87E−04
30	46516	P	30	149082	−3	6.87E−04
30	46528	D	30	85902	−3	6.87E−04
30	62525	P	30	62528	−3	6.87E−04
30	80027	P	30	102845	−3	6.87E−04

续表

重复单元一 长度 /bp	重复单元一 起点	重复类型	重复单元二 长度 /bp	重复单元二 起点	重复单元 间隔	e-value
30	80027	D	30	145986	–3	6.87E–04
30	85902	D	30	102853	–3	6.87E–04
30	85902	P	30	145978	–3	6.87E–04

注：P. palindromic repeat，回文重复序列；D. direct repeat，正向重复序列

【系统发育】 对来自桑属的 8 个物种和 2 个外类群物种（拟南芥和烟草）的 70 个共有蛋白质序列用最大似然法构建系统进化树。在桑属内，构树与菩提树（F. religiosa）、无花果（F. carica）和聚果榕（F. racemosa）聚为一支；其余 4 个物种聚为一支。该进化树各分支节点的 bootstrap 分值均较高（＞90%），表明该分类结果的可信度较高（图 2-46-2）。

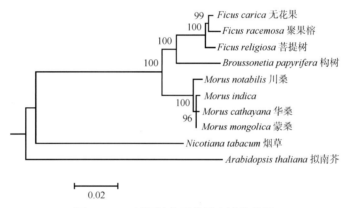

图 2-46-2 桑属植物系统发育进化分析

参 考 文 献

丁宇，仇晶，刘小宇 . 2014. 构树新化学成分及生物学活性研究进展 . 天然产物研究与开发，26（8）：1327-1331+1337.

黄宝康，秦路平，张朝晖，等 . 2002. 中药楮实子的临床应用 . 时珍国医国药，（7）：434-435.

刘志远，范卫红，沈世华 . 2009. 构树 SRAP 分子标记 . 林业科学，45（12）：54-58.

殷志琦，巢剑非，张雷红，等 . 2006. 构树化学成分研究 . 天然产物研究与开发，（3）：420-422+425.

张静，王文林，彭海燕 . 2014. 中药楮实子的研究现状与展望 . 中华中医药学刊，32（1）：75-78.

朱开梅，刘建楠，顾生玖，等 . 2011. 构树药用活性化学成分及药理临床应用研究进展 . 中国实验方剂学杂志，17（1）：198-201+204.

Chen C，Zhou W，Huang Y，et al. 2016. The complete chloroplast genome sequence of the mulberry *Morus notabilis*（Moreae）. Mitochondrial DNA Part A，27（4）：2856-2857.

Feng LC，Yang GW，Yu MD，et al. 1997. Study of relationships among species in *Morus* L. using random amplified polymorphic DNA（RAPD）. Scientia Agricutura Sinica，30（1）：52-56.

Kong W，Yang J. 2016. The complete chloroplast genome sequence of *Morus mongolica* and a comparative analysis within the *Fabidae* clade. Current Genetics，62（1）：165-172.

47 蓖 麻

【基本信息】 蓖麻（*Ricinus communis* L.）为大戟科蓖麻属药用植物。其干燥成熟种子为蓖麻子中药材。又名金豆、八麻子、红麻，被收载于《中国药典》（2015 年版）。蓖麻全国均有栽培，以粒大、饱满、赤褐色、有光泽者为佳。蓖麻子主要含脂肪油、蓖麻毒蛋白、生物碱、酚类等化学成分。其性平，有毒，味甘、辛，归大肠、肺经，具有消肿拔毒、泻下通滞的功效。现代研究证明，蓖麻子具有致泻、抗肿瘤、免疫抑制、抗艾滋病病毒、抗生育等作用，临床用于治疗子宫颈癌、皮肤癌、婴幼儿鹅口疮及面神经麻痹等病症；可提取出蓖麻油，具有润肠通便的功效，另可作为生质柴油、航空液压油、刹车油、特殊纤维及医药原料的来源，用途广泛，经济价值高。

【叶绿体基因组】 蓖麻的叶绿体基因组序列（GenBank 登录号：NC_016736）为典型环状 DNA 分子，总长度为 163 161bp。具有保守的四分状结构，包括一个 LSC 区、一个 SSC 区和一对 IR 区，其长度分别为 89 650bp、18 815bp 和 27 348bp（图 2-47-1）。蓖

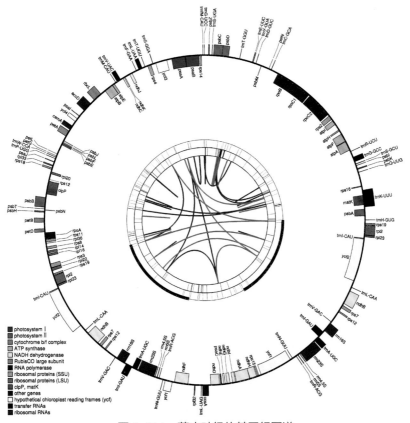

图 2-47-1 蓖麻叶绿体基因组图谱

图上有 4 个环：从中心向外，第一个圆内红色和绿色的弧线分别表示正向和反向重复序列；第二个圆内的短条表示串联重复序列；第三个圆内的短条表示微卫星重复序列；第四个圆是叶绿体基因组基因结构及其位置分布图。不同功能的基因以不同颜色表示

麻叶绿体基因组的整体 G/C 含量为 36%。其 IR 区的 G/C 含量（42%）高于 SSC 区的 G/C 含量（30%）和 LSC 区的 G/C 含量（33%）。

【编码基因】 蓖麻的叶绿体基因组包括蛋白质编码基因 86 个、转运 RNA 编码基因 37 个和核糖体 RNA 编码基因 8 个（表 2-47-1）。其中 5 个蛋白质编码基因（*atpF*、*rpoC1*、*rpl2*、*ndhB*、*ndhA*）含 1 个内含子，2 个蛋白质编码基因（*ycf3*、*clpP*）含有 2 个内含子。有 7 个 tRNA 编码基因（*trnK-UUU*、*trnS-CGA*、*trnY-AUA*、*trnL-UAA*、*trnC-ACA*、*trnE-UUC*、*trnA-UGC*）含 1 个内含子（表 2-47-2）。蓖麻叶绿体基因组中蛋白质编码区的长度为 79 237bp，占整个基因组长度的 48.56%。rRNA 基因的长度为 9058bp，占整个基因组长度的 5.55%。而 tRNA 基因的长度为 2847bp，占整个基因组长度的 1.74%。蓖麻叶绿体基因组非编码区主要包括内含子和基因间隔区，其长度占整个基因组长度的 44.15%。

表 2-47-1　蓖麻叶绿体基因组基因列表

基因功能	基因分类	基因名称
rRNA	rRNA genes	*rrn23S*（×2）、*rrn16S*（×2）、*rrn5S*（×2）、*rrn4.5S*（×2）
tRNA	tRNA genes	37 *trn* genes（7 contain an intron）
自我复制	Small subunit of ribosome	*rps11*、*rps12*（×2）、*rps14*、*rps15*、*rps16*、*rps18*、*rps19*（×2）、*rps2*、*rps3*、*rps4*、*rps7*（×2）、*rps8*
	Large subunit of ribosome	*rpl14*、*rpl16*、*rpl2*（×2）、*rpl20*、*rpl22*、*rpl23*（×2）、*rpl32*、*rpl33*、*rpl36*
	DNA dependent RNA polymerase	*rpoC1*、*rpoC2*、*rpoB*、*rpoA*
光合作用	Subunits of NADH-dehydrogenase	*ndhA*、*ndhB*（×2）、*ndhC*、*ndhD*、*ndhE*、*ndhF*、*ndhG*、*ndhH*、*ndhI*、*ndhJ*、*ndhK*
	Subunits of photosystem Ⅰ	*psaI*、*psaC*、*psaB*、*psaA*、*psaJ*
	Subunits of photosystem Ⅱ	*psbA*、*psbB*、*psbC*、*psbD*、*psbE*、*psbF*、*psbH*、*psbI*、*psbJ*、*psbK*、*psbL*、*psbM*、*psbN*、*psbT*、*psbZ*、*ycf3*
	Subunits of cytochrome b/f complex	*petN*、*petA*、*petD*、*petG*、*petB*、*petL*
	Subunits of ATP synthase	*atpI*、*atpE*、*atpA*、*atpB*、*atpH*、*atpF*
	Large subunit of rubisco	*rbcL*
其他功能	Maturase	*matK*
	Protease	*clpP*
	Envelope membrane protein	*cemA*
	Subunit of acetyl-CoA-carboxylase	*accD*
	c-type cytochrome synthesis gene	*ccsA*
未知功能		*ycf4*、*ycf1*（×2）、*ycf2*（×2）

表 2-47-2　蓖麻叶绿体基因内含子和外显子位置及长度

基因名称	基因编码序列所在链	起始位置	终点位置	长度 /bp				
				第一外显子	第一内含子	第二外显子	第二内含子	第三外显子
trnK-UUU	–	2069	4699	37	2559	35		
trnS-CGA	+	9368	10131	31	673	60		

续表

基因名称	基因编码序列所在链	起始位置	终点位置	长度 /bp				
				第一外显子	第一内含子	第二外显子	第二内含子	第三外显子
trnY-AUA	+	11229	13190	34	1869	59		
atpF	−	12926	14256	145	776	410		
rpoC1	−	22374	25184	432	768	1611		
ycf3	−	46923	48824	124	736	230	659	153
trnL-UAA	+	51117	51730	35	529	50		
trnC-ACA	−	55055	55717	39	568	56		
clpP	−	75314	77448	71	893	294	651	226
rpl2	−	90498	91999	400	629	473		
ndhB	−	101168	103382	775	682	758		
trnE-UUC	+	109009	110033	32	953	40		
trnA-UGC	+	110098	110963	37	793	36		
ndhA	−	127416	129671	553	1164	539		
trnA-UGC	−	141850	142715	37	793	36		
trnE-UUC	−	142780	143804	32	953	40		
ndhB	+	149431	151645	775	682	758		
rpl2	+	160814	162315	400	629	473		

注："+"表示正链；"–"表示负链

【重复序列】　在蓖麻叶绿体基因组中，微卫星重复序列的类型以 A/T 为主，有 82 个；其次为 AT/AT，有 9 个，二者合计占所有重复序列总数的 90% 以上；还有 C/G，有 4 个；AATT/AATT，有 1 个（表 2-47-3）。共发现 50 个串联重复序列，满足总长度超过 20bp 且重复单元之间的相似性大于 90% 两个条件（表 2-47-4）。散在重复序列包括回文重复序列和正向重复序列。以 *e*-value 小于 1E–4 为阈值，蓖麻叶绿体基因组散在重复序列包括回文重复序列 18 条、正向重复序列 31 条（表 2-47-5）。

表 2-47-3　蓖麻叶绿体基因组微卫星重复序列数量统计

重复单元类型	重复序列个数
A/T	82
C/G	4
AT/AT	9
AATT/AATT	1

表 2-47-4　蓖麻叶绿体基因组串联重复序列统计

起点—终点	重复单元大小 /bp	拷贝数	重复单元一致序列 /bp	重复单元之间的匹配度 /%	插入缺失比例 /%	分值	碱基个数				熵 (0—2)
							A	C	G	T	
113—146	17	2.0	17	100	0	68	52	0	11	35	1.38
447—471	13	1.9	13	100	0	50	84	0	8	8	0.79

续表

| 起点—终点 | 重复单元大小 /bp | 拷贝数 | 重复单元一致序列 /bp | 重复单元之间的匹配度 /% | 插入缺失比例 /% | 分值 | 碱基个数 | | | | 熵（0—2） |
							A	C	G	T	
513—542	14	2.1	15	100	6	53	56	6	0	36	1.26
2293—2317	12	2.1	12	100	0	50	44	8	16	32	1.76
6355—6453	2	54.0	2	100	23	58	47	5	2	45	1.36
6334—6453	7	17.7	7	100	21	51	43	7	4	45	1.51
6411—6456	9	5.0	9	100	15	58	52	0	0	47	1.00
6347—6453	56	1.9	56	100	11	139	45	6	2	44	1.44
7302—7340	19	2.1	19	100	0	78	30	10	15	43	1.80
9207—9247	13	3.1	13	100	3	64	48	0	0	51	1.00
9253—9292	21	1.9	21	100	0	71	42	2	2	52	1.28
10222—10263	10	4.0	10	100	11	57	54	0	9	35	1.33
10217—10260	22	2.0	22	100	0	88	50	0	9	40	1.34
10365—10408	22	2.0	22	100	0	88	22	9	0	68	1.18
10401—10485	3	29.0	3	100	9	68	42	1	0	56	1.07
10371—10475	21	5.2	20	100	12	99	35	3	0	60	1.15
10461—10559	37	2.8	36	100	16	129	45	0	0	54	0.99
10739—10776	19	2.0	19	100	0	76	36	0	9	52	1.36
10945—10975	15	2.1	15	100	5	55	22	12	0	64	1.27
11212—11261	22	2.3	23	100	6	68	52	2	4	42	1.31
11223—11271	15	3.4	15	100	5	57	59	0	2	38	1.09
13681—13736	26	2.2	26	100	0	112	41	12	21	25	1.88
14341—14396	17	3.4	16	100	15	53	26	7	0	66	1.18
14376—14461	24	3.5	24	100	16	59	27	3	4	63	1.30
16995—17033	16	2.4	16	100	0	60	30	12	0	56	1.37
18981—19017	12	3.1	12	100	0	56	48	5	10	35	1.61
24233—24267	18	1.9	18	100	0	61	37	20	0	42	1.52
28746—28791	23	2.0	23	100	0	92	30	26	13	30	1.93
29037—29078	17	2.6	17	96	7	61	38	19	4	38	1.73
30859—30885	13	2.1	13	95	0	54	33	0	7	59	1.25
33173—33210	19	2.0	19	94	0	58	52	7	5	34	1.53
33200—33366	13	11.7	15	94	20	78	64	0	3	31	1.10
33198—33370	56	3.1	54	94	17	156	64	0	4	31	1.14
33291—33366	11	6.8	11	94	18	50	68	0	2	28	1.03
33366—33395	15	2.0	15	94	0	60	53	0	20	26	1.46
33436—33464	13	2.2	13	94	0	58	44	0	0	55	0.99
33500—33534	17	2.1	17	94	0	61	85	2	5	5	0.81

起点—终点	重复单元大小 /bp	拷贝数	重复单元一致序列 /bp	重复单元之间的匹配度 /%	插入缺失比例 /%	分值	碱基个数				熵（0—2）
							A	C	G	T	
34181—34487	4	74.2	4	94	21	79	37	0	0	62	0.98
34185—34555	22	17.4	20	94	20	149	38	0	0	60	1.01
34229—34499	36	7.2	36	94	22	145	37	0	0	61	0.99
34257—34539	42	6.7	42	93	21	200	37	0	0	61	1.01
34268—34561	68	4.2	67	93	16	212	38	0	0	61	1.01
34180—34539	58	6.4	56	93	17	225	38	0	0	61	1.01
34258—34701	183	2.4	186	93	18	411	39	1	1	57	1.16
34640—34716	34	2.3	32	93	8	111	42	2	5	49	1.39
34732—34868	16	8.0	16	92	24	68	56	1	0	40	1.13
34754—34905	14	10.8	14	92	17	93	54	1	0	43	1.11
34749—34930	22	8.7	21	91	18	98	55	2	0	42	1.12
34741—34826	38	2.3	38	91	8	113	58	0	0	41	0.98
34751—34931	28	7.0	27	90	26	76	55	2	0	41	1.12

表 2-47-5　蓖麻叶绿体基因组散在重复序列特征值

重复单元一长度 /bp	重复单元一起点	重复类型	重复单元二长度 /bp	重复单元二起点	重复单元间隔	e-value
47	29539	D	47	40972	0	3.78E−19
44	79831	P	44	79831	0	2.42E−17
52	43037	D	52	45261	−3	2.20E−16
48	34848	D	48	34876	−3	4.41E−14
41	9203	P	41	9203	−1	1.90E−13
44	31187	P	44	31187	−2	2.06E−13
36	35524	P	36	35524	0	1.59E−12
42	88425	P	42	88425	−2	3.00E−12
42	105060	D	42	127992	−2	3.00E−12
42	127992	P	42	147710	−2	3.00E−12
42	97656	D	42	97674	−3	1.20E−10
42	97656	P	42	155096	−3	1.20E−10
42	97674	P	42	155114	−3	1.20E−10
42	155096	D	42	155114	−3	1.20E−10
39	48000	D	39	105062	−2	1.65E−10
39	48000	P	39	147711	−2	1.65E−10
39	40506	D	39	40516	−3	6.11E−09
30	13680	D	30	13706	0	6.49E−09
33	34394	D	33	34409	−1	1.00E−08

续表

重复单元一 长度 /bp	重复单元一 起点	重复类型	重复单元二 长度 /bp	重复单元二 起点	重复单元 间隔	e-value
30	8953	P	30	49283	−1	5.84E−07
35	5661	P	35	5661	−3	1.12E−06
35	6416	D	35	77594	−3	1.12E−06
35	7393	P	35	7393	−3	1.12E−06
35	34271	D	35	34346	−3	1.12E−06
35	34380	P	35	34745	−3	1.12E−06
35	63667	D	35	63688	−3	1.12E−06
34	9233	D	34	35515	−3	4.10E−06
34	34787	P	34	34795	−3	4.10E−06
31	10472	D	31	10509	−2	6.79E−06
31	71821	D	31	71850	−2	6.79E−06
31	73675	D	31	73700	−2	6.79E−06
31	87552	D	31	87554	−2	6.79E−06
33	6420	D	33	73042	−3	1.49E−05
33	34407	D	33	34449	−3	1.49E−05
33	54965	D	33	89919	−3	1.49E−05
33	54965	P	33	162860	−3	1.49E−05
33	63572	D	33	63608	−3	1.49E−05
30	34399	D	30	34456	−2	2.54E−05
32	11159	D	32	34752	−3	5.44E−05
32	11170	D	32	34763	−3	5.44E−05
32	40518	D	32	40528	−3	5.44E−05
32	63602	D	32	63740	−3	5.44E−05
31	34669	P	31	34669	−3	1.97E−04
31	34822	D	31	34915	−3	1.97E−04
31	48000	D	31	127994	−3	1.97E−04
31	63603	D	31	63606	−3	1.97E−04
31	90000	D	31	90022	−3	1.97E−04
31	90000	P	31	162759	−3	1.97E−04
31	90022	P	31	162781	−3	1.97E−04

注：P. palindromic repeat，回文重复序列；D. direct repeat，正向重复序列

【系统发育】 对来自大戟科的 6 个物种和 2 个外类群物种（拟南芥和烟草）的 71 个共有蛋白质序列用最大似然法构建系统进化树。首先，大戟属物种乳浆大戟（*E. esula*）从该科中单分出来为一支；随后，橡胶属物种橡胶树（*H. brasiliensis*）和羊肚菌属物种木薯（*M.*

esculenta）聚为一支，这 2 处分支节点的 bootstrap 分值较高（＞ 90%），表明可信度高。其他 3 个物种，蓖麻属物种蓖麻（*R. communis*）又单独聚为一支，麻风树（*J. curcas*）和油桐（*V. fordii*）聚为一支，此分支节点的 bootstrap 分值较低（＜ 90%），表明该分支的可信度较低，其亲缘关系有待进一步确定（图 2-47-2）。

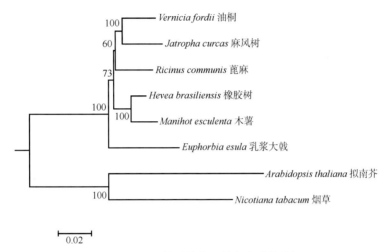

图 2-47-2　大戟科植物系统发育进化分析

参 考 文 献

刘洪伟，杨艳芳，熊王丹，等 . 2016. 不同植物中推定蓖麻烯合酶基因的生物信息学分析 . 植物研究，36（4）：605-612.

王芳，董美玲，董乐，等 . 2019. 蓖麻延伸因子基因的克隆与表达分析 . 核农学报，（3）：464-472.

Maximo R，Foster JT，Chan AP，et al. 2011. Castor bean organelle genome sequencing and worldwide genetic diversity analysis.
　　PLoS One，6（7）：e21743.

48 榧 树

【基本信息】 榧树（*Torreya grandis* Fort.ex Lindl.）为红豆杉科榧属药用植物。其的干燥成熟种子为榧子中药材。又名榧实、香榧等，被收载于《中国药典》（2015 年版）。榧树分布于江苏、浙江、福建、安徽、江西、湖南及贵州等地，主产于浙江、福建、安徽、江西等地。榧子以粒大、种仁饱满、富油性、味微甜而涩者为佳。榧子含脂肪酸、甾醇、多糖、挥发油、鞣质等化学成分。其性平，味甘，归肺、胃、大肠经，具有杀虫消积、润肺止咳、润燥通便的功效。现代研究证明，榧子具有驱虫、收缩子宫、润肺止咳、润肠通便等作用，临床用于治疗多种寄生虫病。榧子是国家卫生健康委员会公布的既是食品又是药品的中药，还是日常食用干果。

【叶绿体基因组】 榧的叶绿体基因组序列（GenBank 登录号：NC_034806.1）为环状DNA 分子，总长度为 136 949bp。榧树叶绿体基因组的整体 G/C 含量为 35%（图 2-48-1）。

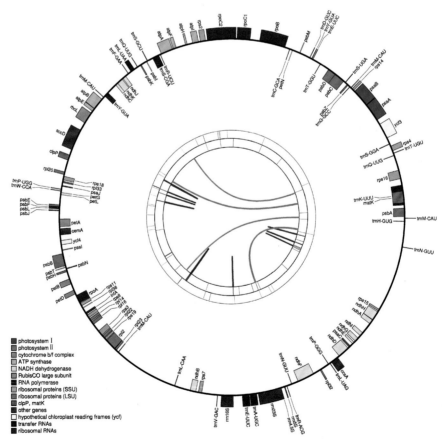

图 2-48-1 榧树叶绿体基因组图谱

图上有 4 个环：从中心向外，第一个圆内红色和绿色的弧线分别表示正向和反向重复序列；第二个圆内的短条表示串联重复序列；第三个圆内的短条表示微卫星重复序列；第四个圆是叶绿体基因组基因结构及其位置分布图。不同功能的基因以不同颜色表示

【编码基因】　梣树的叶绿体基因组包括蛋白质编码基因 77 个、转运 RNA 编码基因 34 个和核糖体 RNA 编码基因 4 个（表 2-48-1）。其中有 3 个蛋白质编码基因（*rpl2*、*rps16*、*ycf2*）含 1 个内含子，1 个蛋白质编码基因（*ycf3*）含有 2 个内含子。有 6 个 tRNA 编码基因（*trnK-UUU*、*trnS-CGA*、*trnL-UAA*、*trnY-GUA*、*trnE-UUC*、*trnA-UGC*）含有 1 个内含子（表 2-48-2）。梣树叶绿体基因组中蛋白质编码区的长度为 58 540bp，占整个基因组长度的 42.75%。rRNA 基因的长度为 9426bp，占整个基因组长度的 6.88%。而 tRNA 基因的长度为 2535bp，占整个基因组长度的 1.85%。梣树叶绿体基因组非编码区主要包括内含子和基因间隔区，其长度占整个基因组长度的 48.52%。

表 2-48-1　梣树叶绿体基因组基因列表

基因功能	基因分类	基因名称
rRNA	rRNA genes	*rrn23S*、*rrn16S*、*rrn5S*、*rrn4.5S*
tRNA	tRNA genes	34 *trn* genes（6 contain an intron）
自我复制	Small subunit of ribosome	*rps11*、*rps14*、*rps15*、*rps18*、*rps19*、*rps2*、*rps3*、*rps4*、*rps7*、*rps8*
	Large subunit of ribosome	*rpl14*、*rpl22*、*rpl36*、*rpl20*、*rpl2*、*rpl33*、*rpl16*
	DNA dependent RNA polymerase	*rpoC1*、*rpoC2 rpoB*、*rpoA*
光合作用	Subunits of NADH-dehydrogenase	*ndhK*、*ndhJ*、*ndhF*、*ndhG*、*ndhE*、*ndhD*、*ndhB*、*ndhC*、*ndhA*、*ndhH*、*ndhI*
	Subunits of photosystem Ⅰ	*psaA*、*psaB*、*psaC*、*psaI*、*psaJ*
	Subunits of photosystem Ⅱ	*psbA*、*psbB*、*psbC*、*psbD*、*psbE*、*psbF*、*psbH*、*psbI*、*psbJ*、*psbK*、*psbL*、*psbM*、*psbN*、*psbT*、*psbZ*、*ycf3*
	Subunits of cytochrome b/f complex	*petN*、*petA*、*petD*、*petG*、*petB*、*petL*
	Subunits of ATP synthase	*atpI*、*atpE*、*atpA*、*atpB*、*atpH*、*atpF*
	Large subunit of rubisco	*rbcL*
其他功能	Maturase	*matK*
	Translation initiation factor	*infA*
	Chlorophyl	*chlB*、*chlL*、*chlN*
	Protease	*clpP*
	Envelope membrane protein	*cemA*
	Subunit of acetyl-CoA-carboxylase	*accD*
	c-type cytochrome synthesis gene	*ccsA*
未知功能		*ycf4*、*ycf2*

表 2-48-2　梣树叶绿体基因内含子和外显子位置及长度

基因名称	基因编码序列所在链	起始位置	终点位置	长度 /bp				
				第一外显子	第一内含子	第二外显子	第二内含子	第三外显子
trnK-UUU	−	1448	3932	37	2413	35		
rps16	−	4705	5790	39	909	138		
ycf3	+	9973	11905	124	705	230	718	156

续表

基因名称	基因编码序列所在链	起始位置	终点位置	长度 /bp				
				第一外显子	第一内含子	第二外显子	第二内含子	第三外显子
trnS-CGA	–	43627	44497	31	780	60		
trnL-UAA	+	47160	47706	35	462	50		
trnY-GUA	–	51620	52227	35	512	61		
rpl2	–	85099	86574	396	651	429		
ycf2	+	87989	94816	883	48	5897		
trnE-UUC	+	104147	105030	32	811	41		
trnA-UGC	+	105086	105965	38	803	39		

注："+"表示正链；"–"表示负链

【重复序列】 在榉树叶绿体基因组中，微卫星重复序列的类型以 A/T 为主，有 23 个；其次为 AT/AT，有 5 个；AAT/ATT，有 2 个；C/G，有 1 个（表 2-48-3）。共发现 39 个串联重复序列，满足总长度超过 20bp 且重复单元之间的相似性大于 90% 两个条件（表 2-48-4）。散在重复序列包括回文重复序列和正向重复序列。以 *e*-value 小于 1E–4 为阈值，榉树叶绿体基因组散在重复序列包括回文重复序列 8 条、正向重复序列 42 条（表 2-48-5）。

表 2-48-3 榉树叶绿体基因组微卫星重复序列数量统计

重复单元类型	重复序列个数
A/T	23
C/G	1
AT/AT	5
AAT/ATT	2

表 2-48-4 榉树叶绿体基因组串联重复序列统计

起点—终点	重复单元大小 /bp	重复单元拷贝数	重复单元一致序列 /bp	重复单元之间的匹配度 /%	插入缺失比例 /%	分值	碱基个数				熵（0—2）
							A	C	G	T	
1170—1202	14	2.4	14	100	0	66	30	12	6	51	1.63
7754—7789	17	2.1	17	100	0	72	33	22	11	33	1.89
18484—18515	16	2.0	16	100	0	64	37	25	6	31	1.81
25181—25217	17	2.1	18	90	5	58	35	10	10	43	1.75
33522—33583	17	3.6	17	93	0	106	54	1	24	19	1.53
37381—37437	30	1.9	30	96	0	105	73	7	8	10	1.24
41649—41681	2	17.0	2	90	6	50	45	0	0	54	0.99
41654—41685	15	2.1	15	90	0	64	40	0	0	59	0.97
57656—57685	12	2.5	12	100	0	60	56	0	36	0	1.26
57503—57862	177	2.0	177	96	0	657	42	11	21	24	1.86
57833—57898	12	5.5	12	100	0	132	53	7	39	0	1.30

续表

起点—终点	重复单元大小 /bp	重复单元拷贝数	重复单元一致序列 /bp	重复单元之间的匹配度 /%	插入缺失比例 /%	分值	碱基个数 A	C	G	T	熵（0—2）
57829—57908	24	3.3	24	91	0	115	52	10	36	1	1.43
60339—60461	35	3.5	35	96	0	219	52	21	3	22	1.61
61418—61512	19	5.0	19	97	0	172	58	20	6	14	1.57
61506—61538	13	2.7	12	90	9	57	54	0	9	36	1.32
63660—63841	30	6.1	30	94	0	319	29	9	21	38	1.86
72192—72218	11	2.5	11	100	0	54	37	0	14	48	1.45
79822—79889	24	2.8	24	95	4	120	25	13	11	50	1.75
80591—80645	27	2.0	28	92	3	94	36	12	9	41	1.75
88716—88771	12	4.7	12	97	0	94	55	0	16	17	1.69
88750—88957	84	2.5	84	99	0	407	46	11	19	22	1.81
89024—89149	15	8.4	15	99	0	243	60	12	21	5	1.53
89046—89169	15	7.8	19	95	4	73	57	14	19	8	1.63
89209—89268	30	2.0	30	100	0	120	33	13	10	43	1.77
95345—95381	19	2.1	18	90	10	58	56	10	5	27	1.55
103351—103509	23	6.9	23	99	0	309	17	13	8	61	1.56
105247—105279	16	2.1	16	100	0	66	39	18	18	24	1.92
109248—109293	19	2.4	19	92	0	74	43	21	2	32	1.65
109257—109294	19	2.0	19	100	0	76	47	21	0	31	1.51
110661—110723	32	2.0	32	93	3	110	30	14	11	44	1.79
111349—111374	12	2.2	12	100	0	52	57	0	7	34	1.27
120904—120986	41	2.0	41	100	0	166	25	19	12	43	1.85
126861—126912	12	4.3	12	100	0	104	7	17	7	67	1.39
127672—127761	27	3.3	27	98	0	171	21	22	17	38	1.93
128018—128059	21	2.0	21	95	0	75	0	16	19	64	1.30
128915—129092	21	8.5	21	92	0	257	26	18	19	35	1.94
131430—131559	45	2.8	45	90	6	217	0	28	5	66	1.14
132414—132452	19	2.1	19	100	0	78	15	5	0	79	0.90
136264—136289	13	2.0	13	100	0	52	46	15	7	30	1.74

表 2-48-5 梣树叶绿体基因组散在重复序列特征值

重复单元一长度 /bp	重复单元一起点	重复类型	重复单元二长度 /bp	重复单元二起点	重复单元间隔	e-value
318	110468	P	318	132974	−3	2.65E−174
298	7437	P	298	46614	−2	8.10E−165
297	110500	P	297	132963	−3	9.49E−162
145	57540	D	145	57717	−2	2.49E−73

续表

重复单元一长度 /bp	重复单元一起点	重复类型	重复单元二长度 /bp	重复单元二起点	重复单元间隔	e-value
148	4119	P	148	56710	−3	5.92E−73
137	57548	D	137	57725	−1	7.14E−71
140	103350	D	140	103373	−2	2.38E−70
128	57557	D	128	57734	0	4.56E−68
124	88749	D	124	88833	−1	4.34E−63
122	63674	D	122	63704	−3	1.49E−57
113	103350	D	113	103396	−1	1.66E−56
111	89023	D	111	89038	−1	2.61E−55
117	110687	P	117	132956	−3	1.34E−54
103	89031	D	103	89046	0	5.13E−53
111	63700	D	111	63730	−3	4.69E−51
107	63659	D	107	63719	−3	1.07E−48
96	89023	D	96	89053	−1	2.42E−46
88	89031	D	88	89061	0	5.51E−44
90	103350	D	90	103419	−1	9.29E−43
93	128914	D	93	128935	−3	1.88E−40
86	60338	D	86	60373	−2	2.90E−38
81	89023	D	81	89068	−1	2.19E−37
83	110721	P	83	132956	−2	1.73E−36
83	128924	D	83	128945	−2	1.73E−36
73	89031	D	73	89076	0	5.91E−35
81	63700	D	81	63760	−3	2.08E−33
76	61417	D	76	61436	−2	2.37E−32
77	63659	D	77	63749	−3	4.56E−31
69	60355	D	69	60390	−1	3.13E−30
67	103350	D	67	103442	−1	4.87E−29
66	89023	D	66	89083	−1	1.92E−28
72	128914	D	72	128956	−3	3.81E−28
67	127667	D	67	127694	−2	4.82E−27
69	128924	D	69	128966	−3	2.14E−26
58	89031	D	58	89091	0	6.35E−26
65	131419	D	65	131494	−3	4.57E−24
65	131439	D	65	131454	−3	4.57E−24
65	131439	D	65	131469	−3	4.57E−24
65	131439	D	65	131484	−3	4.57E−24

续表

重复单元一 长度 /bp	重复单元一 起点	重复类型	重复单元二 长度 /bp	重复单元二 起点	重复单元 间隔	e-value
54	57832	D	54	57844	0	1.63E–23
54	60370	D	54	60405	0	1.63E–23
61	128967	D	61	129009	–2	1.63E–23
60	4060	P	60	56856	–2	6.32E–23
57	61417	D	57	61455	–2	3.65E–21
57	87167	P	57	136758	–2	3.65E–21
57	131427	D	57	131502	–2	3.65E–21
60	131439	D	60	131499	–3	3.67E–21
51	89023	D	51	89098	–1	1.59E–19
52	57655	D	52	57868	–2	3.10E–18
51	60338	D	51	60408	–2	1.19E–17

注：P. palindromic repeat，回文重复序列；D. direct repeat，正向重复序列

【系统发育】　对来自红豆杉科的 9 个物种和 2 个外类群物种（拟南芥和烟草）的 64 个共有蛋白质序列用最大似然法构建系统进化树。其中，3 个粗榧属物种（*C. wilsoniana*、*C. sinensis*、*C. oliveri*）先分离出来，聚为一支；随后，2 个红豆杉物种（*T. mairei*、*T. baccata*）又分离出来聚为一小支；剩余 4 个物种，2 个为穗花杉属（*A. formosana*、*A. argotaenia*）、2 个榧树属（*T. grandis*、*T. fargesii*）各自聚为一支，与传统分类结果一致。榧树与巴山榧为同属植物，与红豆杉属、穗花杉属的亲缘关系较近，与粗榧属的亲缘关系较远。该进化树各分支节点的 bootstrap 分值均较高（≥ 78%），表明该分类结果的可信度较高（图 2-48-2）。

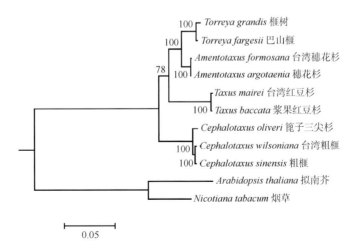

图 2-48-2　红豆杉科植物系统发育进化分析

参 考 文 献

陈润生，陈相银，贾王俊．2014. 杀虫润燥的榧子．首都医药，21（13）：44.

Cui HX，Duan FF，Jia SS，et al. 2018. Antioxidant and tyrosinase inhibitory activities of seed oils from *Torreya grandis* Fort. ex Lindl. Biomed Res Int，（5）：1-10.

Liu M，Veryser C，Lu JG，et al. 2018. Bioassay-guided isolation of active substances from semen torreyae identifies two new anthelmintic compounds with novel mechanism of action. J Ethnopharmacol，224：421-428.

Zeng J，Chen J，Kou Y，et al. 2018. Application of EST-SSR markers developed from the transcriptome of *Torreya grandis*（Taxaceae），a threatened nut-yielding conifer tree. Peer J，6：e5606.

49 辣　　椒

【基本信息】　辣椒（*Capsicum annuum* L.）为茄科辣椒属植物。其干燥成熟果实为辣椒中药材。又名秦椒、海椒、番椒，被收载于《中国药典》（2015 年版）。我国大部分地区均有栽培。商品药材主要来源于栽培，主产于湖南、四川、贵州等地。药材以个大、色红、果肉厚、辛辣味强烈者为佳。辣椒主要含生物碱（辣椒碱、二氧辣椒碱、高二氢辣椒碱、高辣椒碱）、挥发性羧酸（异丁酸、异戊酸、丙酮酸、辛酸、癸酸、月桂酸、庚酸）色素（辣椒红素）、胡萝卜素、酒石酸等化学成分。辣椒味辛，性热，归心、脾经，具有温中散寒、开胃消食的功效。现代研究表明，辣椒具有抗菌、杀虫、改善消化系统功能、致溃疡、降血脂、抗辐射、促进激素分泌等作用，用于治疗胃寒、消化不良、虫疮、腹水等病症。

【叶绿体基因组】　辣椒的叶绿体基因组序列（GenBank 登录号：NC_018552）为典型环状 DNA 分子，总长度为 156 781bp。具有保守的四分状结构，包括一个 LSC 区、一个 SSC 区和一对 IR 区，其长度分别为 87 365bp、17 848bp 和 25 784bp（图 2-49-1）。

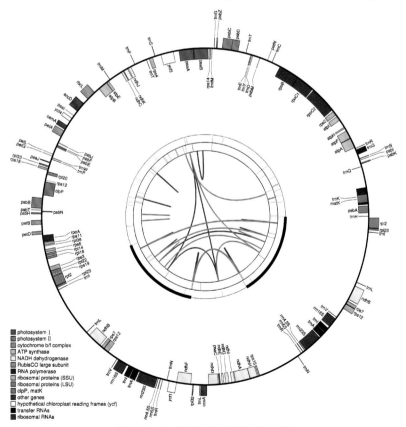

图 2-49-1　辣椒叶绿体基因组图谱

图上有 4 个环：从中心向外，第一个圆内红色和绿色的弧线分别表示正向和反向重复序列；第二个圆内的短条表示串联重复序列；第三个圆内的短条表示微卫星重复序列；第四个圆是叶绿体基因组基因结构及其位置分布图。不同功能的基因以不同颜色表示

辣椒叶绿体基因组的整体 G/C 含量为 38%。其 IR 区的 G/C 含量（43%）高于 SSC 区的 G/C 含量（32%）和 LSC 区的 G/C 含量（36%）。

【编码基因】 辣椒的叶绿体基因组包括蛋白质编码基因 81 个、转运 RNA 编码基因 34 个和核糖体 RNA 编码基因 8 个（表 2-49-1）。其中有 9 个蛋白质编码基因（*atpF*、*ndhA*、*ndhB*、*petB*、*petD*、*rpl16*、*rpl2*、*rpoC1*、*rps16*）含有 1 个内含子，2 个蛋白质编码基因（*clpP*、*ycf3*）含有 2 个内含子。有 6 个 tRNA 编码基因（*trnA*、*trnG*、*trnI*、*trnK*、*trnL*、*trnV*）含有 1 个内含子（表 2-49-2）。辣椒叶绿体基因组中蛋白质编码区的长度为 79 494bp，占整个基因组长度的 50.70%。rRNA 基因的长度为 9102bp，占整个基因组长度的 5.81%。而 tRNA 基因的长度为 2912bp，占整个基因组长度的 1.86%。辣椒叶绿体基因组非编码区主要包括内含子和基因间隔区，其长度占整个基因组长度的 41.63%。

表 2-49-1　辣椒叶绿体基因组基因列表

基因功能	基因分类	基因名称
rRNA	rRNA genes	*rrn16S*（×2）、*rrn23S*（×2）、*rrn4.5S*（×2）、*rrn5S*（×2）
tRNA	tRNA genes	34 *trn* genes（6 contain an intron）
自我复制	Small subunit of ribosome	*rps11*、*rps12*（×2）、*rps14*、*rps15*、*rps18*、*rps19*、*rps2*、*rps3*、*rps4*、*rps7*（×2）、*rps8*
	Large subunit of ribosome	*rpl14*、*rpl16*、*rpl2*（×2）、*rpl20*、*rpl22*、*rpl23*（×2）、*rpl32*、*rpl33*、*rpl36*
	DNA dependent RNA polymerase	*rpoC1*、*rpoC2*、*rpoB*、*rpoA*
光合作用	Subunits of NADH-dehydrogenase	*ndhA*、*ndhB*（×2）、*ndhC*、*ndhD*、*ndhE*、*ndhF*、*ndhG*、*ndhH*、*ndhI*、*ndhJ*、*ndhK*
	Subunits of photosystem Ⅰ	*psaI*、*psaC*、*psaB*、*psaA*、*psaJ*
	Subunits of photosystem Ⅱ	*psbA*、*psbB*、*psbC*、*psbD*、*psbE*、*psbF*、*psbH*、*psbI*、*psbJ*、*psbK*、*psbM*、*psbN*、*psbT*、*psbZ*、*ycf3*
	Subunits of cytochrome b/f complex	*petA*、*petB*、*petD*、*petG*、*petL*、*petN*
	Subunits of ATP synthase	*atpA*、*atpB*、*atpE*、*atpF*、*atpH*、*atpI*
	Large subunit of rubisco	*rbcL*
其他功能	Maturase	*matK*
	Protease	*clpP*
	Envelope membrane protein	*cemA*
	Subunit of acetyl-CoA-carboxylase	*accD*
	c-type cytochrome synthesis gene	*ccsA*
未知功能		*ycf4*、*ycf1*（×2）

表 2-49-2　辣椒叶绿体基因内含子和外显子位置及长度

基因名称	基因编码序列所在链	起始位置	终点位置	长度 /bp				
				第一外显子	第一内含子	第二外显子	第二内含子	第三外显子
trnK	–	1841	4412	37	2500	35		
rps16	–	5103	6234	40	865	227		
trnG	+	9418	10180	23	692	48		
atpF	–	12139	13386	145	693	410		
rpoC1	–	21432	24240	453	742	1614		
ycf3	–	44100	46092	124	742	232	744	151
trnL	–	49152	49662	50	426	35		
trnV	–	53815	54462	38	575	35		
clpP	–	73197	75224	71	811	294	626	226
petB	+	78168	79570	6	755	642		
petD	+	79764	80988	8	742	475		
rpl16	–	84410	85840	9	1026	396		
rpl2	–	87509	88998	391	665	434		
ndhB	–	97906	100117	775	679	758		
trnI	+	105439	106232	37	722	35		
trnA	+	106297	107180	38	811	35		
ndhA	–	122197	124445	553	1157	539		
trnA	–	136968	137851	38	811	35		
trnI	–	137916	138709	37	722	35		
ndhB	+	144031	146242	775	679	758		
rpl2	+	155150	156639	391	665	434		

注："+"表示正链；"–"表示负链

【重复序列】　在辣椒叶绿体基因组中，微卫星重复序列的类型以 A/T 为主，有 25 个；其次为 AAT/ATT，有 1 个（表 2-49-3）。共发现 45 个串联重复序列，满足总长度超过 20bp 且重复单元之间的相似性大于 90% 两个条件（表 2-49-4）。散在重复序列包括回文重复序列和正向重复序列。以 *e*-value 小于 1E–4 为阈值，辣椒叶绿体基因组散在重复序列包括回文重复序列 19 条、正向重复序列 30 条（表 2-49-5）。

表 2-49-3　辣椒叶绿体基因组微卫星重复序列数量统计

重复单元类型	重复序列个数
A/T	25
AAT/ATT	1

表 2-49-4　辣椒叶绿体基因组串联重复序列统计

起点—终点	重复单元大小 /bp	重复单元拷贝数	重复单元一致序列 /bp	重复单元之间的匹配度 /%	插入缺失比例 /%	分值	碱基个数				熵（0—2）
							A	C	G	T	
5083—5108	13	2.0	13	100	0	52	23	15	0	61	1.33
6433—6471	19	2.1	19	100	0	78	48	5	0	46	1.24
6499—6547	25	2.0	24	96	4	89	65	0	0	34	0.93
6623—6650	13	2.2	13	100	0	56	57	0	21	21	1.41
6801—6828	14	2.0	14	100	0	56	35	14	7	42	1.73
9298—9334	18	2.1	18	100	0	74	16	0	21	62	1.33
14885—14917	16	2.1	16	100	0	66	48	6	6	39	1.53
17022—17054	17	2.0	16	94	5	57	18	15	0	66	1.25
36770—36802	13	2.5	13	95	0	57	24	21	0	54	1.45
43757—43806	21	2.3	22	93	3	84	32	2	0	66	1.03
43777—43809	16	2.1	16	100	0	66	39	0	0	60	0.97
46300—46330	15	2.1	15	100	0	62	35	0	32	32	1.58
47233—47259	13	2.1	13	100	0	54	62	7	22	7	1.46
49746—49784	19	2.1	19	95	0	69	28	5	12	53	1.60
49979—50005	14	1.9	14	100	0	54	44	22	14	18	1.86
50014—50043	15	2.0	15	93	0	51	43	3	13	40	1.60
50045—50082	19	2.0	19	94	0	67	50	15	23	10	1.75
53011—53037	14	1.9	14	100	0	54	14	14	0	70	1.17
54565—54601	18	2.1	18	100	0	74	27	5	16	51	1.66
54952—54977	13	2.0	13	100	0	52	30	23	15	30	1.95
59820—59844	12	2.1	12	100	0	50	44	24	0	32	1.54
60581—60706	18	7.0	18	96	0	234	29	11	22	37	1.88
60577—60706	54	2.4	54	100	0	260	30	11	21	36	1.89
61634—61678	15	3.1	15	93	6	83	62	0	13	24	1.31
61632—61676	14	3.1	14	93	6	81	64	0	13	22	1.28
69920—69949	10	3.0	10	100	0	60	50	0	0	40	1.36
71167—71207	21	2.0	21	90	0	64	29	24	9	36	1.87
71498—71528	16	1.9	16	100	0	62	38	22	6	32	1.80
71698—71757	12	5.0	12	97	0	102	30	28	25	16	1.97
73112—73148	17	2.2	17	100	0	74	45	5	5	43	1.49
89355—89487	44	3.0	44	100	0	266	36	13	9	41	1.76
89471—89578	54	2.0	54	100	0	216	31	18	18	31	1.95
89746—89794	25	2.0	25	100	0	98	42	12	20	24	1.86
93473—93512	21	1.9	21	100	0	80	37	20	10	32	1.85
102623—102657	9	4.0	9	92	7	63	42	0	11	45	1.40

续表

起点—终点	重复单元大小 /bp	重复单元拷贝数	重复单元一致序列 /bp	重复单元之间的匹配度 /%	插入缺失比例 /%	分值	碱基个数				熵（0—2）
							A	C	G	T	
112617—112666	18	2.8	18	96	0	91	40	16	14	30	1.87
112886—112983	48	2.0	49	98	2	189	22	30	14	32	1.93
131165—131262	48	2.0	49	98	2	189	32	14	30	22	1.93
131482—131531	18	2.8	18	96	0	91	30	14	16	40	1.87
141491—141525	9	4.0	9	92	7	63	45	11	0	42	1.40
141492—141525	17	2.0	17	100	0	68	47	11	0	41	1.40
150636—150675	21	1.9	21	100	0	80	32	10	20	37	1.85
154354—154402	25	2.0	25	100	0	98	24	20	12	42	1.86
154570—154677	54	2.0	54	100	0	216	31	18	18	31	1.95
154661—154793	44	3.0	44	100	0	266	41	9	13	36	1.76

表 2-49-5　辣椒叶绿体基因组散在重复序列特征值

重复单元一长度 /bp	重复单元一起点	重复类型	重复单元二长度 /bp	重复单元二起点	重复单元间隔	e-value
107	60580	D	107	60598	−3	1.41E−48
89	89354	D	89	89398	0	1.80E−44
89	89354	P	89	154660	0	1.80E−44
89	89398	P	89	154704	0	1.80E−44
89	154660	D	89	154704	0	1.80E−44
90	60580	D	90	60616	−3	1.43E−38
76	60576	D	76	60630	0	1.21E−36
72	60598	D	72	60634	−2	7.13E−30
71	60616	D	71	60634	−2	2.77E−29
58	89466	D	58	89520	−1	1.45E−23
58	89466	P	58	154569	−1	1.45E−23
58	89520	P	58	154623	−1	1.45E−23
58	154569	D	58	154623	−1	1.45E−23
57	60576	D	57	60648	−2	4.78E−21
53	60634	D	53	60652	−1	1.35E−20
56	79960	P	56	79960	−2	1.85E−20
48	77527	P	48	77527	0	8.73E−20
45	89354	D	45	89442	0	5.58E−18
45	89354	P	45	154660	0	5.58E−18
45	89442	P	45	154748	0	5.58E−18
45	154660	D	45	154748	0	5.58E−18
48	71697	D	48	71709	−1	1.26E−17

续表

重复单元一 长度 /bp	重复单元一 起点	重复类型	重复单元二 长度 /bp	重复单元二 起点	重复单元 间隔	e-value
48	112885	D	48	112933	−1	1.26E−17
48	112885	P	48	131166	−1	1.26E−17
48	112933	P	48	131214	−1	1.26E−17
48	131166	D	48	131214	−1	1.26E−17
47	40130	D	47	42354	−3	1.53E−13
41	101742	D	41	122773	−1	1.76E−13
41	122773	P	41	142364	−1	1.76E−13
39	45262	D	39	122775	−1	2.68E−12
34	60548	D	34	60689	0	2.34E−11
40	60576	D	40	60666	−2	4.01E−11
39	45262	D	39	101744	−2	1.53E−10
39	45262	P	39	142364	−2	1.53E−10
36	60634	D	36	60670	−1	1.58E−10
39	112612	D	39	112630	−3	5.64E−09
39	112612	P	39	131478	−3	5.64E−09
39	112630	P	39	131496	−3	5.64E−09
39	131478	D	39	131496	−3	5.64E−09
30	8709	P	30	47019	0	6.00E−09
30	71715	D	30	71727	0	6.00E−09
36	71697	D	36	71721	−2	8.30E−09
33	97248	P	33	97248	−1	9.28E−09
33	97248	D	33	146866	−1	9.28E−09
33	146866	P	33	146866	−1	9.28E−09
37	94837	D	37	94855	−3	7.68E−08
37	94837	P	37	149255	−3	7.68E−08
37	94855	P	37	149273	−3	7.68E−08
37	149255	D	37	149273	−3	7.68E−08

注：P. palindromic repeat，回文重复序列；D. direct repeat，正向重复序列

【高可变区】 为了发现辣椒属物种间的高可变区，采用 K2p 模型计算基因间区的遗传距离（图 2-49-2）。总共 64 个基因间区，其 K2p 值分布于 0.79 ～ 2.41。其中 rps18-rpl20、ndhF-rpl32、rpl20-clpP 的 K2p 值较高，分别为 2.41、2.13、1.39。这说明辣椒属物种在这几个区域的变异较大，可作为潜在的分子标记开发区域。

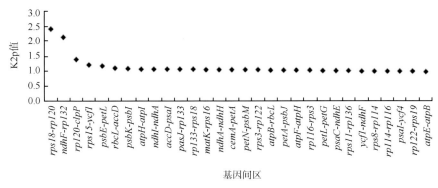

图 2-49-2　辣椒属物种基因间区的遗传距离分析结果

【系统发育】　对来自辣椒属的 8 个物种和 2 个外类群物种（拟南芥和烟草）的 74 个共有蛋白质序列用最大似然法构建系统进化树。*C. lycianthoides*（野生种辣椒）单独为一类，其他 7 个物种聚为一类；随后，枸杞果辣椒（*C. chacoense*）又从属间分离出来，黄灯笼辣椒（*C. chinense*）、紫绿花辣椒（*C. eximium*）和加拉帕戈斯辣椒（*C. galapagoense*）3 个物种聚为一支，小米椒（*C. frutescens*）、辣椒（*C. annuum*）和多花辣椒（*C. tovarii*）3 个物种聚成一支。辣椒与小米椒的亲缘关系最近（图 2-49-3）。

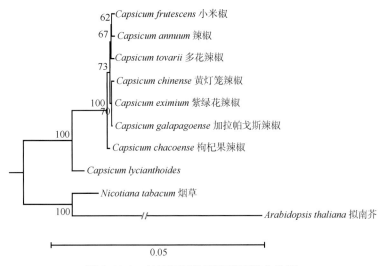

图 2-49-3　辣椒属植物系统发育进化分析

【K_A/K_S 选择压力分析】　以图 2-49-3 的系统进化树作为参考，利用 Hyphy 软件中的 aBSREL 模型对蛋白质编码基因进行选择压力分析（表 2-49-6）。共发现 1 个辣椒基因受到正向选择：*rpl20*。在物种 *C. chinense* 中，*accD* 基因被正向选择；在物种 *C. lycianthoides* 中，*atpF*、*clpP*、*rpl2*、*rpl33* 4 个基因被正向选择；在物种 *C. galapagoense* 中，*rpl20* 基因被正向选择；在物种 *C. tovarii* 和 *C. eximium* 中，*rps12* 基因被正向选择。

表 2-49-6　辣椒属植物 K_A/K_S 选择压力分析

物种	基因	优化的枝长	LRT	p-value
C. chinense	accD	0.0007	140.1879	< 0.0001*
C. lycianthoides	atpF	0.0229	60.3158	< 0.0001*
	clpP	0.0229	13.3653	0.0064
	rpl2	0.0229	152.7710	< 0.0001*
	rpl33	0.0229	65.2647	< 0.0001*
C. galapagoense	rpl20	0.0003	133.4095	< 0.0001*
C. annuum	rpl20	0.0004	136.5415	< 0.0001*
C. tovarii	rps12	0.0001	58.5424	< 0.0001*
C. eximium	rps12	0.0001	58.5875	< 0.0001*

注：LRT. 似然比检验；"*"表示值小于 0.0001

参 考 文 献

Ben-Chaim A，Paran I. 2000. Genetic analysis of quantitative traits in pepper（Capsicum annuum）. Journal of the American Society for Horticultural Science，125（1）：66-70.

Gounaris I，Michalowski CB，Bohnert HJ，et al. 1986. Restriction and gene maps of plastid DNA from Capsicum annuum. Current Genetics，11（1）：7-16.

Hwang EW，Kim KA，Park SC，et al. 2005. Expression profiles of hot pepper（Capsicum annuum）genes under cold stress conditions. Journal of Biosciences，30（5）：657-667.

Jo YD，Park J，Kim J，et al. 2011. Complete sequencing and comparative analyses of the pepper（Capsicum annuum L.）plastome revealed high frequency of tandem repeats and large insertion/deletions on pepper plastome. Plant Cell Reports，30（2）：217-229.

Zeng FC，Gao CW，Gao LZ . 2016. The complete chloroplast genome sequence of American bird pepper（Capsicum annuum var. glabriusculum）. Dna Sequence，27（1）：724-726.

50 稻

【基本信息】　稻（*Oryza sativa* L.）为禾本科稻属药用植物。其成熟果实经发芽干燥的炮制加工品为稻芽中药材。又名稻谷芽、香稻芽，被收载于《中国药典》（2015 年版）。稻栽培于我国南北各地，南方为主要栽培区。稻芽含游离氨基酸、淀粉酶、抗性淀粉、腺嘌呤、葡萄糖、麦芽糖、γ- 氨基丁酸、肌醇、谷胱甘肽、*N*- 去氢神经酰胺等多种功能性化学成分，能增强人体机能和维持代谢平衡。其性温，味甘，归脾、胃经，具有消食和中、健脾开胃的功效，用于食积不消、腹胀口臭、脾胃虚弱、不饥食少等病症。炒稻芽偏于消食，被用于不饥食少；焦稻芽善化积滞，被用于积滞不消等病症。

【叶绿体基因组】　稻的叶绿体基因组序列（GenBank 登录号：NC_031333）为典型环状 DNA 分子，总长度为 134 502bp。具有保守的四分状结构，包括一个 LSC 区、一个 SSC 区和一对 IR 区，其长度分别为 80 546bp、12 346bp 和 20 805bp（图 2-50-1）。稻叶

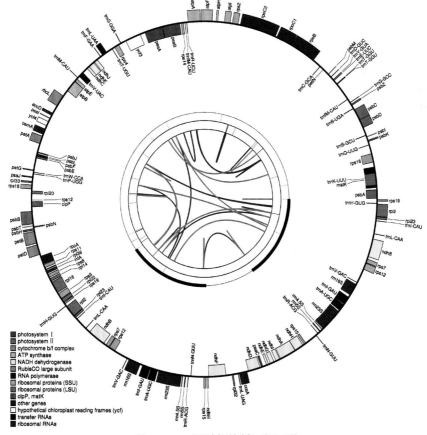

图 2-50-1　稻叶绿体基因组图谱

图上有 4 个环：从中心向外，第一个圆内红色和绿色的弧线分别表示正向和反向重复序列；第二个圆内的短条表示串联重复序列；第三个圆内的短条表示微卫星重复序列；第四个圆是叶绿体基因组基因结构及其位置分布图。不同功能的基因以不同颜色表示

绿体基因组的整体 G/C 含量为 38%。其 IR 区的 G/C 含量（43%）高于 SSC 区的 G/C 含量（33%）和 LSC 区的 G/C 含量（36%）。

【编码基因】 稻的叶绿体基因组包括蛋白质编码基因 84 个、转运 RNA 编码基因 39 个和核糖体 RNA 编码基因 8 个（表 2-50-1）。其中有 8 个蛋白质编码基因（*atpF*、*ndhA*、*ndhB*、*petB*、*petD*、*rpl16*、*rpl2*、*rps16*）含有 1 个内含子，1 个蛋白质编码基因（*ycf3*）含有 2 个内含子。有 5 个 tRNA 编码基因（*trnA-UGC*、*trnI-GAU*、*trnK-UUU*、*trnL-UAA*、*trnV-UAC*）含有 1 个内含子（表 2-50-2）。稻叶绿体基因组中蛋白质编码区的长度为 59 814bp，占整个基因组长度的 44.47%。rRNA 基因的长度为 9190bp，占整个基因组长度的 6.83%。而 tRNA 基因的长度为 1685bp，占整个基因组长度的 1.25%。稻叶绿体基因组非编码区主要包括内含子和基因间隔区，其长度占整个基因组长度的 47.45%。

表 2-50-1 稻叶绿体基因组基因列表

基因功能	基因分类	基因名称
rRNA	rRNA genes	*rrn16S*（×2）、*rrn23S*（×2）、*rrn4.5S*（×2）、*rrn5S*（×2）
tRNA	tRNA genes	39 *trn* genes（5 contain an intron）
自我复制	Small subunit of ribosome	*rps11*、*rps14*、*rps15*（×2）、*rps16*、*rps18*、*rps19*（×2）、*rps2*、*rps12*（×2）、*rps3*、*rps4*、*rps7*（×2）、*rps8*
	Large subunit of ribosome	*rpl14*、*rpl16*、*rpl2*（×2）、*rpl20*、*rpl22*、*rpl23*（×2）、*rpl32*、*rpl33*、*rpl36*
	DNA dependent RNA polymerase	*rpoC1*、*rpoC2*、*rpoB*、*rpoA*
光合作用	Subunits of NADH-dehydrogenase	*ndhA*、*ndhB*（×2）、*ndhC*、*ndhD*、*ndhE*、*ndhF*、*ndhG*、*ndhH*、*ndhI*、*ndhJ*、*ndhK*
	Subunits of photosystem Ⅰ	*psaI*、*psaC*、*psaB*、*psaA*、*psaJ*
	Subunits of photosystem Ⅱ	*psbA*、*psbB*、*psbC*、*psbD*、*psbE*、*psbF*、*psbH*、*psbI*、*psbJ*、*psbK*、*psbL*、*psbM*、*psbN*、*psbT*、*psbZ*、*ycf3*
	Subunits of cytochrome b/f complex	*petA*、*petB*、*petD*、*petG*、*petL*、*petN*
	Subunits of ATP synthase	*atpA*、*atpB*、*atpE*、*atpF*、*atpH*、*atpI*
	Large subunit of rubisco	*rbcL*
其他功能	Maturase	*matK*
	Protease	*clpP*
	Envelope membrane protein	*cemA*
	Subunit of acetyl-CoA-carboxylase	*accD*
	Translational initiation factor	*infA*
	c-type cytochrome synthesis gene	*ccsA*
未知功能		*ycf4*

表 2-50-2　稻叶绿体基因内含子和外显子位置及长度

基因名称	基因编码序列所在链	起始位置	终点位置	长度 /bp				
				第一外显子	第一内含子	第二外显子	第二内含子	第三外显子
trnK-UUU	–	1373	3931	37	2487	35		
rps16	–	4487	5561	40	886	149		
atpF	+	32700	34079	145	828	407		
ycf3	–	41811	43789	131	736	229	724	159
trnL-UAA	+	46496	47121	35	541	50		
trnV-UAC	–	50320	50980	39	585	37		
petB	+	71184	72644	6	813	642		
petD	+	72836	74066	10	748	473		
rpl16	–	77686	79154	9	1058	402		
rpl2	–	81137	82618	394	660	428		
ndhB	–	85352	87596	775	712	758		
trnI-GAU	+	93053	94071	42	942	35		
trnA-UGC	+	94136	95019	38	811	35		
ndhA	–	110602	112678	550	988	539		
trnA-UGC	–	120031	120914	38	811	35		
trnI-GAU	–	120979	121997	42	942	35		
ndhB	+	127454	129698	775	712	758		
rpl2	+	132432	133913	394	660	428		

注："+"表示正链；"–"表示负链

【重复序列】　在稻叶绿体基因组中，微卫星重复序列的类型为 A/T，有 10 个（表 2-50-3）。共发现 12 个串联重复序列，满足总长度超过 20bp 且重复单元之间的相似性大于 90% 两个条件（表 2-50-4）。散在重复序列包括回文重复序列和正向重复序列。以 *e*-value 小于 1E–4 为阈值，稻叶绿体基因组散在重复序列包括回文重复序列 20 条、正向重复序列 29 条（表 2-50-5）。

表 2-50-3　稻叶绿体基因组微卫星重复序列数量统计

重复单元类型	重复序列个数
A/T	10

表 2-50-4　稻叶绿体基因组串联重复序列统计

起点—终点	重复单元大小 /bp	重复单元拷贝数	重复单元一致序列 /bp	重复单元之间的匹配度 /%	插入缺失比例 /%	分值	碱基个数				熵（0—2）
							A	C	G	T	
6350—6386	17	2.2	17	90	0	56	40	21	0	37	1.54
17024—17052	14	2.0	15	93	6	51	75	0	17	6	1.01

续表

起点—终点	重复单元大小 /bp	重复单元拷贝数	重复单元一致序列 /bp	重复单元之间的匹配度 /%	插入缺失比例 /%	分值	碱基个数				熵（0—2）
							A	C	G	T	
17275—17306	15	2.1	16	94	5	57	12	18	0	68	1.20
17708—17772	32	2.0	32	100	0	130	33	9	15	41	1.79
24625—24665	21	2.0	21	90	0	64	29	24	14	31	1.95
26933—26962	12	2.5	12	100	0	60	43	13	36	6	1.70
53855—53891	18	2.1	18	100	0	74	48	5	10	35	1.61
61271—61297	13	2.1	13	100	0	54	70	14	0	14	1.17
68377—68410	17	2.0	17	94	0	59	50	5	14	29	1.67
76616—76656	21	2.0	21	95	0	73	19	21	36	21	1.95
84749—84850	50	2.0	50	98	0	195	35	11	14	38	1.83
130200—130301	50	2.0	50	98	0	195	38	14	11	35	1.83

表 2-50-5　稻叶绿体基因组散在重复序列特征值

重复单元一长度 /bp	重复单元一起点	重复类型	重复单元二长度 /bp	重复单元二起点	重复单元间隔	e-value
91	55820	P	91	82631	−1	2.27E−43
91	55820	D	91	132327	−1	2.27E−43
52	55859	P	52	82631	0	2.51E−22
52	55859	D	52	132366	0	2.51E−22
52	84748	D	52	84798	−1	3.91E−20
52	84748	P	52	130199	−1	3.91E−20
52	84798	P	52	130249	−1	3.91E−20
52	130199	D	52	130249	−1	3.91E−20
50	62931	D	50	88655	−1	6.02E−19
50	62931	P	50	126344	−1	6.02E−19
56	65613	D	56	65634	−3	7.33E−19
52	100576	P	52	100576	−2	2.99E−18
52	100576	D	52	114421	−2	2.99E−18
52	114421	P	52	114421	−2	2.99E−18
48	16814	P	48	16814	−2	6.52E−16
47	12722	D	47	36154	−3	1.12E−13
45	26729	D	45	26771	−3	1.57E−12
45	65628	D	45	65649	−3	1.57E−12
35	84765	D	35	84815	0	4.31E−12
35	84765	P	35	130199	0	4.31E−12
35	84815	P	35	130249	0	4.31E−12

续表

重复单元一 长度 /bp	重复单元一 起点	重复类型	重复单元二 长度 /bp	重复单元二 起点	重复单元 间隔	e-value
43	12723	D	43	12890	−3	2.19E−11
33	17707	D	33	17739	0	6.90E−11
42	65639	D	42	65660	−3	8.15E−11
39	42960	D	39	89264	−2	1.12E−10
39	42960	P	39	125746	−2	1.12E−10
32	55761	P	32	82885	0	2.76E−10
32	55761	D	32	132132	0	2.76E−10
30	66053	P	30	66053	0	4.41E−09
30	86262	P	30	86262	0	4.41E−09
30	86262	D	30	128757	0	4.41E−09
30	128757	P	30	128757	0	4.41E−09
36	7835	P	36	44439	−2	6.11E−09
36	26692	D	36	26797	−2	6.11E−09
37	26590	D	37	26791	−3	5.65E−08
34	56967	P	34	56967	−2	8.70E−08
30	12933	D	30	36029	−1	3.97E−07
30	26597	D	30	26693	−1	3.97E−07
35	12734	D	35	12901	−3	7.62E−07
32	55788	P	32	82857	−2	1.23E−06
32	55788	D	32	132160	−2	1.23E−06
34	12739	D	34	36171	−3	2.79E−06
34	12806	D	34	36066	−3	2.79E−06
34	26886	D	34	26919	−3	2.79E−06
34	38090	D	34	40314	−3	2.79E−06
31	26897	D	31	26942	−2	4.62E−06
33	15037	P	33	45660	−3	1.02E−05
30	0	P	30	0	−2	1.73E−05
30	12890	D	30	36155	−2	1.73E−05

注：P. palindromic repeat，回文重复序列；D. direct repeat，正向重复序列

【高可变区】 为了发现稻属物种间的高可变区，采用 K2p 模型计算基因间区的遗传距离（图 2-50-2）。总共 48 个基因间区，其 K2p 值分布于 1.00～3.42。其中 *psbM-petN*、*ndhF-rpl32*、*rpoC2-rps2* 的 K2p 值较高，分别为 3.42、2.31、2.04。由此可见，稻属物种在这几个区域内的变异较大，可作为潜在的分子标记开发区域。

【系统发育】 对来自稻属的 19 个物种和 2 个外类群物种（拟南芥和烟草）的 64 个共有蛋白质序列用最大似然法构建系统进化树。其中，*O. meyeriana*、*O. brachyantha*、*O.*

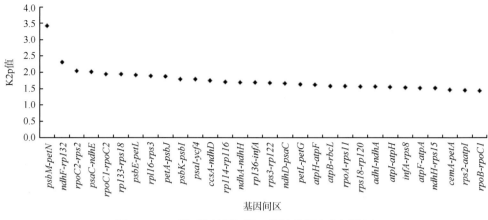

图 2-50-2　稻属物种基因间区的遗传距离分析结果

longiglumis、*O. ridleyi* 4 个物种聚为一支，其余 15 个物种聚为一支，与传统分类结果一致。随后，*O. australiensis* 从 15 个物种中单分出来为一支，药用稻（*O. officinalis*）、艾氏稻（*O. eichingeri*）、*O. rhizomatis*、阔叶稻（*O. latifolia*）、高秆野生稻（*O. alta*）、大颖稻（*O. grandiglumis*）6 个物种聚为一支，短舌野生稻（*O. barthii*）、光秆稻（*O. glaberrima*）、稻（*O. sativa*）、南方野生稻（*O. meridionalis*）、普通野生稻（*O. rufipogon*）、长雄野生稻（*O. longistaminata*）、展颖野生稻（*O. glumipatula*）和斑点稻（*O. punctata*）8 个物种聚为一支。稻与短舌野生稻（*O. barthii*）和光秆稻的亲缘关系较近，与 *O. ridleyi* 等 4 个物种的亲缘关系较远（图 2-50-3）。

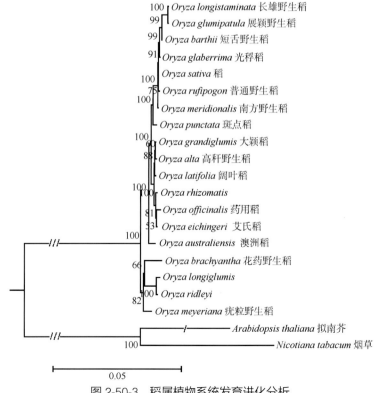

图 2-50-3　稻属植物系统发育进化分析

【K_A/K_S 选择压力分析】　以图 2-50-3 的系统进化树作为参考，利用 Hyphy 软件中的 aBSREL 模型对蛋白质编码基因进行选择压力分析（表 2-50-6）。共发现 9 个基因受到正向选择：*rpoC2*、*ccsA*、*ndhA*、*ndhB*、*psbK*、*ndhF*、*psaA*、*psbB*、*rbcL*。在物种 *O. alta* 中，1 个基因（*ccsA*）被正向选择；在光秤稻中，4 个基因（*ndhA*、*ndhB*、*psbK*、*rpoC2*）被正向选择；在物种 *O. coarctata* 中，3 个基因（*ndhF*、*psaA*、*psbB*）被正向选择；在物种 *O. australiensis* 中，3 个基因（*rbcL*、*rpoC2*、*ndhF*）被正向选择；在 *O.latifolia* 中，1 个基因（*rbcL*）被正向选择；在物种 *O. longiglumis* 中，1 个基因（*rpoC2*）被正向选择。

表 2-50-6　稻属植物 K_A/K_S 选择压力分析

物种	基因	优化的枝长	LRT	*p*-value
O. alta	*ccsA*	0.0003	18.6128	0.0012
O. glaberrima	*ndhA*	0.0010	253.9493	< 0.0001[*]
	ndhB	0.0010	329.2807	< 0.0001[*]
	psbK	0.0010	18.1663	0.0016
	rpoC2	0.0010	748.1623	< 0.0001[*]
O. coarctata	*ndhF*	0.0288	134.7637	< 0.0001[*]
	psaA	0.0288	20.3877	0.0005
	psbB	0.0288	17.6540	0.0020
O. australiensis	*ndhF*	0.0035	16.2391	0.0039
	rbcL	0.0035	17.4097	0.0023
	rpoC2	0.0035	93.8152	< 0.0001[*]
O. latifolia	*rbcL*	0.0004	13.5634	0.0151
O. longiglumis	*rpoC2*	0.0015	635.1360	< 0.0001[*]

注：LRT. 似然比检验；"*" 表示值小于 0.0001

参 考 文 献

Hiratsuka J. 1989. The complete sequence of the rice（*Oryza sativa*）chloroplast genome：intermolecular recombinant between distinct tRNA genes accounts for a major plastid DNA inversion during the evolution of cereals. Mol Gen Genet，217（2-3）：185-194.

Kanno A，Hirai A . 1993. A transcription map of the chloroplast genome from rice（*Oryza sativa*）. Current Genetics，23（2）：166-174.

Wang S，Gao L . 2016. Complete chloroplast genome sequence and annotation of the *Tropical japonica* group of Asian cultivated rice（*Oryza sativa* L.）. Genome Announc，4（1）：e01703-e01715.

51 鳢 肠

【基本信息】 鳢肠（*Eclipta prostrata* L.）为菊科鳢肠属药用植物。其干燥地上部分为墨旱莲中药材。又称旱莲草、黑墨草，被收载于《中国药典》（2015 年版）。鳢肠分布于全国各地，主产于江苏、浙江、江西、湖北等地。墨旱莲以色墨绿、叶多者为佳，含黄酮、香豆素、噻吩、甾醇、三萜等成分。其性寒，味甘、酸，归肾、肝经，具有滋补肝肾、凉血止血的功效。现代研究证明，墨旱莲具有保肝、增强免疫、止血、镇静、镇痛、抗菌等作用，临床用于治疗出血、冠心病、急性黄疸型肝炎、蛋白尿、稻田皮炎等病症。

【叶绿体基因组】 鳢肠的叶绿体基因组序列（GenBank 登录号：NC_030773.1）为典型环状 DNA 分子，总长度为 15 1757bp。具有保守的四分状结构，包括一个 LSC 区、一个 SSC 区和一对 IR 区，其长度分别为 83 284bp、18 345bp 和 25 064bp（图 2-51-1）。鳢

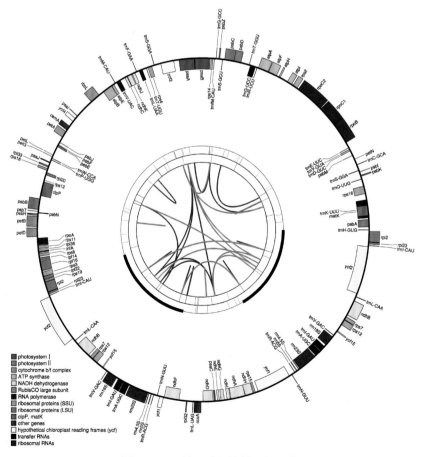

图 2-51-1 鳢肠叶绿体基因组图谱

图上有 4 个环：从中心向外，第一个圆内红色和绿色的弧线分别表示正向和反向重复序列；第二个圆内的短条表示串联重复序列；第三个圆内的短条表示微卫星重复序列；第四个圆是叶绿体基因组基因结构及其位置分布图。不同功能的基因以不同颜色表示

肠叶绿体基因组的整体 G/C 含量为 37%。其 IR 区的 G/C 含量（43%）高于 SSC 区的 G/C 含量（31%）和 LSC 区的 G/C 含量（36%）。

【编码基因】　鳢肠的叶绿体基因组包括蛋白质编码基因 86 个、转运 RNA 编码基因 37 个和核糖体 RNA 编码基因 8 个（表 2-51-1）。其中 8 个蛋白质基因（*rps16*、*rpoC1*、*atpF*、*petB*、*petD*、*rpl2*、*ndhB*、*ndhA*）含有 1 个内含子，2 个蛋白质编码基因（*clpP*、*ycf3*）含有 2 个内含子。有 6 个 tRNA 编码基因（*trnK-UUU*、*trnG-UCC*、*trnL-UAA*、*trnV-UAC*、*trnI-GAU*、*trnA-UGC*）含有 1 个内含子（表 2-51-2）。鳢肠叶绿体基因组中蛋白质编码区的长度为 77 551bp，占整个基因组长度的 51.10%。rRNA 基因的长度为 9050bp，占整个基因组长度的 5.96%。而 tRNA 基因的长度为 2831bp，占整个基因组长度的 1.87%。鳢肠叶绿体基因组非编码区主要包括内含子和基因间隔区，其长度占整个基因组长度的 41.07%。

表 2-51-1　鳢肠叶绿体基因组基因列表

基因功能	基因分类	基因名称
rRNA	rRNA genes	*rrn23S*（×2）、*rrn16S*（×2）、*rrn5S*（×2）、*rrn4.5S*（×2）
tRNA	tRNA genes	37 *trn* genes（6 contain an intron）
自我复制	Small subunit of ribosome	*rps11*、*rps12*（×2）、*rps14*、*rps15*、*rps16*、*rps18*、*rps19*、*rps2*、*rps3*、*rps4*、*rps7*（×2）、*rps8*
	Large subunit of ribosome	*rpl14*、*rpl16*、*rpl2*（×2）、*rpl20*、*rpl22*、*rpl23*（×2）、*rpl32*、*rpl33*、*rpl36*
	DNA dependent RNA polymerase	*rpoA*、*rpoB*、*rpoC1*、*rpoC2*
光合作用	Subunits of NADH-dehydrogenase	*ndhA*、*ndhB*（×2）、*ndhC*、*ndhD*、*ndhE*、*ndhF*、*ndhG*、*ndhH*、*ndhI*、*ndhJ*、*ndhK*
	Subunits of photosystem Ⅰ	*psaA*、*psaB*、*psaC*、*psaI*、*psaJ*
	Subunits of photosystem Ⅱ	*psbA*、*psbB*、*psbC*、*psbD*、*psbE*、*psbF*、*psbH*、*psbI*、*psbJ*、*psbK*、*psbM*、*psbN*、*psbT*、*psbZ*、*ycf3*
	Subunits of cytochrome b/f complex	*petA*、*petB*、*petD*、*petG*、*petL*、*petN*
	Subunits of ATP synthase	*atpA*、*atpB*、*atpE*、*atpF*、*atpH*、*atpI*
	Large subunit of rubisco	*rbcL*
其他功能	Translational initiation factor	*infA*
	Maturase	*matK*
	Protease	*clpP*
	Subunit of acetyl-CoA-carboxylase	*accD*
	c-type cytochrome synthesis gene	*ccsA*
未知功能		*ycf1*（×2）、*ycf15*（×2）、*ycf2*（×2）、*ycf4*

表 2-51-2 鳢肠叶绿体基因内含子和外显子位置及长度

基因名称	基因编码序列所在链	起始位置	终点位置	长度 /bp				
				第一外显子	第一内含子	第二外显子	第二内含子	第三外显子
trnK-UUU	–	1733	4350	37	2546	35		
rps16	–	5196	6314	40	858	221		
rpoC1	+	16111	18933	453	732	1638		
atpF	+	26911	28166	145	701	410		
trnG-UCC	–	30153	30956	23	734	47		
ycf3	–	42099	44067	124	710	230	752	153
trnL-UAA	–	46851	47371	50	434	37		
trnV-UAC	–	50436	51084	38	574	37		
clpP	–	69092	71110	71	810	291	618	229
petB	+	74061	75485	6	777	642		
petD	+	75680	76899	8	737	475		
rpl16	–	80352	81775	9	1016	399		
rpl2	–	83436	84925	397	662	431		
ndhB	–	93504	95706	777	670	756		
trnI-GAU	+	101225	102072	42	771	35		
trnA-UGC	+	102137	103030	38	821	35		
ndhA	–	118158	120275	553	1026	539		
trnA-UGC	–	132013	132906	38	821	35		
trnI-GAU	–	132971	133818	42	771	35		
ndhB	+	139337	141539	777	670	756		
rpl2	+	150118	151607	397	662	431		

注："+"表示正链；"–"表示负链

【重复序列】 在鳢肠叶绿体基因组中，微卫星重复序列的类型以 A/T 为主，有 34 个，占所有重复序列总数的 90% 以上；其次为 C/G、AC/GT 和 AT/AT，各有 1 个（表 2-51-3）。共发现 33 个串联重复序列，满足总长度超过 20bp 且重复单元之间的相似性大于 90% 两个条件（表 2-51-4）。散在重复序列包括回文重复序列和正向重复序列。以 *e*-value 小于 1E–4 为阈值，鳢肠叶绿体基因组散在重复序列包括回文重复序列 16 条、正向重复序列 19 条（表 2-51-5）。

表 2-51-3 鳢肠叶绿体基因组微卫星重复序列数量统计

重复单元类型	重复序列个数
A/T	34
C/G	1
AC/GT	1
AT/AT	1

表 2-51-4 鳢肠叶绿体基因组串联重复序列统计

起点—终点	重复单元大小 /bp	重复单元拷贝数	重复单元一致序列 /bp	重复单元之间的匹配度 /%	插入缺失比例 /%	分值	碱基个数				熵（0—2）
							A	C	G	T	
10564—10607	21	2.1	21	100	0	88	50	9	4	36	1.55
12511—12544	16	2.1	16	100	0	68	23	11	11	52	1.70
12560—12591	16	2.0	16	93	0	55	31	21	6	40	1.78
25915—25953	18	2.2	18	100	0	78	30	20	5	43	1.73
34775—34800	13	2.0	13	100	0	52	38	7	23	30	1.83
44512—44537	12	2.2	12	100	0	52	42	0	7	50	1.31
49995—50025	15	2.1	15	100	0	62	45	0	12	41	1.42
51127—51156	15	2.0	15	93	0	51	36	16	13	33	1.88
53794—53823	15	2.0	15	100	0	60	20	20	13	46	1.83
53890—53920	16	1.9	16	93	0	53	45	22	3	29	1.68
58309—58342	16	2.1	16	100	0	68	38	11	5	44	1.65
64086—64125	21	2.0	20	90	9	64	40	7	27	25	1.82
64176—64221	23	2.0	23	100	0	92	39	4	17	39	1.69
66318—66343	13	2.0	13	100	0	52	23	15	15	46	1.83
67001—67026	13	2.0	13	100	0	52	61	7	7	23	1.49
67162—67202	21	2.0	21	95	0	73	31	24	9	34	1.88
81819—81861	21	2.0	21	95	0	77	44	2	13	39	1.57
90564—90626	18	3.5	18	100	0	126	28	11	26	33	1.91
92552—92581	10	3.0	10	100	0	60	30	10	20	40	1.85
97700—97755	22	2.5	23	97	2	105	23	3	7	66	1.33
98583—98626	22	2.0	22	100	0	88	40	9	4	45	1.56
106245—106306	32	1.9	32	93	0	106	41	22	8	27	1.82
108390—108438	24	2.0	24	100	0	98	59	8	8	24	1.54
111584—111613	14	2.1	14	100	0	60	33	6	20	40	1.78
112377—112406	13	2.3	13	94	0	51	0	3	3	93	0.42
112373—112408	17	2.1	17	94	5	63	0	5	2	91	0.49
112761—112794	11	3.1	11	100	0	68	47	8	0	44	1.34
117286—117327	20	2.1	20	95	0	75	30	2	4	61	1.29
128737—128798	32	1.9	32	93	0	106	27	8	22	41	1.82
136417—136460	22	2.0	22	100	0	88	45	4	9	40	1.56
137288—137343	22	2.5	23	97	2	105	66	7	3	23	1.33
142462—142491	10	3.0	10	100	0	60	40	20	10	30	1.85
144417—144479	18	3.5	18	100	0	126	33	26	11	28	1.91

表 2-51-5　鳢肠叶绿体基因组散在重复序列特征值

重复单元一 长度 /bp	重复单元一 起点	重复类型	重复单元二 长度 /bp	重复单元二 起点	重复单元 间隔	e-value
46	10678	P	46	10678	0	1.31E–18
45	90563	D	45	90581	0	5.23E–18
45	90563	P	45	144416	0	5.23E–18
45	90581	P	45	144434	0	5.23E–18
45	144416	D	45	144434	0	5.23E–18
43	73424	P	43	73424	–1	1.08E–14
39	43269	D	39	118736	0	2.14E–14
41	43267	D	41	97346	–1	1.65E–13
41	43267	P	41	137655	–1	1.65E–13
39	97348	D	39	118736	–1	2.51E–12
39	118736	P	39	137655	–1	2.51E–12
43	115576	P	43	115576	–3	2.79E–11
35	108349	D	35	108379	–1	5.76E–10
30	8546	P	30	45051	–1	5.06E–07
30	90560	D	30	90596	–1	5.06E–07
30	90560	P	30	144416	–1	5.06E–07
30	90596	P	30	144452	–1	5.06E–07
30	144416	D	30	144452	–1	5.06E–07
35	43272	D	35	94303	–3	9.70E–07
35	43272	P	35	140704	–3	9.70E–07
35	94303	D	35	118739	–3	9.70E–07
35	118739	P	35	140704	–3	9.70E–07
31	55740	D	31	58194	–2	5.88E–06
30	35026	P	30	45051	–2	2.20E–05
30	66642	D	30	98534	–2	2.20E–05
30	66642	P	30	136478	–2	2.20E–05
30	106244	D	30	106276	–2	2.20E–05
30	106244	P	30	128736	–2	2.20E–05
30	106276	P	30	128768	–2	2.20E–05
30	108357	D	30	108411	–2	2.20E–05
30	128736	D	30	128768	–2	2.20E–05
32	8544	D	32	35024	–3	4.70E–05
31	12169	D	31	30876	–3	1.70E–04
30	10563	D	30	10584	–3	6.16E–04
30	34953	D	30	40834	–3	6.16E–04

注：P. palindromic repeat，回文重复序列；D. direct repeat，正向重复序列

【系统发育】　对来自菊科管状花亚科的 15 个物种和 2 个外类群物种（拟南芥和烟草）的 72 个共有蛋白质序列用最大似然法构建系统进化树。在管状花亚科内，鳢肠（*E. prostrata*）先单分出来为一支；剩余 14 个物种聚为一支，鳢肠与其他物种的亲缘关系均较远（图 2-51-2）。

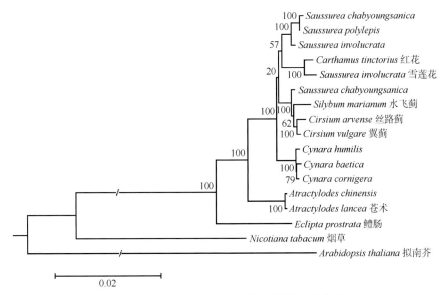

图 2-51-2　菊科管状花亚科植物系统发育进化分析

参 考 文 献

程敏，胡选生，程楠，等 .2018. 墨旱莲石油醚提取物对 STZ 糖尿病大鼠生化指标及肾组织病理学的影响 . 中国药理学通报，
　　34（3）：407-411.
李雯，庞旭，韩立峰，等 .2018. 中药墨旱莲化学成分研究 . 中国中药杂志，43（17）：3498-3505.
席庆菊 .2018. 墨旱莲的化学成分、药理作用、加工炮制及临床应用研究进展 . 中国处方药，16（8）：15-17.

52 柑 橘

【基本信息】 柑橘（*Citrus reticulata* Blanco）为芸香科柑橘属药用植物。其干燥成熟果皮为陈皮中药材。又名橘皮、广陈皮，被收载于《中国药典》（2015年版）。柑橘栽培于西南、华东、华南及湖南、陕西、台湾等地，分为橘、福橘、朱橘、柑、茶枝柑等栽培品种。陈皮药材也分为"陈皮"和"广陈皮"。陈皮来自大红袍、温州密柑、福橘等的果皮，主产于四川、浙江、福建、江西、湖南等地。广陈皮为茶枝柑的果皮，主产于广东新会、四会等地，广陈皮的品质佳。陈皮中含有挥发油、黄酮、生物碱等化学成分。其性温，味辛、苦，归肺、脾经，具有理气健脾、燥湿化痰的功效。现代研究表明，陈皮具有调理消化系统、祛痰平喘、扩张支气管、扩张血管、增加冠脉流量、预防动脉硬化等作用，临床用于治疗脾胃气滞、湿浊中阻、咳嗽痰多等病症。橘皮是国家卫生健康委员会公布的既是食品又是药品的中药。

【叶绿体基因组】 柑橘的叶绿体基因组序列（GenBank登录号：NC_034671.1）为典型环状DNA分子，总长度为160 100bp。具有保守的四分状结构，包括一个LSC区、一个SSC区和一对IR区，其长度分别为88 311bp、18 427bp和26 681bp（图2-52-1）。柑橘

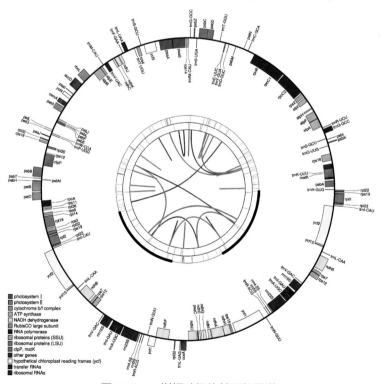

图 2-52-1 柑橘叶绿体基因组图谱

图上有4个环：从中心向外，第一个圆内红色和绿色的弧线分别表示正向和反向重复序列；第二个圆内的短条表示串联重复序列；第三个圆内的短条表示微卫星重复序列；第四个圆是叶绿体基因组基因结构及其位置分布图。不同功能的基因以不同颜色表示

叶绿体基因组的整体 G/C 含量为 38%。其 IR 区的 G/C 含量（43%）高于 SSC 区的 G/C 含量（33%）和 LSC 区的 G/C 含量（37%）。

【编码基因】　柑橘的叶绿体基因组包括蛋白质编码基因 89 个、转运 RNA 编码基因 37 个和核糖体 RNA 编码基因 8 个（表 2-52-1）。其中有 7 个蛋白质编码基因（*rps16*、*atpF*、*rpoC1*、*rpl2*、*ycf15*、*ndhB*、*ndhA*）含有 1 个内含子（intron），另外 2 个蛋白质编码基因（*clpP*、*ycf3*）含有 2 个内含子。5 个 tRNA 编码基因（*trnA-UGC*、*trnE-UUC*、*trnK-UUU*、*trnL-UAA*、*trnV-UAC*）包含 1 个内含子（表 2-52-2）。柑橘叶绿体基因组中蛋白质编码区的长度为 59 388bp，占整个基因组长度的 37.09%。rRNA 基因的长度为 9050bp，占整个基因组长度的 5.65%。而 tRNA 基因的长度为 2852bp，占整个基因组长度的 1.78%。柑橘叶绿体基因组非编码区主要包括内含子和基因间隔区，其长度占整个基因组长度的 55.48%。

表 2-52-1　柑橘叶绿体基因组基因列表

基因功能	基因分类	基因名称
rRNA	rRNA genes	*rrn16S*（×2）、*rrn23S*（×2）、*rrn4.5S*（×2）、*rrn5S*（×2）
tRNA	tRNA genes	37 *trn* genes（5 contain an intron）
自我复制	Small subunit of ribosome	*rps11*、*rps12*（×2）、*rps14*、*rps15*、*rps16*、*rps18*、*rps19*（×2）、*rps2*、*rps3*、*rps4*、*rps7*（×2）、*rps8*
	Large subunit of ribosome	*rpl14*、*rpl16*、*rpl2*（×2）、*rpl20*、*rpl22*（×2）、*rpl23*（×2）、*rpl32*、*rpl33*、*rpl36*
	DNA dependent RNA polymerase	*rpoC1*、*rpoC2*、*rpoB*、*rpoA*
光合作用	Subunits of NADH-dehydrogenase	*ndhA*、*ndhB*（×2）、*ndhC*、*ndhD*、*ndhE*、*ndhF*、*ndhG*、*ndhH*、*ndhI*、*ndhJ*、*ndhK*
	Subunits of photosystem Ⅰ	*psaI*、*psaC*、*psaB*、*psaA*、*psaJ*
	Subunits of photosystem Ⅱ	*psbA*、*psbB*、*psbC*、*psbD*、*psbE*、*psbF*、*psbH*、*psbI*、*psbJ*、*psbK*、*psbL*、*psbM*、*psbN*、*psbT*、*psbZ*、*ycf3*
	Subunits of cytochrome b/f complex	*petA*、*petB*、*petD*、*petG*、*petL*、*petN*
	Subunits of ATP synthase	*atpA*、*atpB*、*atpE*、*atpF*、*atpH*、*atpI*
	Large subunit of rubisco	*rbcL*
其他功能	Maturase	*matK*
	Protease	*clpP*
	Envelope membrane protein	*cemA*
	Subunit of acetyl-CoA-carboxylase	*accD*
	c-type cytochrome synthesis gene	*ccsA*
未知功能		*ycf1*（×2）、*ycf2*（×2）、*ycf15*（×2）、*ycf4*

表 2-52-2 柑橘叶绿体基因内含子和外显子位置及长度

基因名称	基因编码序列所在链	起始位置	终点位置	长度 /bp				
				第一外显子	第一内含子	第二外显子	第二内含子	第三外显子
trnK-UUU	–	1837	4442	38	2532	36		
rps16	–	5001	6153	40	886	227		
atpF	–	12550	13905	145	801	410		
rpoC1	–	22094	24886	432	750	1611		
ycf3	–	45787	47813	124	721	230	799	153
trnL-UAA	+	50692	51340	35	562	52		
trnV-UAC	–	54811	55477	37	574	56		
clpP	–	74064	76137	71	821	291	662	226
rpl2	–	88381	89898	391	693	434		
ycf15	+	97510	98008	102	301	96		
ndhB	–	99056	101269	775	681	758		
trnE-UUC	+	106824	107858	32	963	40		
trnA-UGC	+	107929	108795	37	773	57		
ndhA	–	124577	126781	553	1113	539		
trnA-UGC	–	139036	139902	37	773	57		
trnE-UUC	–	139973	141007	32	963	40		
ndhB	+	146562	148775	775	681	758		
ycf15	–	149823	150321	102	301	96		
rpl2	+	157933	159450	391	693	434		

注："+"表示正链；"–"表示负链

【重复序列】 在柑橘叶绿体基因组中，微卫星重复序列的类型以 A/T 为主，有 83 个，占所有重复序列总数的 90% 以上（表 2-52-3）。共发现 29 个串联重复序列，满足总长度超过 20bp 且重复单元之间的相似性大于 90% 两个条件（表 2-52-4）。散在重复序列包括回文重复序列和正向重复序列。以 e-value 小于 1E–4 为阈值，柑橘叶绿体基因组散在重复序列包括回文重复序列 19 条、正向重复序列 8 条（表 2-52-5）。

表 2-52-3 柑橘叶绿体基因组微卫星重复序列数量统计

重复单元类型	重复序列个数
A/T	83
C/G	1
AAT/ATT	1
AAAT/ATTT	1

表 2-52-4 柑橘叶绿体基因组串联重复序列统计

起点—终点	重复单元大小 /bp	重复单元拷贝数	重复单元一致序列 /bp	重复单元之间的匹配度 /%	插入缺失比例 /%	分值	A	C	G	T	熵（0—2）
8925—8949	12	2.1	12	100	0	50	60	0	24	16	1.36
8962—8992	16	1.9	16	93	0	53	48	9	12	29	1.73
10603—10635	13	2.5	13	100	0	66	93	0	6	0	0.33
13434—13465	15	2.1	15	100	0	64	31	6	0	62	1.20
31886—31923	17	2.2	17	100	0	76	34	10	0	55	1.34
34178—34214	18	2.1	18	100	0	74	24	10	32	32	1.90
34662—34707	22	2.1	22	100	0	92	45	0	17	36	1.49
34725—34752	14	2.0	14	100	0	56	50	7	21	21	1.72
39261—39290	15	2.0	15	93	0	51	43	3	0	53	1.17
39754—39803	24	2.1	24	100	0	100	38	12	16	34	1.85
45742—45775	16	2.1	16	94	0	59	64	5	2	26	1.30
58268—58309	21	2.0	21	100	0	84	23	19	9	47	1.78
61273—61314	18	2.3	18	100	0	84	45	11	23	19	1.83
62738—62786	25	2.0	24	92	4	80	44	8	4	42	1.53
81281—81311	16	1.9	16	100	0	62	12	9	0	77	0.99
88933—88978	23	2.0	23	100	0	92	47	17	8	26	1.76
95559—95594	18	2.0	18	94	0	63	30	8	27	33	1.86
103349—103381	16	2.0	17	94	5	59	6	9	0	84	0.76
103886—103923	18	2.1	18	95	0	67	23	7	5	63	1.42
112021—112082	32	1.9	32	96	0	115	38	24	9	27	1.86
114697—114733	15	2.5	15	95	0	65	64	0	13	21	1.27
117421—117464	20	2.2	20	100	0	88	54	4	4	36	1.41
118106—118143	19	2.0	19	100	0	76	42	10	15	31	1.81
122991—123030	19	2.1	19	100	0	80	50	10	15	25	1.74
135749—135810	32	1.9	32	96	0	115	27	9	24	38	1.86
143908—143945	18	2.1	18	95	0	67	63	5	7	23	1.42
144450—144482	16	2.0	17	94	5	59	84	0	9	6	0.76
152237—152272	18	2.0	18	94	0	63	33	27	8	30	1.86
158853—158898	23	2.0	23	100	0	92	26	8	17	47	1.76

表 2-52-5　柑橘叶绿体基因组散在重复序列特征值

重复单元一 长度 /bp	重复单元一 起点	重复类型	重复单元二 长度 /bp	重复单元二 起点	重复单元 间隔	e-value
54	423	P	54	423	0	2.22E–23
48	31354	P	48	31354	0	9.10E–20
53	9362	P	53	31824	−3	5.62E–17
41	102947	D	41	125153	−1	1.83E–13
41	125153	P	41	144842	−1	1.83E–13
44	41967	D	44	44191	−3	8.33E–12
38	64486	P	38	64486	−2	6.04E–10
36	28164	P	36	28164	−2	8.66E–09
37	10484	P	37	10484	−3	8.01E–08
34	9381	P	34	31824	−2	1.23E–07
34	112020	D	34	112052	−2	1.23E–07
34	112020	P	34	135744	−2	1.23E–07
34	112052	P	34	135776	−2	1.23E–07
34	135744	D	34	135776	−2	1.23E–07
31	30320	P	31	30320	−1	1.45E–07
30	8723	P	30	48298	−1	5.63E–07
35	118288	P	35	118288	−3	1.08E–06
31	69415	P	31	103355	−2	6.54E–06
31	69415	D	31	144444	−2	6.54E–06
30	39508	P	30	39508	−2	2.45E–05
30	72006	P	30	72006	−2	2.45E–05
30	81255	P	30	81257	−2	2.45E–05
32	78412	P	32	78420	−3	5.23E–05
31	118289	P	31	118289	−3	1.90E–04
30	8723	D	30	38459	−3	6.85E–04
30	23749	D	30	85697	−3	6.85E–04
30	53435	D	30	53436	−3	6.85E–04

注：P. palindromic repeat，回文重复序列；D. direct repeat，正向重复序列

【高可变区】　为了发现柑橘属物种间的高可变区，采用 K2p 模型计算基因间区的遗传距离（图 2-52-2）。总共 56 个基因间区，其 K2p 值分布于 0.77 ~ 1.21。其中 *rps3-rpl22*、*petN-psbM*、*psaC-ndhE* 的 K2p 值较高，分别为 1.21、1.15、1.10。由此可见，柑橘属物种在这几个区域内的变异较大，可作为潜在的分子标记开发区域。

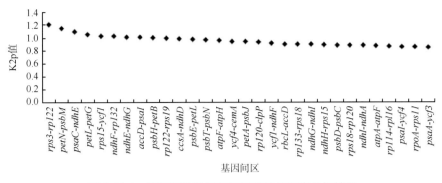

图 2-52-2　柑橘属物种基因间区的遗传距离分析结果

【系统发育】　对来自柑橘属的 7 个物种和 2 个外类群物种（拟南芥和烟草）的 76 个共有蛋白质序列用最大似然法构建系统进化树。其中，柑橘（*C. reticulata*）单独聚为一支，剩余 6 个物种为一支。随后，来檬（*C. aurantiifolia*）又单分出来为一支，剩余 5 个物种（*C. platymamma*、*C. sinensis*、*C. limon*、*C. maxima*、*C. depressa*、*C. aurantiifolia*）聚为一支，柑橘与其他柑橘属物种的亲缘关系相对较远（图 2-52-3）。

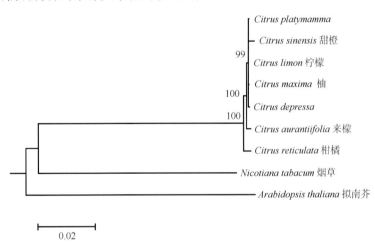

图 2-52-3　柑橘属植物系统发育进化分析

【K_A/K_S 选择压力分析】　以图 2-52-3 的系统进化树作为参考，利用 Hyphy 软件中的 aBSREL 模型对蛋白质编码基因进行选择压力分析（表 2-52-6）。共发现 2 个基因受到正向选择：*ndhF*、*rps4*。在 *C. aurantiifolia* 中，1 个基因（*ndhF*）被正向选择；在 *C. sinensis* 中，1 个基因（*rps4*）被正向选择。

表 2-52-6　柑橘属植物 K_A/K_S 选择压力分析

物种	基因	优化的枝长	LRT	*p*-value
C. aurantiifolia	*ndhF*	0.0013	518.5585	< 0.0001[*]
C. sinensis	*rps4*	0.0025	45.4261	< 0.0001[*]

注：LRT. 似然比检验；"*" 表示值小于 0.0001

【宏 DNA 条形码的发现及其 PCR 扩增引物设计】 为了发现能够区分柑橘属物种的宏 DNA 条形码序列及其 PCR 扩增引物，利用 ecoPrimers 对柑橘属植物叶绿体基因序列进行分析。用来设计 PCR 扩增引物的保守区间见表 2-52-7。可以依据区间序列设计引物，使用这些引物对柑橘 DNA 进行 PCR 扩增，对 PCR 产物进行桑格测序或是高通量测序，通过序列比较和特征分析区分柑橘属的 7 个物种。

表 2-52-7 部分基于 ecoPrimers 发现的引物设计保守区间

编号	保守区间序列	物种拉丁名	GenBank 序列号	保守区间序列起点—终点
1	AATAAAAGGTTCCTCTATCTCGCACGATTCGGC GAGGGGAAGAGATAAAGAAAAAGAT	*C. sinensis*	NC_008334	74310—74367
		C. aurantiifolia	NC_024929	73661—73718
		C. platymamma	NC_030194	74303—74360
		C. depressa	NC_031894	74312—74369
		C. maxima	NC_034290	74306—74363
		C. reticulata	NC_034671	74310—74367
		C. limon	NC_034690	74288—74345
2	GAATTGAACAACCGTACGGGCACTTTTTCGCA TTGCATACGGCTCGCCAATGGAATTTGCTTT TTACCCTTCATCAAACAAGGATAAAAAGGG GGTTCTATTATACCCAGATGGGTAAAT	*C. sinensis*	NC_008334	74369—74490
		C. aurantiifolia	NC_024929	73720—73841
		C. platymamma	NC_030194	74362—74483
		C. depressa	NC_031894	74371—74492
		C. maxima	NC_034290	74365—74486
		C. reticulata	NC_034671	74369—74490
		C. limon	NC_034690	74347—74468
3	CCAATTACCACCCTTCTTTTTTTTTGAGGAGTT CAAAAATACTATGATGGCTCCGTTGCTTTATA TATTT	*C. sinensis*	NC_008334	74517—74561
		C. aurantiifolia	NC_024929	73868—73912
		C. platymamma	NC_030194	74510—74554
		C. depressa	NC_031894	74519—74563
		C. maxima	NC_034290	74513—74557
		C. reticulata	NC_034671	74518—74562
		C. limon	NC_034690	74495—74539
4	AAAAAAGAAATAAATCAAAAATAATCTTCTTT TTT	*C. sinensis*	NC_008334	74620—74654
		C. aurantiifolia	NC_024929	73972—74006
		C. platymamma	NC_030194	74614—74648
		C. depressa	NC_031894	74623—74657
		C. maxima	NC_034290	74616—74650
		C. reticulata	NC_034671	74620—74654
		C. limon	NC_034690	74598—74632
5	ATTTTCGTACTCTTTCATACCATAAATCTTGT	*C. sinensis*	NC_008334	74656—74687
		C. aurantiifolia	NC_024929	74008—74039
		C. platymamma	NC_030194	74650—74681
		C. depressa	NC_031894	74659—74690
		C. maxima	NC_034290	74652—74683
		C. reticulata	NC_034671	74657—74688
		C. limon	NC_034690	74634—74665

编号	保守区间序列	物种拉丁名	GenBank 序列号	保守区间序列起点—终点
6	GTGAAAAAGGTGTGTGGCGCTGCAATAGGC	*C. sinensis*	NC_008334	74717—74879
	CTCCGATAGGTAAGATAAACTCGGAATAC	*C. aurantiifolia*	NC_024929	74069—74175
	CCCTTCTTTATCTCATACTACTGCTTCGAT	*C. platymamma*	NC_030194	74711—74873
	ACATAATCAAATATTTTGAAAAAAAAAAA	*C. depressa*	NC_031894	74720—74826
	ACACTAACAATTTTCATATCGAATTCGAAG	*C. maxima*	NC_034290	74713—74819
	TGCCATGCTATTATT	*C. reticulata*	NC_034671	74718—74824
		C. limon	NC_034690	74695—74857

参 考 文 献

Ibañez V. 2015. A phylogenetic analysis of 34 chloroplast genomes elucidates the relationships between wild and domestic species within the genus *Citrus*. Molecular Biology & Evolution，32（8）：2015-2035.

Yang K，Lee J，Lee S C，et al. 2016. The complete chloroplast genome of Korean popular *Citrus* hybrid hallabong mandarin［（ *Citrus unshiu* × *C. sinensis*）× *C. reticulate*］（Rutaceae）. Mitochondrial DNA Part B Resources，1（1）：29-30.

53 藁 本

【基本信息】 藁本（*Ligusticum sinense* Oliv.）为伞形科藁本属药用植物。其干燥根茎和根为藁本中药材。被收载于《中国药典》（2015 年版），产于湖北、四川、陕西、河南、湖南、江西、浙江等省。藁本中含有挥发油、3-丁基苯肽、蛇床肽内酯，另含生物碱、棕榈酸等成分。其性温，味辛，归膀胱、肝经，具有发散风寒、祛风除湿、止痛的功效。现代研究证明，藁本具有镇静、镇痛、解热、解痉、抗炎、降血压、平喘、抗缺氧等作用。

【叶绿体基因组】 藁本的叶绿体基因组（GenBank 登录号：NC_038088）为典型环状 DNA 分子，总长度为 148 512bp。具有保守的四分状结构，包括一个 LSC 区、一个 SSC 区和一对 IR 区，其长度分别为 93 956bp、17 616bp 和 18 470bp（图 2-53-1）。藁本

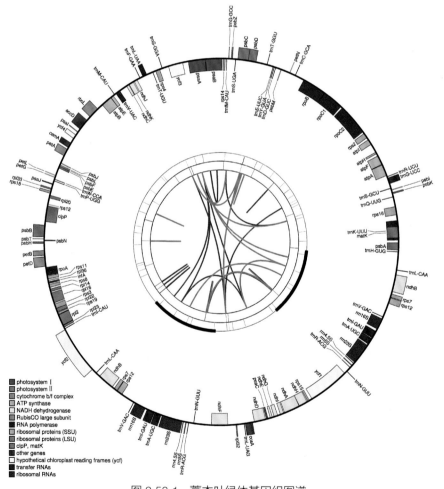

图 2-53-1　藁本叶绿体基因组图谱

图上有 4 个环：从中心向外，第一个圆内红色和绿色的弧线分别表示正向和反向重复序列；第二个圆内的短条表示串联重复序列；第三个圆内的短条表示微卫星重复序列；第四个圆是叶绿体基因组基因结构及其位置分布图。不同功能的基因以不同颜色表示

叶绿体基因组的整体 G/C 含量为 38%。其 IR 区的 G/C 含量（45%）高于 SSC 区的 G/C 含量（31%）和 LSC 区的 G/C 含量（36%）。

【编码基因】　藁本的叶绿体基因组包括蛋白质编码基因 82 个、转运 RNA 编码基因 36 个和核糖体 RNA 编码基因 8 个（表 2-53-1）。其中有 8 个蛋白质编码基因（*rps16*、*atpF*、*rpoC1*、*petD*、*rpl16*、*rpl2*、*ndhA*、*ndhB*）含有 1 个内含子，2 个蛋白质编码基因（*ycf3*、*clpP*）含有 2 个内含子。有 6 个 tRNA 编码基因（*trnK-UUU*、*trnG-UCC*、*trnL-UAA*、*trnV-UAC*、*trnI-GAU*、*trnA-UGC*）含有 1 个内含子（表 2-53-2）。藁本叶绿体基因组中蛋白质编码区的长度为 69 108bp，占整个基因组长度的 46.53%。rRNA 基因的长度为 9056bp，占整个基因组长度的 6.10%。而 tRNA 基因的长度为 2849bp，占整个基因组长度的 1.92%。藁本叶绿体基因组非编码区主要包括内含子和基因间隔区，其长度占整个基因组长度的 45.45%。

表 2-53-1　藁本叶绿体基因组基因列表

基因功能	基因分类	基因名称
rRNA	rRNA genes	*rrn23S*（×2）、*rrn16S*（×2）、*rrn5S*（×2）、*rrn4.5S*（×2）
tRNA	tRNA genes	36 *trn* genes（6 contain an intron）
自我复制	Large subunit of ribosome	*rpl14*、*rpl16*、*rpl2*、*rpl20*、*rpl22*、*rpl23*、*rpl32*、*rpl33*、*rpl36*
	DNA dependent RNA polymerase	*rpoA*、*rpoC1*、*rpoC2*、*rpoB*
	Small subunit of ribosome	*rps11*、*rps12*（×2）、*rps14*、*rps15*、*rps16*、*rps18*、*rps19*、*rps2*、*rps3*、*rps4*、*rps7*（×2）、*rps8*
光合作用	Subunits of ATP synthase	*atpA*、*atpB*、*atpE*、*atpF*、*atpH*、*atpI*
	Subunits of photosystem Ⅰ	*psaA*、*psaB*、*psaC*、*psaI*、*psaJ*
	Subunits of photosystem Ⅱ	*psbA*、*psbB*、*psbC*、*psbD*、*psbE*、*psbF*、*psbH*、*psbI*、*psbJ*、*psbK*、*psbL*、*psbM*、*psbN*、*psbT*、*psbZ*、*ycf3*
	Subunits of NADH-dehydrogenase	*ndhA*、*ndhB*（×2）、*ndhC*、*ndhD*、*ndhE*、*ndhF*、*ndhG*、*ndhH*、*ndhI*、*ndhJ*、*ndhK*
	Subunits of cytochrome b/f complex	*petA*、*petB*、*petD*、*petG*、*petL*、*petN*
	Subunit of rubisco	*rbcL*
其他功能	Subunit of acetyl-CoA-carboxylase	*accD*
	c-type cytochrome synthesis gene	*ccsA*
	Envelop membrane protein	*cemA*
	Protease	*clpP*
	Translational initiation factor	*infA*
	Maturase	*matK*
未知功能		*ycf1*、*ycf2*、*ycf4*

表 2-53-2　藁本叶绿体基因内含子和外显子位置及长度

基因名称	基因编码序列所在链	起始位置	终点位置	长度 /bp				
				第一外显子	第一内含子	第二外显子	第二内含子	第三外显子
trnK-UUU	−	298	2890	37	2521	35		
rps16	−	3602	4692	40	854	197		
trnG-UCC	+	7717	8482	23	702	41		
atpF	−	10395	11661	145	721	401		
rpoC1	−	19675	22487	453	755	1605		
ycf3	−	42174	44174	124	718	230	776	153
trnL-UAA	+	47235	47821	36	502	49		
trnV-UAC	−	51429	52091	39	587	37		
clpP	−	69687	71748	71	837	294	631	229
petD	+	76281	77504	8	741	475		
rpl16	−	80997	82370	9	966	399		
rpl2	−	84045	85521	391	652	434		
ndhB	−	93773	95987	775	682	758		
trnI-GAU	+	101539	102559	37	939	45		
trnA-UGC	+	102624	103511	38	815	35		
ndhA	−	120216	122378	553	1071	539		
trnA-UGC	+	134619	135506	38	815	35		
trnI-GAU	−	135571	136591	37	939	45		
ndhB	+	142143	144357	775	682	758		

注："+"表示正链；"–"表示负链

【重复序列】　在藁本叶绿体基因组中，微卫星重复序列的类型以 A/T 为主，有 37 个；C/G 有 5 个；AT/AT，有 6 个（表 2-53-3）。共发现 16 个串联重复序列，满足总长度超过 20bp 且重复单元之间的相似性大于 90% 两个条件（表 2-53-4）。散在重复序列包括回文重复序列和正向重复序列。以 *e*-value 小于 1E–4 为阈值，藁本叶绿体基因组散在重复序列包括回文重复序列 17 条、正向重复序列 24 条（表 2-53-5）。

表 2-53-3　藁本叶绿体基因组微卫星重复序列数量统计

重复单元类型	重复序列个数
A/T	37
C/G	5
AT/AT	6

表 2-53-4　藁本叶绿体基因组串联重复序列统计

起点—终点	重复单元 大小 /bp	重复单元 拷贝数	重复单元— 致序列 /bp	重复单元之间 的匹配度 /%	插入缺失 比例 /%	分值	A	C	G	T	熵 （0—2）
8544—8585	18	2.3	18	91	0	66	45	7	9	38	1.64
26477—26505	14	2.1	14	100	0	58	34	0	6	58	1.25
30499—30528	14	2.1	14	100	0	60	36	6	40	16	1.75
36172—36209	19	2.0	19	100	0	76	36	10	21	31	1.87
46175—46202	11	2.5	11	100	0	56	39	7	0	53	1.28
46168—46215	24	2.0	24	91	0	78	39	8	2	50	1.44
51710—51753	22	2.0	22	100	0	88	40	9	18	31	1.81
61749—61775	14	1.9	14	100	0	54	40	14	7	37	1.74
67601—67650	24	2.1	24	92	0	82	48	8	4	40	1.51
89341—89384	15	2.9	15	93	0	70	27	34	13	25	1.93
90601—90720	18	6.7	18	97	0	222	28	9	28	34	1.88
106731—106796	32	2.1	32	97	0	123	40	24	9	25	1.84
113375—113404	13	2.3	13	100	0	60	33	0	13	53	1.40
131334—131399	32	2.1	32	97	0	123	25	9	24	40	1.84
146635—146659	12	2.1	12	100	0	50	0	28	16	56	1.41
146803—146838	18	2.0	18	100	0	72	11	11	22	55	1.66

表 2-53-5　藁本叶绿体基因组散在重复序列特征值

重复单元一 长度 /bp	重复单元一 起点	重复类型	重复单元二 长度 /bp	重复单元二 起点	重复单元 间隔	e-value
102	90600	D	102	90618	−3	1.12E−45
88	90600	D	88	90636	−3	1.92E−37
70	90600	D	70	90654	−3	6.58E−27
52	90600	D	52	90672	−3	1.82E−16
45	74069	P	45	74069	−3	1.92E−12
41	97639	D	41	120792	−2	9.47E−12
41	120792	P	41	140449	−2	9.47E−12
42	43365	D	42	120791	−3	9.94E−11
42	43368	D	42	97641	−3	9.94E−11
42	43368	P	42	140446	−3	9.94E−11
38	28771	P	38	28771	−2	5.19E−10
34	106730	D	34	106762	−1	2.14E−09
34	106730	P	34	131333	−1	2.14E−09
34	106762	P	34	131365	−1	2.14E−09

续表

重复单元一长度/bp	重复单元一起点	重复类型	重复单元二长度/bp	重复单元二起点	重复单元间隔	e-value
34	131333	D	34	131365	−1	2.14E−09
39	29713	P	39	30242	−3	5.06E−09
30	7074	P	30	45058	0	5.38E−09
33	97647	D	33	120800	−1	8.32E−09
33	120800	P	33	140449	−1	8.32E−09
34	90600	D	34	90690	−2	1.06E−07
35	19461	D	35	19510	−3	9.29E−07
35	43371	D	35	94572	−3	9.29E−07
35	43371	P	35	143522	−3	9.29E−07
35	64780	P	35	64809	−3	9.29E−07
33	7071	D	33	35120	−3	1.24E−05
32	11732	D	32	113417	−3	4.50E−05
32	46814	D	32	113417	−3	4.50E−05
31	30470	P	31	113418	−3	1.63E−04
31	107083	P	31	107083	−3	1.63E−04
31	107083	P	31	131015	−3	1.63E−04
31	131015	P	31	131015	−3	1.63E−04
30	30466	P	30	46820	−3	5.90E−04
30	30466	P	30	113425	−3	5.90E−04
30	35123	P	30	45058	−3	5.90E−04
30	38347	D	30	40571	−3	5.90E−04
30	88158	D	30	88200	−3	5.90E−04
30	89339	D	30	89354	−3	5.90E−04
30	90625	D	30	90697	−3	5.90E−04
30	90643	D	30	90697	−3	5.90E−04
30	90661	D	30	90697	−3	5.90E−04
30	113429	D	30	113431	−3	5.90E−04

注：P. palindromic repeat，回文重复序列；D. direct repeat，正向重复序列

【系统发育】 对来自芹亚科的 32 个物种和 2 个外类群物种（拟南芥和烟草）的 53 个共有蛋白质序列用最大似然法构建系统进化树。在 32 个芹亚科物种内，藁本（*L. tenuissimum*）和细叶藁本（*L. sinense*）聚为一类。该进化树中 bootstrap 分值高于 90% 的分支表明对应的分类结果的可信度较高（图 2-53-2）。

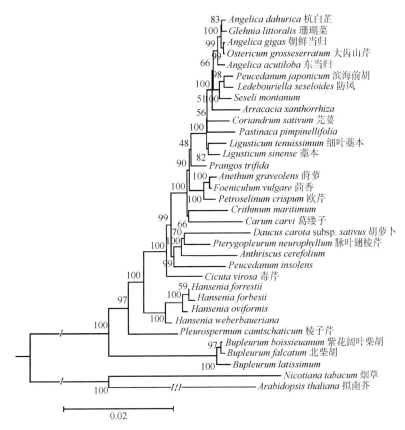

83 ─ *Angelica dahurica* 杭白芷
100 ─ *Glehnia littoralis* 珊瑚菜
99 ─ *Angelica gigas* 朝鲜当归
99 ─ *Ostericum grosseserratum* 大齿山芹
66 ─ *Angelica acutiloba* 东当归
98 ─ *Peucedanum japonicum* 滨海前胡
100 ─ *Ledebouriella seseloides* 防风
51/100 ─ *Seseli montanum*
56 ─ *Arracacia xanthorrhiza*
100 ─ *Coriandrum sativum* 芫荽
─ *Pastinaca pimpinellifolia*
48 ─ *Ligusticum tenuissimum* 细叶藁本
82 ─ *Ligusticum sinense* 藁本
90 ─ *Prangos trifida*
100 ─ *Anethum graveolens* 莳萝
100 ─ *Foeniculum vulgare* 茴香
100 ─ *Petroselinum crispum* 欧芹
─ *Crithmum maritimum*
66 ─ *Carum carvi* 葛缕子
99 70 ─ *Daucus carota* subsp. *sativus* 胡萝卜
100 100 ─ *Pterygopleurum neurophyllum* 脉叶翅棱芹
─ *Anthriscus cerefolium*
99 ─ *Peucedanum insolens*
100 ─ *Cicuta virosa* 毒芹
59 ─ *Hansenia forrestii*
100 ─ *Hansenia forbesii*
─ *Hansenia oviformis*
100 ─ *Hansenia weberbaueriana*
97 ─ *Pleurospermum camtschaticum* 棱子芹
97 ─ *Bupleurum boissieuanum* 紫花阔叶柴胡
─ *Bupleurum falcatum* 北柴胡
100 ─ *Bupleurum latissimum*
100 ─ *Nicotiana tabacum* 烟草
100 ─ *Arabidopsis thaliana* 拟南芥

0.02

图 2-53-2　芹亚科植物系统发育进化分析

参 考 文 献

陈俊佩，刘爽，马祥光，等 .2015. 伞形科藁本属 20 种植物的果实特征及其分类学意义 . 西北植物学报，35（8）：1574-1586.

李雪，秦祎婷，董学会 .2015. 辽藁本及其混伪品 DNA 条形码鉴定研究 . 东北农业大学学报，46（5）：22-31.

吴倩，汪宁，王艳，等 .2015. 藁本内酯对谷氨酸诱导的 PC12 细胞凋亡的保护作用 . 药学学报，50（2）：162-168.

张金兰，周志华，陈若芸，等 .2002. 藁本药材化学成分、质量控制及药效学研究 . 中国药学杂志，（9）：14-17.

左爱华，王莉，肖红斌 .2012. 藁本内酯药理学和药代动力学研究进展 . 中国中药杂志，37（22）：3350-3353.

Donkor P O，Chen Y，Ding L，et al. 2016. Locally and traditionally used *Ligusticum* species—A review of their phytochemistry，pharmacology and pharmacokinetics. Journal of Ethnopharmacology，194：530-548.

Downie SR，Katz-Downie DS，Watson MF. 2000. A phylogeny of the flowering plant family Apiaceae based on chloroplast DNA rpl16 and rpoC1 intron sequences：towards a suprageneric classification of subfamily Apioideae. American Journal of Botany，87（2）：273-292.

Plunkett GM，Downie SR. 2000. Expansion and contraction of the chloroplast inverted repeat in Apiaceae subfamily Apioideae. Systematic Botany，25（4）：648-668.

Sanghong R，Junkum A，Chaithong U，et al. 2015. Remarkable repellency of *Ligusticum sinense*（Umbelliferae），a herbal alternative against laboratory populations of *Anopheles minimus* and *Aedes aegypti*（Diptera：Culicidae）. Malaria Journal，14（1）：307.

Valiejo-Roman CM，Terentieva EI，Samigullin TH，et al. 2002. Relationships among genera in Saniculoideae and selected Apioideae（Umbelliferae）inferred from nrITS sequences. Taxon，51（1）：91-101.

附　　录

附录一 相关名词解释

1）read：测序读段，核苷酸高通量测序平台一个反应获得的测序序列。

2）Illumina：公司名称，创立于 1998 年 4 月，为遗传变异和生物学功能分析领域的产品、技术和服务供应商。

3）Ion Torrent：基于半导体技术的台式高通量测序平台。

4）PacBio：美国 Pacific Biosciences 公司发售的第三代测序系统。

5）Oxford Nanopore：牛津纳米孔测序平台。

6）双端测序（paired-end sequencing，PE）：是指在构建待测 DNA 文库时，在 DNA 两端的接头上都加上测序引物结合位点，在第一轮测序完成后，去除第一轮测序的模板链，用对读测序模块（paired-end module）引导互补链在原位置再生和扩增，以达到第二轮测序所用的模板量，进行第二轮互补链的合成测序。得到的两条 read 为 PE read。

7）single（unpaired）read：单端测序 read。在高通量测序建库时，采用单端测序方法获得的序列即单端测序 read。

8）FASTA：一种存放核酸序列或多肽序列数据的文件格式，可用常规文本编辑器编辑。核酸或多肽序列均以单个字母来表示，文件第一行以"＞"开始，"＞"之后为序列名称及属性，以回车符表示结束。第二行为序列信息，可以多行表示，当遇到下一个"＞"时，序列结束。

9）FASTQ：是一种主要存储核酸序列及相应的质量评价的文本格式。文本以 ASCII 码编码。第一行由"@"开始，后面为序列的描述信息。第二行是序列。第三行以"+"开始，后面也可以添加序列的描述信息。第四行是第二行序列对应质量信息，字符数与第二行的序列长度是一致的。

10）contig：序列重叠群。利用拼接软件，基于 read 之间的重叠区域，拼接获得的序列称为 contig。

11）scaffold：由 contig 排序之后得到的基因组框架图，contig 之间的序列未知，往往用"N"表示。

12）NGS：下一代测序（next generation sequencing）。

13）k-mer：将测序 read 以 k 个碱基为单元，分成一系列短的字符串。一般长短为 m 的 read 可以分成 $m-k+1$（$m > k$）个 k-mers。

14）SQN：一种用于描述基因组序列信息的格式，可用常规文本编辑器编辑。

15）PHYLIP：一种描述系统进化树的格式，可用常规文本编辑器编辑，并用系统进化树查看软件显示为进化树图形。

16）Newick：一种描述系统进化树的格式，可用常规文本编辑器编辑，并用系统进化树查看软件显示为进化树图形。

17）mt 条形码种子：线粒体基因组（mitochondrial genome，mt）上的一段序列，一般为某一个基因的序列。

18）测序深度：是指测序获得的总碱基数与待测基因组大小的比值。例如，一个基因组的大小为 1M，获得的数据总量为 100M，则测序深度为 100×。

19）覆盖度：是指测序获得的序列占整个基因组的比例。由于基因组中的高 G/C 含量、重复序列等复杂序列的影响，测序获得的序列无法覆盖整个基因组的序列。没有被覆盖的序列称为 gap，如一个基因组的测序覆盖度为 98%，则该基因组还有 2% 的序列未能通过测序获得。

20）DNA 条形码（DNA barcode）：是指生物体内能够代表该物种的、标准的、有足够变异的、易扩增且相对较短的 DNA 片段。

附录二　拉丁名索引

附录三 中文索引

全书数据网络链接：http://www.herbalgenomics.org/plasmap/index.htm